U0591875

高等医药院校专科起点升本科学历教育教材

供临床、预防、口腔、护理、康复、中医药、检验、影像等专业使用

病理生理学

第 3 版

主　编　王万铁　苏　娟　金可可

副主编　郝卯林　仇　容　汪　洋　田昆仑

编　者（以姓氏笔画为序）

王万铁（温州医科大学）　　　　陈　静（昆明医科大学）

王方岩（温州医科大学）　　　　陈光平（丽水学院）

王晓阳（金华职业技术学院）　　金可可（温州医科大学）

仇　容（杭州医学院）　　　　　周艳芳（广东医科大学）

田昆仑（大理大学）　　　　　　郝　雷（内蒙古医科大学）

田新雁（大理大学）　　　　　　郝卯林（温州医科大学）

刘　巍（滨州医学院）　　　　　姚素艳（锦州医科大学）

苏　娟（大理大学）　　　　　　倪世容（浙江中医药大学）

汪　洋（温州医科大学）　　　　徐　军（杭州师范大学）

张文豪（福建医科大学）

人民卫生出版社

北　京

图书在版编目（CIP）数据

病理生理学 / 王万铁，苏娟，金可可主编 . —3 版
. —北京：人民卫生出版社，2022.1
ISBN 978-7-117-32806-7

Ⅰ . ①病… Ⅱ . ①王… ②苏… ③金… Ⅲ . ①病理生
理学－高等学校－教材　Ⅳ . ①R363

中国版本图书馆 CIP 数据核字（2022）第 006871 号

人卫智网　**www.ipmph.com**	医学教育、学术、考试、健康，购书智慧智能综合服务平台	
人卫官网　**www.pmph.com**	人卫官方资讯发布平台	

病理生理学
Bingli Shenglixue
第 3 版

主　　编：王万铁　苏　娟　金可可
出版发行：人民卫生出版社（中继线 010-59780011）
地　　址：北京市朝阳区潘家园南里 19 号
邮　　编：100021
E - mail：pmph @ pmph.com
购书热线：010-59787592　010-59787584　010-65264830
印　　刷：北京铭成印刷有限公司
经　　销：新华书店
开　　本：787 × 1092　1/16　印张：22
字　　数：535 千字
版　　次：2007 年 1 月第 1 版　　2022 年 1 月第 3 版
印　　次：2022 年 2 月第 1 次印刷
标准书号：ISBN 978-7-117-32806-7
定　　价：66.00 元
打击盗版举报电话：010-59787491　E-mail：WQ @ pmph.com
质量问题联系电话：010-59787234　E-mail：zhiliang @ pmph.com

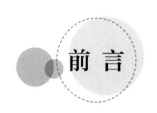

病理生理学是研究疾病发生、发展、转归的共同规律和机制的科学，着重探讨患病机体的功能、代谢的变化和机制，阐明疾病的现象和本质，为防治疾病提供理论基础。它是一门理论性、实践性很强的医学基础理论课，又是一门沟通基础医学和临床医学的桥梁学科，并且与其他基础学科相互渗透而成为一门综合性的边缘学科，在医学教育体系中占有特殊而重要的地位。

本教材是全国高等医药院校医学类专科起点升本科（专升本）学历教育系列教材之一，是温州医科大学首批教材建设立项项目。为适应医学教育课程体系与教学内容改革的需要，以三基（基本理论、基本知识、基本技能）、五性（思想性、科学性、先进性、启发性、适用性）为原则，结合病理生理学的学科特点，在借鉴国外以问题为中心的教学模式和不改变现有教学体系及核心内容的基础上，在教材中增加了真实案例或标准化案例，以病例涉及内容为主线，将其融入课堂理论授课之中，以期提高继续教育学生的学习兴趣和求知欲望，达到启发学生创造性思维的目的。

本教材在第 2 版的基础上对部分内容作了适当的调整。例如，为了适应疾病谱的改变，新增加了临床上常见的"锌代谢紊乱""铁代谢紊乱"及"肝性黄疸"，使病理生理学教材中有关代谢紊乱的内容更加系统和完善，力求面向临床，服务于临床。同时，针对高等学历继续教育的要求，在每章内容之首提出各章的学习目标，并在每章末以小结的形式概括了各章的主要内容，从而与开篇介绍的学习目标相呼应；每章之后列出了复习思考题。另外，本教材配有数字内容，包括 PPT 课件和自测题，以便学生自学、复习及检测学习效果。为了提高学生专业英语能力，本教材列出了部分病理生理学英语专业词汇，并将其汇总于书后索引，以供查阅。

本教材在编写过程中得到了温州医科大学继续教育学院的大力支持，在此深表谢意！虽经全体编写人员反复讨论、修改，但由于我们水平有限，疏漏之处在所难免，恳请同仁和读者不吝批评指正。

王万铁　苏　娟　金可可

2022 年 1 月

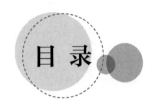

目 录

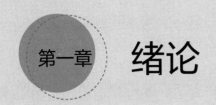

第一章 绪论

【学习目标】

掌握： 病理生理学、病理过程、循证医学的概念。

熟悉： 病理生理学的研究方法及学习方法。

了解： 病理生理学的概述；病理生理学的发展简史及未来趋势。

【案例导入】

> **案例 1-1**
>
> 某患者因扁桃体炎而引发风湿性心脏病，心脏 B 超证实二尖瓣关闭不全和二尖瓣狭窄，长此以往最终导致右心肥大而衰竭，两下肢出现明显的凹陷性水肿。
>
> **问题：**
>
> 1. 上述哪些是病理过程？
> 2. 右心衰竭是疾病吗？试分析其原因。

第一节　病理生理学的概述

一、概念

病理生理学（pathophysiology）是一门研究疾病发生、发展、转归的共同规律和机制的科学，研究范围很广，但着重探讨患病机体的功能、代谢的变化及机制，从而阐明疾病的现象和本质，为疾病的防治提供理论和实验依据。

二、特点

病理生理学是一门沟通基础医学和临床医学的桥梁学科，并且与其他基础学科相互渗透而成为一门综合性的边缘学科，在医学中占有重要地位。病理生理学的桥梁作用表现在，它是基础课中围绕疾病进行探讨的学科之一；临床医学为病理生理学研究内容的选择提供了方向，并使其研究成果得以验证和付诸实践；而病理生理学的新理论、新技术，又不断深化了对疾病本质的认识，促进了临床医学的发展。因此，它在基础与临床各学科（如内科学等）间架起"桥梁"，承前启后、互相促进。病理生理学的综合性边缘作用表现

1

为，它主要探讨疾病的机制和表现，以揭示疾病的本质；所以它既要应用生理学、生物化学、解剖学、微生物学、遗传学、细胞分子学等医学基础学科的理论，又不是这些学科理论的简单叠加和堆砌，而是将基础医学多学科中的形态、功能、代谢方面的各种有关知识加以综合、分析，再通过科学思维运用到患病的机体，从而正确地认识疾病中出现的各种变化。

三、内容

疾病种类繁多，每一种疾病都具有其独立的特征，有其特定的发生、发展及转归的规律，而不同的疾病又可以具有一些相同的变化和共同的发病规律。因此，病理生理学主要包括以下三部分内容：

1. **总论** 包括绪论和疾病概论。主要讨论疾病的概念、疾病发生的原因与条件、疾病发生发展中的一般规律和共同机制，以及疾病的转归等问题。

2. **病理过程**（pathological process） 或称基本病理过程，指多种疾病中可能出现的共同的、成套的功能、代谢和形态结构的病理变化，包括水电解质代谢紊乱、酸碱平衡紊乱、缺氧、发热、应激、弥散性血管内凝血、休克、缺血再灌注损伤等。病理过程不是一个独立的疾病，而是疾病的重要组成部分，一个病理过程可出现在多种疾病中，而一种疾病中又可先后或同时出现多种病理过程。当然，病理过程也具有独立的发生、发展规律。

> **案例分析 1-1**
> 两下肢凹陷性水肿属于典型的病理过程，是由右心衰竭引起，称之为心性水肿。

3. **各论** 又称各系统器官病理生理学，主要论述体内几个主要系统的某些疾病在发生、发展过程中可能出现一些常见而共同的病理过程，这些变化在临床上称为综合征。如呼吸功能不全、心功能不全、肝功能不全、肾功能不全和脑功能不全等。

> **案例分析 1-1**
> 右心衰竭不是疾病，而是风湿性心脏病患者在发生、发展过程中出现的一种常见病理过程，或称综合征。

第二节 病理生理学的研究方法

病理生理学是基础医学中的一门理论性学科，又是一门实验性学科。常用的研究方法和手段如下：

1. **动物实验研究** 动物实验包括急性和慢性动物实验，是病理生理学研究疾病时的主要手段。由于有关疾病的大部分实验研究不能在人体中进行，为此，首先需要在动物身上复制类似人类疾病的模型，或者利用动物的某些自发性疾病，人为地控制某些条件，以对疾病时功能、代谢变化进行深入的动态观察，并在必要时对动物疾病进行实验治疗，探索疗效的机制。但应该强调的是，人与动物既有共同点，又有本质上的区别，因此动物实验研究的结果不能简单地用于临床，而只有把动物实验结果和临床资料相互比较，深入进行分析和综合后，才能被临床医学借鉴和参考，并为探讨临床疾病的病因、发病机制及防治提供依据。此外，要依据实验动物伦理原则，善待动物，在饲养、运输等环节上要保证实验动物的福利，减少或避免实验方法对动物的应激、痛苦和伤害，尊重动物生命，倡导"3R"原则，即减少（reduction）、替代（replacement）和优化（refinement）。

> **📎 知识链接 1-1**
>
> "reduction"是指在科学研究中，使用较少量的动物获取同样多的实验数据或使用一定数量的动物获得更多实验数据的科学方法。
>
> "replacement"是指使用其他办法而不用动物所进行的实验或其他研究课题，以达到某一实验目的。或者是使用没有知觉的实验材料代替以往使用神志清醒的活的脊椎动物进行实验的一种科学方法。
>
> "refinement"是指在符合科学原则的基础上，通过改进条件，善待动物，提高动物福利；或完善实验程序和改进实验技术，避免或减轻给动物造成的与实验目的无关的疼痛和紧张不安的科学方法。

2. **临床实验研究** 病理生理学研究的是疾病和患病机体中的功能和代谢变化，人体是其主要对象。所以患者患病及治疗过程中症状和体征等变化的临床观察，有时还需对患者进行长期随访，以探索疾病发展的动态规律，尤其是在不损害患者健康的前提下，进行各种必要的临床实验研究等都是病理生理学研究疾病的重要方法。

3. **疾病的流行病学研究** 为了从宏观和微观角度探讨疾病发生的原因和条件，疾病发生、发展的规律和趋势，进而为疾病的预防、控制和治疗提供依据，因此传染和非传染群体的流行病学调查已成为研究疾病的常用方法和手段。

第三节 病理生理学的学习方法

病理生理学是从功能和代谢的角度研究疾病发生、发展机制的医学基础学科。因此，要学好病理生理学，必须有相应的人体正常功能学（生理学）和人体正常代谢学（生物化学）的坚实基础。此外，必须学会如何有效地学习病理生理学。

1. **转变思维方式，学会辨证地推理** 病理生理学是一门关注疾病发生、发展机制的医学基础学科，与已经学过的课程如人体解剖学、组织胚胎学和病理学这些以形态学为基础的课程不同，病理生理学的理论主要来自临床观察、实验研究和流行病学的调查等，揭示的是人体疾病中隐藏的规律，有些理论是看不见、摸不着的，需要大家遵循一定的规律去推断并记忆。所以要改变死记硬背的学习方法，用辨证、变化、发展和联系的观念和抽象思维的方法去学习。

2. **浏览全书目录和内容，认真听好第一节课** 在课程的第一节课（绪论）上课前，学生必须要对全书的内容（将要学习的内容）有一个大概的了解，知道将要学什么。当然，在某种意义上课程的精华就体现在第一节课上。因此，浏览后记住自己的问题，在课程的学习过程中体会和寻找答案非常重要。

3. **高度重视基本病理过程的内容**　基本病理过程是讲述疾病过程中共同的病理生理变化，如水、电解质和酸碱平衡紊乱，缺氧，发热，休克，缺血再灌注损伤等与疾病的关系，这些病理过程几乎涉及所有疾病的发生机制；课程后半部分的系统病理生理学内容的知识基础就是基本病理过程。

4. **紧抓关键章节，提纲挈领，融会贯通**　病理生理学的课程每一章节都很重要，但还是有一些章节起到关键性的作用。例如，"缺氧"的章节似乎很简单，但是知识点很丰富，对后面章节（如休克、心功能不全、呼吸功能不全等）的学习有很重要的提纲作用。

5. **从概念入手，让学习思路"树形"扩展**　学习每一章的内容，就在大脑中"种植"一棵知识的大树。它的树干就是这一学习内容的主要概念，由主要概念引出的病因、诱因、发生机制、功能和代谢变化等便是其树枝，当然每一树枝还会生长出小分枝，那就是各自的具体内容了。是"种植"就会"生根"；若生了根，所学的知识就属于自己了。

6. **分解重要知识点，建立内容框架，互相比较内容，有助于学习与记忆**　病理生理学教材中有很多知识点貌似没有关联，都是大段的文字描述，如果死记硬背肯定会加重学习负担。如何找出其中的规律，给结构类似的知识点建立框架，填充内容并互相比较，进行分类学习和记忆，也不失为一种把复杂问题简单化的方法，将有助于学习与记忆。

7. **掌握不同章节之间关系，体会课程内容有机联系，学会整体理解课程内容**　"休克"与全书几乎所有的章节都有关联，把休克的内容学好学透，相当于把病理生理学的内容进行了完整的复习。

8. **系统回顾学习过的内容，在临床实践中广泛应用**　学习病理生理学，归根结底是要用于实践才有意义。但病理生理学讲述的是普遍规律，如何把知识用于具体的临床病例分析呢？此时需要把思维从书本中跳出来，站在更高的角度认识这些知识的实际意义，通过一系列病例的分析，可以更深刻地理解学习病理生理学知识的意义，并学会运用知识解决临床和实际问题。

第四节　病理生理学的发展简史

病理生理学是一门年轻的学科，它的发展历史同人类对疾病本质的认识过程密切联系，是医学发展和临床实践需要的必然产物。

19 世纪中叶，法国生理学家 Claude Bernard 等开始在动物身上复制人类疾病的模型，用实验的方法研究疾病的功能、代谢变化，创立了实验病理学，这便是病理生理学的雏形。从此，普通病理学（general pathology）或病理学（pathology）就包括了对疾病的形态和结构、功能和代谢两大方面的研究内容。随着医学的飞速发展和对疾病研究的不断深入，病理学逐渐分化成病理解剖学和病理生理学，前者侧重于以形态学方法探讨疾病的本质；后者侧重以功能、代谢方法研究疾病的机制。1879 年，俄国的喀山大学首次开设病理生理学课程，1924 年，苏联以及东欧一些国家在高等医药院校建立病理生理学教研室并开展病理生理学教学。欧美各国的病理生理学较长时间是分散在其他学科或以专题讲座形式讲授，但近年来也已在一些医学院校开设病理生理学，并出版了多本大、中型病理生理学教科书。

1954 年我国邀请苏联专家举办全国性病理生理学师资进修班，1956 年全国高等医学院校相继建立病理生理学教研室，开展病理生理学的教学和科研工作。1985 年成立了国家级一级学会——中国病理生理学会（Chinese Association of Pathophysiology, CAP），1991 年成为国际病理生理学会（International pathophysiological society, IPS）的成员和组建者之一。2016 年国家医学考试中心正式批复，同意将病理生理学拟作为单独学科纳入临床执业医师资格分阶段考试大纲。半个世纪以来，我国的病理生理学正在飞跃发展、不断壮大，而活跃在医学领域中的我国病理生理学工作者在教学和科研中取得了一系列令人瞩目的成就，为医学科学和人类的健康做出了应有的贡献。

第五节　病理生理学的未来趋势

随着医学模式从单纯的"生物医学模式"向"生物－心理－社会医学模式"的转变，病理生理学教学内容要更多体现新医学模式对医务工作者知识的广博与深厚、能力和素质方面的特殊要求，注重心理、社会、环境等因素在疾病发生、发展、转归及防治中的作用。近年来，临床医学模式也发生了巨大改变，即从传统的经验医学（experience medicine）转变为循证医学（evidence based medicine）。循证医学是一门遵循科学证据的学科，其核心思想是任何医疗卫生方案、决策的确定都应遵循客观的临床研究产生的最佳证据，从而制订出科学的预防对策和措施，达到预防疾病、促进健康和提高生命质量的目的。此外，它还充分体现了以人为本的原则，使医生和患者在临床诊治的过程中，体现其自身的价值取向和愿望，构建良好的医患关系，从而使循证医学的科学决策得以实现，并可望获得最佳的结局。因此，循证医学是以证据为基础、实践为核心的医学，病理生理学的研究也必须遵循该原则。

随着社会制度、经济状况、医疗卫生条件、生活习惯、生产方式和环境污染等的变化，疾病谱（spectrum of disease）发生了明显的改变。中华人民共和国成立前，由于卫生条件差，传染病引起的死亡率占总死亡率 50% 以上。中华人民共和国成立后，随着人民生活水平的提高及医疗卫生条件的改善，传染病的发病率及死亡率大大降低。值得注意的是，由于人均寿命的显著延长，全球人口老龄化问题日趋严重，一些慢性疾病（如慢性阻塞性肺疾病）、老年性疾病（如阿尔茨海默病）的发病率急剧上升。在病理生理学的教学中应该重视和追踪疾病谱改变的问题。

随着转化医学（translational medicine）的兴起及各种交叉学科的建立，病理生理学作为基础医学与临床医学的"桥梁"，在教研中要进一步加强与临床结合，掌握临床对相关疾病诊治的最新进展，促进基础研究成果的临床应用；要紧密追踪和应用后基因组时代（the post-genome era）的相关研究成果，促进个性化医学（personal medicine）的实施；要吸纳和整合生命科学、社会科学及其他相关学科的最新成果，开展高水平科学研究，不断提高对疾病的诊治和预防水平。

📎 **知识链接1-2**

　　转化医学是近年来国际医学健康领域出现的新概念，与个性化医学、可预测性医学等一同构成系统医学（systemic medicine）的体系，是建立在基因组遗传学、组学芯片等系统生物学与技术基础上的现代医学。其倡导以患者为中心，从临床工作中发现和提出问题，由基础研究人员进行深入研究，然后再将基础科研成果快速转向临床应用，基础与临床科技工作者密切合作，提高医疗总体水平。

📎 **知识链接1-3**

　　个性化医学又称精准医学（precision medicine），指根据个人特征、环境及生活习惯，以个人基因组信息为基础，结合蛋白质组、代谢组等相关内环境信息，为患者量身设计最佳治疗方案，以达到治疗效果最大化和副作用最小化的一种定制医疗模式。

【本章小结】

　　病理生理学是一门以患病机体为对象，着重从功能和代谢的角度研究疾病发生、发展及转归的规律和机制的医学基础科学。

　　病理生理学课程由绪论、疾病概论、基本病理过程和系统器官病理生理学组成，是沟通基础医学和临床医学的桥梁学科。

　　动物实验研究和临床实验研究是病理生理学的主要研究方法。

　　病理生理学的学习方法是转变思维方式，学会辨证地推理、浏览全书目录和内容、高度重视基本病理过程的内容、紧抓关键章节并融会贯通、从概念入手让学习思路"树形"扩展、分解重要知识点并建立内容框架、学会整体理解课程内容及系统回顾并在临床实践中应用。

　　病理生理学的未来趋势是从循证医学到转化医学，以至个体化医疗出现与实施。

【复习思考题】

1. 病理生理学的主要任务是什么？
2. 简述病理生理学与生理学、病理学之间的异同点。
3. 何为病理过程？请举例说明。
4. 基本病理过程与疾病有何区别？
5. 叙述病理生理学未来的发展趋势。

（王万铁　王新雨）

第二章　疾病概论

【学习目标】

掌握：疾病、病因、诱因、完全康复、不完全康复、死亡、脑死亡的概念。

熟悉：疾病发生发展的一般规律，疾病发生发展的基本机制；判断脑死亡的标准。

了解：确定脑死亡的意义；临终关怀、安乐死的概念。

【案例导入】

案例 2-1

张某某，男性，35 岁，工作勤奋，经常加班，甚至到深夜，久而久之，他逐渐感觉周身疲乏无力，肌肉关节酸痛，食欲缺乏，到医院做了全面检查之后，未发现阳性体征和检验结果。

问题：

1. 请问张某某的身体状况处于何种状态？
2. 张某某是否需要治疗？
3. 为什么需要治疗？

案例 2-2

某作业工人在电力操作中不慎触电，约 10 分钟后被人发现，立即给予人工呼吸、胸外按压等紧急抢救措施，15 分钟后心跳和自主呼吸均未恢复，对外界刺激不发生任何反应，并出现瞳孔散大，对光反射消失。

问题：

1. 该工人是否已生物学死亡？
2. 若确诊生物学死亡尚需作哪些进一步检查？
3. 请详细说明理由。

第一节　疾病及相关概念

一、健康

长期以来，人们常常认为不生病就是健康（health），但实际上此种观点是不全面的。目前世界卫生组织（World Health Organization, WHO）提出：健康不仅是没有疾病或病痛，而且是躯体上、精神上和社会上处于完好状态，包括躯体健康、心理健康、社会健康、道德健康等。因此，一个健康的人应该具有强壮的体魄、健全的精神状态、高尚的道德修养和良好的社会适应能力。例如，有的人并无器质性病变，也没有精神疾病，但性格古怪或孤僻，心理状态很不稳定，以道德为本，不能视为健康。吸烟、酗酒等不良生活方式及与家庭、邻里、同事不和睦等不完善的社会关系，也是社会上不健康的表现。心理和社会上的不良状态为躯体疾病的发生理下了隐患。

二、疾病

疾病（disease）是机体在一定病因损害性作用下，因机体自稳（homeostasis）调节紊乱而发生的异常生命活动过程。疾病过程中病因与机体相互作用，在一定条件下体内可产生各种复杂的功能、代谢和形态结构的异常变化，而这些变化又可使机体各器官系统之间、机体与外环境之间的协调关系发生障碍，从而引起各种症状、体征。此时，机体对环境适应能力降低、工作和劳动能力减弱或丧失，甚至危及生命。

症状（symptom）是患者的自我感觉，如疼痛、恶心等；体征（sign）是对患者进行体格检查所获得的客观征象，如黄疸、肝大、心脏杂音等；疾病所呈现的功能和代谢变化，以症状和体征为临床表现，此称为综合征（syndrome）。病理过程（pathological process）是指存在于不同疾病中共同的功能、代谢及形态结构的异常表现。同一种病理过程可存在于不同疾病中，例如阑尾炎、肺炎以及所有其他炎性疾病都有炎症这个病理过程，包括变质、渗出和增生等基本病理变化。一种疾病也可以包含几种病理过程，如肺炎球菌性肺炎时有炎症、发热、缺氧，甚至休克等病理过程。详见表 2-1。

表 2-1　病理过程与疾病的关系

疾病	原因	部位	病理过程
肺炎	肺炎链球菌	肺	发热、炎症、缺氧、休克、水电解质代谢紊乱、酸碱平衡紊乱等
痢疾	痢疾杆菌	肠	发热、炎症、水电解质代谢紊乱、酸碱平衡紊乱、休克等
流脑	脑膜炎双球菌	脑膜	发热、炎症、弥散性血管内凝血、休克等

三、亚健康

20 世纪 80 年代，苏联学者布赫曼提出了亚健康（sub-health）的概念。亚健康是指机体在内、外环境刺激下引起心理、生理上的异常变化，但未达到明显病理性的程度，介于健康与疾病之间的生理功能、代谢低下的状态，又称"灰色状态"或"前临床状态"。在日益发展的社会，随着科技的不断进步，经济浪潮日益增进，人们的生活节奏加快、竞争加剧、压力增大，使影响人体健康的因素发生了很大变化，医学模式也随之发生了转变：由单一的生物医学模式，转变为生物 – 心理 – 社会医学模式（bio-physio-social medical model）。多数人处在一种健康（第一状态）与疾病（第二状态）中间的状态，称之为亚健康（第三状态）。世界卫生组织的一项调查表明，人群中健康者约占 5%，患疾病者约占 20%，而处于亚健康状态者约占 75%。调查资料显示，我国处于亚健康状态者已超过 7 亿，而中年人是亚健康的高发人群。

亚健康的表现错综复杂，常表现为疲劳乏力、记忆力减退、注意力不集中、头疼、头晕等，经卧床休息不能缓解的状态，经检查并无明显器质性病变，称为慢性疲劳综合征（chronic fatigue syndrome）。亚健康主要有 3 种表现形式：①躯体性亚健康状态，主要表现为疲乏无力，精神不振；②心理性亚健康状态，主要表现为焦虑、烦躁、易怒、睡眠不佳等，严重时可伴有胃痛、心悸等表现，这些问题的持续存在可诱发心血管疾病及肿瘤等；③社会性亚健康状态，主要表现为社会成员的关系不稳定，心理距离变大，产生被社会抛弃和遗忘的孤独感。

亚健康处于动态变化之中。若加强自我保健，调整饮食结构，减轻工作负荷，积极开展体育锻炼，并配合心理治疗、音乐或生物反馈疗法，亚健康可向健康转化。若长期忽视亚健康的存在，则亚健康可向疾病转化。当代医务工作者应当充分认识亚健康的危害性，重视疾病预防，促使亚健康状态向健康状态转化。

案例分析 2-1

张某某处于亚健康状态。亚健康是指机体在内、外环境刺激下引起心理、生理上异常变化，但未达到明显病理性的程度，介于健康与疾病之间的生理功能低下的状态。

张某某应加强自我保健，调整饮食结构，减轻工作负荷，积极开展体育锻炼，并配合心理治疗、音乐或生物反馈疗法，亚健康可向健康转化。若长期忽视亚健康的存在而不予处理，则亚健康可逐渐向疾病转化。

第二节　病因学

病因学（etiology）是研究疾病发生的原因与条件及其作用规律的科学，即疾病是因何发生的。

一、疾病发生的原因

疾病发生的原因简称病因（etiological factor），又可称为致病因素。它是指作用于机体的众多因素中，能引起疾病并赋予该疾病以特征性的因素。

病因的种类繁多，一般分成以下几大类：

（一）生物性因素

是常见的致病因素，主要包括病原微生物（如细菌、病毒、真菌、支原体、立克次体、衣原体、螺旋体等）和寄生虫（如原虫、蠕虫等）。这类病因通过一定的途径侵入机体，其致病作用主要与病原体致病力的强弱与侵入机体的数量有关，且与机体对病原体的感受性及防御能力有关，并常常构成一个传染过程。

（二）理化性因素

此类病因包括物理性因素如机械力、温度（如高温引起的烧伤、低温引起的冻伤）、大气压、噪声、电离辐射等和化学性因素如强酸、强碱、化学毒物（如一氧化碳、氰化物、有机磷农药等）或动植物毒性物质（如河豚毒、蕈毒等）等。理化性因素致病常可发生在一些突然事故、特殊环境中。

（三）营养性因素

营养过剩和营养不足均可引起疾病。长期大量摄入高热量食物可引起肥胖病、代谢综合征，并与动脉粥样硬化的发生有密切关系；维生素 A、维生素 D 摄入过多也可引起中毒等。营养物质摄入不足（或因需求增加致相对不足）可引起营养不良；维生素 B_1 缺乏可引起脚气病；维生素 D 缺乏引起佝偻病；缺碘引起甲状腺肿等。

（四）遗传性因素

人类某些疾病与遗传因素有关，已发现由遗传引起的疾病有两种情况：

1. **遗传性疾病**　如血友病、色盲、先天愚型等，主要是通过遗传物质基因突变或染色体畸变发生的。

2. **遗传易感性引起的疾病**　如精神分裂症、高血压、糖尿病等。某些家庭中的人具有易患某种疾病的倾向称为遗传易感性，这些人具有遗传素质，具备易得这类疾病的遗传特性。

（五）先天性因素

先天性因素是指能损害胎儿发育的因素，而不是遗传物质的改变。如孕妇患风疹时，风疹病毒可能损害胎儿而引起先天性心脏病。又如某些化学物质、药物等也可导致胎儿畸形或缺陷。

（六）免疫性因素

机体的免疫反应在防止和对抗感染的过程中起着重要作用。然而，许多疾病的发生发展又与免疫反应密切相关。

1. **变态反应性疾病**　在某些机体中免疫系统对一些抗原的刺激常发生异常强烈的反应，从而导致组织、细胞的损害和生理功能障碍。这种异常的免疫反应，称为变态反应或超敏反应。如异种血清蛋白，某些致病微生物甚至某些食物（虾、蛋类）、药物（青霉素等），都可引起变态反应性疾病。

2. **自身免疫性疾病**　有些个体能对自身抗原发生免疫反应并引起自身组织的损害，称自身免疫性疾病。如系统性红斑狼疮、类风湿性关节炎、溃疡性结肠炎等。

3. **免疫缺陷病**　机体的体液免疫或细胞免疫缺陷可引起免疫缺陷病，如艾滋病、低丙种球蛋白血症等。

（七）精神、心理性因素

近年来随着生物医学模式向生物心理社会医学模式的转换，精神、心理性因素引起的疾病越来越受到重视。如长期精神紧张、精神创伤、忧思过度等，可引起高血压、应激性溃疡、神经症等。变态心理和变态人格也可导致身心疾病的发生。

（八）社会性因素

包括社会环境、生活条件、人际关系等，它们对人类健康和疾病的发生发展有着不可忽视的影响。恶劣的环境和生活条件、紧张不和谐的人际关系均可引发疾病或促使某些疾病的发生和发展。另外，季节、气候、地理、生态环境变化等也参与疾病的发生和发展。

病因种类繁多，不能一一列举，甚至有些疾病在发病初始，病因尚不清，但随着医学研究的不断深入，将逐渐得以阐明。疾病的发生可以主要由一种病因引起，也可以由多种病因同时作用或先后参与，在疾病发生、发展过程中起叠加或协同的作用。

二、疾病发生的条件

疾病发生的条件主要是指那些能够影响疾病发生的各种体内外因素，包括体内因素（年龄、性别等）、自然因素（气温、地理环境等）和社会因素（国家经济状况、教育水平等）。它们本身虽然不能引起疾病，但是可以左右病因对机体的影响，或者影响机体状态而起到促进或阻止疾病发生发展的作用。如人体受凉后容易患感冒、气管炎或肺炎，是因人体遭受寒冷时局部抵抗力降低，上呼吸道的病原体得以繁殖活动而致病。

能够通过作用于病因或机体而促进疾病发生发展的因素称为疾病的诱发因素，简称诱因（precipitating factor）。例如，高血压是脑血管意外的常见病因之一，而情绪激动、寒冷刺激、酗酒等诱因的存在，往往可促进血压的突然上升并使原有病变的脑血管破裂。

必须强调，病因和条件的划分不是绝对的，而是相对的，应针对某个具体疾病而言。对于不同的疾病，同一个因素可以是某一个疾病发生的原因，也可以是另一个疾病发生的条件。例如，寒冷是冻伤的原因，但也是感冒、肺炎、关节炎等疾病发生的条件。因此，要阐明某一疾病的原因和条件，认识它们在疾病发生中的作用，必须进行具体分析和研究。

第三节　发病学

发病学（pathogenesis）是研究疾病发生、发展过程中的一般规律和共同机制的科学。

一、疾病发生发展的一般规律

疾病发生发展的一般规律主要是指各种疾病发生发展过程中一些普遍存在的、共同的基本规律。

（一）损伤与抗损伤并存

致病因素作用于机体引起损伤时，机体调动各种防御、代偿功能对抗致病因素及其所引起的损伤。损伤与抗损伤贯穿于疾病的始终，双方力量的对比决定着疾病的发展和转归（图 2-1）。

损伤占优势，则病情恶化，甚至死亡；反之，当抗损伤占优势，则病情缓解，直至痊愈。如外伤性出血引起血压下降、组织缺氧等损伤时，机体出现血管收缩、心率加快、血凝加速等抗损伤反应。若损伤较轻，通过抗损伤反应和适当治疗，机体可康复；若损伤严重，抗损伤反应不足以抗衡损伤性变化，又无适当治疗，就可导致创伤性或失血性休克而死亡。应当强调的是，损伤与抗损伤性反应之间无严格的界限，他们之间可以相互转化。

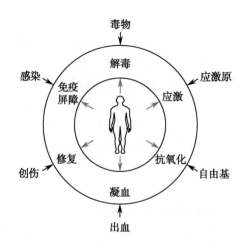

图2-1 损伤（箭头）与抗损伤反应（圆圈内）

上述血管收缩有抗损伤意义，但持续时间过长，可加重组织缺氧，引起酸中毒及肾衰竭等病理过程，即原来的抗损伤反应变成了损伤因素。

（二）因果交替

在疾病的发生发展过程中，原因和结果可以相互交替和相互转化，也就是说，由原始致病因素引起的后果，可以在一定的条件下转化为另一些变化的原因。这种因果交替的过程常是疾病发展的重要形式。在疾病发展过程中，如果几种变化互为因果，形成环式运动，而每循环一次都使病情进一步恶化，称为恶性循环（vicious cycle）。例如，碱（酸）中毒可引起低（高）钾血症，后者又加重碱（酸）中毒，最后导致机体死亡。如及时纠正碱（酸）中毒，阻断因果转化和恶性循环，形成良性循环，疾病就向康复的方向发展。

（三）局部与整体关联

任何疾病基本上都是整体疾病，而各组织、器官等部位的病理变化，均是全身性疾病的局部表现。局部的病变可以通过神经和体液途径影响整体，反之机体的全身功能状态也可以通过这些途径影响局部病变的发展。例如，毛囊炎除了引起局部充血、水肿等炎症反应外，严重时可通过神经及体液途径影响全身，从而出现白细胞升高、发热等全身性反应。反之，有时毛囊炎看似局部病变，给予单纯的局部治疗，疗效欠佳，仔细追查才发现毛囊炎仅是全身代谢障碍性疾病——糖尿病的局部表现，只有治疗糖尿病后局部的毛囊炎才会得到控制。因此，应该充分认识到在每一个疾病发生发展过程中局部与整体之间的关系，两者都有其各自的特征，而且随病程的发展彼此间的联系又不断变化，同时还可以发生彼此间的因果转化，此时究竟是全身病变还是局部病变占主导地位，应做具体分析。

二、疾病发生的基本机制

疾病发生的基本机制（mechanism）是指参与很多疾病发病的共同机制，因此它不同于个别疾病的特殊机制。近年来，由于医学基础理论的飞速发展，各种新方法新技术的应用，不同学科间的横向联系，使疾病基本机制的研究逐渐从整体水平、器官水平、细胞水平深入到分子水平。

（一）神经机制

致病因素直接侵犯神经系统或通过神经反射引起神经系统本身或其他器官功能异常，从而导致疾病的发生，称为神经机制（neural mechanism）。例如，流行性乙型脑炎病毒可直接破坏神经组织；长期精神紧张、焦虑可影响神经反射或神经递质的分泌，导致器官功能障碍。

（二）体液机制

致病因素引起体液量和质的变化，导致内环境的紊乱和疾病的发生，称为体液机制（humoral mechanism）。体液因子可通过内分泌（endocrine）、旁分泌（paracrine）、自分泌（autocrine）及内在分泌（intracrine）4种形式作用于靶细胞，影响细胞的代谢与功能（图2-2）。

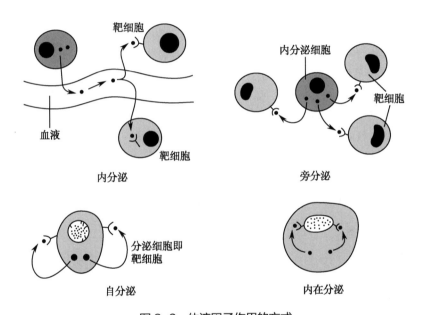

图 2-2　体液因子作用的方式

实际上，神经机制和体液机制是密不可分的，高血压发病中的神经体液机制就是典型的例子。而神经体液机制主要是从神经调节障碍和体液因子分泌异常来解释疾病发生的原理。

（三）细胞机制

细胞机制（cellular mechanism）是指致病因素直接或间接作用于组织细胞，导致细胞的功能代谢障碍，从而引起细胞的自稳调节紊乱，如机械力、高温、肝炎病毒等。致病因素引起的细胞损伤除直接破坏细胞外，主要引起细胞膜和细胞器功能障碍。如细胞膜的各种离子泵功能失调，造成细胞内外离子失衡，细胞内 Na^+、Ca^{2+} 积聚，细胞水肿甚至死亡。细胞器功能异常主要表现为线粒体功能障碍，能量生成不足。认识细胞功能、代谢和结构的损伤及其机制，从细胞水平上解释了疾病发生的原理。

知识链接 2-1

目前研究发现分子病主要包括以下四大类：

（1）由酶缺陷引起的分子病：如蚕豆病，是由于编码 6-磷酸-葡萄糖脱氢酶（glucose-6-phosphate dehydrogenase, G-6-PD）的基因缺陷所引起的溶血性疾病。此外，葡萄糖 -6- 磷酸酶（glucose-6-phosphorase）缺乏可引起糖原在肝、肾及小肠等组织沉积，导致 I 型糖原沉积病（亦称 Von Gierke 病）。

（2）由血红蛋白异常引起的分子病：迄今已发现的血红蛋白异常疾病达 300 多种，如镰状细胞贫血和珠蛋白生成障碍性贫血等。镰状细胞贫血是由于血红蛋白单基因突变，导致其分子中 β-肽链氨基端第 6 位亲水性谷氨酸被疏水性缬氨酸取代，形成溶解度下降的血红蛋白 S（hemoglobin S, HbS）。此外，由于这种僵硬的镰状红细胞不能通过毛细血管，加上 HbS 的凝胶化使血液黏滞度增大，导致毛细血管阻塞，局部组织器官缺血、缺氧，因而出现脾大、胸腹疼痛等表现。

（3）由受体异常引起的分子病：受体是存在于细胞表面或细胞内的一些特殊化学分子，能与相应的物质（配基）产生特异性结合并引起一系列生物化学反应，最终导致特定生理效应。受体异常指有受体性质或数目的变化，使一些生物活性物质不能发挥作用而引起的病理过程。根据病因不同，可分为遗传性受体病、自身免疫性受体病和受体数目改变的疾病（如自发性高血压大白鼠）。

（4）由膜转运障碍引起的分子病：如胱氨酸尿症（cystinuria），是由于遗传性缺陷导致肾小管上皮细胞对胱氨酸、精氨酸、鸟氨酸与赖氨酸转运障碍，导致这些氨基酸不能被肾小管重吸收而随尿排出，形成胱氨酸尿症。

（四）分子机制

近年来，随着基因研究的深入，发现了多种与疾病有关的基因，它们可以是来自先天遗传，也可以是由环境因素中多种致病因素对 DNA 损害所致，此即为疾病发生的分子机制（molecular mechanism）。由基因本身突变、缺失或其表达调控障碍引起的疾病，称为基因病（gene disease）。由一个致病基因引起的基因病称单基因病（monogenic disease），如多囊肾等；若由多个基因共同控制其表型性状的疾病称多基因病（polygenic disease），又称多因子疾病，如糖尿病等。而由于 DNA 遗传性变异引起的一类以蛋白质异常为特征的疾病，称为分子病（molecular disease）。主要包括酶缺陷所致的疾病如 I 型糖原沉积病等，血红蛋白异常引起的疾病如镰状细胞贫血等，受体异常引起的疾病如重症肌无力等和膜转运障碍所致的疾病如胱氨酸尿症等。

此外，有些蛋白质分子本身的翻译后异常折叠或修饰在无须基因变异的条件下便可致病。例如，由朊蛋白异常折叠引起的牛海绵状脑病或人类的克 - 雅病，就是这类疾病的典型范例，由于这类疾病均涉及蛋白质空间构象的异常改变，又被称为构象病（conformational disease）。

总之，从分子医学角度看，疾病时机体形态和功能的异常实质上是某些特定蛋白质结构或功能的变异，而这些蛋白质又是细胞核中相应基因对特异性配体、细胞受体和受体后信号转导做出应答反应的产物，因此基因及其表达调控状况是决定身体健康或疾病的基础。

第四节　疾病的转归

疾病都有一个发生发展的过程，大多数疾病发生发展到一定阶段后终将结束，这就是疾病的转归。疾病的转归（prognosis）有康复和死亡两种形式，主要取决于致病因素作用于机体后发生的损伤与抗损伤反应的力量对比和是否得到正确而及时的治疗。

一、康复

康复（rehabilitation）分成完全康复与不完全康复两种：

（一）完全康复

完全康复（complete rehabilitation）亦称痊愈，指疾病时所发生的损伤性变化完全消失，机体的自稳调节恢复正常。

（二）不完全康复

不完全康复（incomplete rehabilitation）指疾病时的损伤性变化得到控制，但基本病理变化尚未完全消失，经机体代偿后功能代谢部分恢复，主要症状消失，有时可能留有后遗症。

二、死亡

传统上把心跳、呼吸的永久性停止作为死亡（death）的标志，认为死亡是一个过程，包括濒死期（agonal stage）、临床死亡期（stage of clinical death）和生物学死亡期（stage of biological death）。近年来，随着复苏技术的普及与提高、器官移植的开展，对死亡有了新的认识。目前认为死亡是指机体作为一个整体的功能永久性停止，但是并不意味各器官组织同时均死亡，因此提出了脑死亡（brain death）的概念。脑死亡是指全脑（包括大脑、间脑和脑干）的功能永久性停止。一旦出现脑死亡，就意味着人的实质性死亡。因此脑死亡成了近年来判断死亡的一个重要标志。

判断脑死亡的标准是：①自主呼吸停止，进行15分钟人工呼吸后仍无自主呼吸；②不可逆性深昏迷，无自主性肌肉活动，对外界刺激完全失去反应；③脑神经反射消失，对光反射、角膜反射、咳嗽反射、吞咽反射等均消失；④瞳孔散大、固定；⑤脑电波完全消失；⑥脑血液循环完全停止。

在没有条件做脑血管造影（或脑激光多普勒）、脑电图（或脑电形图）以及用人工呼吸机进行抢救时，一般就可根据心跳、呼吸的永久性停止来诊断脑死亡，因为它能导致全脑功能永久性丧失。

案例分析 2-2

该工人疑似认定已发生临床死亡。因为他在被发现之前已有大约10分钟的完全缺氧时间，而大脑在缺氧5～6分钟后即可出现不可逆性损伤；况且经15分钟积极抢救，心跳、自主呼吸仍未恢复，对外界刺激不发生任何反应，出现瞳孔散大，对光反射消失。但是按照脑死亡的判断标准，尚需作进一步检查：脑血管造影（或脑激光多普勒）和脑电图（或脑电形图）以查明该工人脑血液循环是否完全停止、脑电波是否完全消失，才能明确诊断该工人是否处于脑死亡状态。

脑死亡概念的意义在于：判断死亡的时间和确定终止复苏抢救的界线；同时为器官移植创造了良好的时机和合法的根据。由于对脑死亡者借助呼吸、循环辅助装置，在一定时间内维持器官组织低水平的血液循环，可为器官移植手术提供良好的供体。此外，也为器官灌流、组织和细胞培养等实验研究提供良好的材料。

脑死亡与植物状态不同，后者是指受害者的大脑皮质功能严重损害，处于不可逆的深昏迷状态，意识活动丧失，但皮质下中枢尚可维持自主呼吸运动和心跳，对外界刺激也能产生一些本能的反射。处于此种状态的人称为植物人（vegetative being）。在植物状态与脑死亡的众多差异中，最根本的区别在于植物状态患者仍保持自主呼吸功能。

> **知识链接 2-2**
>
> 植物人的特征：①随意运动丧失，但肢体对疼痛性刺激偶有屈曲性逃避反应；②智能、思想、意志、情感等有目的性活动均已丧失，但眼睑可以睁开，眼球呈现无目的性活动；③主动饮食能力丧失，但仍有吞咽、咀嚼、磨牙等动作；④大小便失禁；⑤脑电图平坦或出现静息电位，受伤后数月可有高幅慢波，或偶有的 α 节律。

第五节　临终关怀与安乐死

一、临终关怀

临终关怀（hospice）是指为临终患者及其家属提供医疗、护理、心理、社会等方法的全方位服务与照顾，使患者在较为安详、平静中接纳死亡。它是近代医学领域中新兴的一门边缘性交叉学科，是社会的需求和人类文明发展的标志。临终关怀并非一种治愈疗法，而是一种专注于在患者在将要逝世前的一段时间内，减轻其疾病的症状、延缓疾病发展的医疗护理，包括身关怀、心关怀及道业关怀。实施临终关怀时必须牢记：以照料临终患者为中心；维护临终患者的尊严；提高临终患者的生活质量；与临终患者共同面对死亡。目前国内已出现一些临终关怀医院。

> **知识链接 2-3**
>
> 身关怀是指通过医护人员及患者家属的照顾减轻临终患者的病痛；心关怀是指通过理念的建立减轻临终患者恐惧、不安、焦虑、埋怨、牵挂等心理；道业关怀，又称灵性关怀，是指回顾人生寻求生命意义或其他方式建立生命价值观等。

二、安乐死

安乐死（euthanasia）是指患有不治之症的患者在濒死状态时，为了免除其精神和躯体上的极端痛苦，用医学方法结束生命。实施安乐死的行为，必须符合所在国家的法律，在满足法定的实体条件前提下，必须严格按照程序的规则操作。例如，患者向法院提出书面申请、医师（至少 3 名）对患者情况作出书面诊断结论、患者与医师双方达成安乐死实施协议、进入"第二等待期"、最后实施等程序规则。虽然安乐死已提出多年，但是因其涉及众多的医学、社会学及伦理学问题尚未解决，因此许多国家（包括中国）尚未通过立法施行。

📎 知识链接 2-4

　　持肯定态度的学者认为安乐死必须符合下列条件：①从现代医学知识和技术上看，患者患不治之症并已临近死期；②患者极端痛苦，不堪忍受；③必须是为解除患者死前痛苦，而不是为亲属、国家、社会利益而实施；④必须有患者神志清醒时的真诚嘱托或同意；⑤原则上必须由医师执行；⑥必须采用社会伦理规范所承认的妥当方法、生命价值观等。

【本章小结】

疾病概论主要讨论疾病发生发展中的普遍规律、病因学和发病学的一般问题。

致病因素能引起疾病并赋予该疾病以特征性，而条件是指能影响疾病发生发展的各种体内外因素。

疾病遵循因果交替的规律不断发展，体内损伤与抗损伤的斗争决定疾病的发展方向，其发生的基本机制是神经机制、体液机制、细胞机制及分子机制。

疾病的最终结局为康复或死亡。

临终关怀包括身关怀、心关怀及道业关怀，目前国内已出现一些临终关怀医院，但安乐死国内尚未通过立法施行。

【复习思考题】

1. 简述病因、条件及诱因在疾病发生发展中的关系。
2. 疾病与病理过程的关系如何？
3. 举例说明损伤与抗损伤反应在疾病发展过程中的作用。
4. 采用脑死亡作为判断死亡的标准有何意义？

（王万铁　宋正阳）

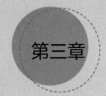

第三章 水、电解质代谢紊乱

【学习目标】

掌握：低渗性脱水、高渗性脱水、等渗性脱水、水中毒、盐中毒、水肿、低钾血症和高钾血症的概念、病因、发生机制及其对机体的影响；低镁血症和高镁血症的概念及原因；低钙血症和高钙血症的概念及对机体的影响；铁缺乏症对机体的影响；锌缺乏症对机体的影响。

熟悉：正常水、电解质代谢及其平衡调节；水、电解质代谢紊乱的分类。低镁血症及高镁血症对机体的影响；低钙血症和高钙血症的原因；铁缺乏症的原因及机制；锌缺乏症的概念及原因。

了解：低磷血症和高磷血症原因及对机体的影响；铁超负荷的原因及对机体的影响；各类水、电解质代谢紊乱的防治原则。

【案例导入】

案例 3-1

患者，女性，30岁，进食隔夜饭菜后出现呕吐、腹泻3天，在社区诊所静脉滴注5%葡萄糖溶液和抗生素2天，症状无缓解入院。

体格检查：体温37.2℃，脉搏110次/min，呼吸32次/min，血压72/50mmHg，精神萎靡，眼窝凹陷，皮肤弹性降低，四肢湿凉，肌肉软弱无力，腹胀，肠鸣音减弱。

实验室检查：血 WBC 10.7×10^9/L, N 79%, L 17%, RBC 4.5×10^{12}/L, Hb 140g/L, PLT 270×10^9/L。血浆渗透压255mmol/L，血清 Na^+ 120mmol/L，血清 K^+ 3.1mmol/L。尿量约500ml/d，尿比重1.008，尿钠8mmol/L。

问题：

1. 该患者发生了何种水、电解质代谢紊乱？诊断依据是什么？
2. 患者主要存在哪些症状与体征？为什么会出现这些临床表现？

案例 3-2

　　患者，男性，10 岁，因咽部不适 3 周，面部水肿、尿少 4 天入院。

　　体格检查：体温 37.8℃，脉搏 87 次/min，呼吸 26 次/min，血压 135/88mmHg，体重 46kg。急性病容，神清，双眼睑及颜面水肿。咽充血，两侧扁桃体 I 度肿大。两肺呼吸音粗，未闻及啰音。心律齐，未闻及杂音。双肾区叩击痛阳性。双下肢凹陷性水肿。

　　实验室检查：血 WBC $11.5 \times 10^9/L$，N 82%，L 14%，RBC $4.7 \times 10^{12}/L$，Hb 122g/L，PLT $230 \times 10^9/L$，BUN 39.4mmol/L，血清肌酐 507μmol/L，血清总蛋白 60.2g/L，白蛋白 30.1g/L，血清 Na^+ 136mmol/L，血清 K^+ 5.8mmol/L，pH 7.30，$PaCO_2$ 30mmHg，HCO_3^- 15mmol/L。血 ASO 800IU/L，血沉 35mm/h。尿量约 300ml/d，尿色黄、尿蛋白（+++）、潜血（++），尿 RBC 20~30/HP，可见颗粒管型。心电图显示 T 波高尖，P 波和 QRS 波振幅降低，QRS 波间期增宽。

　　问题：

　　1. 该患者发生了何种水、电解质代谢紊乱？

　　2. 该患者为什么会出现面部水肿和双下肢凹陷性水肿？

　　3. 该患者的心电图为什么会发生改变？

案例 3-3

　　患者，男性，54 岁，剧烈呕吐 3 天入院。既往有十二指肠球部溃疡病史，检查发现幽门梗阻。患者出现精神不振，全身乏力，食欲减退。实验室检查：血清 K^+ 2.8mmol/L，Na^+ 136mmol/L，Cl^- 105mmol/L，HCO_3^- 23.2mol/L。心电图显示：Q-T 间期延长，ST 段下降，T 波低平，并出现 U 波。患者禁食，持续胃肠减压，立即开始每日以 KCl 加入 5% 葡萄糖静脉滴注，尿量平均每天 1 500ml。7 天后，血清 K^+ 3.3mmol/L，Na^+ 140mmol/L，Cl^- 107mmol/L，HCO_3^- 25mmol/L，Ca^{2+} 2.31mmol/L，Mg^{2+} 0.55mmol/L。给与肌内注射硫酸镁，患者病情好转，血钾、血镁恢复正常。

　　问题：

　　1. 请问患者入院时发生了何种电解质紊乱？发生的原因是什么？

　　2. 为什么补钾治疗后，患者血钾仍然处于较低水平？发生了何种电解质紊乱？如何治疗？

第一节　水、钠代谢紊乱

　　水和电解质是机体的重要组成成分，亦是生命活动的必需物质，参与许多重要的功能和代谢活动。机体通过自稳调节机制，将水及电解质控制在一个相对稳定的范围内，以确保机体新陈代谢的正常进行。外界环境的剧烈变化、致病因素的作用、机体自稳调节功能异常等因素，都可引起水、电解质代谢紊乱。如果水、电解质代谢紊乱得不到及时纠正，又会引起一系列系统器官的功能代谢障碍，严重时可危及生命。因此，水、电解质代谢紊乱在临床上具有十分重要的意义，纠正水、电解质代谢紊乱的输液疗法是临床上经常采用的重要的治疗手段。

一、正常水、钠代谢

（一）体液的容量和分布

人体的新陈代谢是在体液环境中进行的。体液（body fluid）是由水和溶解于其中的电解质、低分子有机化合物以及蛋白质等组成，广泛分布于组织细胞内外。健康成年男性体液总量占体重的 60%（女性约 50%），其中细胞内液约占体重的 40%，细胞外液占体重的 20%。细胞外液又可分为血浆（约占体重的 5%）和组织间液（约占体重的 15%）。在组织间液中有极少的一部分分布于一些密闭的腔隙（如关节囊、胸膜腔、腹膜腔）中，由上皮细胞分泌产生，故称为第三间隙液或跨细胞液。

体液容量可因年龄、性别、胖瘦等而有所差别。一般规律是幼多老少、男多女少、瘦多胖少，应具体情况具体分析。后两者的差异主要与脂肪组织含水量较少（10%~30%），而肌肉组织含水量较多（75%~80%）有关。

> **知识链接 3-1**
>
> 年龄、性别、体型对体液含量的影响
>
> | 体型 | 体液占体重的百分比 / % | | |
> | --- | --- | --- | --- |
> | | 婴幼儿 | 成年男性 | 成年女性 |
> | 正常 | 70 | 60 | 50 |
> | 瘦 | 80 | 70 | 60 |
> | 胖 | 60 | 50 | 40 |

（二）体液的电解质成分

体液中电解质包括无机电解质和有机电解质两大类。前者即无机盐，包括 Na^+、K^+、Ca^{2+}、Mg^{2+}、Cl^-、HCO_3^-、HPO_4^{2-}、SO_4^{2-} 等；后者主要包括蛋白质和有机酸。由于细胞膜的半透膜性质，使细胞内、外液中电解质成分有很大差异。

细胞内液中含量最多的阳离子是 K^+，阴离子是 HPO_4^{2-}。而血浆和组织间液同属细胞外液，它们的电解质成分大致相似，含量最多的阳离子是 Na^+，阴离子主要是 Cl^-；两者的主要区别在于血浆含有较高浓度的蛋白质，而组织间液中蛋白质含量甚微，这与蛋白质不易透过毛细血管进入组织间液有关，其对维持血浆胶体渗透压、稳定血容量具有重要意义。此外，各部分体液中所含阳离子与阴离子的总当量数是相等的，故维持电中性（图 3-1）。

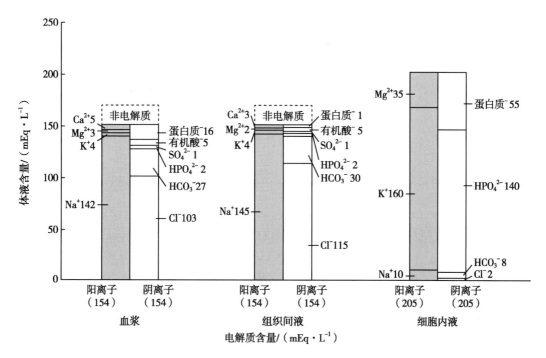

图 3-1 体液中的主要电解质成分及含量

（三）体液的渗透压

渗透压是指溶液中渗透活性颗粒对水的吸引力。体液渗透压取决于单位体液中溶质微粒的数目，溶质微粒越多，则溶液浓度越高，其对水的吸引力就越大，渗透压也就越高；反之则越低。所以，血浆总渗透压＝阳离子浓度＋阴离子浓度＋非电解质浓度，正常范围为 290～310mmol/L 之间，在此范围内者为等渗，＜290mmol/L 为低渗，＞310mmol/L 为高渗。

血浆渗透压包括由无机电解质构成的晶体渗透压和由蛋白质等构成的胶体渗透压，其中 90%～95% 来源于单价离子 Na^+、Cl^- 和 HCO_3^-，剩余的 5%～10% 由离子、葡萄糖、氨基酸、尿素以及蛋白质等构成。虽然血浆蛋白质所产生的渗透压极小，仅占血浆总渗透压的 1/200，与血浆晶体渗透压相比微不足道，但由于蛋白质不易透过毛细血管壁，因此对于维持血管内外液体的交换和血容量稳定具有重要的作用。而晶体渗透压的组成成分电解质不能自由透过细胞膜，故晶体渗透压在维持细胞内外水平衡中功不可没。正常状态下，细胞内外、血管内外渗透压是相等的，而当渗透压发生改变时，水分将从渗透压低的一侧向渗透压高的一侧移动，溶质则反向移动，最终保持各部分体液中渗透压基本相等。

（四）水、钠平衡及其调节

1. **水、钠平衡** 正常人每天水的摄入和排出处于动态平衡（表 3-1）。水的来源有饮水、食物水和代谢水。机体排出水分的途径有肾（尿液）、消化道（粪便）、皮肤（显性汗和非显性蒸发）和肺（呼吸蒸发）。正常成人每日自尿液中清除体内代谢废物所需的最低尿量约为 500ml，再加上皮肤和肺的不感蒸发以及粪便排出量，则每天最低排出的水量约为 1 500ml。因此，要维持水分出入量的平衡，每日需水 1 500～2 000ml，称日需要量。

表 3-1　正常成人每日水的摄入和排出量　　　　　　　　　　　　　　　　　　　单位：ml

摄入	摄入量	排出	排出量
饮水	1 000～1 300	肾	1 000～1 500
食物水	700～900	消化道	150
代谢水	300	皮肤	500
		肺	350
合计	2 000～2 500		2 000～2 500

正常成人体内含钠总量为 40～50mmol/kg，其中 60%～70% 是可交换的，约 40% 是不可交换的，主要结合于骨骼的基质。总钠量的 50% 左右存在于细胞外液，10% 左右存在于细胞内液。血清 Na^+ 浓度的正常范围是 135～145mmol/L，细胞内液中的 Na^+ 浓度仅为 10mmol/L 左右。成人每天饮食摄入钠为 100～200mmol。天然食物中含钠甚少，故人们摄入的钠主要来自食盐。摄入的钠几乎全部由小肠吸收，主要经肾随尿排出，随粪便和汗液也可排出少量的钠。正常情况下，排出和摄入钠量几乎相等。

2. 水、钠平衡的调节　机体内水、钠的平衡紧密相关，共同影响细胞外液的渗透压和血容量。体内水和电解质的相对稳定是通过神经－内分泌系统的调节实现的。水平衡主要受渴感调节和抗利尿激素（antidiuretic hormone, ADH）的调节，在维持体液等渗方面起重要作用；钠平衡主要受醛固酮（aldosterone, ADS）和心房钠尿肽（atrial natriuretic peptide, ANP）的调节，在维持细胞外液的容量和组织灌流方面起重要作用。

（1）渴感调节：渴觉中枢位于下丘脑视上核侧面，与渗透压感受器毗邻并有部分重叠。血浆晶体渗透压升高或血容量减少都可刺激渴觉中枢兴奋，反射性引起渴感，机体主动饮水而补充水的不足。

（2）抗利尿激素调节：ADH 由下丘脑视上核和室旁核的神经元合成，并沿着这些神经元的轴突运至神经垂体储存。刺激 ADH 合成核释放的因素有渗透性和非渗透性两类。血浆渗透压升高可作用于下丘脑渗透压感受器，引起 ADH 分泌增加；而非渗透性刺激，如血容量减少和血压降低等变化则可通过容量感受器和压力感受器反射性地刺激 ADH 分泌，增加对水的重吸收。此外，精神紧张、疼痛、血管紧张素Ⅱ增多等也能促进 ADH 的分泌（图 3-2）。目前认为，ADH 主要是通过水通道蛋白（aquaporins, AQP）提高肾远曲小管和集合管对水的重吸收而浓缩尿液。当 ADH 释放入循环后，与肾远曲小管和集合管上皮细胞管周膜上的 ADH 受体 V_2R 结合后，通过偶联的三磷酸鸟苷结合蛋白（GTR-binding protein）激活膜内腺苷酸环化酶，促使 cAMP 升高并进一步激活 cAMP 依赖的蛋白激酶 A（protein kinase A, PKA），PKA 使管腔膜下胞质囊泡中的 AQP2 发生磷酸化，触发含 AQP2 的胞质囊泡向管腔膜转移，并融合嵌入管腔膜，引起管腔膜上 AQP2 密度增加，对水的通透性提高，继而通过胞饮作用，将水摄入胞质，由存在于管周膜上持续活化的 AQP3 或 AQP4 在髓质渗透压梯度的驱使下将水转运到间质，再由直小血管带走。ADH 与 V_2R 解离后，管腔膜上的 AQP2 重新回到胞质囊泡。如果 ADH 水平持续增高（数小时或更长）可使 AQP2 基因活化，转录及合成增加，从而提高 AQP2 的绝对数量，加强肾远曲小管和集合管对水的重吸收，减少水的排出。

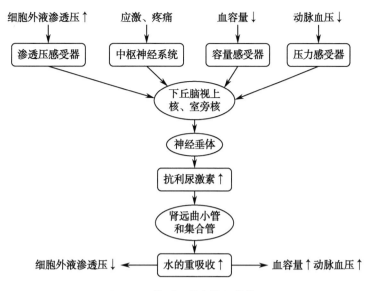

图 3-2 抗利尿激素的调节作用

📎 **知识链接 3-2**

水通道蛋白

水通道蛋白（aquaporins, AQP）是一组位于细胞膜上，构成水通道并与水通透有关的细胞膜转运蛋白，广泛存在于动物、植物及微生物界。

1988 年美国科学家 Peter Agre 在分离纯化红血球细胞膜上的 Rh 血型抗原时，发现了一种 28kDa 的疏水性跨膜蛋白，称为形成通道的整合膜蛋白 28（channel-forming integral membrane protein, CHIP28）。1991 年，Agre 将 CHIP28 的 mRNA 注入非洲爪蟾的卵母细胞中，发现在低渗溶液里的卵母细胞迅速膨胀，并于 5 分钟内破裂；纯化 CHIP28 置入脂质体，也得到同样结果。细胞这种吸水膨胀现象会被 Hg^{2+} 抑制，而这是一种已知的抑制水通透的处理措施。这一发现揭示细胞膜上确实存在水通道，Agre 因此与通过 X 射线晶体学技术确认钾离子通道结构的 Roderick MacKinnon 共同荣获了 2003 年诺贝尔化学奖。

目前已经发现约有 200 余种 AQP 存在于不同的物种中，其中至少有 13 种 AQP 亚型存在于哺乳动物体内。它们大体上可分为两类：AQP0、AQP1、AQP2、AQP4、AQP5、AQP6、AQP8、AQP11、AQP12 对水有选择性；AQP3、AQP7、AQP9、AQP10 则是水、甘油、尿素等小分子的共同通道。每种 AQP 都有其特异性的组织分布。不同的 AQP 在肾脏和其他器官的水吸收和分泌过程中有着不同的作用和调节机制。AQP1 位于红细胞膜上，生理状态下有利于红细胞在渗透压变化的情况下，如通过髓质高渗区时得以生存；此外 AQP1 也位于近曲小管髓袢降支管腔膜和基膜以及降支直小血管管腔膜和基膜上，对水的运输和通透发挥调节作用。AQP2 和 AQP3 位于集合管，在肾脏浓缩机制中起重要作用。当 AQP2 发生功能缺陷时，将导致尿崩症。拮抗 AQP3 可产生利尿反应。AQP4 位于集合管主细胞基质侧，可能提供水流出通道；在脑内也有 AQP4 的分布，敲除 AQP4 基因的小鼠很难发生脑水肿，说明 AQP4 与脑水肿的发生有关。AQP5 主要分布于泪腺和颌下腺，可能的作用是提供分泌通道；在肺泡上皮 I 型细胞也有 AQP5 分布，其对肺水肿的发生有一定作用。AQP0 是眼晶状体纤维蛋白的主要成分，其对水通透的特性是维持晶状体水平衡的机制，AQP0 功能障碍可导致晶状体水肿和白内障。AQP6 可能是一种离子通道，除水外，尚可通透 CO_2、NH_3、NO 等气体分子。AQP7 位于肾脏及脂肪细胞上，与水和脂肪代谢有关，其表达受肾上腺素的调节。AQP8 主要分布于胰腺和结肠等组织，可能参与胰液的分泌和结肠水分的重吸收，AQP9 在肝脏和白细胞表达，参与嘌呤的转运。AQP10 分布于小肠。AQP11 分布于睾丸、肾脏和肝脏。AQP12 分布于胰腺。

水通道的发现对于水代谢的研究有重要意义，随着对 AQP 研究的深入，有关机体水代谢的生理过程和水平衡紊乱的机制将会有更多新的认识。

（3）醛固酮调节：醛固酮是肾上腺皮质球状带分泌的盐皮质激素，其主要作用是促进肾远曲小管和集合管对 Na^+ 的主动重吸收，并通过 Na^+-K^+ 和 Na^+-H^+ 交换促进 K^+ 和 H^+ 的排出，随着 Na^+ 主动重吸收的增加，Cl^- 和水的重吸收也增多。所以，醛固酮有保钠、保水，排氢、排钾的作用。醛固酮的分泌主要受肾素 – 血管紧张素系统和血浆 Na^+、K^+ 浓度的调节。当存在循环血量减少、动脉血压降低、交感神经兴奋等情况时，肾入球小动脉管壁牵张感受器受刺激，而致近球细胞分泌肾素增多，此时也因流经致密斑的 Na^+ 减少导致近球细胞分泌肾素进一步增多，进而激活血液中的血管紧张素原，生成血管紧张素 I，后者相继转化为血管紧张素 II 和血管紧张素 III，其中血管紧张素 II 和血管紧张素 III 能刺激肾上腺皮质球状带分泌醛固酮。此外，血浆高 K^+ 或低 Na^+ 可直接刺激肾上腺皮质球状带分泌醛固酮（图 3–3）。

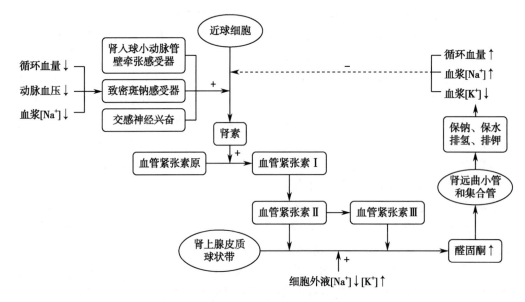

图 3-3 醛固酮的调节作用

（4）心房钠尿肽（atrial natriuretic peptide, ANP）调节：ANP 又称为心房肽（atriopeptin），是由心房肌细胞合成和释放的含有 21～33 个氨基酸残基的肽类激素。当心房扩张、血容量增加、血 Na^+ 增高或血管紧张素增多时，可刺激心房肌细胞合成和释放 ANP。ANP 的主要生理功能是促进肾脏排钠、排水和松弛血管平滑肌的作用，对调节肾脏及心血管内环境稳定有重要意义。ANP 的作用机制包括 4 个方面：①减少肾素的分泌；②抑制醛固酮的分泌；③对抗血管紧张素的缩血管效应；④拮抗醛固酮的保钠作用。

二、水、钠代谢紊乱

水、钠代谢紊乱是临床上最常见的水、电解质代谢紊乱。水、钠代谢障碍往往是同时或相继发生，并且相互影响、关系密切，故临床上常将二者同时考虑。水、钠代谢紊乱有多种分类方法，本节从临床实际出发，结合体液容量优先的原则，主要以体液容量为主线，并结合渗透压或血钠浓度的高低，对几种常见的水、钠代谢紊乱进行详细讨论。

（一）低渗性脱水（低容量性低钠血症）

低渗性脱水（hypotonic dehydration）也称低容量性低钠血症（hypovolemic hyponatremia），其特点是失钠多于失水，血清 Na^+ 浓度＜135mmol/L，血浆渗透压＜290mmol/L，伴有细胞外液量的减少。

1. 原因和机制

（1）经肾丢失：①长期连续使用排钠性利尿剂（如噻嗪类、呋塞米、依他尼酸等），使钠随尿大量丢失；②肾上腺皮质功能不全，如 Addison 病，由于醛固酮分泌不足，肾小管对钠的重吸收减少；③肾实质性疾病，如慢性间质性肾疾患，使肾髓质结构破坏和髓袢升支功能障碍，钠随尿丢失增多；急性肾衰竭多尿期，肾小球滤过率开始增加而肾小管功能未恢复，水、钠排出增多；失盐性肾病也可累及肾小管，导致肾小管对醛固酮的反应性降低，钠重吸收障碍；④肾小管性酸中毒（renal tubular acidosis, RTA），是一种以肾小管排酸障碍为主的疾病，由于集合管分泌 H^+ 功能降低，H^+-Na^+ 交换减少，导致 Na^+ 随尿排出增加。

（2）经消化道失液：如呕吐、腹泻、或因胃肠吸引术等丧失大量含 Na^+ 的消化液，而只补充水分或输注葡萄糖溶液。

（3）经皮肤丢失：大量出汗、大面积烧伤可导致液体和 Na^+ 的丢失，若只补充水分则可发生低渗性脱水。

（4）液体在第三间隙积聚：如胸膜炎形成大量胸腔积液，腹膜炎、胰腺炎形成大量腹腔积液等。

2. 对机体的影响

（1）易发生休克：低渗性脱水时丢失的体液主要是细胞外液，同时由于细胞外液呈低渗状态，水分从细胞外向渗透压相对较高的细胞内转移，使得细胞外液进一步减少，血容量明显降低。此外，由于发病初期细胞外液的低渗状态，一方面抑制口渴中枢，患者不思饮水；另一方面，抑制 ADH 分泌，使肾小管重吸收水减少，故而低血容量进一步加重。因此，患者外周循环衰竭症状出现较早，容易发生低血容量性休克，表现为血压降低、脉搏细速、直立性眩晕、四肢湿冷、尿量减少等症状。

（2）脱水体征明显：由于细胞外液减少，血浆容量随之减少，血液浓缩，血浆胶体渗透压升高，使组织间液向血管内转移，补充血容量，因而组织间液减少最明显。患者可出现明显的脱水貌，如皮肤弹性减退、眼窝下陷、婴幼儿囟门凹陷。

（3）细胞水肿：由于细胞外液低渗，水分向渗透压相对较高的细胞内转移，出现细胞水肿。脑细胞水肿可导致颅内压增高，引起中枢神经系统功能障碍，表现为头痛、恶心、呕吐、意识模糊、视神经乳头水肿等，严重时可因脑疝而导致呼吸、心跳停止。

（4）尿量的变化：由于细胞外液渗透压降低，抑制渗透压感受器，使 ADH 分泌减少，肾远曲小管和集合管对水的重吸收也相应减少，所以患者早期尿量一般不减少，有利于细胞外液渗透压的恢复。但严重脱水时，血浆容量明显减少，此时机体将会牺牲渗透压而优先维持血容量，低血容量将会刺激 ADH 释放增多，使肾小管对水的重吸收增加，故出现少尿。因此，低渗性脱水患者其尿量的多少可以反映脱水的严重程度。

（5）尿钠的变化：经肾失钠的患者，尿钠含量增多。但如果是肾外因素引起者，因血容量降低导致肾血流量减少，激活肾素 - 血管紧张素 - 醛固酮系统，使肾上腺皮质球状带分泌醛固酮增加，肾小管对钠的重吸收增加，结果导致尿 Na^+ 含量减少。因此，低渗性脱水患者其尿钠的高低与脱水的病因有关。

3. 防治原则

（1）防治原发病：祛除病因，避免不恰当的医疗措施。

（2）适当补液：原则上给予等渗液以恢复细胞外液容量。

（3）如出现休克，则按照休克的治疗原则积极抢救；同时注意避免其他并发症的发生。

案例分析 3-1

1. 患者主要发生了低渗性脱水、低钾血症。诊断依据：①原因和机制。呕吐、腹泻 3 天，提示存在钠、水丢失的因素；并且只补水不补充电解质，造成失钠＞失水。②临床表现。低血容量性休克、脱水体征、低比重尿等表现与低渗性脱水吻合；肌肉无力或弛缓性麻痹等是低钾血症的突出表现。③实验室检查。血浆渗透压 255mmol/L，血清 Na^+ 120mmol/L，血清 K^+ 3.1mmol/L，都低于正常水平。因此，根据病因、临床表现和实验室检查，诊断为低渗性脱水和低钾血症。

2. 患者的主要临床表现及发生机制如下：

（1）低血容量性休克（血压下降、脉搏细数、四肢湿凉）：①低渗性脱水时，细胞外液渗透压降低，水分从细胞外向细胞内转移，使血容量明显降低；②细胞外液低渗，抑制口渴中枢，患者不思饮水；③细胞外液低渗，抑制 ADH 分泌，肾小管重吸收水减少，故而血容量进一步降低。

（2）脱水征（眼窝凹陷、皮肤弹性降低）：低渗性脱水时，由于血容量减少、血液浓缩，使血浆胶体渗透压升高，导致组织间液向血管内转移，因此组织间液的减少更为显著，患者可出现明显的脱水体征。

（3）尿的变化（尿比重降低、尿钠降低）：低渗性脱水时，由于 ADH 分泌减少和醛固酮分泌增加，导致患者出现了尿钠降低和低比重尿。

（4）肌肉软弱无力，腹胀，肠鸣音减弱：患者存在低钾血症，细胞外液钾浓度急剧降低，$[K^+]i$ 和 $[K^+]e$ 的比值变大，使静息状态下细胞内钾外流增加，静息电位绝对值增大，与阈电位之间的距离增大，细胞处于超极化阻滞状态，于是肌细胞兴奋性降低。骨骼肌细胞兴奋性降低引起肌肉软弱无力；胃肠道平滑肌细胞兴奋性降低引起胃肠道运动功能障碍，出现腹胀、肠鸣音减弱等表现（见第二节钾代谢紊乱）。

（二）高渗性脱水（低容量性高钠血症）

高渗性脱水（hypertonic dehydration）也称低容量性高钠血症（hypovolemic hypernatremia），其特点是失水多于失钠，血清 Na^+ 浓度＞ 145mmol/L，血浆渗透压＞ 310mmol/L，细胞内液量和细胞外液量均减少，其中以细胞内液的减少更明显。

1. 原因和机制

（1）水摄入减少：①水源断绝，如沙漠迷路；②进食或饮水困难，如昏迷患者；③渴感障碍，如某些中枢神经系统病变损害渴觉中枢。

（2）水丢失过多：①经肾失水，中枢性或肾性尿崩症时，因 ADH 产生和释放不足或肾远曲小管和集合管对 ADH 反应缺乏，肾排出大量低渗性尿液；静脉输入大量脱水剂如甘露醇、高渗葡萄糖等，产生渗透性利尿而导致失水；②经消化道失水，呕吐、腹泻及消化道引流等可导致等渗或含钠量低的消化液丢失；③经皮肤失水，高热、大量出汗和甲状腺功能亢进时，均可通过皮肤丢失大量低渗液体；④经肺失水，各种原因引起的过度通气（如发热、癔症、代谢性酸中毒等）可使呼吸道黏膜不感蒸发加强而导致大量失水。

2. 对机体的影响

（1）口渴：由于细胞外液高渗，通过渗透压感受器刺激渴觉中枢，引起口渴感，促使患者主动饮水补充体液；此外，循环血量减少以及因唾液分泌减少引起的口干舌燥，也是引起口渴感的原因。渴感调节是机体的重要保护机制，但在渴感障碍、衰弱的患者或老年人，口渴反应可不明显。

（2）尿量的变化：一般来说，如果是经肾失水引起高渗性脱水则尿量明显增加；肾外因素引起的高渗性脱水，由于细胞外液渗透压增高刺激下丘脑渗透压感受器，使 ADH 释放增多，促进肾小管对水的重吸收，因而出现少尿、尿比重增高。因此，高渗性脱水患者尿量的多少与脱水的病因有关。

（3）尿钠的变化：早期或轻症患者，因血容量减少不明显，醛固酮分泌不增多，尿中仍有钠排出，其浓度还可因尿浓缩而增高。但在晚期和重症病例，因血容量减少，醛固酮分泌增多而使尿钠含量减少。因此，高渗性脱水患者其尿钠的高低可以反映脱水的严重程度。

（4）中枢神经系统功能障碍：由于细胞外液高渗，可使渗透压相对较低的细胞内液向细胞外转移，有助于循环血量的恢复，故患者不易出现休克；但同时也引起细胞脱水导致细胞皱缩。脑细胞脱水可引起中枢神经系统功能障碍，出现嗜睡、肌肉抽搐、昏迷，甚至死亡。同时，脑细胞脱水可使脑体积缩小，颅骨与脑皮质之间的血管张力增大，可引起静脉破裂而发生局部脑出血或蛛网膜下腔出血，这是此型脱水重要的致死原因。

（5）脱水热：此型脱水以失水为主，故皮肤蒸发水分减少；同时，由于汗腺细胞脱水影响发汗，导致散热受到影响，致使体温升高，称为脱水热。这在体温调节功能不完善的婴幼儿较为常见。

3. 防治原则

（1）防治原发病，解除病因。

（2）补充体内缺少的水分，不能经口进食者可由静脉滴入 5% 葡萄糖溶液。但要注意控制输液速度，避免快速扩容加重心脏负担及引发脑水肿。

（3）适当补 Na^+：患者血 Na^+ 虽高，但仍有 Na^+ 的丢失，体内总 Na^+ 是减少的，因此，在治疗过程中缺水情况得到一定程度纠正后，应适当补 Na^+，可给予生理盐水与 5% ~ 10% 葡萄糖混合液。

（4）适当补 K^+：由于细胞内脱水，K^+ 也同时从细胞内释出，引起血 K^+ 升高，尿中排 K^+ 也多；尤其当醛固酮分泌增加时，促进 K^+ 的排出。因此，补液若只补给盐水和葡萄糖溶液，则易出现低钾血症，故应适当补 K^+。

（三）等渗性脱水（低容量性正钠血症）

等渗性脱水（isotonic dehydration）也称低容量性正钠血症（hypovolemia），其特点是钠与水等比例丢失，血清 Na^+ 浓度在 135 ~ 145mmol/L，血浆渗透压在 290 ~ 310mmol/L 范围内，以细胞外液减少为主，细胞内液不变或稍减少。

1. 原因和机制　任何等渗性液体的大量丢失所造成的血容量减少，短期内均属等渗性脱水，可见于剧烈的呕吐、腹泻、大面积烧伤、大量抽放胸腔积液和腹腔积液、麻痹性肠梗阻大量体液潴留于肠腔等。

2. 对机体的影响

（1）休克倾向：等渗性脱水主要丢失细胞外液，血容量及组织间液量均减少，但细胞内液量变化不大。细胞外液的大量丢失可引起血液浓缩，出现血压下降、休克甚至肾衰竭等。

（2）尿的变化：血容量减少可促进 ADH 和醛固酮分泌增强，使肾脏对钠和水的重吸收加强，可使细胞外液容量得到部分的补充，患者尿量减少、尿钠含量降低、尿比重降低。

（3）等渗性脱水若不进行处理，患者可通过非显性蒸发和呼吸等途径不断丢失水分而转变为高渗性脱水；如果补给过多的低渗溶液则可转变为低钠血症或低渗性脱水。因此，单纯性的等渗性脱水临床上较少见。

3. 防治原则

（1）防治原发病，祛除病因。

（2）补充液体：一般可输入平衡盐液或低渗的氯化钠溶液，尽快补充血容量。

（四）低渗性体液容量过多（水中毒）

低渗性体液容量过多（hypotonic fluid volume excess）也称高容量性低钠血症（hypervolemic hyponatremia）或水中毒（water intoxication），其特点是水潴留，细胞内液和细胞外液容量均增多，血钠浓度因稀释而降低，血清 Na^+ 浓度 < 135mmol/L，血浆渗透压 < 290mmol/L，但机体钠总量正常或增多。

1. 原因和机制

（1）水的摄入过多：如用无盐水灌肠使肠道吸收水分过多、精神性饮水过量和持续性大量饮水等。另外，静脉输入含盐少或不含盐的液体过多过快，超过肾脏的排水能力。因婴幼儿对水、电解质调节能力差，更易发生水中毒。

（2）水排出减少：①肾排水功能障碍，见于急、慢性肾功能不全少尿期，严重心力衰竭或肝硬化等；② ADH 分泌过多，如 ADH 分泌失调综合征；多种原因所致的急性应激（应激状态时由于交感神经兴奋而副交感神经受抑制，解除了副交感神经对 ADH 分泌的抑制，使 ADH 分泌增多）；③药物促进 ADH 释放或使其作用增强，如异丙肾上腺素、吗啡、巴比妥等。

在肾功能良好的情况下，一般不易发生水中毒，故水中毒最常发生于急性肾功能不全患者而又输液不恰当时。

2. 对机体的影响

（1）细胞外液量增加，血液稀释，尿量增加（肾功能障碍者例外），尿比重下降。

（2）细胞内水肿：水中毒时细胞外液渗透压下降，水从细胞外向细胞内转移，引起细胞水肿。由于细胞内液容量较大，过多的水分大都聚集在细胞内，因此，早期潴留在细胞间液中的水分尚不足以产生凹陷性水肿，而在晚期或重度患者可出现凹陷体征。

（3）中枢神经系统症状：急性水中毒时，由于脑细胞水肿和颅内压增高，脑的症状和体征出现最早且最突出，表现为头痛、恶心、呕吐、记忆力减退、失语、嗜睡、视神经乳头水肿等；严重者可发生脑疝而致呼吸、心搏骤停。

（4）低钠血症：轻度或慢性水中毒患者，症状常不明显，多被原发病所掩盖，可出现低盐综合征，表现为嗜睡、头痛、恶心、呕吐、软弱无力及肌肉痛性痉挛等症状。

3. 防治原则

（1）防治原发病。

（2）严格控制进水量：轻症患者在暂停给水后即可自行恢复。

（3）促进体内水分排出，减轻脑细胞水肿：重症或急症水中毒患者，应立即给予高渗盐水，迅速纠正脑细胞水肿；或静脉给予甘露醇等渗透性利尿剂，或呋塞米等强利尿剂以促进体内水分的排出。

（五）高渗性体液容量过多（盐中毒）

高渗性体液容量过多（hypertonic fluid volume excess）也称高容量性高钠血症（hypervolemic hypernatremia）或盐中毒（salt intoxication），其特点是钠潴留，血清 Na^+ 浓度＞145mmol/L，血浆渗透压＞310mmol/L，伴有细胞外液容量增加。

1. 原因和机制 主要见于钠摄入过多或肾排钠减少。

（1）原发性钠潴留：原发醛固酮增多症和 Cushing 综合征患者，由于醛固酮持续大量分泌，使远曲小管对 Na^+、水的重吸收增加，导致血容量和血钠含量的增加。

（2）医源性盐摄入过多：①在治疗低渗性脱水或等渗性脱水时，没有严格控制高渗溶液的输入，如果始发原因是肾本身疾患，将难以及时排出多余的钠和水，就可能导致高容量性高钠血症；②在抢救心搏骤停、呼吸骤停的患者时，为对抗酸中毒，常给予高浓度的碳酸氢钠，若掌握不当，可造成高容量性高钠血症。

2. 对机体的影响 细胞外液高渗，水自细胞内向细胞外转移，导致细胞脱水，严重者引起中枢神经系统功能障碍。而细胞外液容量扩张，循环血量增多，回心血量增加，加重心脏负担。

3. 防治原则

（1）防治原发病。

（2）肾功能正常者可用强效利尿剂，如呋塞米，以除去过量的钠。

（3）肾功能低下或对利尿剂反应差者，或血清 Na^+ 浓度＞200mmol/L 患者，用高渗葡萄糖液进行腹膜透析，但需连续监测血浆电解质水平，避免透析过度。

（六）等渗性体液容量过多（水肿）

等渗性体液容量过多（isotonic fluid volume excess）也称正常血钠性体液容量增多（hypervolemia）或水肿（edema）。水肿是指过多的液体在组织间隙或体腔内积聚的病理过程。水肿不是独立的疾病，而是多种疾病的一种重要的病理过程和临床体征。如水肿发生于体腔内，则称之为积水或积液（hydrops），如心包积水、胸腔积水、腹腔积水、脑积水等。

水肿的分类：①按水肿波及的范围可分为全身性水肿和局部性水肿；②按发病原因可分为肾性水肿、肝性水肿、心性水肿、营养不良性水肿、淋巴性水肿、炎性水肿等；③按发生水肿的部位可分为皮下水肿、脑水肿、肺水肿等；④按水肿液的存在状态可分为隐性水肿（非凹陷性水肿）和显性水肿（凹陷性水肿）。

1. 原因和机制 正常人体组织液的容量和分布是相对恒定的，这有赖于血管内外液体交换和体内外液体交换的平衡调节。当平衡失调时就为水肿的发生奠定了基础。

（1）血管内外液体交换失衡——组织间液生成多于回流：正常情况下，组织间液和血浆之间不断进行着液体交换，使组织液的生成与回流保持动态平衡。血管内外液体交换受多种因素控制，在维持组织液生成与回流的平衡方面，平均有效流体静压、有效胶体渗透压和淋巴回流起着重要作用（图3-4）。①驱动血管内液体向外滤出的力量是平均有效流体静压，其大小取决于平均毛细血管血压与组织间液流体静压之差。②促使液体回流至毛细血管内的力量是有效胶体渗透压，其大小取决于血浆胶体渗透压与组织间液胶体渗透压之差。有效流体静压减去有效胶体渗透压的差值，即为平均有效滤过压。在毛细血管动脉端，有效滤过压为正值，组织液生成；毛细血管静脉端，有效滤过压为负值，组织液回流。正常组织液在动脉端的生成略大于静脉端的回流。③淋巴回流，组织间液回流剩余的部分形成淋巴液，经淋巴系统回流入血液循环，维持血管内外液体交换处于动态平衡。同时，由于毛细淋巴管壁的通透性较高，蛋白质易通过，故而淋巴回流不仅可把略多生成的组织间液送回体循环，而且可把毛细血管漏出的蛋白质、细胞代谢产生的大分子物质回吸收入血液循环。因此，如果以上因素同时或相继失调，则可导致组织间液生成多于回流而形成水肿。

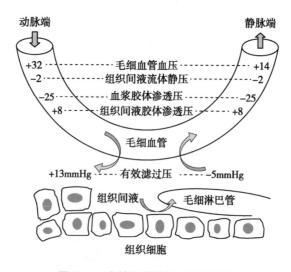

图3-4 血管内外液体交换示意图

1）毛细血管流体静压增高：毛细血管流体静压增高可使平均有效滤过压增大，组织间液生成增多，当其超过淋巴回流的代偿能力时，即可发生水肿。毛细血管流体静压增高可见于动脉扩张、充血，如炎性水肿。更常见的原因是静脉回流受阻，如充血性心力衰竭、肿瘤压迫静脉或静脉血栓形成等。

2）血浆胶体渗透压降低：血浆胶体渗透压主要取决于血浆蛋白，尤其是白蛋白的含量。当血浆白蛋白减少时，血浆胶体渗透压下降，导致有效胶体渗透压下降，使得平均有效滤过压增大，组织液的生成增加。血浆白蛋白含量下降的主要原因有：①蛋白质摄入减少，见于长期禁食、胃肠道消化吸收功能障碍；②蛋白质合成障碍，见于肝硬化、严重营养不良；③蛋白质丢失过多，见于肾病综合征、大面积烧伤；④蛋白质分解代谢增强，见于慢性消耗性疾病，如慢性感染、恶性肿瘤等；⑤血浆被稀释，如短时间内大量输入生理盐水或严重的水钠潴留。

3）微血管壁通透性增加：正常毛细血管只容许微量血浆蛋白滤出。当微血管壁通透性增高时，血浆蛋白从血管进入组织间隙，可使血浆胶体渗透压下降，而组织间液的胶体渗透压上升，从而导致有效胶体渗透压明显下降，促使溶质及水分的滤出。常见于感染、过敏、烧伤、冻伤、昆虫叮咬等，这些因素可直接损伤微血管壁或通过释放组胺、激肽等炎症介质的作用而使微血管壁的通透性增高。这类水肿液的特点是所含蛋白量较高，可达30~60g/L。

4）淋巴回流受阻：正常的淋巴回流不仅能把组织液及其所含蛋白回收到血液循环，而且在组织液生成增多时还能代偿回流，具有重要的抗水肿作用。淋巴回流受阻时，富含蛋白（40~50g/L）的水肿液在组织间隙中积聚，形成淋巴性水肿；同时组织间液胶体渗透压增高又可进一步促进水肿的形成。常见原因有：①恶性肿瘤细胞侵入并堵塞淋巴管；②乳癌根治术清扫相关淋巴结可引起局部水肿；③丝虫病时，主要的淋巴管道被成虫阻塞，可引起下肢和阴囊的慢性水肿。

（2）体内外液体交换失衡——钠、水潴留：正常人钠、水的摄入量和排出量处于动态平衡状态，从而保持体液的相对恒定。肾是钠、水排出的主要途径，在调节钠、水平衡中起重要作用。血浆经肾小球滤过形成原尿，只有0.5%~1%排出体外，99%~99.5%被肾小管重吸收；其中60%~70%由近曲小管重吸收，远曲小管和集合管对钠、水吸收主要受激素调节。在正常情况下，肾小球的滤过功能与肾小管的重吸收功能是保持平衡的。当肾小球滤过率降低和/或肾小管重吸收钠、水增加（球–管平衡失调），便可导致钠、水潴留，成为水肿发生的重要原因。

1）肾小球滤过率下降：引起肾小球滤过率下降的原因有原发和继发两类。①原发性肾小球滤过率下降，见于广泛的肾小球病变，如急性肾小球肾炎时，炎性渗出物和内皮细胞肿胀可导致肾小球滤过率明显下降；慢性肾小球肾炎由于肾单位严重破坏，肾小球滤过面积明显减少，使肾小球滤过率下降。②继发性肾小球滤过率下降，多继发于有效循环血量减少，如充血性心力衰竭、肾病综合征、肝硬化伴腹腔积液等。有效循环血量减少，可导致肾血流量下降，并引起交感–肾上腺髓质系统和肾素–血管紧张素系统兴奋，使入球小动脉收缩，肾血流量进一步减少，因而肾小球滤过率下降。

2）肾小管重吸收钠、水增多
①近曲小管重吸收钠、水增多。A. 心房钠尿肽分泌减少：ANP可抑制近端小管对钠

的主动重吸收；同时，血中 ANP 可作用于肾上腺皮质球状带抑制醛固酮的分泌。因此，当有效循环血量明显减少时，心房的牵张感受器兴奋性降低，ANP 分泌减少，导致近曲小管对钠、水的重吸收增加。B. 肾小球滤过分数（filtration fraction, FF）增加：这是肾内物理因素。FF= 肾小球滤过率 / 肾血浆流量，正常滤过分数约为 20%。充血性心力衰竭或肾病综合征时，肾血流量随有效循环血量的减少而下降，由于出球小动脉收缩比入球小动脉收缩明显，肾小球滤过率相对增高，故而 FF 增加。此时由于无蛋白滤液相对增多，而通过肾小球后，流入肾小管周围毛细血管的血液被浓缩，血浆胶体渗透压明显升高；同时由于血流量的减少，肾小管周围毛细血管的流体静压下降，从而促使近曲小管重吸收钠、水增加，导致水钠潴留。

②髓袢小管重吸收钠、水增多，肾单位分为皮质肾单位和近髓肾单位，两种肾单位的组织学特点不同。皮质肾单位约占肾单位总数的 85%，其髓袢短，不进入髓质高渗区，对钠、水重吸收能力较弱；而数量上约占 15% 的近髓肾单位髓袢较长，深入髓质高渗区，对钠、水重吸收功能较强。正常时，约有 90% 的肾血流分布于皮质肾单位，10% 分布于近髓肾单位。当有效循环血量减少时，交感神经丰富、对缩血管物质更敏感的皮质肾单位血管发生强烈收缩，而近髓肾单位血管收缩较轻，从而引起肾血流重新分布的现象，导致更多的血液分布到钠、水重吸收功能较强的近髓肾单位，使髓袢小管重吸收钠、水增多。

③远曲小管和集合管重吸收钠水增多，远曲小管和集合管重吸收钠、水受激素调节。A. 醛固酮含量增高：当有效循环血量下降，或其他原因引起肾血流减少时，肾血管灌注压下降，可刺激入球小动脉壁的牵张感受器；同时，肾小球滤过率降低可使流经致密斑的钠量减少，二者均可促进近球细胞分泌肾素，激活肾素 – 血管紧张素 – 醛固酮系统，引起醛固酮分泌增多。此外，肝功能不全患者由于灭活醛固酮的功能减退，也促进了血中醛固酮含量增高，导致远曲小管和集合管重吸收钠、水增加。B. 抗利尿激素分泌增加：有效循环血量减少时，可使左心房和胸腔大血管的容量感受器所受刺激减弱，反射性引起 ADH 分泌增加；当肾素 – 血管紧张素 – 醛固酮系统被激活后，血管紧张素 Ⅱ 生成增多，进而导致醛固酮分泌增加，并促使肾小管对钠的重吸收增多，血浆渗透压增高，刺激下丘脑渗透压感受器，使 ADH 的分泌与释放增加，从而促进远曲小管和集合管重吸收水。

总之，水肿的发生是一个复杂的过程，通常是多种因素先后或同时发挥作用的；同一因素在不同类型水肿发病机制中所处的地位也不同。因此，在临床实践中必须具体问题具体分析，方能正确选择适宜的处理措施。

2. 对机体的影响

（1）有利效应：①水肿是循环系统的重要"安全阀"。当血容量迅速增加时，启动水肿发生机制，将大量液体及时转移至组织间隙内，可防止循环系统压力急剧上升，从而可减轻急性心力衰竭和血管破裂的危险。故可把水肿看作人体调节血容量的一种重要"安全阀"。②炎性水肿时，水肿液能稀释毒素；水肿液的大分子物质能吸附有害物质，阻碍其入血；水肿液中纤维蛋白原形成纤维蛋白后，在组织间隙中形成网状物或堵塞淋巴管腔，能阻碍细菌扩散，并有利于吞噬细胞游走；微血管壁通透性增高，可通过渗出液把抗体或药物运输至炎症灶。

（2）有害影响：水肿对机体均有不同程度的不良影响，其影响的大小取决于水肿的原因、部位、程度、发生速度及持续时间。①细胞营养障碍，过量的液体在组织间隙中积聚，使细胞与毛细血管间的距离增大，增加了营养物质在细胞间弥散的距离。受骨壳或坚实的包膜限制的器官或组织，发生急速、重度水肿时，可压迫微血管使营养血流减少，导致细胞发生营养障碍。②重要器官功能障碍：水肿对器官组织功能活动的影响，取决于水肿发生的速度、部位及程度。急速发展的重度水肿因来不及适应性代偿，可能引起比慢性水肿更严重的功能障碍。若为生命活动的重要器官，则可造成更为严重的后果，如脑水肿引起颅内压升高，甚至脑疝致死；喉头水肿可引起气道阻塞，严重者窒息死亡。

3. 防治原则

（1）积极防治原发病。

（2）适当减少钠水的摄入，避免过多补液。

（3）补充血浆白蛋白，减少水肿液的产生。

（4）根据水肿发生的不同原因或部位，选用相应的利尿剂或脱水剂，减轻水肿。注意维持利尿后的电解质及酸碱平衡，防止并发症的发生。

案例分析 3-2

1. 患儿有急性肾小球肾炎病史，且存在眼睑及颜面水肿、尿少、双下肢凹陷性水肿等临床表现，再结合实验室检查［血 Na^+ 136mmol/L（正常），血清 K^+ 5.8mmol/L（增高），pH 7.30（降低），$PaCO_2$ 30mmHg（降低），HCO_3^- 15mmol/L（降低）］。因此，根据病史、临床表现和实验室检查，可以判断该患者主要发生了水肿、高钾血症，以及代谢性酸中毒。

2. 该患儿是由于急性肾小球肾炎引起的全身性水肿，水肿液首先出现在眼睑、颜面等皮下组织疏松的部位，然后可逐渐发展为全身性水肿。其主要发生机制为：

（1）肾小球滤过率下降：广泛的肾小球病变，引起肾小球血流量减少，滤过膜通透性降低，肾小球滤过面积减少，使得肾小球滤过率明显下降，导致钠、水潴留。

（2）肾小管重吸收钠、水增多：肾血流量减少，可激活肾素－血管紧张素－醛固酮系统，引起醛固酮、ADH分泌增加，导致肾小管重吸收钠、水增加，进一步加重钠、水潴留。

（3）毛细血管流体静压增高：钠、水潴留可使血浆容量增多，引起毛细血管流体静压增高，平均有效滤过压增大，致使组织间液生成增多，当其超过淋巴回流的代偿能力时，即可发生局部水肿。

（4）血浆胶体渗透压降低：患者血浆白蛋白含量降低，引起血浆胶体渗透压下降，导致有效胶体渗透压下降，使得组织液的生成增加，引起水肿发生。

第二节　钾代谢紊乱

一、正常钾代谢

（一）钾的含量与分布

钾是细胞内最主要的阳离子，对维持细胞新陈代谢，保持细胞静息膜电位，调节细胞内、外液的渗透压及酸碱平衡等均具有重要作用。

正常成人体内含钾总量为 50～55mmol/kg 体重。其中约 90% 存在于细胞内，骨钾约占 7.6%，跨细胞液约占 1%，仅约 1.4% 的钾存在于细胞外液中。细胞内液的钾浓度为

140～160mmol/L，而血清钾浓度为 3.5～5.5mmol/L。细胞内外钾离子浓度差异非常显著，主要通过细胞膜上的 Na^+-K^+-ATP 酶的主动转运来维持。

（二）钾平衡的调节

钾的摄入和排出处于动态平衡，且保持血浆钾浓度在正常范围内。天然食物含钾比较丰富，成人每天随饮食摄入 50～120mmol 钾。摄入钾的 90% 经肾随尿排出，排钾量与摄入量相关，即多吃多排、少吃少排，但不吃也排，说明肾虽有保钾能力，但不如保钠能力强；摄入钾的 10% 随粪便和汗液排出。

机体可通过以下几条途径维持血浆钾的平衡。①通过细胞膜上的"泵－漏机制"，改变钾在细胞内、外液的分布："泵"即 Na^+-K^+-ATP 酶，将钾逆浓度差摄入细胞内；"漏"指钾离子顺浓度差进入细胞外液；②通过细胞内外的 H^+-K^+ 交换，影响细胞内、外液钾的分布；③通过肾小管上皮细胞内外跨膜电位的改变影响其排钾量；④通过醛固酮和远端小管液流速，调节肾排钾量；⑤通过结肠的排钾及出汗形式。

二、钾代谢紊乱

钾代谢紊乱是指细胞外液中 K^+ 浓度的异常变化，尤其是血钾浓度的变化。通常以血钾浓度的高低分为低钾血症和高钾血症两大类。测定血钾可取血浆或血清，血清钾浓度的正常范围为 3.5～5.5mmol/L，通常比血浆钾高 0.3～0.5mmol/L，这与凝血过程中血小板释放出一定数量的钾有关。

（一）低钾血症

血清钾浓度 < 3.5mmol/L 称为低钾血症（hypokalemia）。除体内钾分布异常外，血清钾浓度降低常伴有体内钾总量减少，后者称为缺钾（potassium deficit）。

1. 原因和机制

（1）钾摄入不足：天然食物富含钾盐，一般来说，只有在消化道梗阻、昏迷、神经性厌食及手术后较长时间禁食的患者又没有及时静脉补钾时可能发生低钾血症。

（2）钾丢失过多：这是低钾血症最常见的原因。

1）经消化道失钾：主要见于严重呕吐、腹泻、胃肠减压及肠瘘等。发生机制是：①消化液含钾量较血浆高，故消化液丧失必然丢失大量钾；②大量丢失消化液可致血容量减少，可引起醛固酮分泌增加，促使肾排钾增多。

2）经肾失钾：主要见于以下几种情况。①长期大量使用髓袢或噻嗪类利尿剂，抑制髓袢升支粗段及远曲小管起始部对水、钠、氯的重吸收，到达远端肾小管的钠增多，导致 K^+-Na^+ 交换增加；同时利尿剂也增加原尿流速，促进钾分泌。②醛固酮分泌增多：见于原发性（如 Cushing 综合征）和继发性（如血容量减少）醛固酮增多症等，醛固酮大量分泌，使肾排钾增多。③各种肾疾患，尤其是肾间质性疾病如肾盂肾炎和急性肾衰竭多尿期，前者由于钠水重吸收障碍使远端肾小管液流速增加，后者由于原尿中溶质增多产生渗透性利尿作用，两者均使肾排钾增多。④肾小管性酸中毒：Ⅰ型（远曲小管性）酸中毒，由于远曲小管泌 H^+ 障碍，导致 K^+-Na^+ 交换增加，尿钾排出增多；Ⅱ型（近曲小管性）酸中毒，是一种多原因引起的以近曲小管重吸收多种物质障碍为特征的综合征，表现为由尿中丧失 HCO_3^-、K^+ 和磷而出现代谢性酸中毒、低钾血症和低磷血症。⑤镁缺失，可使肾小管上皮细胞 Na^+-K^+-ATP 酶失活，钾重吸收障碍，导致钾丢失过多。

3）经皮肤失钾：大量出汗可丢失较多的钾，若没有及时补充可引起低钾血症。

（3）钾转入细胞内：钾从细胞外液向细胞内转移时可引起低钾血症，但机体的钾总量并不减少。主要见于：

1）急性碱中毒：无论是代谢性还是呼吸性碱中毒，均可促使 K^+ 进入细胞内。其发生机制是：①碱中毒时 H^+ 从细胞内溢出细胞外，细胞外 K^+ 进入细胞内，以维持体液的离子平衡；②肾小管上皮细胞也发生此种离子转移，致使 H^+-Na^+ 交换减弱，而 K^+-Na^+ 交换增强，尿排钾增多。

2）过量胰岛素使用：一方面可直接激活细胞膜上 Na^+-K^+-ATP 酶的活性，使细胞外钾转入细胞内；另一方面可促进细胞糖原合成，使细胞外钾随同葡萄糖转入细胞内。

3）β- 肾上腺素能受体活性增强：如 β-受体激动剂肾上腺素、沙丁胺醇等可通过 cAMP 机制激活 Na^+-K^+ 泵促进细胞外钾内移。

4）某些毒物中毒：如钡中毒、粗制棉籽油中毒（主要毒素为棉酚），由于钾通道被阻滞，使 K^+ 外流减少。

5）低钾性周期性瘫痪：是一种常染色体显性遗传疾病，临床表现为阵发性肌无力伴有低钾血症，发作时细胞外液的钾进入细胞内，血浆钾急剧减少。剧烈运动、应激等是其常见的诱发因素，但发生机制目前尚不清楚。肌肉麻痹可能是由于骨骼肌膜上电压依赖性钙通道的基因位点突变，使 Ca^{2+} 内流受阻，肌肉的兴奋 – 收缩耦联障碍所致。

2. 对机体的影响 低钾血症时，机体功能和代谢变化因个体不同有很大的差异，主要取决于血钾浓度降低的速度和程度及伴随的缺钾严重程度，表现为膜电位异常引发的一系列障碍、细胞代谢障碍引发的损害及酸碱平衡异常。

（1）与膜电位异常相关的障碍：静息电位和动作电位都与钾平衡有密切关系，低钾血症导致膜电位异常引起的损害特别体现在可兴奋组织：神经、肌肉和心脏，主要表现为细胞膜电位的变化及细胞膜离子通透性的改变。

1）对神经、肌肉的影响：低钾血症时神经、肌肉兴奋性降低，肌肉松弛无力或弛缓性麻痹，以下肢肌肉最为常见，严重时可累及躯干、上肢肌肉，甚至发生呼吸肌麻痹，后者是低钾血症患者的主要死亡原因。除骨骼肌外，平滑肌也可受累，平滑肌分布在胃肠道、膀胱和血管。平滑肌受累，出现食欲缺乏、肠蠕动减慢、腹胀、便秘、麻痹性肠梗阻、膀胱尿潴留、血压轻度下降等。①急性低钾血症。由于细胞外液钾浓度急剧降低时，细胞内液钾浓度 $[K^+]i$ 和细胞外液钾浓度 $[K^+]e$ 的比值变大，静息状态下细胞内液钾外流增加，使静息电位（Em）负值增大，与阈电位（Et）之间的距离（Em-Et）增大，细胞处于超极化阻滞状态，于是除极化发生障碍，兴奋性降低，故引起肌肉无力，甚至发生肌肉弛缓性麻痹（图 3–5）。②慢性低钾血症。由于病程缓慢，细胞内液的钾逐渐向细胞外转移，使细胞内、外钾浓度均降低，$[K^+]i / [K^+]e$ 比值变化不大，静息电位基本正常，细胞兴奋性无明显变化，故临床表现不明显。

2）对心脏的影响：主要表现为心肌生理特性的改变及引发的心电图变化和心肌功能的损害（图 3–6）。

①心肌生理特性的改变。A. 兴奋性增高：心肌兴奋性大小主要与 Em-Et 间距长短有关。由于心肌细胞的特殊性，低血钾对心肌细胞膜 K^+ 的通透性具有抑制作用，造成细胞内的 K^+ 外流减少，故 Em 绝对值减少，Em-Et 间距离缩短，因而引起兴奋所需的阈刺激

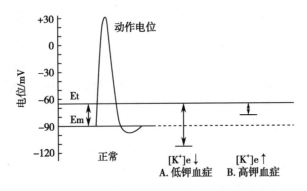

图 3-5　细胞外液钾浓度对神经、肌肉兴奋性的影响

Et. 阈电位；Em. 静息电位。

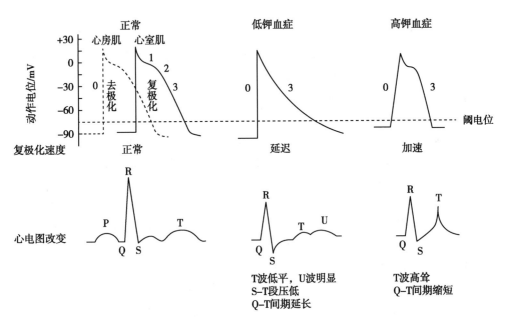

图 3-6　细胞外液钾浓度对心肌细胞动作电位和心电图的影响

也减小，即心肌细胞的兴奋性增高。B. 自律性增高：心肌自律性的产生依赖于动作电位复极化 4 期的自动去极化。低钾血症时，心肌细胞膜对 K^+ 的通透性下降，因此复极化 4 期 K^+ 外流减慢，而 Na^+ 内流相对加速，使快反应自律细胞的自动去极化加速，心肌自律性增高。C. 传导性降低：心肌传导性快慢主要与动作电位 0 期去极化的速度和幅度有关。低钾血症时，心肌细胞膜 Em 绝对值减少，去极化时 Na^+ 内流速度减慢，故动作电位 0 期去极化速度减慢和幅度降低，兴奋的扩布因而减慢，心肌传导性降低。D. 收缩性改变：轻度低钾血症时，其对 Ca^{2+} 内流的抑制作用减弱，因而复极化 2 期时 Ca^{2+} 内流增多，心肌收缩性增强；但严重或慢性低钾血症时，可因细胞内缺钾，使心肌细胞代谢障碍而发生变性、坏死，心肌收缩性因而减弱。

　　②心电图的变化，与心肌细胞在低钾血症时电生理特性变化密切相关，典型的表现有：代表复极化 2 期的 ST 段压低；相当于复极化 3 期的 T 波低平和增宽，出现明显的 U

波；相当于心室动作电位时间的 Q-T 间期延长；严重低钾血症时还可见 P 波增高、P-R 间期延长和 QRS 波群增宽。

③心肌功能的损害，表现为心律失常和心肌对洋地黄类强心药物的敏感性增加。A．心律失常：由于自律性增高，可出现窦性心动过速；异位起搏的插入而出现期前收缩、阵发性心动过速等；尤其心肌兴奋性升高、3 期复极化延缓所致的超常期延长更易化了心律失常的发生。B．心肌对洋地黄类强心药物的敏感性增加：低钾血症时，洋地黄与 Na^+-K^+-ATP 酶的亲和力增高而增强了洋地黄的毒性作用，并显著降低其治疗的效果。

📎 知识链接 3-3

心肌细胞膜电位的离子基础

心肌在静息状态下，细胞膜两侧呈极化状态，膜内电位比膜外电位约低 90mV，这是由于心肌细胞内高浓度的 K^+ 外流所造成的。心肌细胞兴奋时，由于离子通道经历关闭、开放和失活的转变，膜电位发生去极化和复极化的变化过程，形成动作电位。心室肌细胞动作电位分为 5 个时相，0～3 期称动作电位时程，4 期为静息期。

0 期（去极化过程）：在外来刺激的作用下，首先引起 Na^+ 通道部分开放和少量 Na^+ 内流，造成膜的部分去极化。当去极化达到阈电位水平 –70mV 时，心肌细胞膜上的电压依从性快钠通道被激活而开放，Na^+ 顺浓度和电位梯度由膜外迅速大量流入膜内，膜内电位向正电位转化，迅速升至 +30mV，构成动作电位的上升支。

1 期（快速复极初期）：除极达到顶峰后，快钠通道失活，膜内电位迅速由 +30mV 下降至 0mV。此期的形成主要是膜对 K^+ 通透性增高，K^+ 外流使膜内电位下降所致。

2 期（平台期或缓慢复极期）：此期是由于膜的慢钙通道开放引起 Ca^{2+} 缓慢内流，及 K^+ 的通透性增高引起 K^+ 外流，跨膜电荷量相当，使复极过程非常缓慢，膜电位稳定于 0mV 左右的等电位状态，形成平台。

3 期（快速复极末期）：Ca^{2+} 通道关闭，Ca^{2+} 内流停止，膜对 K^+ 的通透性继续增高，K^+ 外流增多，膜电位由 0mV 快速下降至 –90mV。

4 期（静息期）：心室肌细胞复极完毕，静息电位基本上稳定于 –90mV，此期细胞膜上的离子泵转运功能增强，逆浓度差泵出 Na^+、移出 Ca^{2+}、摄回 K^+，使细胞内外离子浓度恢复静息状态。

之后，非自律细胞的膜电位维持在静息水平，重新回到细胞内外离子的正常浓度梯度，维持心肌细胞的兴奋性。如是自律细胞，第 4 期即开始自动去极化，带正电的钠离子自动的内流增多而外向的钾离子外流逐渐减少，使细胞膜内电位升高达到阈电位引起细胞再次兴奋。

（2）与细胞代谢障碍有关的损害：钾是细胞内的主要阳离子，与细胞代谢密切相关。因此，体内缺钾可引起细胞结构和功能的损害，尤其以骨骼肌和肾脏的表现最为典型。

1）骨骼肌损害：钾对骨骼肌的血流量有调节作用。严重缺钾患者，肌肉运动时不能从细胞释放足够的钾，以致发生缺血缺氧性肌痉挛、坏死和横纹肌溶解。此外，低钾血症引起的肌肉代谢障碍也是骨骼肌损害的重要原因。

2）肾脏损害：形态上主要表现为髓质集合管上皮细胞肿胀、增生等，重者可波及各段肾小管，甚至肾小球，出现间质性肾炎样表现。功能上主要表现为尿浓缩功能障碍，出现多尿、低比重尿，其发生机制是：①远曲小管和集合管上皮细胞受损，cAMP 生成不足，对 ADH 的反应性降低；②髓袢升支粗段对 NaCl 的重吸收障碍，妨碍了肾髓质渗透压梯度的形成而影响了对水的重吸收。

（3）对酸碱平衡的影响：低钾血症可引起代谢性碱中毒，同时发生反常性酸性尿（paradoxical acidic urine）。其发生机制是：①细胞外液 K^+ 浓度减少，此时细胞内液 K^+ 向细胞外转移，而细胞外液 H^+ 内移，引起细胞外液碱中毒；②肾小管上皮细胞内 K^+ 浓度降低，H^+ 浓度增高，造成肾小管 K^+-Na^+ 交换减弱而 H^+-Na^+ 交换加强，尿排 K^+ 减少，排 H^+ 增多，加重代谢性碱中毒，且尿液呈酸性；③肾小管上皮细胞 NH_3 生成增加，近端小管对 HCO_3^- 重吸收增强。

3. 防治原则

（1）防治原发病，尽快恢复饮食和肾功能。

（2）补钾：对严重低钾血症或出现明显的并发症，如心律失常或肌肉瘫痪等，应及时补钾。最好口服，不能口服者或病情严重时，才考虑静脉滴注补钾。静脉补钾时须注意：①见尿补钾，每天尿量在 500ml 以上时才能静脉补钾；②缓慢滴注，每小时滴入量以 10~20mmol 为宜；③低浓度，输入液钾浓度不得超过 40mmol/L；④限量，每天滴入总量不宜超过 120mmol；⑤密切观察心率、心律，定时测定血钾浓度。细胞内缺钾恢复较慢，因此，治疗缺钾勿操之过急。

（3）纠正水和其他电解质代谢紊乱：引起低钾血症的原因常常同时引起水和其他电解质代谢紊乱，应及时检查并加以纠正。同时低钾血症易伴发低镁血症，由于缺镁可引起低钾，故补钾同时必须补镁，方才有效。

（二）高钾血症

血清钾浓度> 5.5mmol/L 称为高钾血症（hyperkalemia）。高钾血症时极少伴有细胞内钾含量的增高，且也未必总是伴有体内钾过多。

1. 原因和机制

（1）钾摄入过多：多见于医源性因素，如静脉内过多过快输入钾盐或输入大量库存血。

（2）钾排出减少：肾脏排钾减少是高钾血症最主要的原因。常见于：①肾衰竭，急性肾衰竭少尿期、慢性肾衰竭晚期，因肾小球滤过率减少或肾小管排钾功能障碍，而发生高钾血症；②盐皮质激素缺乏，醛固酮分泌减少或作用减弱时，常发生高钾血症，可见于肾上腺皮质功能减退（Addison 病）、双侧肾上腺切除、低醛固酮症和Ⅳ型肾小管酸中毒；③长期应用保钾利尿剂，螺内酯和三氨蝶呤等具有对抗醛固酮保钠排钾的作用，长期大量应用可引起高钾血症。

（3）钾的跨细胞分布异常：细胞内钾大量转移到细胞外，超过了肾的排钾能力时，血钾浓度升高。主要见于：

1）酸中毒：酸中毒时易伴发高钾血症。其机制是：①酸中毒时细胞外液 H^+ 浓度升高，H^+ 进入细胞内被缓冲，而细胞内 K^+ 转到细胞外以维持电荷平衡；②肾小管上皮细胞内、外也发生此种离子转移，致使 H^+-Na^+ 交换加强，而 K^+-Na^+ 交换减弱，尿钾排出减少。

2）高血糖合并胰岛素不足：见于糖尿病。其机制是：①胰岛素缺乏可抑制 Na^+-K^+-ATP 酶活性，妨碍 K^+ 进入细胞内；②高血糖引起血浆高渗透压升高，造成细胞内脱水，使得细胞内钾浓度相对增高，为钾通过细胞膜钾通道的被动外移提供了浓度梯度。

3）某些药物的使用：β 受体阻滞剂、洋地黄类药物中毒等通过干扰 Na^+-K^+-ATP 酶活性而妨碍细胞摄钾。肌肉松弛剂氯化琥珀碱可增大骨骼肌膜对 K^+ 通透性，使细胞内钾漏出，导致血钾升高。

4）组织分解：如溶血、挤压综合征时，细胞内钾大量释出而引起高钾血症。

5）缺氧：缺氧时细胞 ATP 生成不足，细胞膜上 Na^+-K^+ 泵运转障碍，使 Na^+ 在细胞内潴留，而细胞外 K^+ 不易进入细胞内。此外，缺氧可引起酸中毒和细胞坏死，细胞内钾离子释放入血，加重高钾血症。

6）高钾性周期性瘫痪：是一种常染色体显性遗传疾病，肌麻痹发作时伴有细胞内钾外移，而引起血钾升高。

（4）假性高钾血症：指测得的血清钾浓度增高而实际在体内的血浆钾或血清钾浓度并未增高的情况。常见的原因是：采集血样时发生溶血，红细胞内 K^+ 大量释放，肉眼可见血清带红色。此外，血小板或者白细胞增多超过一定数量时，也可出现血清钾的增多。

2. 对机体的影响　高钾血症对机体的影响主要表现为膜电位异常引发的一系列障碍及酸碱平衡异常。

（1）对神经、肌肉的影响：高钾血症对神经、肌肉的影响与起病的快慢和血钾升高的程度密切相关。

1）急性高钾血症：急性高钾血症对神经、肌肉的影响呈现先兴奋后抑制的双向变化。轻度高钾血症（血清钾 5.5～7.0mmol/L）时，主要表现为感觉异常、刺痛、肌肉震颤等症状，但常被原发病症状所掩盖。重度高钾血症（血清钾 7.0～9.0mmol/L）时，表现为肌肉软弱无力、腱反射消失，甚至弛缓性麻痹。其发生机制是：细胞外液钾浓度增高后，$[K^+]i/[K^+]e$ 比值变小，静息期细胞内钾外流减少，使 Em 绝对值变少，与 Et 间距离缩短，故兴奋性增高。但随着血钾浓度不断增高，Em 绝对值进一步变小，当其接近或等于 Et 水平时，肌细胞膜上的快钠通道失活，影响去极化过程，细胞处于去极化阻滞状态，故而不能兴奋（图 3-5）。

2）慢性高钾血症：很少出现神经、肌肉方面的症状，主要是细胞内外钾浓度梯度变化不大，$[K^+]i/[K^+]e$ 比值变化不明显之故。

（2）对心脏的影响：高钾血症对心肌的毒性作用极强，可发生致命性心室纤颤和心搏骤停。主要表现为心肌生理特性的改变及引发的心电图变化和心肌功能的损害（图 3-6）。

1）心肌生理特性的改变：①兴奋性改变。急性高钾血症时，心肌兴奋性的改变随血钾浓度升高的程度不同而有所不同。急性轻度高钾血症时，心肌的兴奋性增高；急性重度高钾血症时，心肌的兴奋性降低；慢性高钾血症时，心肌兴奋性变化不甚明显。其发生机制与高钾血症时神经、肌肉的变化机制相似。②自律性降低。高钾血症时，心肌细胞膜对 K^+ 的通透性增高，复极化 4 期 K^+ 外流增加而 Na^+ 内流相对缓慢，快反应自律细胞的自动去极化减慢，因而引起心肌自律性降低。③传导性降低。由于心肌细胞 Em 绝对值变小，与 Et 接近，则动作电位 0 期去极化的速度减慢、幅度变小，因此心肌兴奋传导的速度也减慢。严重高钾血症时，可因严重传导阻滞和心肌兴奋性消失而发生心搏骤停。④收缩性减弱。高钾血症时，细胞外液 K^+ 浓度增高抑制了复极化 2 期时 Ca^{2+} 的内流，使心肌细胞内 Ca^{2+} 浓度降低，心肌兴奋 – 收缩耦联障碍，因而心肌收缩性减弱。

2）心电图的变化：高钾血症时心肌细胞膜对钾通透性增高，故复极化 3 期钾外流加速，因而 3 期复极时间和有效不应期缩短，反映复极 3 期的 T 波狭窄高耸，相当于心室动作电位时间的 Q-T 间期轻度缩短。由于传导性降低，心房去极化的 P 波压低、增宽或消失；代表房室传导的 P-R 间期延长；相当于心室去极化的 R 波降低；相当于心室内传导的 QRS 综合波增宽。

3）心肌功能的损害：高钾血症时心肌传导性降低可引起传导延缓和单向阻滞，同时有效不应期又缩短，故易形成兴奋折返，引起严重心律失常，甚至心搏骤停。

案例分析 3-2

该患者的心电图出现 T 波高尖，P 波和 QRS 波振幅降低，QRS 波间期增宽，是由于其发生了高钾血症所致。患者血钾浓度升高（血清 K^+ 5.8mmol/L），使得复极化 3 期钾外流加速，3 期复极时间和有效不应期缩短，因而反映复极 3 期的 T 波高尖。高钾血症时，$[K^+]i/[K^+]e$ 比值变小，静息期细胞内钾外流减少，使心肌细胞 Em 绝对值变小，与 Et 接近，则动作电位 0 期去极化的速度减慢、幅度变小，传导性降低，故而心房去极化的 P 波压低、增宽，心室去极化的 R 波振幅降低，相当于心室内传导的 QRS 综合波增宽。

（3）对酸碱平衡的影响：高钾血症可引起代谢性酸中毒，并出现反常性碱性尿（paradoxical alkaline urine）。发生机制是：①高钾血症时，细胞外液 K^+ 升高，K^+ 移入细胞内，而细胞内 H^+ 移向细胞外，引起细胞外液酸中毒；②肾小管上皮细胞内 K^+ 浓度增高，H^+ 浓度减低，造成肾小管 H^+-Na^+ 交换减弱，而 K^+-Na^+ 交换增强，尿排 K^+ 增加，排 H^+ 减少，加重代谢性酸中毒，且尿液呈碱性。

3. 防治原则

（1）防治原发病，尽快被除引起高钾血症的原因。

（2）降低体内总钾量：减少钾的摄入；用透析疗法和其他方法（口服或灌肠阳离子交换树脂），增加肾脏和肠道的排钾量。

（3）使钾向细胞内转移：应用葡萄糖和胰岛素静脉输入促进糖原合成，或输入碳酸氢钠提高血液 pH，促使 K^+ 向细胞内转移，而降低血钾浓度。

（4）应用钙剂和钠盐拮抗高钾血症的心肌毒性作用：Ca^{2+} 一方面对 0 期 Na^+ 内流产生竞争性抑制作用，促使 Et 上移，使 Em-Et 电位差接近正常，恢复心肌细胞的兴奋性；另一方面使复极化 2 期 Ca^{2+} 竞争性地内流增加，提高心肌的收缩性。应用钠盐后，细胞外液钠浓度增多，使 0 期去极化时 Na^+ 内流增加，改善心肌细胞的传导性。

（5）纠正其他电解质代谢紊乱：高钾血症时很可能伴有高镁血症，应及时检查处理。

第三节　镁代谢紊乱

一、正常镁代谢

（一）镁的分布及代谢

镁是机体内具有重要生理作用的阳离子，其含量仅次于钠、钙、钾，占第四位；在细胞内，镁是钾之后第二位阳离子。镁主要存在于绿叶、蔬菜、谷类、蛋、鱼等中。成人每日从饮食摄取镁 10 ~ 20mmol，其中约 1/3 在小肠内吸收，其余随粪便排出。体内镁的总含量为 21 ~ 28g，其中 60% 在骨骼中，其余大部分在骨骼肌和其他组织器官的细胞内，只有 1% ~ 2% 在细胞外液中。血清镁浓度为 0.75 ~ 1.25mmol/L。

正常人体镁的摄入和排出处于动态平衡。消化道吸收和肾脏排泄是维持镁代谢平衡的主要环节。镁摄入量少，肠道吸收相对增多。摄入食物含钙少，含蛋白质多，活性维生素 D 等可使肠道吸收镁增加；反之则吸收减少。血清镁含量主要通过肾调节，通过肾小球超滤过的镁大约 25% 在近曲小管被重吸收，50% ~ 60% 在髓袢升支粗段被重吸收，只有 3% ~ 6% 被肾排出。尿镁排泄与血清镁相平行，高血钙、甲状腺素、降钙素及抗利尿激素等可降低肾小管对镁的重吸收，增加肾排镁。甲状旁腺素（parathyroid hormone, PTH）可增加肾小管对镁的重吸收，减少肾排镁。

（二）镁的主要生理功能

1. **维持酶的活性**　镁维持多种酶的活性，尤其是参与 ATP 代谢的酶，参与体内许多重要的代谢过程。

2. **抑制可兴奋细胞的兴奋性**　镁离子对中枢神经系统、神经 – 肌肉和心肌等，均起抑制作用。

3. **维持细胞的遗传稳定性**　镁维持细胞膜的完整性，调控细胞生长及再生；维持细胞的遗传稳定性。

二、镁代谢紊乱

（一）低镁血症

血清镁浓度 < 0.75mmol/L 时称为低镁血症（hypomagnesemia）。

1. **原因和机制**

（1）镁摄入不足：正常食物中镁的含量丰富，只要能够正常进食，很少发生镁缺乏。低镁血症主要见于营养不良、长期禁食、厌食及经静脉输入无镁的肠外营养液又未及时补镁等。

（2）镁排出过多

1）经胃肠道排出过多：主要见于小肠病变。如小肠切除、严重腹泻或持续胃肠引流导致肠道镁的吸收减少，排出过多。

2）经肾脏排出过多：①利尿剂，大量使用利尿剂如呋塞米、依他尼酸等可抑制髓袢升支粗段对镁的重吸收；甘露醇、尿素或高渗葡萄糖所致渗透性利尿引起尿排镁过多；②高钙血症，钙与镁在肾小管被重吸收呈竞争作用，高钙血症时肾小管对镁重吸收会减少；PTH 有促进肾小管重吸收镁的作用，但这种作用可被高钙血症所抵消；③糖尿病酮症酸中毒，酸中毒可抑制肾小管重吸收镁，高血糖可产生渗透性利尿作用；④甲状腺功能亢进，甲状腺素可抑制肾小管重吸收镁；⑤严重甲状旁腺功能减退症，PTH 减少，使肾小管对镁重吸收减少；⑥醛固酮增多症，可因抑制肾小管重吸收镁而引起低镁血症；⑦肾脏疾患，急性器质性肾衰竭多尿期、慢性肾盂肾炎、肾小管性酸中毒、肾损害药物等，可产生渗透性利尿和肾小管重吸收功能受损，导致肾排镁增多；⑧酒精中毒，酒精能抑制肾小管对镁的重吸收，使尿镁排出增多；慢性酒精中毒常伴营养不良和腹泻等使镁吸收减少，故长期大量饮酒易发生低镁血症。

（3）细胞外镁转入细胞内：糖尿病酮症酸中毒用胰岛素治疗时，因糖原合成需要镁，可使细胞外液镁转入细胞内过多。

案例分析 3-3

1. 入院时发生了低钾血症 血钾浓度降低，低钾血症的心电图表现：Q-T 间期延长，ST 段下降，T 波低平，并出现 U 波。

2. 原因和机制 剧烈呕吐钾经消化道丢失过多，同时伴有钾的摄入不足。大量胃液丢失导致血容量减少，使醛固酮继发性增多，促进肾排钾增加。

2. 对机体的影响

（1）低镁血症对神经-肌肉的影响：低镁血症时，神经-肌肉的应激性增高，表现为肌肉震颤、手足搐搦、Chvostek 征（轻叩外耳道或颜面神经时引起面部肌肉痉挛）阳性、反射亢进等。正常时，运动神经末梢在动作电位去极化影响下，轴突膜上 Ca^{2+} 通道开放，促使囊泡向轴突膜移动并出泡，将乙酰胆碱释放至神经与肌肉接头间隙。Mg^{2+} 有抑制终板膜上乙酰胆碱受体敏感性的作用。低镁血症导致神经、肌肉应激性增高的机制是：① Mg^{2+} 和 Ca^{2+} 竞争进入轴突，低镁血症使 Ca^{2+} 进入轴突增多，乙酰胆碱释放增多，使神经-肌肉接头处兴奋性增强；② Mg^{2+} 抑制终板膜上乙酰胆碱受体敏感性的作用，低镁血症使这种抑制作用减弱，因此神经-肌肉接头处兴奋传递增强；③低镁血症使 Mg^{2+} 抑制神经和骨骼肌应激性的作用减弱；④ Mg^{2+} 对平滑肌也有抑制作用，故低镁血症时平滑肌兴奋，可导致呕吐或腹泻。

（2）低镁血症对中枢神经系统的影响：镁对中枢神经系统具有抑制作用，低镁血症时抑制作用减弱，可出现焦虑、易激动等症状，严重时可出现癫痫发作、谵妄、精神错乱、定向力失常，甚至惊厥、昏迷等。其机制不详，可能与下列因素有关：①低镁血症时，Mg^{2+} 对中枢兴奋性 N-甲基-D 天冬氨酸受体的阻滞作用减弱，导致癫痫发作；②低镁血症导致能量代谢障碍，与 Mg^{2+} 对 Na^+-K^+-ATP 酶活性及 cAMP 水平的影响可能有关；③低镁血症时，Mg^{2+} 抑制中枢神经系统作用减弱，可引起惊厥、昏迷等。

（3）低镁血症对心血管系统的影响

1）心律失常：低镁血症时，常出现心律失常，以室性心律失常为主，严重者可引起心室纤颤导致猝死。其可能机制是：①细胞外液镁浓度降低时，心肌细胞 Em 绝对值变小，心肌兴奋性升高；②低镁血症时，Mg^{2+} 对 Na^+ 阻断作用减弱，使 Na^+ 内流相对加速，因而心肌快反应自律细胞的自动去极化加速，自律性增高，故易发生心律失常；③低镁血症时，可通过引起低钾血症，引起心肌细胞内缺钾而导致心律失常。

2）高血压：低镁血症出现血压升高。低镁血症导致高血压的机制：①血管平滑肌细胞内钙含量增高，使血管收缩，外周阻力增大；②低镁增强儿茶酚胺等缩血管物质的作用，使血压增高。

3）冠状动脉粥样硬化性心脏病（简称"冠心病"）：低镁血症在冠心病发生发展中起一定作用。其主要机制：①心肌细胞代谢障碍，镁是许多酶系必需的辅助因子，严重缺镁可引起心肌细胞代谢障碍；②冠状动脉收缩或痉挛，血浆 Mg^{2+} 迅速降低，对 Ca^{2+} 拮抗作用减弱，使血管内皮细胞产生的舒张血管内皮因子减少，并增强儿茶酚胺等缩血管物质的作用，引起冠状动脉收缩或痉挛。

（4）低镁血症对代谢的影响

1）低钙血症：中度至重度低镁血症，常伴低钙血症。其机制：镁缺乏使腺苷酸环化酶活性下降，导致甲状旁腺分泌 PTH 减少，同时靶器官对 PTH 的反应也减弱，肠道吸收钙、肾小管重吸收钙和骨钙动员均发生障碍。

2）低钾血症：髓袢升支对钾的重吸收依赖于肾小管上皮细胞的 Na^+-K^+-ATP 酶，此酶需要 Mg^{2+} 激活。镁缺乏时 Na^+-K^+-ATP 酶活性下降，抑制肾小管上皮细胞钠钾交换，引起肾排钾增多，故常伴低钾血症。

3. 防治原则

（1）防治原发病：祛除引起低镁血症的病因。

（2）补镁：轻症低镁血症可通过肌内注射途径补镁（一般用硫酸镁）；合并各种类型心律失常的严重低镁血症，需及时缓慢静脉补镁。肾功能受损者要防止因补镁过快而转变为高镁血症。低镁易伴发低钾，对于这样病例，只补钾不补镁，低钾血症难以纠正。

案例分析 3-3

1. 患者补钾治疗后，低钾血症没有纠正，并伴有血清镁浓度降低，该患者出现了低钾血症、低镁血症。髓袢升支对钾的重吸收依赖于肾小管上皮细胞的 Na^+-K^+-ATP 酶，此酶需要 Mg^{2+} 激活。镁缺乏时 Na^+-K^+-ATP 酶活性下降，抑制肾小管上皮细胞钠钾交换，导致肾排钾增多，故低镁血症易伴发低钾血症，对于这样病例，只补钾不补镁，低钾血症难以纠正。

2. 低镁血症的原因和机制，剧烈呕吐及持续胃肠引流导致消化液中镁吸收减少，排出过多。

3. 低钾血症伴发低镁血症，在纠正低钾血症的同时必须补镁，方才有效。

（二）高镁血症

血清镁浓度＞ 1.25mmol/L 时，称高镁血症（hypermagnesemia）。

1. 原因和机制

（1）镁摄入过多：主要见于静脉内补镁过多、过快。

（2）肾排镁过少：正常时肾排镁能力很强，故口服或注射较多的镁盐在肾功能正常者不至于引起高镁血症。肾排镁减少是高镁血症最重要的原因，主要见于：①肾衰竭，急性或慢性肾衰竭伴有少尿或无尿，这是高镁血症最常见的原因；②严重脱水伴有少尿；③肾上腺皮质功能减退症，醛固酮能抑制肾小管重吸收镁，促进肾排镁，醛固酮减少时，镁排出减少；④甲状腺功能减退，甲状腺素抑制肾小管重吸收镁，促进尿镁排出的作用，故甲状腺功能减退的黏液性水肿患者可发生高镁血症。

（3）细胞内镁移至细胞外：由于镁主要存在于细胞内，各种原因导致组织严重损伤或分解代谢亢进，组织细胞大量破坏，镁离子大量释放入血发生高镁血症。酸中毒时，细胞内镁转移到细胞外，在发生高钾血症的同时，出现高镁血症。

2. 对机体的影响 血清镁浓度不超过 2mmol/L 时，临床上很难觉察。当血清镁浓度升高到 3mmol/L 时，才会出现明显的临床表现。

（1）高镁血症对神经 – 肌肉的影响：高镁血症时神经 – 肌肉兴奋降低。高浓度镁有箭毒样作用，能抑制神经 – 肌肉接头处的兴奋传递。高镁血症主要表现有肌无力，甚至弛缓性麻痹，严重者可因呼吸肌麻痹而死亡。

（2）高镁血症对中枢神经系统的影响：镁能抑制神经 – 肌肉接头处的兴奋传递，抑制中枢神经系统的功能活动。高镁血症可出现腱反射减弱或消失，嗜睡或昏迷。

（3）高镁血症对心血管系统的影响：高镁能抑制房室和心室内传导，并降低心肌兴奋性，故可引起传导阻滞和心动过缓。当血清镁达 7.5 ~ 10mmol/L 时，可发生心搏骤停。心电图可见 P-R 间期延长和 QRS 综合波增宽，因高血镁常伴随高血钾，故可出现 T 波高尖。

（4）高镁血症对平滑肌的影响：镁对平滑肌亦有抑制作用。高镁血症时血管平滑肌的抑制可使小动脉、微动脉等扩张，从而导致外周阻力降低和动脉血压下降；对内脏平滑肌的抑制可引起恶心、呕吐、嗳气、便秘、尿潴留等症状。

3. 防治原则

（1）防治原发病，改善肾功能。

（2）增加镁的排出，如应用利尿剂、透析疗法等清除镁。

（3）静脉注射葡萄糖酸钙拮抗镁的毒性作用，抢救呼吸肌麻痹，治疗高钾血症等。

第四节　钙磷代谢紊乱

一、正常钙磷代谢、调节和功能

（一）钙、磷的含量及分布

钙（calcium）和磷（phosphorus）是人体内含量最丰富的无机元素，在维持人体正常结构和功能中起重要作用。正常成人体内钙总量为 700 ~ 1 400g，磷总量为 400 ~ 800g。体内约 99% 钙和 86% 磷以羟磷灰石形式存在于骨和牙齿，其余呈溶解状态分布于体液和软组织中。钙、磷在细胞内、外的分布有明显差异。细胞外钙浓度远远大于胞质中钙浓度，而细胞外磷则远低于细胞内。

血钙指血清中所含的总钙量，正常成人为 2.25 ~ 2.75mmo/l，儿童稍高。血钙分为非扩散钙和可扩散钙。非扩散钙是指与血浆蛋白（主要为白蛋白）结合的钙，约占血浆总钙的 40%。可扩散钙主要为游离 Ca^{2+}（约占总钙量 45%）及不解离钙（与柠檬酸、碳酸氢根等结合的钙，约占总钙量 15%）。发挥生理作用的主要为游离 Ca^{2+}。游离 Ca^{2+} 与血浆蛋白结合钙可互相转化。血浆中游离 Ca^{2+} 与血浆蛋白结合钙的含量受血浆 pH 影响，当血液偏酸时，游离 Ca^{2+} 增多；当血液偏碱时，血浆蛋白结合钙增多。血液中的磷以有机磷和无机磷两种形式存在。有机磷酸酯和磷脂存在于血细胞和血浆中，含量大。血磷通常是指血浆中的无机磷，通常以磷酸盐形式存在。正常人血磷浓度为 $1.1 \sim 1.3mmol/L$，婴儿为 $1.3 \sim 2.3mmol/L$。血浆磷的浓度不如血浆钙稳定，血磷不能准确反映细胞内磷的储备。

血浆中钙、磷浓度的乘积等于一常数。因此血钙与血磷其中之一浓度异常，会引起另一种浓度异常。正常时，两者的乘积为 $30 \sim 40$。若 > 40，则钙磷以骨盐形式沉积于骨组织；若 < 35，则骨骼钙化障碍，甚至发生骨盐溶解。

（二）钙、磷的吸收和排泄

体内钙、磷均由食物供给。正常成人每日摄取钙 $1g$、磷约 $0.8g$。儿童、孕妇对钙、磷的需要量增加。食物中的钙来源于奶及奶制品、海带、虾皮、豆类及豆制品及绿色蔬菜等。食物中的钙必须转变为游离 Ca^{2+} 才能被肠道吸收。Ca^{2+} 主要在小肠被吸收，其中十二指肠的吸收率最高。Ca^{2+} 由肠腔进入黏膜细胞内是顺浓度梯度的被动扩散或易化扩散，因微绒毛对 Ca^{2+} 的通透性极低，故需结合蛋白作为特殊转运载体。肠道偏酸时 Ca^{2+} 吸收增加，偏碱时 Ca^{2+} 吸收减少。一般人体钙约 80% 随粪便排出，20% 经肾排出。肾小球滤过的钙，95% 以上被肾小管重吸收。血钙升高，则尿钙排出增加。

食物中的磷主要来源于奶制品、谷类和动物蛋白等。食物中的磷主要以无机磷的形式被吸收。肠道磷在空肠吸收最快，吸收率达 70%。肾是排磷的主要器官，总磷的 70% 经肾排出，其余 30% 随粪便排出。

（三）钙、磷代谢的调节

体内钙、磷代谢主要由甲状旁腺素、1,25- 二羟维生素 D_3〔$1,25-(OH)_2D_3$〕和降钙素（calcitonin, CT）3 种激素作用于肾脏、骨骼和小肠 3 个靶器官调节的，共同维持钙、磷的稳态。

1. $1,25-(OH)_2D_3$ $1,25-(OH)_2D_3$ 是一种具有生物活性的激素，是皮肤中胆固醇代谢的中间产物。人体皮肤中的胆固醇生成前维生素 D_3（previtamin D_3），在紫外线的照射下自动异构化为维生素 D_3。维生素 D_3 的活性形式是 $1,25-(OH)_2D_3$。皮肤转化及肠道吸收的维生素 D_3 入血后，首先在肝细胞微粒体中经 25- 羟化酶催化，生成为 $25-(OH)_2D_3$，再在肾近曲小管上皮细胞线粒体内 1α- 羟化酶作用下，生成 $1,25-(OH)_2D_3$，其活性比维生素 D_3 高 $10 \sim 15$ 倍。PTH 能促进 1α- 羟化酶的合成。$1,25-(OH)_2D_3$ 的生理作用如下：

（1）促进小肠对钙磷的吸收和转运：$1,25-(OH)_2D_3$ 与肠黏膜上皮细胞特异受体结合后，直接作用于刷状缘，改变膜磷脂的结构与组成，增加磷脂酰胆碱和不饱和脂肪酸含量，从而增加对钙的通透性；$1,25-(OH)_2D_3$ 与特异性受体结合，进入细胞核，调节相关基因的表达，促进与 Ca^{2+} 转运相关蛋白质的合成。

（2）具有溶骨和成骨双重作用：$1,25-(OH)_2D_3$ 既能刺激破骨细胞活性和加速破骨细胞的生成，又能刺激成骨细胞分泌胶原等，促进骨的生成。钙、磷供应充足时，主要促进成骨；当血钙降低时、肠道钙吸收不足时，主要促进溶骨，使血钙升高。

（3）促进肾小管上皮细胞对钙、磷的重吸收：$1,25-(OH)_2D_3$ 可增加细胞内钙结合蛋白的生物合成，使肾小管对钙磷重吸收增加，此作用较弱，只有在骨骼生长和修复或钙、磷供应不足时，作用才会增强。

2. 甲状旁腺激素（PTH） PTH 是由甲状旁腺主细胞合成分的一种单链多肽激素，具有升高血钙、降低血磷和酸化血液等作用，具体作用如下：

（1）对骨的作用：PTH 具有成骨和溶骨的双重作用。小剂量 PTH 刺激细胞分泌胰岛素样生长因子，促进胶原和基质合成，促进成骨；大剂量 PTH 能将前破骨细胞和间质细胞转化为破骨细胞，后者数量及活性增加，分泌各种水解酶和胶原酶，并产生大量乳酸和柠檬酸等酸性物质，促进骨基质和骨盐的溶解。

（2）对肾的作用：PTH 可增加肾近曲小管、远曲小管和髓袢上升段对 Ca^{2+} 的重吸收；同时 PTH 可抑制近曲小管及远曲小管对磷的重吸收，导致尿钙减少，尿磷增多。

（3）对小肠的作用：PTH 通过激活肾 1α- 羟化酶，使 $1,25-(OH)_2D_3$ 合成增加，从而间接地促进小肠对钙磷的吸收，但此效应出现较缓慢。

3. 降钙素（CT）　CT 是由甲状腺滤泡旁细胞分泌的多肽类激素。血钙升高刺激 CT 的分泌，血钙降低则抑制 CT 的分泌。具体作用如下：

（1）对骨的作用：直接抑制破骨细胞的生成和活性，抑制骨基质分解和骨盐溶解；加速破骨细胞、间质细胞转化为成骨细胞，加强成骨作用，使血钙、血磷浓度降低。

（2）对肾的作用：直接抑制肾小管对钙、磷的重吸收，使尿磷、尿钙排出增加。

（3）对小肠的作用：通过抑制肾 1α- 羟化酶，使 $1,25-(OH)_2D_3$ 的合成减少，从而间接抑制小肠对钙、磷的吸收。

在正常人体内，通过 $1,25-(OH)_2-D_3$、PTH、CT 三者的相互制约，相互作用，以适应环境变化，维持血钙浓度的相对恒定（表 3-2）。

表 3-2　三种激素对钙磷代谢的调节

调节因素	肠钙吸收	肾排钙	肾排磷	溶骨作用	成骨作用	血钙	血磷
$1,25-(OH)_2D_3$	↑↑	↓	↓	↑	↑	↑	↑
PTH	↑	↓	↑	↑↑	↓	↑	↓
CT	↓	↑	↑	↓	↑	↓	↓

注：PTH. 甲状旁腺激素；CT. 降钙素。

（四）钙、磷的生理功能

1. 钙、磷共同的生理功能

（1）成骨：绝大多数钙、磷存在于骨骼和牙齿中，起支持和保护作用。骨骼为调节细胞外液游离钙、磷恒定的钙库和磷库。

（2）凝血：钙磷共同参与凝血过程。血浆凝血因子Ⅳ为血浆 Ca^{2+}，血小板因子 3 和凝血因子Ⅲ的主要成分是磷脂。

2. Ca^{2+} 的其他生理功能

（1）调节细胞功能的信使：细胞外 Ca^{2+} 是重要的第一信使，通过细胞膜上的钙通道或受体发挥重要的调节作用。钙敏感受体（Calcium sensing receptor, CaSR）是 G 蛋白偶联受体超家族 C 家族的成员，存在于细胞膜上，细胞外 Ca^{2+} 是其主要配体和激动剂。Ca^{2+} 与 CaSR 结合后，可激活磷脂酶 C(PLC)-IP3 通路及酪氨酸激酶 – 丝裂原蛋白激酶（MAPK）通路，引起肌质网或内质网释放 Ca^{2+}。细胞内 Ca^{2+} 作为第二信使在信号转导中发挥重要的调节作用。

（2）参与神经-肌肉兴奋性的调节：Ca^{2+} 与 Mg^{2+}、Na^+、K^+ 等共同维持神经-肌肉的正常兴奋性，当血浆 Ca^{2+} 浓度降低时，神经-肌肉兴奋性增加，引起抽搐。

（3）调节酶的活性：Ca^{2+} 是多种酶的激活剂，参与酶活性的调节，Ca^{2+} 还能抑制 1α-羟化酶的活性，从而影响代谢活动。

（4）其他：Ca^{2+} 可降低毛细血管膜和细胞膜的通透性，防止渗出，抑制炎症和水肿。

3. 磷的其他生理功能

（1）生物大分子的活性的调控：酶蛋白及多种功能性蛋白质的磷酸与去磷酸化是机体调控机制的重要基础，与细胞的分化、增殖的调控有密切的关系。

（2）参与机体能量代谢的核心反应：$ATP \leftrightarrows ADP+Pi \leftrightarrows AMP+Pi$。

（3）生命重要物质的组分：磷是核糖核酸、脱氧核糖核酸等遗传物质的构成元素之一；磷脂是细胞膜的主要成分，维持细胞膜完整性；磷蛋白是重要功能蛋白的基本组分，而磷是这些基本组分的必需元素。

（4）其他：磷酸盐（$HPO_4^{2-}/H_2PO_4^-$）作为血液缓冲系统的重要组成成分，参与机体的酸碱平衡调节；细胞内的磷酸盐参与许多酶促反应，如加磷酸反应、磷酸基转移反应等。

二、钙、磷代谢紊乱

（一）低钙血症

血清蛋白浓度正常时，血钙浓度 < 2.25mmol/L，或血清 Ca^{2+} < 1.0mmol/L，称为低钙血症（hypocalcemia）。

1. 原因和机制

（1）维生素 D 代谢障碍：①维生素 D 缺乏，食物中钙或维生素 D 缺乏或紫外线照射不足；②肠吸收障碍，慢性腹泻、脂肪泻、梗阻性黄疸等；③维生素 D 羟化障碍：肝硬化、肾衰竭、遗传性 1α-羟化酶缺乏症等，体内 1,25-$(OH)_2D_3$ 生成减少，引起肠钙吸收减少和尿钙增多，导致血钙降低。

（2）甲状旁腺功能减退症（hypoparathyroidism）：① PTH 缺乏，见于甲状旁腺切除或甲状腺手术误切甲状旁腺，遗传因素或自身免疫导致甲状旁腺发育障碍或损伤，可引起 PTH 缺乏，导致钙利用障碍；② PTH 抵抗，见于假性甲状旁腺功能低下患者，因 PTH 的靶器官受体异常，血中 PTH 浓度不降低，但靶器官对其无反应。

（3）慢性肾衰竭：慢性肾衰竭常发生低钙血症，主要发生机制有：①肾排磷减少，血磷升高，因钙磷乘积为一常数，故血钙降低；②血磷升高，肠道分泌磷酸根增多，与食物中的钙结合形成难吸收的磷酸钙；③肾实质破坏，使维生素 D_3 的活化障碍，导致肠道对钙的吸收减少；④肾毒物损伤肠道，使钙的吸收减少；⑤骨骼对 PTH 敏感性降低，骨动员减少。

（4）低镁血症：可使 PTH 分泌减少，靶器官对 PTH 反应性下降，骨盐 Mg^{2+}-Ca^{2+} 交换障碍。

（5）急性胰腺炎：机体对 PTH 的反应性降低，胰高血糖素和降钙素分泌增多。胰腺炎导致脂肪坏死，释放出的脂肪酸与钙结合形成钙皂，影响肠道钙吸收从而导致低血钙。

（6）大量输入库存血：库存血中的抗凝剂柠檬酸与钙结合可诱发低钙血症。

2. 对机体的影响

（1）低钙血症对神经肌肉的影响：常是最突出的表现。Ca^{2+} 可降低神经肌肉的兴奋性。当低血钙时，神经、肌肉兴奋性增高，可出现肌肉痉挛、手足搐搦、喉鸣、惊厥。

（2）低钙血症对骨骼的影响：维生素D缺乏引起的佝偻病，小儿表现为囟门闭合迟缓、方头、鸡胸、念珠胸、手镯腕、"O"形或"X"形腿等；成人可表现为骨质软化、骨质疏松症和纤维性骨炎。

（3）对心肌的影响：Ca^{2+}对心肌细胞Na^+内流有竞争抑制作用，称为膜屏障作用。低血钙对Na^+内流的膜屏障作用减弱，Na^+内流增加，阈电位降低，心肌的兴奋性和传导性升高，但因膜内外Ca^{2+}的浓度差减小，Ca^{2+}内流减慢，致动作电位平台期延长，不应期也延长。心电图表现为Q-T间期延长、ST段延长及T波低平或倒置。

（4）其他：慢性缺钙可致皮肤干燥、脱屑、指甲易脆和毛发稀疏等。婴幼儿缺钙时，免疫力低下，易发生感染。

3. 防治原则

（1）病因治疗：针对原发病治疗，在补钙基础上给予维生素D。

（2）补充钙剂：严重低钙血症静脉内注射葡糖糖酸钙。补钙治疗效果不好的应考虑是否合并低血镁，并给予相应的硫酸镁治疗。

（3）对症处理：降低对磷的吸收，肾衰竭所致高血磷可用透析疗法。避免和纠正碱中毒。

（二）高钙血症

血清蛋白浓度正常时，血钙 > 2.75mmol/L，或血清Ca^{2+} > 1.25mmol/L，称为高钙血症（hypercalcemia）。

1. 原因和机制

（1）恶性肿瘤：恶性肿瘤（如白血病、多发性骨髓瘤、乳腺癌等）和恶性肿瘤骨转移是引起血钙升高的最常见原因。这些肿瘤细胞可分泌破骨细胞激活因子，这种多肽因子能激活破骨细胞，从而引起骨钙释放。肾癌、胰腺癌、肺癌等即使未发生骨转移亦可引起高钙血症，与前列腺素（尤其是PGE_2）的增多导致溶骨作用有关。

（2）甲状旁腺功能亢进：见于原发性和继发性甲状旁腺功能亢进症，引起PTH分泌过多。原发性甲状旁腺功能亢进症是引起高钙血症的主要原因。过多PTH促进溶骨、肾重吸收钙和维生素D活化，引起高钙血症。

（3）维生素D中毒：治疗甲状旁腺功能低下或预防佝偻病而长期服用大量维生素D可造成维生素D中毒，引起高钙血症、高磷血症。

（4）甲状腺功能亢进：甲状腺素具有溶骨作用，中度甲状腺功能亢进患者约20%伴发高钙血症。

（5）其他：肾上腺皮质功能不全、维生素A摄入过量、类肉瘤病、应用促进肾对钙的重吸收的噻嗪类药物等。

📎 知识链接 3-4

　　甲状旁腺功能亢进症（hyperparathyroidism）分为原发性、继发性和三发性3种。原发性甲状旁腺功能亢进症是由于甲状旁腺本身病变引起的PTH合成与分泌过多的疾病，常见于甲状旁腺腺瘤、增生或腺癌。继发性甲状旁腺功能亢进症是由于各种原因所致的低钙血症，刺激甲状旁腺代偿性增生和肥大，分泌过多PTH的临床综合征，多见于肾功能不全、骨软化症。三发性甲状旁腺功能亢进症是在继发性甲状旁腺功能亢进症的基础上，由于甲状旁腺长期受低血钙刺激，部分增生组织转化为腺瘤，自主分泌过多的PTH，主要见于慢性肾衰竭。由于甲状旁腺大量分泌PTH，引起高钙血症。

2. 对机体的影响

（1）对神经肌肉的影响：高钙血症可使神经、肌肉兴奋性降低，轻症者表现为乏力、表情淡漠、腱反射减弱，严重者可出现精神障碍、木僵和昏迷等。

（2）对心肌的影响：高血钙膜屏障作用增强，心肌兴奋性和传导性降低。Ca^{2+}内流加速，以致动作电位平台期缩短，复极加速，易致心律不齐，心电图表现为Q-T间期缩短，房室传导阻滞。严重者可发生致命性心律失常或心搏骤停。

（3）肾损害：肾对血钙升高较为敏感，Ca^{2+}主要损伤肾小管，病理改变为肾小管水肿、坏死、基底膜钙化；晚期可见肾小管纤维化、肾钙化和肾结石等。轻者表现为肾浓缩功能障碍；钙化管型可导致肾小管阻塞，出现无尿，严重者可发展为肾衰竭。

（4）异位钙化灶：高钙导致多处异位钙化灶的形成，如血管壁、关节、软骨、肾、胰腺、鼓膜等，引起相应组织器官功能障碍。

当血清钙＞4.5mmol/L，可发生高钙血症危象，表现为严重脱水、高热、心律失常、意识不清等，患者易死于心搏骤停、坏死性胰腺炎和肾衰竭等。

3. 防治原则

（1）病因治疗：针对不同病因控制原发病。

（2）降钙治疗：根据血钙增高的程度及有无临床表现而定，应用多种方法降钙，如利尿剂、降钙素、糖皮质激素、无机磷、透析疗法等。

（3）对症处理：可限制钙的摄入，大量输液以纠正水、电解质代谢紊乱，促进钙的排出。

（三）低磷血症

血清无机磷浓度＜0.8mmol/L称为低磷血症（hypophosphatemia）。

1. 原因和机制

（1）磷吸收减少：见于长期饥饿、呕吐、腹泻、1,25-$(OH)_2D_3$不足，吸收不良综合征，过量应用结合磷酸的制酸剂（氢氧化铝凝胶、碳酸铝、氢氧化镁）等。

（2）尿磷排泄增加：急性乙醇中毒、原发性和继发性甲状旁腺功能亢进症、肾小管性酸中毒、维生素D抵抗性佝偻病、糖尿病、代谢性酸中毒、糖皮质激素和利尿剂的应用等都可增加尿磷排出。

（3）磷向细胞内转移：见于应用促进合成代谢的胰岛素、雄性激素和糖类（葡萄糖、果糖、甘油），营养恢复综合征等；另外，呼吸性碱中毒等病理过程常发生磷向细胞内转移，与激活磷酸果糖激酶促使葡萄糖和果糖磷酸化有关。

2. 对机体的影响　低磷血症主要引起ATP合成不足和红细胞内2,3二磷酸甘油酸（2,3-DPG）减少。轻者无症状，重者可有肌无力、感觉异常、鸭态步、骨痛、佝偻病、病理性骨折，骨质软化病以及易激惹、精神错乱、抽搐和昏迷等。

3. 防治原则

（1）治疗原发病：低血磷通常无特异性症状，易被原发病的临床表现所掩盖，故应及时诊断，治疗原发病。

（2）适当补磷：轻、中度低磷血症，可给予口服含磷盐的药物；急性、严重低磷血症需要静脉给予磷酸盐溶液，并注意预防低钙血症等并发症。

（四）高磷血症

血清无机磷成人＞1.6mmol/L，儿童＞1.90mmol/L，称为高磷血症（hyperphosphatemia）。

1. 原因和机制

（1）肾功能不全：急、慢性肾衰竭是高磷血症最常见的原因。肾小球滤过率降至20~30ml/min以下时，肾排磷减少，血磷升高，继发性PTH分泌增多，骨盐释放增加。

（2）维生素D中毒：促进小肠及肾对磷的重吸收。

（3）甲状旁腺功能减退症：见于原发性、继发性和假性甲状旁腺功能减退症，尿排磷减少，导致血磷增高。

（4）磷向细胞外液转移：见于急性酸中毒、横纹肌溶解、高热、恶性肿瘤（化疗）、淋巴细胞性白血病。

（5）其他：甲状腺功能亢进，促进溶骨。肢端肥大症活动期生长激素增多，促进肠钙吸收和减少尿磷排泄。使用含磷缓泻剂及磷酸盐静脉注射，磷摄入增加。

2. 对机体的影响
急性高磷血症可抑制肾脏1α-羟化酶导致低钙血症，出现低钙血症的临床表现。慢性高磷血症，与血中的钙、磷浓度的乘积为常数有关，常发生异位钙化，引起心力衰竭，低血压、急性多发性关节痛等。

3. 防治原则

（1）治疗原发病：治疗引起高磷血症的原发病。

（2）降低血磷：控制磷的摄入和输入，增加补液量，促进磷的排出。口服能与磷结合的药物，减少磷在肠道的吸收。肾衰竭所致的高血磷，应给予透析治疗。

第五节　铁代谢紊乱

一、正常铁代谢

（一）铁的含量及分布

铁是人体含量最多的必需微量元素之一，成人体内含3~5g铁。铁在人体内可分为功能铁和贮存铁。功能铁系指体内具有重要生理功能的铁，占人体内含铁总量60%~70%，存在于血红蛋白、肌红蛋白、含铁酶类、辅助因子和运输铁中。其余为贮存铁，存在于肝、脾和骨髓中，多以铁蛋白和含铁血黄素形式存在。

（二）铁的吸收和排泄

铁主要来源于食物，动物肝脏、全血和肉类，海带、木耳是铁的良好来源。食物中的铁经过胃酸的作用使之游离，并还原成二价铁后才能为肠黏膜所吸收。铁的主要吸收部位在十二指肠及空肠上段。小肠黏膜细胞具有控制和调节铁吸收的能力，从而保持铁的平衡。铁吸收与肠黏膜细胞内铁蛋白含量有关。在小肠黏膜细胞内铁与转铁蛋白结合形成血清铁，然后扩散入血转运至全身各组织，主要是骨髓。

正常成年男性每日排铁量约 1mg，与肠道吸收的铁相当。铁的排泄主要经消化道上皮细胞脱落而排出，约有 90% 的铁从肠道排出；其次是由汗液、皮肤脱离细胞排出；正常只有极少量的铁由尿排出。此外，月经、出血也是铁的丢失途径。

（三）铁的主要生理功能

1. 铁是构成血红蛋白、肌红蛋白重要成分，在呼吸过程中起重要作用。
2. 铁是构成细胞色素氧化酶、过氧化物酶、琥珀酸脱氢酶等多种酶的成分，在组织呼吸、生物氧化过程中起重要作用。
3. 铁具有影响生长发育和免疫等功能。

二、铁代谢紊乱

（一）铁缺乏症

铁缺乏症（iron deficiency）是指机体对铁的需求与供给失衡，导致体内铁缺乏。

1. 原因和机制

（1）需铁量增加而摄入不足：多见于婴幼儿、青少年、妊娠和哺乳期妇女。体内贮存的铁不多，一旦机体对铁的需求增多时，易造成缺铁。婴幼儿、青少年生长发育迅速，铁需要量增加，若不及时补铁量高的食物，易造成缺铁。另外，由于早产婴儿体内的铁储备明显少于足月婴儿，因此更易发生铁缺乏。铁缺乏还常见于青年妇女和妊娠期妇女，月经失血和妊娠引起铁的需要量增加而未相应提高铁的摄入量。

（2）铁吸收障碍：常见于胃次全切除术后，胃酸分泌不足影响铁的吸收，另外术后食物快速进入空肠，绕过铁的主要吸收部位十二指肠，也使铁吸收减少。此外，多种原因造成的胃肠道功能紊乱，如长期腹泻、慢性肠炎、克罗恩病等，可因铁吸收障碍而发生缺铁。

（3）铁丢失过多：主要见于长期慢性失血造成的铁丢失。①经胃肠道丢失，常见于胃肠道出血、消化性溃疡、痔疮等；②经肾丢失，慢性血管内溶血时，铁随血红蛋白尿排出。

2. 对机体的影响 铁缺乏症可引起贫血，还可影响人体（尤其是婴幼儿）的生长发育，使机体的免疫功能受到损害，易加重感染。

（1）缺铁性贫血（iron deficiency anemia, IDA）：缺铁性贫血是指体内可用来制造血红蛋白的贮存铁已被用尽，机体铁缺乏，红细胞生成障碍时发生的贫血。铁缺乏症分为三期，即贮存铁耗竭期、缺铁性红细胞生成期（隐性缺铁期）和缺铁性贫血期。铁的生理功能主要是用于血红蛋白的合成。缺铁时，首先体内铁储备减少，为贮存铁耗竭期，由于贮存铁可供造血需要，所以铁缺乏症早期无贫血表现。继之，体内循环铁含量减少，为缺铁性红细胞生成期；最后为缺铁性贫血期。

（2）儿童智能发育和行为异常：铁缺乏症是儿童常见的营养缺乏症。铁是神经系统发育所需的物质，儿童期缺铁可导致认知能力和学习能力减退。长期缺铁可以引起一系列精神行为异常，表现为烦躁、易怒、易疲倦、注意力不集中、认知学习能力降低、异食癖等。

（3）肌肉活动能力下降：肌肉缺铁，可能使肌肉代谢特别是 α- 甘油磷酸脱氢酶活力异常，从而使肌肉活动能力降低，运动的耐受力差。

（4）免疫功能下降：缺铁可能使细胞免疫功能低下，与杀菌有关的许多含铁酶活性降低，对感染的抵抗力降低，易反复发生上呼吸道感染。

3. 防治原则

（1）防治原发疾病：针对铁的丢失原因，积极防治各种引起铁缺乏的疾病。

（2）补铁：增加含铁丰富及促进其吸收食物的摄入，治疗以口服铁剂为主。

（二）铁超负荷

铁超负荷（iron overload）是指过量的铁在体内积聚。

1. 原因和机制

（1）原发性铁超负荷：血色素沉着病是铁超负荷的主要表现之一。原发性铁超负荷主要见于原发性血色素沉着病，铁进行性沉积于各类组织中。

> 📎 **知识链接 3-5**
>
> 　血色素沉着病分为原发性和继发性两类。原发性血色素沉着病是常染色体显性遗传疾病，又称为遗传性血色素沉着病，是由位于6号染色体上的HFE基因突变引起的，该病是以不断加重的血红素及非血红素铁吸收失调导致的铁超负荷。继发性血色素沉着病主要见于体内铁储积过多所致。

（2）继发性铁超负荷：

1）多次输血：多次输血可引起体内铁超负荷，每单位血中含铁200～250mg，长期输血者在10～20次输注后会出现铁超负荷。另外，频繁输血还会引起慢性输血相关性溶血，血浆铁浓度增高，导致铁超负荷。

2）溶血：红细胞破裂，血红蛋白溢出，会引起铁在肝、脾、胰和心脏中的沉积。

3）过量摄入铁剂：见于补铁过量、误服铁剂及长期过度摄入含铁量高的食物。

4）肝脏疾病：如肝硬化、门静脉分流术后、脂肪肝等均可使铁的吸收增加造成铁超负荷。

5）其他：继发性铁超负荷还见于迟发性皮肤卟啉症及长期血液透析者。

2. 对机体的影响

（1）对肝脏的影响：肝是铁贮存和代谢的主要脏器，因此铁超负荷时肝是受损的首要靶器官。铁超负荷对肝的损害主要表现为肝纤维化、肝硬化和肝细胞癌等，研究发现铁超负荷还与病毒性肝炎、脂肪肝相关。铁超负荷时，过剩的铁以三价的形式被铁蛋白及含铁血黄素结合并沉积于肝中，导致肝细胞退行性病变，主要表现为肝细胞水样变性、脂肪样变及不同程度的肝细胞坏死。肝在反复多次的损害后会出现肝纤维化，可进一步发展为肝硬化。

（2）对心脏的影响：铁超负荷时，沉积在心脏内的铁会引起心肌细胞肥大，坏死及心肌纤维的缺失。心脏中的铁超负荷与冠心病、心肌缺血再灌注损伤、心力衰竭、心肌梗死等疾病的发生有一定的关联，其机制可能是与铁通过催化自由基的生成、促进过氧化反应导致组织损伤有关。

（3）与肿瘤的关系：铁超负荷时产生的大量氧自由基可促进肿瘤细胞的生长增殖。实验结果表明肿瘤细胞患者组织和体液中的总铁含量有差异，尤其是白血病患者中，全血及血清铁均有变化。

（4）与糖尿病的关系：铁会影响胰岛素的生理作用。铁超负荷可通过拮抗胰岛素的作用而降低外周组织对葡萄糖的利用，从而升高血糖。铁超负荷还会引起胰岛素抵抗。

3. 防治原则

（1）防治原发疾病。

（2）清除多余的铁：应用铁离子螯合剂，与铁结合排出体外。

第六节　锌代谢紊乱

一、正常锌代谢

（一）锌的含量及分布

锌是人体必需的微量元素之一，在人体内的含量居第 2 位，仅次于铁。机体内含锌量为 2~3g，正常血浆锌浓度为 12~20μmol/L。人体内锌主要存在于肌肉、骨骼、皮肤、头发、视网膜、前列腺中。皮肤、头发和指甲中锌水平可反映机体的营养情况。血液中锌含量为红细胞占 75%~88%，在红细胞膜上含量较高，血浆锌占 9%~12%，白细胞中锌约占 3%。血浆中的锌大多与蛋白结合，主要与白蛋白和 α- 球蛋白结合，游离锌含量很低。锌与金属硫蛋白结合是体内储存的主要形式。

（二）锌的吸收和排泄

人体内的锌来源于饮食，动物性食品是锌的主要来源。正常成人每日需锌 10~15mg，妇女月经期及妊娠期每日增至 25mg，哺乳期增至 30~40mg，新生儿因发育迅速，需要量逐年增加，15 岁以上需要量接近成人水平。锌主要吸收部位在十二指肠和空肠，通过主动转运机制被吸收。锌在肠道中与胰腺分泌的小分子锌配体结合，进入小肠黏膜细胞。锌在血中与白蛋白或运铁蛋白结合而运输。食物中的植酸和纤维素影响锌的吸收。

人体内的锌经代谢后主要通过胰液分泌，由肠道排出，小部分锌可经尿液及汗液排出。锌还可通过头发及乳汁排泄，可通过测定血锌或发锌判定体内含锌情况。机体排锌量比较稳定，不受年龄性别、摄入量和尿量的影响。

（三）锌的主要生理功能

1. 组成酶成分或酶激活剂　锌是多种酶的组成成分或激动剂，如 DNA 聚合酶、碳酸酐酶、碱性磷酸酶、乳酸脱氢酶等，参与体内的多种物质的代谢。锌通过影响锌依赖酶的活性，在免疫调节、组织呼吸、抗氧化、抗炎中起重要作用。

2. 促进生长发育和组织再生　锌对于蛋白质和核酸的合成、细胞的生长、分裂和分化的各个过程都是必需的。

3. 维护味觉　味觉素是一种含锌蛋白，锌通过构成含锌蛋白对味觉及食欲起促进作用。

4. 促进视觉发育　锌参与肝脏及视网膜内维生素 A 还原酶的组成，该酶与视黄醛的生成有关，锌缺乏影响视力和视觉发育。

5. 维持皮肤健康　参与胱氨酸和酸性黏多糖代谢，维持上皮细胞和被毛的正常生长和健康。

6. 其他　锌维持激素的正常作用。锌参与性激素的代谢，促进性器官和性功能的正常发育。锌对维持生物膜的正常结构和功能发挥作用。

二、锌代谢紊乱

（一）锌缺乏症

锌缺乏症（zinc deficiency）又称低锌血症（hypozincemia），指血浆（或血清）锌低于正常，不能满足机体代谢的需要。

1. 原因和机制

（1）锌摄入不足：谷类等植物性食物含锌量较动物性食物少，素食者常因动物性蛋白摄入少而导致缺锌。生理需要量高而未予补锌，也可发生相对摄入不足。如生长发育期的儿童、孕妇与乳母等。疾病、年老、食欲缺乏可导致锌摄入减少。肠外营养而未补充锌的患者，可发生严重而急剧的锌缺乏症。

（2）锌丢失过多

1）经消化道丢失：见于慢性腹泻、肠痿、胃肠道减压等。

2）经肾丢失：慢性肾病患者可因尿中锌的排出增多而引起缺锌；肝硬化的患者尿中排出异常大量的锌，血清锌浓度的降低和尿锌排出量的增加可能与低白蛋白血症和蛋白质与锌的结合减少有关；白血病和霍奇金淋巴瘤时，尿中有大量的锌排出；严重创伤、手术、感染等可导致分解代谢增强状态，肾排锌增多；糖尿病、溶血性贫血、应用利尿剂均可使锌经尿液排出增多。

3）其他途径丢失：在烧伤等情况下，锌可随渗出液丢失；长期接受血液透析患者，可使血浆锌下降。

（3）锌吸收障碍

1）肠病性肢端皮炎（acrodermatitis enteropathica, AE）：是一种罕见的常染色体隐性遗传疾病。由于小肠黏膜上皮细胞对锌的聚集能力降低，使锌吸收减少，引起锌缺乏症，是一种锌缺陷的疾病。

2）吸收不良综合征：常导致锌的吸收减少。

3）植酸和纤维素：进食的食物中含有过多的植酸和纤维素，影响锌的吸收而引起锌缺乏症。

2. 对机体的影响 锌缺乏症的临床表现是一种或多种锌的生物学活性降低的结果。

（1）生长发育延缓：缺锌对蛋白质、核酸的合成均有影响，儿童缺锌可引起生长发育延缓，严重时可出现缺锌性侏儒症。缺锌影响智力发育，导致儿童记忆力下降，反应迟钝。缺锌引起食欲减退，儿童出现挑食、厌食、食量减少，影响生长发育。

（2）对免疫功能的影响：缺锌造成机体免疫功能降低，容易出现反复感染。严重锌缺乏主要表现为胸腺、淋巴结、脾脏和扁桃体的发育不全与萎缩，引起有免疫功能的细胞减少，T细胞功能受损，细胞免疫力下降，从而降低机体防御能力。

（3）对皮肤、黏膜的影响：缺锌后常引起口腔黏膜增生及角化不全，易于脱落，大量脱落的上皮细胞可以掩盖和阻塞舌乳头中的味蕾小孔，使食物难以接触味蕾，不易引起味觉和食欲。另外，缺锌常引起异食癖。严重的表现为各种皮疹、大疱性皮炎、复发性口腔溃疡，常呈急性皮炎。也可表现为过度角化、皮肤干燥、粗糙。

（4）其他：缺锌会导致视力下降，出现近视、远视散光等。缺锌还可导致性器官发育不全，性成熟推迟，第二性征发育不全等。锌还参与胰岛素合成，缺锌会引起糖尿病。

3．防治原则

（1）防治原发疾病。

（2）补锌：缺锌的治疗常用锌盐口服，通常用硫酸锌。静脉补锌常用于静脉高能营养。

（二）锌中毒

锌中毒（zinc poisoning）是指体内含锌量过多而导致的中毒。锌的供给量和中毒剂量相距很近，如人体的锌供给量为 10～20mg/d，而中毒量为 80～400mg，因此一旦过量摄入很容易导致锌中毒。

1．原因和机制

（1）理化因素：空气、水源、食品等被锌污染以及电子设备的辐射，均可造成锌摄入过多。

（2）药物中毒：通常发生于大量口服或外用锌制剂、长期服用锌剂治疗。

（3）吸入氧化锌烟雾：引起金属烟尘热，多见于铸造厂工人。

2．对机体的影响

（1）急性中毒反应：胃肠道反应包括恶心、呕吐、腹泻、消化道糜烂、出血等表现；全身反应包括高热、寒战、头痛、肌肉酸痛等类似上呼吸道感染症状。

（2）呼吸道症状：见于氧化锌烟尘吸入，可出现咽喉干燥及灼热感，声音嘶哑甚至失声，口内有金属味，胸痛等，重者可并发支气管炎、肺炎及肺水肿等。

（3）低铜血症：肠道高锌可引起低铜血症。小肠高浓度锌可诱导金属硫蛋白表达增加，从而减少锌的吸收，但金属硫蛋白与铜的结合力要高于锌，因此高锌可导致低铜血症。由于许多神经系统的关键酶均需要铜作为辅因子，因此高锌引起的低铜血症会产生一些神经病理改变，如运动和感觉障碍。

3．防治原则

（1）预防引起锌中毒的各种原因。

（2）清除多余的锌：对误服大量锌盐者可用 1% 鞣酸液，5% 活性炭悬液或 1∶2 000 高锰酸钾液洗胃。根据情况酌情服用硫酸钠导泻，内服牛奶以沉淀锌盐。必要时输纠正水、电解质代谢紊乱，并给予去锌疗法。

【本章小结】

水和电解质广泛分布于细胞内外，对正常生命活动的维持至关重要。体内水和电解质的动态平衡是通过神经 – 内分泌系统的调节作用实现的。外界环境的剧烈变化、致病因素的作用、机体自稳调节功能异常等因素，都可引起水和电解质代谢紊乱。

水、钠代谢紊乱是临床上最常见的水、电解质代谢紊乱。按体液容量和血钠的变化可分为：体液容量过少（低渗性脱水、高渗性脱水和等渗性脱水）和体液容量过多（水中毒、盐中毒和水肿）。低渗性脱水的特征是失钠多于失水，以细胞外液丢失为主，早期易发生休克。高渗性脱水的特征是失水多于失钠，以细胞内液丢失为主，口渴感明显，可出现脱水热和脑出血。等渗性脱水的特征是钠与水等比例丢失，以细胞外液减少为主。水中毒的特征是细胞内、外液容量均增多且渗透压均降低，对机体的严重影响是脑细胞肿胀导致颅内压增高而引起中枢神经系统症状。盐中毒的特征是钠潴留伴有细胞外液容量增加，可因细胞脱水引起中枢神经系统功能障碍。水肿是过多的液体在组织间隙或体腔内集聚，血管内外体液交换失衡和体内外液体交换失衡是导致水肿的基本机制，水肿对机体的影响主要取决于水肿的原因、部位、程度、发生速度及持续时间。

钾代谢紊乱表现为低钾血症（血清钾浓度 < 3.5mmol/L）和高钾血症（血清钾浓度 > 5.5mmol/L）。钾的摄入、排出和跨细胞分布异常是引起钾代谢紊乱的基本原因。低钾血症对神经肌肉的影响比较明显，高钾血症对心脏的影响更为突出。

镁对于神经肌肉及心脏有抑制作用。镁代谢紊乱表现为低镁血症和高镁血症。镁排出过多，摄入不足是导致低镁血症的主要原因。低镁血症时可引起神经肌肉兴奋性增高，诱发心律失常，加重低钙血症和低钾血症。肾脏排镁减少是引起高镁血症的主要原因。高镁血症可引起神经、肌肉兴奋性降低，心肌传导性和兴奋性降低。

钙和磷是人体内含量最丰富的无机元素，血磷和血钙浓度的异常会导致机体功能、代谢紊乱。低钙血症可引起神经、肌肉兴奋性增加，心肌兴奋性和传导性升高，儿童佝偻病等骨骼改变。高钙血症降低神经、肌肉兴奋性及心肌兴奋性、传导性，损伤肾小管。严重低磷血症会有肌无力等表现。高磷血症会导致低钙血症和异位钙化。

铁是人体含量最多的微量元素，铁代谢紊乱表现为铁缺乏症和铁超负荷。缺铁时可引起缺铁性贫血。铁超负荷会引起器官纤维化。

锌是人体居第 2 位的微量元素之一。锌的摄入不足、丢失过多及吸收障碍会引起锌缺乏症，其临床表现是一种或多种锌的生物活性降低的结果。锌摄入过量会引起锌中毒，出现急性中毒反应和低铜血症。

【复习思考题】

1. 临床上有哪些常见的脱水类型？比较其主要特点、病因、对机体的影响及防治原则有何不同？

2. 水肿和水中毒有何区别？其基本原因和发生机制是什么？

3. 低钾血症和高钾血症均可导致肌肉无力或麻痹，试分析其发生机制有何不同？

4. 低镁血症为什么可引起低钾血症和低钙血症？

5. 低钙血症发生的原因有哪些，对机体产生哪些影响？

6. 低磷血症和高磷血症发生的原因有哪些？

7. 试述锌缺乏症原因和对机体的影响？

8. 试述铁缺乏症对机体的影响？

（陈　静　刘　巍）

第四章 酸碱平衡紊乱

【学习目标】

掌握： 4种单纯性酸碱平衡紊乱的概念、病因、发病机制及机体的代偿调节和对机体的影响。

熟悉： 酸碱平衡状况的常用指标及其意义，机体对体液酸碱度的调节方式，混合性酸碱平衡紊乱的概念，混合性酸碱平衡紊乱的分析判断方法。

了解： 了解酸碱物质的来源，混合性酸碱平衡紊乱的常见原因，各型酸碱平衡紊乱的防治原则。

【案例导入】

案例4-1

患者，女性，46岁，患糖尿病10余年，因昏迷状态入院。体格检查：血压90/40mmHg，脉搏101次/min，呼吸深大28次/min。实验室检查：血糖10.1mmol/L；血K^+ 5.6mmol/L，血Na^+ 140mmol/L，血Cl^- 104mmol/L；pH 7.23，$PaCO_2$ 30mmHg，AB 12mmol/l，SB 15mmol/L，BE- 10.0mmol/L；尿：酮体（+++），糖（+++），酸性。心电图检查见传导阻滞。

问题：

1. 什么是阴离子间隙？计算该患者的阴离子间隙（AG）值。
2. 试分析该患者发生了何种类型的酸碱平衡紊乱？

案例4-2

某肺心病患者，入院后血气分析及电解质测定结果如下：pH 7.26，$PaCO_2$ 85.8mmHg，HCO_3^- 36.8mmol/L，Cl^- 90mmol/L，Na^+ 140mmol/L。

问题：

1. 试分析该患者发生了何种类型的酸碱平衡紊乱？
2. 该患者是否有混合性酸碱平衡紊乱？并简述判断过程。

第一节　酸碱的概念、酸碱物质的来源及调节

酸碱平衡紊乱在临床上十分常见，是许多疾病或病理过程的继发性变化，而酸碱平衡紊乱一旦发生后，就会使病情更加严重和复杂，对患者的生命造成严重的威胁。因此，掌握酸碱平衡紊乱的基本理论对临床工作有非常重要的意义。

机体在生命活动中不断地承受着来自内外环境的酸、碱负荷，但正常生物体内的 pH 总是相对稳定的，这一相对稳定是靠各种调节机制维系的。正常人体动脉血 pH 为 7.35～7.45，平均 7.40，是变动范围狭窄的弱碱性环境。在生理情况下，机体通过体液的缓冲系统以及肺和肾的调节功能，维持体液酸碱度相对稳定的过程，称为酸碱平衡（acid-base balance）。

在病理情况下，引起体内酸碱严重不足、负荷过度和 / 或调节机制障碍，以致体液的酸碱度不能保持相对恒定，并出现一系列功能、代谢改变的病理过程，称为酸碱平衡紊乱（acid-base disturbance）。

一、酸碱的概念

在化学反应中能释放出 H^+ 的物质，称为酸（acid），如 HCl、H_2SO_4、NH_4^+、H_2CO_3、CH_3COOH 等；在化学反应中能接受 H^+ 的物质，称为碱（base），如 OH^-、NH_3、HCO_3^- 等。一个酸总是与相应的碱形成一个共轭体系。例如：

$$
\begin{array}{lcl}
\text{酸} & & \text{碱} \\
H_2CO_3 & \longleftrightarrow & HCO_3^- + H^+ \\
H_2PO_4^- & \longleftrightarrow & HPO_4^{2-} + H^+ \\
HPr & \longleftrightarrow & Pr^- + H^+ \\
HHb & \longleftrightarrow & Hb^- + H^+ \\
HHbO_2 & \longleftrightarrow & HbO_2^- + H^+
\end{array}
$$

二、体液中酸碱性物质的来源

体液中的酸碱性物质多数来源于组织细胞的分解代谢，少数可以从体外摄入。酸性物质主要通过体内代谢产生，碱性物质主要来自食物。正常人在普通膳食条件下，体内酸性物质的产量远远多于碱性物质。

（一）酸的来源

1. **挥发酸**（volatite acid）　糖、脂肪、蛋白质在其分解代谢中，氧化的最终产物是 CO_2，CO_2 与水（H_2O）结合形成碳酸（H_2CO_3），这一反应可在碳酸酐酶（carbonic anhydrase, CA）的催化下加速完成。碳酸不稳定，在体内可释出 H^+，也可形成二氧化碳气体（CO_2）从肺排出体外，所以称之为挥发酸。碳酸是体内唯一的挥发酸。

肺对 H_2CO_3（CO_2）排出量的调节，称酸碱平衡的呼吸性调节。正常成人在静息状态下每天生成 CO_2 300～400L（运动和代谢率增加时 CO_2 生成显著增加），如果生成的 CO_2 全部与 H_2O 结合形成 H_2CO_3，那么，每天可释放 15mol 左右 H^+。因此，碳酸是机体代谢过程中生成最多的酸性物质。

2. 固定酸（fixed acid）　不能变成气体由肺呼出，而只能通过肾随尿排出的酸性物质称为固定酸或非挥发酸（unvolatile acid）。肾对固定酸排出量的调节，称为酸碱平衡的肾性调节。机体产生的固定酸主要包括蛋白质分解代谢产生的硫酸、磷酸和尿酸；脂肪代谢产生的 β- 羟丁酸和乙酰乙酸等；糖酵解生成的丙酮酸和乳酸等。机体有时还会摄入一些酸性食物或者服用酸性药物，成为固定酸的另一来源。正常成人每天由固定酸释出的 H^+ 仅有 50~100mmol，与每日产生的挥发酸相比要少得多。

（二）碱的来源

体液中的碱性物质主要来自食物中的蔬菜、瓜果。这类食物含有丰富的有机酸盐，如柠檬酸盐、苹果酸盐、草酸盐等。这些含 Na^+、含 K^+ 的有机酸盐进入体内后与 H^+ 结合形成苹果酸、柠檬酸、草酸等相应的有机酸，再经三羧酸循环氧化为 CO_2 和 H_2O，而 Na^+、K^+ 则与 HCO_3^- 结合形成碱性盐。

另外，机体在物质代谢过程中也可产生碱性物质，如氨基酸脱氨基生成氨，由于此氨在肝中经鸟氨酸循环后转化为尿酸，故血液中含量甚微，对体液酸碱度影响不大。肾小管细胞分泌氨则用来中和原尿中的酸（H^+）。

三、酸碱平衡的调节

尽管机体在不断地摄取和生成酸性或碱性物质，但在生理情况下，血液 pH 并没有发生显著变化，仍能维持在正常范围内。这种血液 pH 相对稳定性的维持是机体酸碱平衡调节机制的调节结果。机体对酸碱平衡的调节主要通过体液的缓冲、肺及组织细胞和肾的调节来维持。

（一）血液的缓冲作用

缓冲作用主要由缓冲系统完成。缓冲系统（buffer system）是指由一种弱酸和其相对应的共轭碱所构成的具有缓冲酸或碱能力的混合液。血液缓冲系统主要有碳酸氢盐缓冲系统（HCO_3^-/H_2CO_3）、磷酸盐缓冲系统（$HPO_4^{2-}/H_2PO_4^-$）、血浆蛋白缓冲系统（Pr^-/HPr）、血红蛋白缓冲系统（Hb^-/HHb）和氧合血红蛋白缓冲系统（$HbO_2/HHbO_2$）5 种（表 4–1）。其中以碳酸氢盐缓冲系统（HCO_3^-/H_2CO_3）最为重要，因为该系统具有以下特点：①其含量最多，占全血缓冲总量的 1/2 以上，具有较强的缓冲能力；②是开放性缓冲系统，HCO_3^- 和 H_2CO_3 可通过肾和肺的调节得到补充或排泄，从而增加其缓冲能力；③可以缓冲所有的固定酸。但是，碳酸氢盐缓冲系统不能缓冲挥发性酸，挥发性酸的缓冲主要靠非碳酸氢盐缓冲系统，特别是血红蛋白和氧和血红蛋白缓冲系统的缓冲。

表 4-1　全血的缓冲系统及占比　　　　　　　　　　　　单位：%

缓冲系统	构成	占全血缓冲系统
碳酸氢盐缓冲系统	$H_2CO_3 \longleftrightarrow HCO_3^- + H^+$	53（血浆 35，细胞内 18）
血红蛋白缓冲系统	$HHbO_2$ 及 $HHb \longleftrightarrow HbO_2^-$ 及 $Hb^- + H^+$	35
蛋白质缓冲系统	$HPr \longleftrightarrow Pr^- + H^+$	7
磷酸盐缓冲系统	$H_2PO_4^- \longleftrightarrow HPO_4^{2-} + H^+$	5

当体液中酸碱性物质发生改变时，缓冲系统又是如何调节的？以碳酸氢盐缓冲系统为例：

$$H_2CO_3 \longleftrightarrow HCO_3^- + H^+$$

当体液中酸（H^+）过多时，缓冲系统中的缓冲碱（HCO_3^-）立即与之结合，上述反应向左移动，使 H^+ 的浓度不至于显著增高，同时缓冲碱浓度降低；反之，当体液中 H^+ 减少时，缓冲系统中的弱酸（H_2CO_3）可以释出 H^+，反应向右移动，使体液中 H^+ 的浓度得到部分恢复，同时缓冲碱浓度增加。

总之，血液缓冲系统的缓冲作用反应迅速，一旦体内酸碱负荷过度或不足，缓冲系统马上起缓冲作用，将强酸或强碱转变成弱酸或弱碱，同时缓冲系统自身被消耗。因此，血液缓冲系统具有反应迅速，但缓冲作用不持久的特点。

（二）肺在酸碱平衡中的调节作用

肺在酸碱平衡中的作用是通过改变 CO_2 的排出量来调节血浆碳酸（挥发酸）浓度，使血浆中 HCO_3^- 和 H_2CO_3 比值接近正常，以维持血液 pH 的相对恒定。此调节作用发挥较快，数分钟即可见明显效果，但仅对 CO_2 有调节作用，不能缓冲固定酸。

肺泡通气量是受延髓呼吸中枢控制，延髓呼吸中枢接受来自中枢化学感受器和外周化学感受器的刺激。

1. 呼吸运动的中枢调节　中枢化学感受器能够感受脑脊液和局部细胞外液中 H^+ 浓度的变化，H^+ 浓度增加可以兴奋呼吸中枢使肺通气量增加。但血液中 H^+ 不易透过血脑屏障，故血液 pH 变动对中枢化学感受器的直接作用很弱。CO_2 虽不能直接刺激中枢化学感受器，但 CO_2 是脂溶性物质，能迅速通过血脑屏障，在碳酸酐酶（carbonic anhydrase, CA）的作用下生成碳酸，使脑脊液 H^+ 浓度增加，从而使呼吸中枢兴奋。因此，中枢化学感受器对 $PaCO_2$ 的变化非常敏感。当 $PaCO_2$ 超过正常值 40mmHg 时，肺通气量可明显增加；若 $PaCO_2$ 增加到 60mmHg 时，肺通气量可增加 10 倍，使 CO_2 排出显著增多。但是当 $PaCO_2$ 增加到 80mmHg 时，呼吸中枢反而受到抑制，称二氧化碳麻醉（carbon dioxide narcosis）。

2. 呼吸运动的外周调节　外周化学感受器（主要指主动脉体和颈动脉体）能感受缺氧、pH 和 CO_2 的刺激，当 PaO_2 降低、pH 降低、$PaCO_2$ 升高时均可通过外周化学感受器反射性兴奋呼吸中枢，呼吸加深、加快，增加肺通气量，CO_2 排出增多；反之，呼吸变浅、变慢，CO_2 排出减少。但外周化学感受器比中枢化学感受器反应迟钝，只有当 $PaO_2 <$ 60mmHg 时，才能感受刺激引起兴奋。

（三）组织细胞在酸碱平衡中的调节

机体大量的组织细胞内液是酸碱平衡的缓冲池。组织细胞的缓冲作用主要通过细胞内、外离子交换（如 H^+-K^+、H^+-Na^+、Cl^--HCO_3^-）的方式完成。如酸中毒时，细胞外液过多的 H^+ 通过 H^+-K^+ 交换进入细胞内，被细胞内缓冲碱缓冲，而 K^+ 从细胞内溢出，导致血钾升高，反之亦然。当 HCO_3^- 升高时，Cl^--HCO_3^- 交换很重要，因为 Cl^- 是可以交换的自由离子，HCO_3^- 的排泄只能通过 Cl^--HCO_3^- 交换完成。

此外，肝脏可以通过尿素的合成来清除 NH_3，参与调节酸碱平衡。骨骼钙盐（磷酸钙、碳酸钙）的分解也有利于对 H^+ 的缓冲，如 $Ca_3(PO_4)_2 + 4H^+ \rightarrow 3Ca^{2+} + 2H_2PO_4^-$，但这种调节可能引起骨质脱钙、骨质软化等病理变化，因此并非是生理性的酸碱平衡调节方式。

（四）肾在酸碱平衡中的调节作用

正常人在普通膳食条件下，体内产生的酸性物质远远多于碱性物质，机体需不断地消耗 $NaHCO_3$ 和其他碱性物质来中和，因此，如果不能及时补充碱性物质和排出多余的 H^+，血液 pH 就会发生变动。肾的调节作用比较缓慢，常在酸碱平衡紊乱发生数小时后开始发挥作用，3~5 天达高峰，但效能高、作用持久。肾主要调节固定酸，具体是通过肾小管上皮细胞的排 H^+、排氨和重吸收 Na^+、HCO_3^- 等来实现，以调节 pH 使之相对恒定。主要作用机制是：

1. 近曲小管泌 H^+ 和对 $NaHCO_3$ 的重吸收　血浆中的 $NaHCO_3$ 经肾小球滤过时，85%~90% 在近曲小管被重吸收，其余部分在远曲小管和集合管被重吸收（图 4-1A）。正常情况下，随尿液排出体外的 $NaHCO_3$ 仅为滤出量的 0.1%。这是因为近曲小管刷状缘富含碳酸酐酶。肾小球滤过的 HCO_3^- 和肾小管分泌的 H^+ 在肾小管内结合生成 H_2CO_3，H_2CO_3 在碳酸酐酶的催化下生成 H_2O 和 CO_2，H_2O 随尿液排出，CO_2 则弥散入细胞内。肾小管上皮细胞内含有碳酸酐酶，能催化 CO_2 和 H_2O 生成 H_2CO_3，H_2CO_3 又解离成 HCO_3^- 和 H^+，H^+ 通过近端小管上皮细胞膜上的 H^+-Na^+ 交换被分泌入管腔中，同时把管腔中的 Na^+ 交换进细胞。H^+-Na^+ 交换所需的能量由基侧膜上 Na^+-K^+-ATP 酶间接提供。Na^+-K^+-ATP 酶能将细胞内的 Na^+ 主动泵入细胞间隙，使细胞内 Na^+ 浓度维持在一个较低水平，这有利于细胞外 Na^+ 向浓度低的细胞内转运，同时促进细胞内 H^+ 泵出。近曲小管上皮细胞内形成的 HCO_3^-，由基侧膜 Na^+-HCO_3^- 载体返回血液循环。因此，H^+-Na^+ 交换有利于管腔液中 HCO_3^- 的重吸收。碳酸酐酶在 H^+-Na^+ 交换、HCO_3^- 被重吸收的过程中起着重要作用。当 pH 降低时，碳酸酐酶活性增高，近端小管 H^+-Na^+ 交换增强，$NaHCO_3$ 重吸收增多；反之，这一作用减弱。

2. 远曲小管及集合管泌 H^+ 和对 $NaHCO_3$ 的重吸收　远端肾小管和集合管的闰细胞（又称泌 H^+ 细胞），借助管腔膜上的 H^+-ATP 酶作用向管腔泌 H^+，而管腔中的 Na^+ 则通过钠通道进入细胞，同时在基侧膜以 Cl^--HCO_3^- 交换的方式重吸收 HCO_3^-，使尿液酸化，这种作用称远端酸化作用（distal acidification）（图 4-1B）。远曲肾小管和集合管分泌

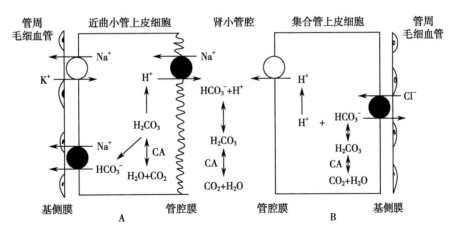

图 4-1　近曲小管和集合管泌 H^+、重吸收 HCO_3^- 过程示意图

A. 重吸收；B. 远端酸化。

○. 主动转动；●. 继发性主动转动；CA. 碳酸酐酶。

的 H^+ 还可与管腔滤液中 $Na_2HPO_4^{2-}$ 的 Na^+ 交换，将碱性 $Na_2HPO_4^{2-}$ 转变成酸性 $NaH_2PO_4^-$，使尿液酸化，将 H^+ 排出体外，但这种缓冲是有限的，当尿液 pH 降至 4.8 左右时，两者比值（$HPO_4^{2-}/H_2PO_4^-$）由原来的 4∶1 变为 1∶99，表明尿液中几乎所有的 HPO_4^{2-} 都已转变为 $H_2PO_4^-$，就不能进一步发挥缓冲作用了。

3. NH_4^+ 的排出　近曲小管上皮细胞是产铵（NH_4^+）的主要场所。细胞内谷氨酰胺在谷氨酰胺酶的水解作用下产生氨（NH_3），NH_3 是脂溶性分子，能自由弥散，但弥散的量及方向依赖于体液 pH，通常肾小管腔液的 pH 较低，所以 NH_3 易向管腔内弥散，并与管腔内 H^+ 结合生成 NH_4^+。而 NH_4^+ 是水溶性的，不易通过细胞膜返回细胞，且进一步与强酸盐（NaCl）中的负离子（Cl^-）结合成铵盐（NH_4Cl）随尿排出。而强酸盐（NaCl）解离后的正离子（Na^+）通过 H^+-Na^+ 等方式进入肾小管上皮细胞，与 HCO_3^- 一起返回血液。由于铵的生成和排泄是 pH 依赖性的，所以酸中毒越严重，肾排出的 NH_4^+ 越多（图 4-2）。

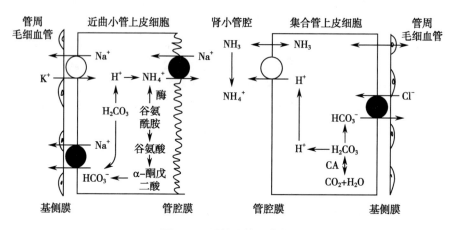

图 4-2　尿铵形成示意图

○. 主动转动；●. 继发性主动转动；CA. 碳酸酐酶。

综上所述，上述 4 方面的调节因素共同维持体内的酸碱平衡，但在作用时间上和强度上是有差别的。血液缓冲系统是机体维持酸碱稳态的第一道防线，反应最为迅速，一旦有酸性或碱性物质入血，缓冲物质就立即与其反应，将强酸或强碱中和转变成弱酸或弱碱，同时缓冲系统自身被消耗，故缓冲作用不持久；肺的调节效能大，也很迅速，在几分钟内开始，30分钟时达最高峰，但肺仅对 CO_2 有调节作用，不能缓冲固定酸，故调节范围也有限；细胞内液的缓冲作用强于细胞外液，3～4 小时后才发挥调节作用，通过细胞内外离子的转移来维持酸碱平衡，但可引起离子代谢紊乱；肾脏的调节作用发挥较慢，常在酸碱失衡发生后 12～24小时才发挥作用，但效率高，作用持久，对排出非挥发酸和保留 $NaHCO_3$ 有重要作用。

第二节　酸碱平衡紊乱的类型及常用指标

一、酸碱平衡紊乱的分类

血液的 pH 取决于 HCO_3^- 和 H_2CO_3 的浓度之比，pH7.4 时其比值为 20∶1。根据血液

pH 的高低可将酸碱平衡紊乱分为两大类，pH < 7.35 称为酸中毒（acidosis），pH > 7.45 称为碱中毒（alkalosis）。HCO_3^- 的含量主要受代谢因素的影响，由其浓度原发性降低或升高引起的酸碱平衡紊乱，称为代谢性酸中毒（metabolic acidosis）和代谢性碱中毒（metabolic alkalosis）；H_2CO_3 含量主要受呼吸性因素的影响，由其浓度原发性增高或降低引起的酸碱平衡紊乱，称为呼吸性酸中毒（respiratory acidosis）和呼吸性碱中毒（respiratory alkalosis）。患者体内只存在一种酸碱平衡紊乱称单纯性酸碱平衡紊乱（simple acid-base disturbance）；若同时发生两种或者两种以上的酸碱平衡紊乱，则称为混合性酸碱平衡紊乱（mixed acid-base disturbance）。在单纯性酸碱平衡紊乱中，由于机体的调节代偿作用，虽然体内酸或碱的含量已经发生变化，但血液 pH 在正常范围，这种单纯性的酸碱平衡紊乱称代偿性酸碱平衡紊乱；如果血液 pH 已偏离正常范围，则称失代偿性酸碱平衡紊乱。

二、反映酸碱平衡的常用指标及意义

（一）pH 和 H^+ 浓度

溶液的酸碱度常用 H^+ 浓度和 pH 表示。由于血液 H^+ 浓度很低（平均为 40nmol/L），因此，一般采用 pH 来表示血液酸碱度。血液 pH 是指动脉血中 H^+ 浓度的负对数。正常人动脉血 pH 的范围为 7.35 ~ 7.45，平均为 7.40。pH 是判断酸碱平衡紊乱的首要检测指标，测定 pH 可以反映酸碱平衡紊乱的性质和程度，如 pH < 7.35 为失代偿性酸中毒，pH > 7.45 为失代偿性碱中毒。但是，通过 Henderson-Hasselbalch 方程式（如下）可以看出血液 pH 主要取决于血液中 $[HCO_3^-]$ 与 $[H_2CO_3]$（$\alpha PaCO_2$）的比值。由此可见，即使 $[HCO_3^-]$ 与 $[H_2CO_3]$ 的绝对值已经发生变化，只要两者的比值维持在 20:1，血浆 pH 仍能保持在正常范围。因此，当动脉血 pH 在正常范围时，可能有以下 3 种情况：①酸碱平衡状态；②代偿性酸碱平衡紊乱；③同时存在程度相近的混合性酸碱平衡紊乱。另外，动脉血 pH 本身不能区分酸碱平衡紊乱的类型，要判定是代谢性还是呼吸性酸碱平衡紊乱，还需进一步了解血浆 HCO_3^- 和 H_2CO_3 浓度的具体数值和变化情况。

$$pH = pKa + \lg\frac{HCO_3^-}{H_2CO_3} = pKa + \lg\frac{HCO_3^-}{\alpha PaCO_2} = 6.1 + \lg\frac{24}{0.03 \times 40} = 6.1 + \lg\frac{24}{1.2} = 7.40$$

式中，pKa 为 H_2CO_3 解离常数的负对数，38℃时为 6.1，比较恒定。$[HCO_3^-]$ 主要由肾调节，正常平均值为 24mmol/L。H_2CO_3 浓度由 CO_2 溶解量（dCO_2）决定，$dCO_2 = CO_2$ 在血中的溶解度（α）× $PaCO_2$（Henry 定律），α 为 0.03，$PaCO_2$ 主要由肺通气量控制，正常平均值为 40mmHg。

（二）动脉血二氧化碳分压

动脉血二氧化碳分压（$PaCO_2$）是血浆中呈物理溶解状态的 CO_2 分子所产生的张力。由于 CO_2 通过呼吸膜的弥散速度快，故 $PaCO_2$ 与 $PACO_2$（肺泡气 CO_2 分压）非常接近，其差值可忽略不计，因此，测定 $PaCO_2$ 可了解肺通气情况，即 $PaCO_2$ 与肺通气量成反比，通气不足时，$PaCO_2$ 升高；通气过度时 $PaCO_2$ 降低。因此，$PaCO_2$ 是反映呼吸性酸碱紊乱的重要指标，正常范围为 33 ~ 46mmHg，平均值为 40mmHg。当 $PaCO_2$ < 33mmHg 时，表明通气过度，CO_2 呼出过多，见于呼吸性碱中毒或代偿后的代谢性酸中毒；反之，当 $PaCO_2$ > 46mmHg 时，表明通气不足，体内有 CO_2 潴留，见于呼吸性酸中毒或代偿后的代谢性碱中毒。

（三）标准碳酸氢盐和实际碳酸氢盐

标准碳酸氢盐（standard bicarbonate, SB）是指全血在标准条件（即温度 38℃，血红蛋白氧饱和度为 100%，$PaCO_2$ 为 40mmHg）下所测得的血浆 HCO_3^- 的量。正常范围为 22～27mmol/L，平均为 24mmol/L。由于标准化后测定血浆 HCO_3^- 的浓度，所以 SB 祛除了呼吸因素的影响，是判断代谢性因素的重要指标。代谢性酸中毒时 SB 降低，代谢性碱中毒时 SB 升高。但在呼吸性酸或碱中毒时，由于肾的代偿也可发生继发性增高或降低。

实际碳酸氢盐（actual bicarbonate, AB）是指在隔绝空气的条件下，在实际 $PaCO_2$ 体温和血氧饱和度的条件下测得的血浆 HCO_3^- 浓度。因而受呼吸和代谢两方面因素的影响。

SB、AB 均为反映血浆 ［HCO_3^-］的指标，生理情况下 SB=AB。当发生代谢性酸中毒时，两者都降低；发生代谢性碱中毒时，两者都升高。SB 与 AB 的差值反映了呼吸因素对酸碱平衡的影响。若 SB 正常，而 AB＞SB 时，表明有 CO_2 潴留，可见于呼吸性酸中毒；反之 AB＜SB，则表明 CO_2 排出过多，见于呼吸性碱中毒。SB 在慢性呼吸性酸碱中毒时，由于有肾脏代偿，也可发生继发性升高或降低。

（四）缓冲碱

缓冲碱（buffer base, BB）是血液中一切具有缓冲作用的负离子的总和，包括 HCO_3^-、HPO_4^{2-}、Hb^-、HbO_2^-、Pr^-。通常以氧饱和的全血在标准状态下测定。正常范围为 50～55mmol/L，平均为 50mmol/L。代谢性酸中毒时 BB 减少，而代谢性碱中毒时 BB 升高。BB 是反映代谢因素的指标。

（五）碱剩余

碱剩余（base excess, BE）是全血标本在标准条件下，用酸或碱滴定全血标本至 pH7.4 时所需的酸或碱的量。若用酸滴定，使血液 pH 达 7.4，则表示被测血液的碱过多，BE 用正值表示；如需用碱滴定，说明被测血液的碱缺失，BE 用负值来表示。由于 BE 是在标准条件下测定，所以也是一个反映代谢性因素的指标。正常范围为 –3.0～+3.0mmol/L。代谢性碱中毒时，BE 正值加大；代谢性酸中毒时，BE 负值加大。在呼吸性酸或碱中毒时，由于肾的代偿作用，BE 也可高于或低于正常。

以上指标均可通过血气分析仪测得。

（六）阴离子间隙

阴离子间隙（anion gap, AG）血浆中未测定的阴离子（undetermined anion, UA）与未测定的阳离子（undetermined cation, UC）的差值。即 AG=UA－UC。正常机体血浆中的阳离子与阴离子总量相等，均为 151mmol/L，从而维持电荷平衡。Na^+ 占血浆阳离子总量的 90%，称为可测定的阳离子。HCO_3^- 和 Cl^- 占血浆阴离子总量的 85%，称为可测定的阴离子。血浆中未测定的阳离子包括 K^+、Ca^{2+} 和 Mg^{2+}。血浆中未测定的阴离子包括 Pr^-、HPO_4^{2-}、SO_4^{2-} 和有机酸阴离子。临床实际测定时，限于条件及需要，一般仅测定阳离子中的 Na^+，阴离子总的 HCO_3^- 和 Cl^-。因血浆中的阴、阳离子总电荷数完全相等，故 AG 可用血浆中常规可测定的阳离子与常规可测定的阴离子的差算出，即：

$$Na^+ + UC = Cl^- + HCO_3^- + UA$$
$$AG = UA - UC$$
$$= Na^+ - Cl^- - HCO_3^-$$
$$= 140 - 104 - 24 = 12mmol/L，波动范围是（12±2）mmol/L（图 4-3）$$

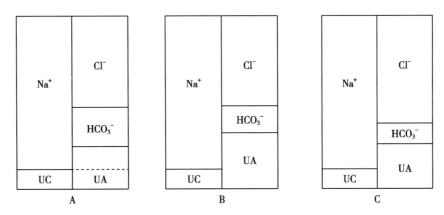

图4-3 正常和代谢性酸中毒时阴离子间隙（AG）（单位 mmol/L）

A. 正常情况下 AG；B. AG 增高型代谢性酸中毒；C. AG 正常型代谢性酸中毒。
UC. 未测定的阳离子；UA. 未测定的阴离子。

病理情况下，AG 值可增高也可降低，但增高的意义较大，常见于乳酸堆积、酮症酸中毒等固定酸增多的情况。目前多以 AG > 16mmol/L 作为判断是否存在 AG 增高型代谢性酸中毒的界限。但在某些情况下，如大量使用含钠药物、骨髓瘤患者体内本周蛋白过多也可引起 AG 增高，此时，AG 增高与代谢性酸中毒无关。AG 降低在判断酸碱失衡方面意义不大，常见于血浆中未测定阴离子减少如低蛋白血症等，也可见于未测定阳离子（如 K^+、Ca^{2+}、Mg^{2+} 等）浓度明显增高。

总之，AG 是评价酸碱平衡的重要指标，检测 AG 有助于区分代谢性酸中毒的类型和诊断混合性酸碱平衡紊乱。

第三节 单纯型酸碱平衡紊乱

单纯型酸碱平衡紊乱可分为 4 类：即代谢性酸中毒、代谢性碱中毒、呼吸性酸中毒和呼吸性碱中毒。

一、代谢性酸中毒

代谢性酸中毒（metabolic acidosis）是指由于各种原因引起血液中 HCO_3^- 原发性减少而导致 pH 下降，并出现一系列功能和代谢紊乱的病理过程，称为代谢性酸中毒。是临床上最常见的酸碱平衡紊乱类型。

（一）原因和机制

根据 AG 值的变化，代谢性酸中毒分为两型，即 AG 增高型和 AG 正常型代谢性酸中毒。

1. **AG 增高型代谢性酸中毒** 是指除了含氯以外的任何固定酸在血浆中浓度增大时的代谢性酸中毒。特点是：$[HCO_3^-]$ 降低、AG 增大，血氯正常（图 4-3B）。

（1）乳酸酸中毒：各种原因引起的缺氧，如休克、心搏骤停、低氧血症、严重贫血、肺水肿、CO 中毒和心力衰竭等，都可使细胞内糖的无氧酵解增强，乳酸生成增多，引起乳酸酸中毒。此外，乳酸酸中毒还可见于各种原因引起的乳酸利用障碍，如严重肝病使乳酸通过糖异生合成葡萄糖和糖原障碍，导致血中乳酸堆积。

（2）酮症酸中毒：体内大量脂肪被迅速分解是引起酮症酸中毒的主要原因。多发生于糖尿病、严重肝病、饥饿和酒精中毒等。糖尿病时由于胰岛素不足，使葡萄糖利用减少，脂肪分解加速，大量脂肪酸进入肝，而形成过多的酮体（酮体中的 β- 羟丁酸和乙酰乙酸为酸性物质），当超过外周组织的氧化能力和肾排出能力时可发生酮症酸中毒。在长期饥饿或禁食情况下，当体内糖原被消耗后，大量动用脂肪供能也可发生酮症酸中毒。

（3）肾排泄固定酸障碍：急性或严重肾衰竭患者，由于肾小球滤过率显著降低（GFR↓＜正常 20%），使体内代谢产生的硫酸、磷酸等固定酸排出障碍，导致体内 H^+、SO_4^{2-} 和 HPO_4^{2-} 浓度增加，HCO_3^- 浓度因缓冲 H^+ 而降低。

（4）水杨酸中毒：阿司匹林等水杨酸类药物呈酸性，如大量摄入可引起酸中毒。

上述原因均可引起体内固定酸过多。这些固定酸的 H^+ 被 HCO_3^- 缓冲，使血浆 HCO_3^- 浓度降低，其酸根（如乳酸根、β- 羟丁酸根、乙酰乙酸根、HPO_4^{2-}、SO_4^{2-}、水杨酸根等）升高，这部分酸根均属于未测定的阴离子，所以 AG 值增大，而〔Cl^-〕正常，故又称正常血氯代谢性酸中毒。

2. AG 正常型的代谢性酸中毒　是指各种原因引起血浆 HCO_3^- 浓度降低并伴有 Cl^- 浓度代偿性升高，而 AG 无明显变化的一类代谢性酸中毒。特点是：〔HCO_3^-〕降低、AG 正常、血氯增高，所以又称高血氯性代谢性酸中毒（图 4–3C）。

（1）消化道丢失 HCO_3^-：胰液、肠液和胆汁中 HCO_3^- 的含量均高于血浆，严重腹泻、小肠和胆道瘘管、肠引流等均可使 $NaHCO_3$ 大量丢失。血浆和原尿中 $NaHCO_3$ 减少，使肾小管 H^+-Na^+ 交换减少，Na^+ 更多地与 Cl^- 一起被重吸收，使血〔Cl^-〕代偿性增高。

（2）肾脏过量丢失 HCO_3^-：①轻、中度肾衰竭患者，虽然肾小球滤过率降低（GFR↓＞正常 20%），肾排酸正常，肾小管重吸收障碍，从而使得 HCO_3^- 重吸收减少，使血〔Cl^-〕代偿性增高。②肾小管性酸中毒（renal tubular acidosis, RTA）是一种以肾小管排 H^+ 和重吸收 $NaHCO_3$ 障碍为主的疾病，而肾小球功能正常。其中近端肾小管酸中毒（RTA-Ⅱ）的发病环节是近端肾小管上皮细胞重吸收 HCO_3^- 能力降低。主要是由于负责 H^+-Na^+ 交换的转运体功能障碍或碳酸酐酶活性降低，导致 HCO_3^- 重吸收减少，排出增多。由于 HCO_3^- 重吸收减少，Na^+ 以 $NaCl$ 的形式吸收增多，使血〔Cl^-〕升高。远端肾小管酸中毒（RTA-Ⅰ）是由于集合管泌 H^+ 功能障碍，造成 H^+ 在体内蓄积，导致血浆 HCO_3^- 浓度进行性降低。此外，碳酸酐酶抑制剂（乙酰唑胺等）的大量使用，醛固酮的分泌不足或肾小管对其反应性的降低，亦可引起肾泌 H^+ 功能障碍。上述原因引起的酸中毒尿液呈碱性或中性。

（3）含氯的成酸性药物摄入过多：过量摄入含氯的酸性药物如氯化铵、盐酸精氨酸、盐酸赖氨酸等，可引起 AG 正常型的代谢性酸中毒。因为这些物质在体内代谢后易解离出 HCl，血中的 HCO_3^- 由于中和了 H^+ 而被消耗。

$$2NH_4 + CO_2 \xrightarrow{\text{肝}} (NH_2)_2CO + 2HCl + H_2O$$

（4）高钾血症：血钾增高使细胞内外 H^+-K^+ 交换增强，导致细胞内 H^+ 外逸，引起代谢性酸中毒。此时，肾小管上皮细胞因细胞内 H^+ 浓度降低而泌 H^+ 减少，尿液呈碱性，即反常性碱性尿。

（5）血液稀释，使 HCO_3^- 浓度下降：见于快速输入大量无 HCO_3^- 的液体或生理盐水，使血液 HCO_3^- 由稀释，造成稀释性代谢性酸中毒。

知识链接 4-1

糖尿病酮症酸中毒（DKA）按其程度可分为轻度、中度及重度 3 种情况。轻度实际上是指单纯酮症，并无酸中毒；有轻、中度酸中毒者可列为中度；重度则是指酮症酸中毒伴有昏迷者，或虽无昏迷但二氧化碳结合力 < 10mmol/L，后者很容易进入昏迷状态。临床上，较重的 DKA 可有以下临床表现：

（1）糖尿病症状加重和胃肠道症状：DKA 代偿期，患者表现为原有糖尿病症状如多尿、口渴等症状加重，明显乏力，体重减轻；随 DKA 病情进展，逐渐出现食欲减退、恶心、呕吐，乃至不能进食进水。少数患者尤其是 1 型糖尿病患儿可有广泛性急性腹痛，伴腹肌紧张及肠鸣音减弱而易误诊为急腹症。原因未明，有可能与脱水、低血钾所致胃肠道扩张或麻痹性肠梗阻等有关。

（2）酸中毒大呼吸和酮臭味：又称 Kussmaul 呼吸，表现为呼吸频率增快，呼吸深大，由酸中毒所致，当血 pH < 7.2 时可能出现，以利排酸；当血 pH < 7.0 时则可发生呼吸中枢受抑制而呼吸麻痹。重度 DKA，部分患者呼吸中可有类似烂苹果味的酮臭味。

（3）脱水和 / 或休克：中、重度 DKA 患者常有脱水症状和体征。高血糖导致大量渗透性利尿，酸中毒时大量排出细胞外液中的 Na^+，使脱水呈进水性加重。当脱水量达体重的 5% 时，患者可有脱水征，如皮肤干燥、缺少弹性、舌干而红。如脱水量超过体重的 15% 时，则可有循环衰竭，症状包括心率加快、脉搏细弱、血压及体温下降等，严重者可危及生命。

（4）意识障碍：意识障碍的临床表现个体差异较大。早期表现为精神不振，头晕头痛，继而烦躁不安或嗜睡，逐渐进入昏睡，各种反射由迟钝甚而消失，终至进入昏迷。意识障碍的原因尚未阐明。严重脱水、血浆渗透压增高，脑细胞脱水及缺氧等对脑组织功能均产生不良影响；有学者认为血中酮体尤其是乙酰乙酸浓度过高，可能与昏迷的产生关系密切，而 β- 羟丁酸堆积过多为导致酸中毒的重要因素，丙酮则大部分从呼吸排出且其毒性较小。

知识链接 4-2

肾小管性酸中毒（RTA）是由于各种病因导致肾脏酸化功能障碍而产生的一种临床综合征，主要表现是 AG 正常的高氯性代谢性酸中毒，而与此同时肾小球滤过率则相对正常。其本质是肾小管泌 H^+ 障碍或肾小管重吸收 HCO_3^- 障碍。临床上分为：

（1）Ⅰ型（远端）肾小管性酸中毒：原发性肾小管功能多有先天性缺陷，可为散发，但大多为常染色体显性遗传，亦有隐性遗传及散发病例。继发性主要因自身免疫性疾病、遗传系统性疾病、与肾钙化相关的疾病、药物及毒物导致的小管损伤、小管间质病、慢性肾盂肾炎、梗阻性肾病、高草酸尿、肾移植等疾病导致。

（2）Ⅱ型（近端）肾小管性酸中毒：近端肾小管酸中毒的病因比较复杂。凡是累及肾小管功能的各种原发病均能导致近端 RTA。如多发性骨髓瘤、Wilson 病、甲状旁腺功能亢进等。此外，某些药物毒物也可以通过损伤小管间质而诱发本病。

（3）混合性肾小管酸中毒（Ⅲ型 RTA）：其特点是Ⅰ型和Ⅱ型肾小管酸中毒的临床表现均存在。高血氯性代谢性酸中毒明显，尿中大量丢失 HCO_3^-，尿可滴定酸及 NH_4^+ 排出减少，治疗与Ⅰ型Ⅱ型相同。

（4）Ⅳ型肾小管性酸中毒：高血钾型肾小管酸中毒，其主要原因是醛固酮缺乏伴有糖皮质激素缺乏；单纯醛固酮缺乏；醛固酮耐受三者。此型 RTA 在成年人中多为获得性。醛固酮绝对不足可以是由于原发的肾上腺功能异常，也可继发于各种轻、中度肾功能不全导致的低肾素血症；醛固酮相对不足多与梗阻性肾病、移植肾排异和药物损害所引起的慢性间质性肾病有关。

（二）机体的代偿调节

血液的缓冲系统、肺的代偿调节、细胞内外离子的交换和肾的代偿调节是维持酸碱平衡的重要机制，也是发生酸碱平衡紊乱后机体进行代偿的重要环节。代谢性酸中毒时，机体的代偿调节主要表现为：

1. **血液的缓冲作用**　代谢性酸中毒时，血液中增多的 H^+ 可立即与血浆中的 HCO_3^- 及其他缓冲碱发生缓冲反应，并生成 H_2CO_3，H_2CO_3 可转变成 CO_2 通过肺排出。结果导致血浆 HCO_3^- 不断被消耗。

2. **肺的代偿调节作用**　血液 H^+ 浓度增加，可通过刺激外周化学感受器，反射性引起呼吸中枢兴奋，增加呼吸的深度和频率，明显改变肺的通气量。呼吸加深加快（也称为酸中毒 Kussmaul 深大呼吸）是代谢性酸中毒的临床表现，其代偿意义是使血液中 H_2CO_3 浓度（或 $PaCO_2$）继发性降低，维持 $[HCO_3^-]/[H_2CO_3]$ 的比值接近正常，使血液的 pH 趋向正常。呼吸的代偿反应非常迅速，一般在酸中毒 10 分钟后就出现呼吸增强，30 分钟后就即达代偿，12~24 小时到代偿高峰，代偿最大极限时，可下降到 10mmHg。

3. **细胞内外离子交换和细胞内缓冲**　代谢性酸中毒发生 2~4 小时后，约有 1/2 的 H^+ 通过 H^+-K^+ 交换方式进入细胞内并被细胞内缓冲系统缓冲，而 K^+ 从细胞内移出，以维持细胞内外电平衡。所以酸中毒常引起高血钾。

4. **肾的代偿调节作用**　除了肾功能障碍和高钾血症引起的代谢性酸中毒外，其他原因引起的代谢性酸中毒是通过肾的排酸保碱能力加强来发挥代偿作用的。代谢性酸中毒时，肾小管上皮细胞中的碳酸酐酶和谷氨酰胺酶活性增强，促使肾泌 H^+、泌 NH_4^+ 和重吸收 HCO_3^- 增多，尿中可滴定酸和 NH_4^+ 排出增多，尿液呈酸性；HCO_3^- 重吸收增多，使血液 HCO_3^- 浓度有所回升，从而起到代偿调节作用。肾的代偿作用一般在酸中毒持续数小时后开始，3~5 天达到最大效应，排酸量可高达正常时的 10 倍左右。由此可见，肾的代偿调节能力相当强大。

代谢性酸中毒的血气分析参数如下：由于 HCO_3^- 降低，所以 AB、SB、BB 值均降低，BE 负值加大，pH 下降，通过呼吸代偿，$PaCO_2$ 继发性下降，AB＜SB。

（三）对机体的影响

代谢性酸中毒主要引起心血管系统和中枢神经系统的功能障碍，慢性代谢性酸中毒还可引起骨骼系统的改变。

1. **心血管系统功能改变**　严重代谢性酸中毒能产生致死性室性心律失常，心肌收缩力降低以及血管对儿茶酚胺的敏感性降低。

（1）心律失常：代谢性酸中毒时出现的心律失常主要与血钾升高有关。酸中毒引起血钾升高的机制：①细胞外 H^+ 进入细胞内与 K^+ 交换，K^+ 溢出细胞外；②肾小管上皮细胞泌 H^+ 增加，排 K^+ 减少。严重高钾血症由于严重的传导阻滞和心室纤维颤动，心肌兴奋性消失，可造成致死性心律失常和心跳停止。

（2）心肌收缩力减弱：酸中毒可引起交感 - 肾上腺髓质系统兴奋，肾上腺素释放增多。肾上腺素对心脏具有正性肌力作用。因此，在轻度酸中毒时，主要出现心率加快、心肌收缩力增强等表现。但是随着酸中毒的加重，这一作用逐渐被增多的 H^+ 阻断，尤其在 pH < 7.20 时更为明显。酸中毒引起心肌收缩力减弱的机制可能为：① H^+ 增多可抑制 Ca^{2+} 的内流；② H^+ 增多影响肌质网释放 Ca^{2+}；③ H^+ 增多可竞争性地抑制 Ca^{2+} 与肌钙蛋白钙结合亚单位结合，从而抑制心肌收缩。这些作用均影响心肌兴奋收缩耦联，使心肌收缩力减弱。

（3）血管对儿茶酚胺的反应性降低：酸中毒时，外周血管尤其是毛细血管前括约肌对儿茶酚胺的反应性降低，引起血管扩张。大量毛细血管网开放可使回心血量减少、血压下降，出现低血压和休克。所以，休克时，首先要纠正酸中毒，才能改善血流动力学。

2. 中枢神经系统功能改变　代谢性酸中毒对中枢神经系统功能的影响主要表现为抑制，可出现乏力、倦怠、嗜睡、昏迷等症状。其发生机制为：①能量供应不足，酸中毒时参与生物氧化的酶类活性受到抑制，导致 ATP 生成减少，脑组织能量供应不足；② γ- 氨基丁酸生成增多，γ- 氨基丁酸是中枢神经系统主要的抑制性递质，参与维持中枢兴奋、抑制的平衡。酸中毒时谷氨酸脱羧酶活性增强，使抑制性神经递质 γ- 氨基丁酸生成增多（图4-4），加重中枢神经系统的抑制效应。

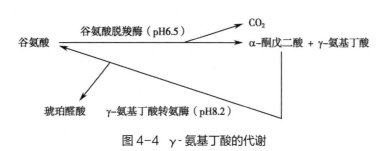

图 4-4　γ- 氨基丁酸的代谢

3. 骨骼系统的改变　慢性肾衰竭伴酸中毒时，由于不断从骨骼释放钙盐进行缓冲，故不仅影响骨骼的发育，延迟小儿的生长，而且还可以引起纤维性骨炎和肾性佝偻病。在成人则可导致骨软化症。

（四）防治原则

1. 预防和治疗原发病　治疗原发病、祛除引起代谢性酸中毒的发病原因，是治疗代谢性酸中毒的基本原则和主要措施。同时纠正水、电解质紊乱，恢复有效循环血量。改善肾功能等。

2. 补碱纠正酸中毒　代谢性酸中毒的基本特征是血浆 HCO_3^- 浓度原发性降低，所以碱性药物是纠正代谢性酸中毒的首选药物。补碱的剂量和方法，应根据酸中毒的严重度区别对待，一般在血气监护下分次补碱，补碱量宜小不宜大，一般轻度代谢性宜小不宜大。如轻度代谢性酸中毒（$[HCO_3^-] > 16mmol/L$）时，可少补，甚至不补。因为一方面通过防治原发疾病，酸中毒可以减轻；另一方面肾有很强的排酸保碱作用，通过自身调节也可减轻酸中毒。另外，其他碱性药物如乳酸钠等也常用来纠正代谢性酸中毒。乳酸钠通过肝可转化为 HCO_3^-，但在肝功能不良或乳酸酸中毒时不宜使用。三羟甲基氨基甲烷（tromethamine, THAM）是不含钠的有机胺碱性药。它不仅可缓冲挥发酸，而且在中和 H_2CO_3 后可产生 HCO_3^-，因此，此药既可治疗呼吸性酸中毒，又可以治疗代谢性酸中毒。缺点是对呼吸中枢有抑制作用，治疗时要注意输入的速度。

$$THAM+H_2CO_3 \rightarrow THAM \cdot H^+ + HCO_3^-$$

3. 防治低血钾和低血钙 代谢性酸中毒不仅使细胞内 K^+ 外流引起高血钾，而且可使血中游离钙增多。但是当酸中毒被纠正后，一方面 K^+ 重新返回细胞内，可出现低血钾；另一方面，在碱性条件下，Ca^{2+} 又与血浆蛋白结合生成结合钙，使游离钙减少，有时可出现手足抽搐。因此，在纠正酸中毒时，应防治低血钾和低血钙。

二、呼吸性酸中毒

呼吸性酸中毒（respiratory acidosis）是指 CO_2 排出障碍或吸入过多引起血浆中 H_2CO_3 浓度原发性增高、pH 呈降低趋势为特征的酸碱平衡紊乱。

（一）原因和机制

引起呼吸性酸中毒的原因不外乎外环境 CO_2 浓度过高，或外呼吸功能障碍而致的 CO_2 排出障碍。临床上以后者更为多见，常见的原因如下：

1. CO_2 排出障碍

（1）呼吸中枢抑制：颅脑外伤、脑肿瘤、脑炎、脑血管意外及一些药物如麻醉剂、镇静剂等的大量使用或使用不当，均可引起呼吸中枢抑制，导致肺通气量减少，CO_2 潴留。此外，有酸中毒倾向的患者应慎用碳酸酐酶抑制剂如乙酰唑胺等，因为它能抑制红细胞中的碳酸酐酶，使红细胞流经肺部时 CO_2 释放减少，从而引起 $PaCO_2$ 升高。

（2）呼吸肌功能障碍：见于脊髓灰质炎多发性神经炎、有机磷中毒、重症肌无力、低钾血症或家族性周期性瘫痪、高位脊髓损伤等。由于呼吸运动减弱或丧失，导致 CO_2 潴留。

（3）肺部疾病：这是引起呼吸性酸中毒的最常见原因。包括肺部广泛性炎症、肺气肿、肺纤维化、肺水肿、慢性阻塞性肺疾病、支气管哮喘等。这些病变均能严重妨碍肺通气。

（4）呼吸道阻塞：异物堵塞气管、喉头痉挛或水肿、溺水等常引起急性呼吸性酸中毒。而慢性阻塞性肺部疾病（chronic obstructive pulmonary disease, COPD），支气管哮喘等是引起慢性呼吸性酸中毒的常见原因。

（5）胸廓病变：胸部创伤、严重气胸或胸腔积液、严重胸廓畸形等均可导致肺通气功能障碍，体内 CO_2 排出受阻。

（6）呼吸机使用不当：人工呼吸机管理不当，通气量过小而导致 CO_2 排出困难。

2. CO_2 吸入过多 在某些通风不良的环境，如矿井、坑道等，有时因空气中 CO_2 浓度过高，致机体吸入过多，引起呼吸性酸中毒，但比较少见。

（二）分类

呼吸性酸中毒按病程可分为两类：

1. 急性呼吸性酸中毒 常见于急性呼吸道阻塞，中枢或呼吸肌麻痹引起的呼吸暂停等。

2. 慢性呼吸性酸中毒 见于气道及肺部慢性炎症引起的 COPD 及肺广泛性纤维化或肺不张时，一般是指 CO_2 潴留持续达 24 小时以上。

（三）机体的代偿调节

引起呼吸性酸中毒的主要环节是肺通气功能障碍，所以在呼吸性酸中毒时，呼吸系统往往难以发挥代偿调节作用。血浆中增高的 H_2CO_3 浓度也不能靠碳酸氢盐缓冲系统缓冲，此时的代偿主要靠血液非碳酸氢盐缓冲系统的缓冲和肾的代偿调节来完成。

1. 细胞内外离子交换和细胞内缓冲是急性呼吸性酸中毒的主要代偿方式。急性呼吸性酸中毒时，由于肾的代偿作用起效十分缓慢，体内不断增多的 CO_2 主要靠细胞内外离子交换和细胞内缓冲。其缓冲机制如下：

（1）H^+-K^+ 离子交换：急性呼吸性酸中毒时，潴留的 CO_2 使血浆 H_2CO_3 浓度不断升高，H_2CO_3 解离为 H^+ 和 HCO_3^-。H^+ 通过 H^+-K^+ 交换进入细胞内进而被蛋白质缓冲系统缓冲，细胞内 K^+ 交换出细胞以维持电中性，结果导致血钾增高；而 HCO_3^- 则留在细胞外液起一定代偿作用。

（2）红细胞的缓冲作用：血浆中急剧增加的 CO_2 弥散入红细胞，在碳酸酐酶的催化下生成 H_2CO_3，进而解离为 H^+ 和 HCO_3^-。H^+ 被血红蛋白缓冲系统缓冲，HCO_3^- 与血浆中 Cl^- 交换，从红细胞溢出，结果导致血浆 HCO_3^- 浓度有所增加，而血 Cl^- 浓度降低（图 4-5）。

但是这种代偿十分有限。因为 $PaCO_2$ 每升高 10mmHg，血浆 HCO_3^- 仅代偿性地升高 $0.7 \sim 1$mmol/L，难以维持血浆 $[HCO_3^-] / [H_2CO_3]$ 的正常比值。所以急性呼吸性酸中毒时，pH 常低于正常值，处于失代偿状态。急性呼吸性酸中毒的代偿情况可通过代偿公式的计算来判断。急性呼吸性酸中毒的预测代偿公式为：$\Delta[HCO_3^-]\uparrow = 0.1\Delta PaCO_2 \pm 1.5$。

2. 肾的代偿调节作用 这是慢性呼吸性酸中毒的主要代偿方式。在 $PaCO_2$ 和 H^+ 浓

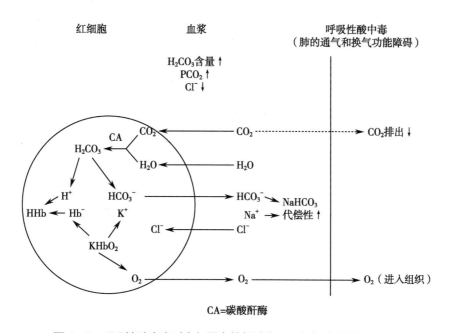

图 4-5 呼吸性酸中毒时血红蛋白的缓冲作用和红细胞内外离子交换

度升高时，肾小管上皮细胞内碳酸酐酶和线粒体中谷氨酰胺酶活性增强，促使肾小管上皮细胞泌 H^+、泌 NH_4^+ 和重吸收 HCO_3^- 增加，以达到增强排酸保碱的目的。由于肾的代偿起效慢，3~5 天后才达到高峰，因此，急性呼吸性酸中毒时肾往往来不及代偿；但在慢性呼吸性酸中毒时肾可发挥强大的排酸保碱作用。大约 $PaCO_2$ 每升高 10mmHg，血浆 HCO_3^- 代偿性升高 3.5~4.0mmol/L，能使血浆 $[HCO_3^-]/[H_2CO_3]$ 的比值接近 20:1。因此，轻、中度慢性呼吸性酸中毒患者有时可处于代偿阶段。慢性呼吸性酸中毒的代偿情况可通过代偿公式的计算来判断，其代偿公式为：$\Delta[HCO_3^-]\uparrow = 0.35\Delta PaCO_2 \pm 3$。

　　呼吸性酸中毒的血气参数变化如下：急性呼吸性酸中毒多为失代偿性，血 pH 降低，$PaCO_2$ 原发性增高，AB > SB，由于肾来不及发挥代偿作用，AB 可忽略升高，SB、BB 与 BE 变化不大。

　　慢性呼吸性酸中毒的血气分析参数可根据肾的代偿程度分为：代偿性（血 pH 正常）或失代偿性（血 pH 降低）两类。$PaCO_2$ 原发性增高，pH 降低。通过肾等代偿后，代谢性指标继发性升高，AB、SB、BB 值均升高，AB > SB，BE 正值加大。

（四）对机体的影响

　　呼吸性酸中毒时，对机体的影响基本上与代谢性酸中毒相似，也可引起心律失常、心肌收缩力减弱，外周血管扩张、血钾升高等。除此之外，由于升高可引起一系列血管运动和神经精神方面的障碍。

　　（1）CO_2 易透过血脑屏障：是脂溶性的，能迅速透过血脑屏障，引起脑内 H_2CO_3 浓度增高；而 HCO_3^- 是水溶性的，通过血脑屏障缓慢。因此，呼吸性酸中毒时，脑脊液 pH 降低的程度较代谢性酸中毒更为明显。

　　（2）CO_2 直接舒张血管的作用：CO_2 能直接扩张血管，但高浓度 CO_2 能刺激血管运动中枢，间接引起血管收缩，其强度大于直接的扩血管作用。使脑血流量增加、颅内压增高。患者可出现持续性头痛，尤以晨起和夜间为甚。如果酸中毒持续较久，或严重失代偿性急性呼吸性酸中毒，当 $PaCO_2$ 大于 80mmHg 可出现"CO_2 麻醉"现象，患者可出现精神错乱、震颤、谵妄、嗜睡直至昏迷，临床称为肺性脑病（pulmonary encephalopathy）。

知识链接 4-3

　　肺性脑病（pulmonary encephalopathy）又称肺脑综合征，是慢性支气管炎并发肺气肿、肺源性心脏病及肺衰竭引起的脑组织损害及脑循环障碍。其发病机制较为复杂，主要是肺部损害致二氧化碳潴留及缺氧，引起高碳酸血症及低氧血症，加之因肺部循环障碍及肺动脉高压更进一步诱发或加重脑组织的损害，而引起肺性脑病。早期可表现为头痛、头昏、记忆力减退、精神不振、工作能力降低等症状。继之可出现不同程度的意识障碍，轻者呈嗜睡、昏睡状态，重则昏迷。主要系缺氧和高碳酸血症引起的二氧化碳麻醉所致。此外还可有颅内压升高、视神经乳头水肿和扑翼样震颤、肌阵挛、全身强直-阵挛样发作等各种运动障碍。精神症状可表现为兴奋、不安、言语增多、幻觉、妄想等。血气分析可见 $PaCO_2$ 增高，二氧化碳结合力增高，标准碳酸氢盐和剩余碱的含量增加及血 pH 降低。脑脊液压力升高，红细胞增加等。脑电图呈不同程度弥漫性慢波异常，且可有阵发性变化。

（3）对心血管功能的影响：呼吸性酸中毒对心血管方面的影响与代谢性酸中毒相似，因为这两类酸中毒均有 H^+ 浓度的升高和由此引起的高钾血症。但呼吸性酸中毒易出现肺动脉压高，这是因为呼吸性酸中毒时常伴有缺氧，缺氧可引起肺小动脉收缩；而 $PaCO_2$ 升高和 pH 降低又可增强肺小动脉对缺氧的敏感性。

（五）防治原则

1. 治疗原发病　积极治疗原发病，改善肺的通气功能，促使潴留的 CO_2 尽快排出。必要时可做气管插管、气管切开或使用人工呼吸机。

2. 慎用碱性药物　慢性呼吸性酸中毒时，由于肾脏排酸保碱的代偿作用，使 HCO_3^- 含量增高，应慎用碱性药物，特别是肺的通气功能未改善前，错误地使用 $NaHCO_3$ 等可产生 CO_2 的碱性药物，则可引起代谢性碱中毒，并可增加 CO_2 潴留。必要时可用不含钠的有机碱三羟甲基氨基甲烷（THAM），来纠正酸中毒。但输液速度不宜过快。

$$THAM + H_2CO_3 \rightarrow THAM \cdot H^+ + HCO_3^-$$

三、代谢性碱中毒

代谢性碱中毒（metabolic alkalosis）是指由于 H^+ 丢失过多或细胞外液碱性物质增多所引起的以血浆中 $[HCO_3^-]$ 原发性增高、pH 呈上升趋势为特征的酸碱平衡紊乱。

（一）原因和机制

凡能使酸性物质丢失过多或 HCO_3^- 过量负荷的因素均可引起代谢性碱中毒。

1. 酸性物质丢失过多　是引起代谢性碱中毒最常见的原因。

（1）经胃丢失：见于各种原因引起的剧烈呕吐及胃液引流等使富含 HCl 的胃液大量丢失。正常胃黏膜壁细胞富含碳酸酐酶，能 CO_2 和 H_2O 催化生成 H_2CO_3。H_2CO_3 解离为 H^+ 和 HCO_3^-，H^+ 与来自血浆的 Cl^- 形成 HCl，进食时分泌到胃腔中，而 HCO_3^- 则返回血液，使血液 HCO_3^- 浓度升高，称"餐后碱潮"，直到酸性食糜进入十二指肠后，在 H^+ 的刺激下，十二指肠上皮细胞和胰腺分泌的大量 HCO_3^- 与 H^+ 中和，使血液 pH 保持相对恒定。当胃液（HCl）大量丢失时，上述平衡破坏，致使血液、肠腔中的 HCO_3^- 得不到中和，造成血液 HCO_3^- 浓度升高，发生代谢性碱中毒。

此外，胃液大量丢失的同时还伴有 Cl^-、K^+ 的丢失和细胞外液容量减少，这些因素也参与代谢性碱中毒的发生（图 4–6）。

（2）经肾丢失：①利尿剂使用不当。长期过量使用髓袢利尿剂（呋塞米）或噻嗪类利尿剂时，抑制了髓袢升支对 Cl^-、Na^+、H_2O 的重吸收。Cl^- 重吸收抑制后，则以氯化铵的形式随尿排出，Cl^- 排出过多可引起低氯性碱中毒，此类碱中毒其尿液 Cl^- 浓度升高，Na^+ 重吸收抑制，使远端肾小管腔内 Na^+ 含量增多，从而促进肾远曲小管和集合管泌 H^+、泌 K^+ 和 $NaHCO_3$ 重吸收增加，导致血浆 HCO_3^- 浓度增高；H_2O 重吸收减少，导致远端肾小管流量增大，由于冲洗作用，使小管内 H^+ 浓度急剧降低，促进小管上皮细胞排 H^+，导致肾排 H^+ 过多。此外，过度利尿也可导致有效循环血量不足，引起醛固酮分泌增多，发生代谢性碱中毒和低钾血症。②肾上腺皮质激素过多。过多的肾上腺皮质激素尤其是醛固酮能增强肾远曲小管和集合管对 H^+、K^+ 的排泄，促进 $NaHCO_3$ 的重吸收，从而引起代谢性碱中毒。肾上腺皮质激素过多主要见于原发性或继发性醛固酮分泌增多症。③任何原因引起的血氯降低。在肾小管中，Cl^- 是唯一易于 Na^+ 相继重吸收的阴离子。当原尿中 Cl^-

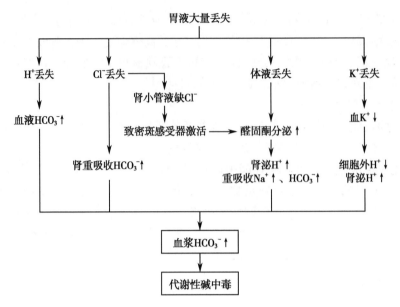

图 4-6　胃液丢失引起代谢性碱中毒的机制

浓度降低时，Na^+ 相继重吸收减少，此时，肾小管必然通过加强 H^+、K^+ 以原尿中的 Na^+，Na^+ 被重吸收后即与肾小管上皮细胞生成的 HCO_3^- 一起入血，导致低氯性碱中毒，此类碱中毒其尿液 Cl^- 浓度降低。

2. HCO_3^- 过量负荷　常为医源性，见于：①消化道溃疡病患者服用过量的碳酸氢钠；②纠正酸中毒时，输入过多的碳酸氢钠；③大量输入库存血，因为库存血常用柠檬酸盐抗凝，柠檬酸盐在体内经代谢产生 HCO_3^-。1L 库存血所含的柠檬酸盐可产生 30mmol HCO_3^-。但应指出，肾具有较强的排泄 $NaHCO_3$ 的能力，正常人每日摄入 1 000mmol 的 $NaHCO_3$，2 周后血浆 HCO_3^- 浓度只有轻微上升。只有当肾功能受损后摄入过量碱性药物才会引起代谢性碱中毒。

3. 缺钾　机体缺钾常可引起代谢性碱中毒。其机制为：细胞外液 K^+ 浓度降低，细胞内 K^+ 通过离子交换（H^+-K^+）移至细胞外，而细胞外 H^+ 则交换入细胞内。同时肾小管上皮细胞内因缺钾，使 K^+-Na^+ 交换减弱，H^+-Na^+ 交换增强，致使肾排 H^+ 增多，引起代谢性碱中毒。一般代谢性碱中毒时尿液呈碱性，而低钾血症引起的碱中毒，因肾排 H^+ 增多，尿液反而呈酸性称反常性酸性尿。这是缺钾性碱中毒的一个特征。

（二）分类

根据生理盐水治疗后是否有效，代谢性碱中毒可分为两类：

1. 盐水反应性碱中毒（saline-responsive alkalosis）　常见于呕吐、胃液吸引及利尿剂应用不当等情况，由于细胞外液减少、有效循环血量不足、低钾和低氯血症的存在，影响肾排泄 HCO_3^- 的能力，使碱中毒得以维持，这类碱中毒若给予等张或半张盐水治疗后，既能扩充细胞外液，又能补充 Cl^-，促进肾排泄 HCO_3^-，使代谢性碱中毒得到纠正。

2. 盐水抵抗性碱中毒（saline resistant alkalosis）　多见于原发性醛固酮增多症、严重低血钾、全身水肿等情况，这类代谢性碱中毒，单独给予盐水治疗没有效果。

（三）机体的代偿调节

1. 血液的缓冲 代谢性碱中毒时，细胞外液 H^+ 浓度降低，OH^- 浓度升高，OH^- 可被缓冲系统中的弱酸（H_2CO_3、$H_2PO_4^{2-}$、HPr、HHb、$HHbO_2$）所缓冲，使 HCO_3^- 等弱酸根离子浓度升高。

2. 肺的代偿调节 血浆 H^+ 浓度降低，可抑制呼吸中枢，呼吸变浅变慢，肺泡通气量降低，引起 $PaCO_2$ 或血浆 H_2CO_3 继发性升高，以维持 $[HCO_3^-]/[H_2CO_3]$ 的比值接近正常，使 pH 有所降低。呼吸的代偿调节作用发挥较快，数分钟内即可出现，12～24小时后可达代偿高峰。但是这种代偿是有限的，很少能达到完全代偿。因为当 $PaCO_2 >$ 55mmHg 或肺通气量减少引起 $PaO_2 < 60mmHg$ 时，可兴奋呼吸中枢，继而引起肺通气量增加。因此，$PaCO_2$ 继发性上升的代偿极限是 55mmHg。

3. 细胞内外离子交换 碱中毒时细胞外液 H^+ 浓度降低，细胞内 H^+ 通过离子交换（H^+-K^+）移至细胞外，细胞外 K^+ 交换入细胞，使血钾降低。同时肾小管上皮细胞因 H^+ 浓度降低，使 H^+-Na^+ 交换减弱，K^+-Na^+ 交换增强，导致肾排 K^+ 增多，引起低钾血症。

4. 肾的代偿调节 代谢性碱中毒时，肾小管上皮细胞的碳酸酐酶和谷氨酰胺酶活性受到抑制，肾泌 H^+、泌 NH_4^+ 减少，HCO_3^- 重吸收减少，使血浆 HCO_3^- 浓度有所下降，尿液呈碱性。若由缺钾、缺氯和醛固酮分泌增多引起的代谢性碱中毒，因肾泌 H^+ 增多，尿液反而呈酸性，称反常性酸性尿。肾的代偿调节作用起效较慢，需 3～5 天才发挥最大效能，因此，急性代谢性碱中毒时肾的代偿调节不是主要的。

代谢性碱中毒时血气分析参数变化如下：pH 升高，AB、SB、BB 值均升高，AB > SB，BE 正值加大。由于呼吸抑制，通气量下降，使 $PaCO_2$ 继发性升高。

（四）对机体的影响

轻度代谢性碱中毒患者通常缺乏典型的症状和体征，临床表现常被原发疾病所掩盖。但严重的代谢性碱中毒可出现如下变化：

1. 对中枢神经系统功能的影响 碱中毒患者可出现烦躁不安、精神错乱、谵妄、意识障碍等中枢神经系统症状。其发生机制可能为：①γ-氨基丁酸（GABA）减少，碱中毒时脑组织内谷氨酸脱羧酶活性降低，γ-氨基丁酸转氨酶活性增高，导致γ-氨基丁酸生成减少、分解加强（图 4-4）。由于γ-氨基丁酸含量减少，对中枢神经系统的抑制作用减弱，从而出现兴奋症状；②脑组织缺氧，血液 pH 升高使血红蛋白氧离曲线左移，血红蛋白与 O_2 的亲和力增强，血液流经组织时，氧合血红蛋白不易将 O_2 释出，引起脑组织供氧不足，脑组织对缺氧特别敏感，易引起中枢神经系统功能障碍。

2. 对神经－肌肉的影响 碱中毒患者可出现腱反射亢进、面部和肢体肌肉抽动、手足搐搦、惊厥等神经肌肉应激性增高的症状。其发生机制主要与血浆游离钙（Ca^{2+}）浓度降低有关。正常成人血钙总量为 2.25～2.75mmol/L，分为结合钙和游离钙，两者之间的相互转变受 pH 的影响。当血浆 pH 升高时，血浆游离钙增减少，游离钙能稳定细胞膜电位，对神经肌肉的应激性有抑制作用。因此，碱中毒时，由于血浆游离钙浓度降低，使神经肌肉阈电位下降，兴奋性增高。此外，碱中毒引起的惊厥亦可能与脑组织γ-氨基丁酸含量减少有关。此外，若患者伴有低钾血症以致肌无力或麻痹时，则可暂不出现抽搐，而一旦低钾血症被纠正后，抽搐症状即可发生。

3. 低钾血症 代谢性碱中毒常伴有继发性低钾血症。碱中毒引起血钾降低的主要机制为：细胞外液 H^+ 浓度降低，细胞内 H^+ 与细胞外 K^+ 交换，使血钾降低。同时，肾发生代偿作用，肾小管上皮细胞排 H^+ 减少，使 H^+-Na^+ 交换减弱，K^+-Na^+ 交换增强，最终肾排 K^+ 增多，导致低钾血症。

（五）防治原则

积极治疗原发病，纠正碱中毒。对盐水反应性碱中毒患者，给予生理盐水治疗，以恢复有效循环血量，促使血液中过多的 HCO_3^- 从尿中排出。失氯、失钾引起的代谢性碱中毒，还需补充氯化钾。对肾上腺皮质激素过多引起的代谢性碱中毒，可用醛固酮拮抗剂，以减少 H^+、K^+ 从肾排出。对盐水抵抗性碱中毒患者，全身性水肿患者应尽量少用髓袢利尿剂，可给予碳酸酐酶抑制剂（如乙酰唑胺等），增加 Na^+ 和 HCO_3^- 的排出，纠正碱中毒和水肿；严重的代谢性碱中毒患者可酌量给予弱酸性药物或酸性药物治疗。

四、呼吸性碱中毒

呼吸性碱中毒（respiratory alkalosis）是指由肺通气过度所引起的以血浆中 H_2CO_3 浓度原发性减少、pH 呈上升趋势为特征的酸碱平衡紊乱。

（一）原因和机制

肺通气过度是各种原因引起呼吸性碱中毒的基本发生机制。常见原因如下：

1. 低氧血症　吸入气中氧分压过低或各种原因引起的外呼吸功能障碍，均可因 PaO_2 降低而引起通气过度，造成 CO_2 排出过多，发生呼吸性碱中毒。

2. 呼吸中枢受到直接刺激　许多因素可直接引起呼吸中枢兴奋，使肺通气过度。例如，①癔症发作、剧烈疼痛、小儿哭闹等引起的精神性通气过度；②中枢神经系统疾病如颅脑损伤、脑炎、脑血管障碍、脑肿瘤等可刺激呼吸中枢引起通气过度；③某些药物如水杨酸、氨等可兴奋呼吸中枢；④机体代谢旺盛如高热、甲状腺功能亢进等，因血温过高和机体分解代谢亢进可刺激呼吸中枢，引起肺通气过度。其他还可见于肝衰竭引起的血氨增高和某些细菌（特别是革兰氏阴性菌）感染引起的败血症等，均可刺激呼吸中枢引起肺通气过度。

3. 人工呼吸机使用不当　因通气量过大而导致呼吸性碱中毒。

（二）分类

呼吸性碱中毒也可按发病时间分为急性呼吸性碱中毒和慢性呼吸性碱中毒。

1. 急性呼吸性碱中毒　一般指 $PaCO_2$ 在 24 小时内急剧下降而导致 pH 升高，常见于人工呼吸机使用不当引起的多度通气、高热和低氧血症时。

2. 慢性呼吸性碱中毒　指持久的 $PaCO_2$ 下降超过 24 小时而导致 pH 升高，常见于慢性颅脑疾病、肺部疾患、肝脏疾患、缺氧和氨兴奋呼吸中枢时。

（三）机体的代偿调节

呼吸性碱中毒的主要发生机制是肺通气过度。如果刺激肺通气过度的原因持续存在，则肺的调节作用不明显。机体需通过以下方式进行代偿：

1. 细胞内外离子交换和细胞内缓冲　这是急性呼吸性碱中毒的主要代偿方式。急性呼吸性碱中毒时，由于过度通气，CO_2 排出增多，使血浆 H_2CO_3 浓度迅速降低，HCO_3^- 浓度相对增高。在 10 分钟内，H^+ 从细胞内移出至细胞外并于 HCO_3^- 结合，生成 H_2CO_3。导致血浆 HCO_3^- 浓度代偿性下降，H_2CO_3 浓度有所回升。因细胞外 K^+ 交换入细胞，亦可引起血钾降低。此外，血浆中部分 HCO_3^- 通过 Cl^--HCO_3^- 交换进入细胞内与 H^+ 结合，生

成 H_2CO_3。H_2CO_3 分解为 CO_2 和 H_2O。CO_2 自细胞弥散入血形成 H_2CO_3，促使血浆 H_2CO_3 浓度回升。这一过程可致血 Cl^- 浓度升高（图 4-7）。

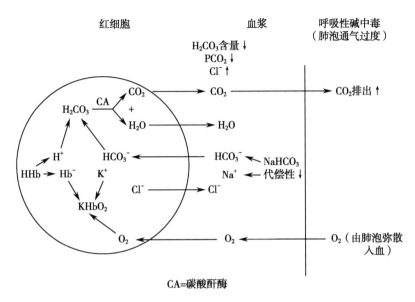

图 4-7　呼吸性碱中毒时血红蛋白的缓冲作用和红细胞内外离子交换

但细胞代偿能力有限，一般 $PaCO_2$ 每下降 10mmHg，血浆 HCO_3^- 浓度降低 2mmol/L，难以维持 ［HCO_3^-］/［H_2CO_3］ 的正常比值，所以急性呼吸性碱中毒患者往往处于失代偿状态。

急性呼吸性碱中毒的预测代偿公式为：Δ［HCO_3^-］$\downarrow$ = 0.2 $\Delta PaCO_2$ ± 2.5

2. 肾的代偿调节　肾的代偿调节起效慢，一般需 3～5 天才能达到最大效应，故它是慢性呼吸性碱中毒的主要代偿方式。慢性呼吸性碱中毒时，肾小管上皮细胞内的碳酸酐酶和谷氨酰胺酶活性降低，肾泌 H^+、泌 NH_4^+ 和重吸收 HCO_3^- 均减少，尿液呈碱性。慢性呼吸性碱中毒时，由于肾的代偿调节和细胞内缓冲，其代偿调节作用较急性呼吸性碱中毒显著。一般 $PaCO_2$ 每下降 10mmHg，血浆 HCO_3^- 浓度下降 5mmol/L，从而有效地避免血浆 pH 发生大幅度升高。

呼吸性碱中毒的血气分析参数变化如下：$PaCO_2$ 原发性降低，pH 升高，代偿后，代谢 H 发生大幅度升高。因此，慢性呼吸性碱中毒往往是代偿性的。

慢性呼吸性碱中毒的预测代偿公式为：Δ［HCO_3^-］$\downarrow$ = 0.5 $\Delta PaCO_2$ ± 2.5。

慢性呼吸性碱中毒可根据肾的代偿程度分为：代偿性（血 pH 正常）或失代偿性（血 pH 升高）两类。$PaCO_2$ 原发性降低，AB < SB；AB、SB、BB 均继发性降低，BE 为负值加大。

（四）对机体的影响

呼吸性碱中毒对机体的影响与代谢性碱中毒相似，可出现中枢神经系统功能紊乱、血红蛋白氧离曲线左移引起的组织缺氧、肌肉抽搐、低钾血症等。但呼吸性碱中毒引起的中枢神经系统功能障碍较代谢性碱中毒更为严重。如更易出现窒息感、气促、眩晕、四肢和口周感觉异常、手足搐搦（与血浆游离 Ca^{2+} 浓度降低有关）等症状。目前认为除与碱中毒对脑功能的损伤有关外，还与低碳酸血症引起脑血管收缩导致脑血流量减少有关。据报

道 $PaCO_2$ 下降 20mmHg，脑血流量可减少 35%~40%。当然，精神性过度换气患者的某些症状，如头痛、气急、胸闷等，属精神性的，与碱中毒无关。

（五）防治原则

积极治疗原发病，祛除引起通气过度的原因。对急性呼吸性碱中毒患者可给予吸入含 5%CO_2 的混合气体或嘱患者反复屏气，也可用面罩或纸袋罩于患者口鼻使其再吸入呼出的气体（含 CO_2），以维持血浆 H_2CO_3 浓度。对精神性通气过度患者可酌情给予镇静剂。有手足抽搐的患者，可静脉注射 10% 葡萄糖酸钙进行治疗。使用呼吸机的患者应及时调整吸气和呼气比例。

第四节　混合性酸碱平衡紊乱

混合性酸碱平衡紊乱（mixed acid-base disorders）是指患者体内同时存在两种或两种以上酸碱平衡紊乱，主要有以下几类：

一、双重性酸碱平衡紊乱

双重性酸碱平衡紊乱（double acid-base disorders）是指患者体内同时存在两种单纯性的酸碱平衡紊乱。通常把两种酸中毒或两种碱中毒合并存在，pH 向同一方向移动的酸碱失衡称酸碱一致性或相加性酸碱平衡紊乱。而把一种酸中毒与一种碱中毒合并存在，pH 变动不大的酸碱失衡，称酸碱混合性或相消性酸碱平衡紊乱。

（一）酸碱一致型

1. 呼吸性酸中毒合并代谢性酸中毒

（1）原因：见于任何原因引起通气障碍伴体内固定酸增多的患者。如呼吸、心搏骤停、慢性阻塞性肺疾病伴缺氧或并发心力衰竭、糖尿病酮症酸中毒合并呼吸衰竭等。

（2）特点：由于通气障碍使 $PaCO_2$ 升高，固定酸增多使血浆 HCO_3^- 浓度降低，两者间看不到相互代偿的关系，因此，机体处于严重失代偿状态，pH 显著降低。反映代谢因素的指标 SB、AB、BB 均下降，AB > SB，BE 负值加大；反映呼吸因素的指标 $PaCO_2$ 升高。AG 可因固定酸增多而增大。血钾升高。

2. 代谢性碱中毒合并呼吸性碱中毒

（1）原因：见于任何原因引起通气过度伴 H^+ 丢失或 HCO_3^- 浓度升高的患者。如肝衰竭应用利尿剂治疗的患者，血氨增高刺激呼吸中枢发生通气过度，又因利尿剂应用不当而引起代谢性碱中毒。又如，败血症、严重创伤、高热等患者分别因细菌毒素、剧烈疼痛、体温升高等引起通气过度，加上频繁呕吐、大量输入库血等发生代谢性碱中毒。

（2）特点：由于呼吸性碱中毒使 $PaCO_2$ 降低，代谢性碱中毒使 HCO_3^- 浓度升高，两者间看不到相互代偿的关系，所以，机体处于严重失代偿状态，pH 显著升高。反映代谢因素的指标 SB、AB、BB 均升高，AB < SB，BE 正值加大；反映呼吸因素的指标 $PaCO_2$ 降低。血钾降低。

（二）酸碱混合型

1. 呼吸性酸中毒合并代谢性碱中毒

（1）原因：常见于慢性阻塞性肺疾病患者引起慢性呼吸性酸中毒，如因呕吐或心力衰竭而应用大量排钾利尿剂，都可引起 Cl^- 和 K^+ 的丢失而发生代谢性碱中毒。

（2）特点：$PaCO_2$ 和血浆 HCO_3^- 浓度均升高，并超出彼此正常代偿范围，血液 pH 改变的方向取决于 $[HCO_3^-]/[H_2CO_3]$ 占优势的一方，pH 可略高、偏低或正常。反映代谢性因素的指标 SB、AB、BB 均升高，BE 正值加大，反映呼吸性因素的指标 $PaCO_2$ 升高。

2. 代谢性酸中毒合并呼吸性碱中毒

（1）原因：见于任何原因引起固定酸增多伴通气过度的患者。如肾衰竭、糖尿病、心肺疾病伴高热或机械通气过度。又如，慢性肝病、高血氨并发肾衰竭等。

（2）特点：$PaCO_2$ 和血浆 HCO_3^- 浓度均降低，并超出彼此正常代偿范围，血液 pH 变动不大。反映代谢性因素的指标 SB、AB、BB 均降低，BE 负值加大，反映呼吸性因素的指标 $PaCO_2$ 降低。

3. 代谢性酸中毒合并代谢性碱中毒

（1）原因：见于任何原因引起血浆 HCO_3^- 浓度增多和减少并存的患者。如严重胃肠炎时剧烈呕吐加严重腹泻并伴有低钾和脱水的患者；尿毒症、糖尿病患者合并剧烈呕吐而大量丢失 Cl^- 和 K^+ 等。

（2）特点：由于血浆 HCO_3^- 浓度升高和降低的原因并存，彼此相互抵消，常使血液 HCO_3^- 浓度、pH 及 $PaCO_2$ 在正常范围或略有变动；变动方向主要取决于促使血液 HCO_3^- 浓度是增高还是降低的优势一方。AG 值的测定对判断 AG 增高型代谢性酸中毒合并代谢性碱中毒有一定帮助。单纯性 AG 增高型代谢性酸中毒时，AG 增大部分与 HCO_3^- 减少部分相等，但 AG 正常型代谢性酸中毒合并代谢性碱中毒则无法用 AG 及血气分析来诊断，需结合病史全面分析。

二、三重性混合性酸碱平衡紊乱

三重性混合性酸碱平衡紊乱（triple acid-base disturbance）是指患者体内同时存在三种单纯性酸碱平衡紊乱。因同一患者不可能同时发生呼吸性酸中毒和呼吸性碱中毒，故三重性混合性酸碱失衡只有两类：

1. 呼吸性酸中毒合并 AG 增高型代谢性酸中毒和代谢性碱中毒
可见于 II 型呼吸衰竭合并严重呕吐或利尿剂应用不当的患者。此型特点为 $PaCO_2$ 明显增高，AG > 16mmol/L，HCO_3^- 浓度一般也升高，$[Cl^-]$ 明显降低。

2. 呼吸性碱中毒合并 AG 增高型代谢性酸中毒和代谢性碱中毒
此型可见于肾衰竭出现高热和严重呕吐的患者。其特点是 $PaCO_2$ 降低，AG > 16mmol/L，$[HCO_3^-]$ 可高可低，$[Cl^-]$ 一般低于正常。

总之，混合性酸碱平衡紊乱的病理变化较为复杂，必须在全面了解原发疾病的基础上，结合实验室检查进行综合分析后才能得出正确的结论。

第五节　分析判断酸碱平衡紊乱的方法及其病理生理基础

病史和临床表现是判断酸碱平衡紊乱的重要线索，而血气分析是判断酸碱平衡紊乱类型的决定性依据，电解质检测具有一定的参考价值，AG 值有助于区别单纯性代谢性酸中毒的类型及诊断混合性酸碱平衡紊乱。

一、根据 pH 的变化判断酸碱平衡紊乱的性质

根据 pH 的变化可判断是酸中毒还是碱中毒。pH < 7.35 为失代偿性酸中毒，pH > 7.45 则为失代偿性碱中毒。若 pH 在正常范围，可能为酸碱平衡状态、也可能是代偿性酸碱平衡紊乱或酸碱混合性酸碱平衡紊乱。因 pH 取决于血液中 $[HCO_3^-] / [H_2CO_3]$ 的比值，所以仅根据 pH 的变化，只能判别是酸中毒还是碱中毒，不能判断引起酸碱平衡紊乱的病因和类型。

二、根据病史判断酸碱平衡紊乱的类型

根据病史找出引起酸碱平衡紊乱的原发因素，从而判断是代谢性还是呼吸性因素导致的酸碱平衡紊乱。如病史中有固定酸增多 / 减少或 HCO_3^- 减少 / 增多的情况，则 HCO_3^- 是原发性变化因素，H_2CO_3 为代偿后的继发性变化因素，该患者可能发生代谢性酸碱平衡紊乱。如病史中有肺过度通气或通气不足的情况，则 H_2CO_3 是原发性变化因素，HCO_3^- 为代偿后的继发性变化因素，该患者可能发生呼吸性酸碱平衡紊乱。

三、根据代偿情况判断为单纯型还是混合型酸碱平衡紊乱

机体对酸碱平衡紊乱的代偿调节有一定的规律，即有一定的方向性、代偿范围（预测代偿值）和代偿的最大限度。符合规律者为单纯性酸碱平衡紊乱，不符合规律者为混合性酸碱平衡紊乱。

（一）代偿调节的方向性

1. **$PaCO_2$ 与 HCO_3^- 变化方向相反**　此类变化为酸碱一致混合性酸碱平衡紊乱。表明体内同时存在两种酸中毒或两种碱中毒，血气分析参数除 pH 发生显著变化外，$PaCO_2$ 和 HCO_3^- 变化方向相反。如心搏骤停、呼吸骤停患者，呼吸骤停使 $PaCO_2$ 急剧升高，引起呼吸性酸中毒；而血液循环障碍所致的缺氧引起乳酸堆积，使 HCO_3^- 水平明显降低，引起代谢性酸中毒，即 $PaCO_2$ 与 HCO_3^- 的变化方向相反。

2. **$PaCO_2$ 与 HCO_3^- 变化方向一致**　可能有以下两种情况。

（1）单纯型酸碱平衡紊乱：此时在 $PaCO_2$、HCO_3^- 两个变量中一个为原发改变，另一个为继发代偿反应，且变化方向一致。如代谢性酸或碱中毒时，HCO_3^- 原发性降低或升高，通过呼吸代偿，$PaCO_2$ 亦继发性降低或升高；同理，呼吸性酸或碱中毒时，$PaCO_2$ 原发性升高或降低，通过细胞内外缓冲及肾代偿，HCO_3^- 继发性升高或降低。即 $PaCO_2$ 与 HCO_3^- 的变化方向始终一致。

（2）酸碱混合型酸碱平衡紊乱：当体内并存酸、碱中毒时，$PaCO_2$ 和 HCO_3^- 的变化方向也可一致。如呼吸性酸中毒合并代谢性碱中毒时，因肺泡通气障碍使 $PaCO_2$ 原发性升高，通过细胞内外缓冲及肾代偿使 HCO_3^- 继发性升高；若同时伴有代谢性碱中毒，则血浆 HCO_3^- 浓度亦可原发性升高，即 $PaCO_2$ 与 HCO_3^- 均升高，故 pH 无显著变化。此时，单靠病史及 pH、$PaCO_2$ 和 HCO_3^- 的变化方向已很难区分患者是单纯性还是混合性酸碱失衡，需要从预测代偿值和代偿限度来进一步分析判断。

（二）预测代偿值和代偿限度

单纯性酸碱失衡的预计代偿公式（表 4-2）是根据血浆 pH、$PaCO_2$ 与 HCO_3^- 3 个数

值的量变关系，在临床实践中归纳出的经验公式。通过预测代偿公式计算得出的预测代偿值是区别单纯型还是混合型酸碱平衡紊乱的简便有效的方法。单纯性酸碱平衡紊乱时，机体的代偿变化应在一个范围内，这一范围可以用预测代偿值表示。如果超过了代偿范围即为混合型酸碱平衡紊乱。

表 4-2　常用单纯型酸碱平衡紊乱的预测代偿公式

类型	原发性变化	继发性代偿	预测代偿公式	代偿时限	代偿极限
代谢性酸中毒	$[HCO_3^-]\downarrow$	$PaCO_2\downarrow$	$\Delta PaCO_2=1.2\Delta[HCO_3^-]\pm2$	12~24 小时	10mmHg
代谢性碱中毒	$[HCO_3^-]\uparrow$	$PaCO_2\uparrow$	$\Delta PaCO_2=0.7\Delta[HCO_3^-]\pm5$	12~24 小时	55mmHg
呼吸性酸中毒	$PaCO_2\uparrow$	$[HCO_3^-]\uparrow$			
急性:			$\Delta[HCO_3^-]=0.1\Delta PaCO_2\pm1.5$	几分钟	30mmol/L
慢性:			$\Delta[HCO_3^-]=0.35\Delta PaCO_2\pm3$	3~5 天	45mmol/L
呼吸性碱中毒	$PaCO_2\downarrow$	$[HCO_3^-]\downarrow$			
急性:			$\Delta[HCO_3^-]=0.2\Delta PaCO_2\pm2.5$	几分钟	18~20mmol/L
慢性:			$\Delta[HCO_3^-]=0.5\Delta PaCO_2\pm2.5$	3~5 天	12~15mmol/L

注：①有"Δ"者为变化值，无"Δ"表示绝对值；②代偿时限：指体内达到最大代偿反应所需的时间；③代偿极限：指单纯型酸碱平衡紊乱所能达到的最小值或最大值。

案例分析 4-1

该患者① pH 7.26 < 7.35，说明有酸中毒；②结合病史：糖尿病，SB 15mmol/L < 24mmol/L，BE- 10.0mmol/L，说明为代谢性酸中毒；③根据预测代偿公式：$\Delta PaCO_2=$ $1.2\times\Delta[HCO_3^-]\pm2=1.2\times（24-15）\pm2=9.6\pm2$，预测 $PaCO_2$：$40-\Delta PaCO_2=40-9.6\pm2=28.4\sim$ 32.4mmHg（实测为 30mmHg），说明是单纯型代谢性酸中毒；④计算 AG 值，$AG=Na^+-Cl^-$-$HCO_3^-=140-104-16=20mmol/L$，因此：诊断为 AG 增高型代谢性酸中毒。

需要指出的是，在单纯型酸碱平衡紊乱时，机体的代偿有一定的限度，还受到多种因素的影响。比如代谢性碱中毒时，代偿性呼吸抑制使肺泡通气量减少，导致 $PaCO_2$ 升高和 PaO_2 降低。当 $PaCO_2$ 升高到一定限度时，就不会再升高，因为升高的 $PaCO_2$ 和缺氧可兴奋呼吸中枢，使肺通气量增加。因此，机体的代偿反应不会超过代偿极限。

四、根据 AG 值判断代谢性酸中毒的类型

AG 是评价酸碱平衡的重要指标。临床检测 AG 值有助于区分代谢性酸中毒的类型和诊断混合型酸碱平衡紊乱。对于病情复杂的患者，测定电解质浓度，计算 AG 值能将潜在的代谢性酸中毒显露出来。

案例分析 4-2

该患者① pH 7.23 < 7.35，说明有酸中毒；②结合病史：肺心病→呼吸性，$PaCO_2$ 85.8mmHg > 40mmHg，说明为呼吸性酸中毒；③根据预测代偿公式：$\Delta HCO_3^- = 0.35 \times \Delta [PaCO_2] \pm 3 = 1.2 \times (85.8-40) \pm 3 = 16.03 \pm 3$，预测 HCO_3^-：$24 + \Delta HCO_3^- = 24 + 16.03 \pm 3 = 37.03 \sim 43.03$mmol/L 实测 HCO_3^- 36.8mmol/L < 37.03mmol/L，合并代谢性酸中毒；④计算 AG 值，$AG = Na^+ - Cl^- - HCO_3^- = 140 - 90 - 36.8 = 13.1$mmol/L，因此：诊断为慢性呼吸性酸中毒合并代谢性酸中毒。

　　总之，酸碱平衡紊乱在临床上十分常见，且复杂多变，酸碱平衡紊乱一旦发生或继发于某一疾病后都会加重患者的病情，并且可能会危及患者的生命。因此，在诊断和处理酸碱平衡紊乱时，必须仔细分析病情、定期实验室检测、动态观察，只有在充分研究和分析疾病发生、发展过程的基础上才能作出正确判断，给予合理治疗。

　　【本章小结】

　　病理情况下，许多原因可以引起酸碱负荷过度、严重不足或调节机制障碍，导致体液酸碱度稳定性的破坏，这一病理变化称酸碱平衡紊乱。反映酸碱平衡状况的实验室指标较多，常用指标主要有：pH、$PaCO_2$、SB、AB、BB、BE 和 AG。单纯型酸碱平衡紊乱有 4 种类型：①代谢性酸中毒；②呼吸性酸中毒；③代谢性碱中毒；④呼吸性碱中毒。

　　混合型酸碱平衡紊乱是指患者体内同时发生两种或两种以上酸碱平衡紊乱。临床混合性酸碱失衡的主要类型有：双重性酸碱平衡紊乱和三重性酸碱平衡紊乱。分析判断酸碱平衡紊乱的步骤为：①看 pH，判断是酸中毒还是碱中毒；②看病史，定 HCO_3^- 和 $PaCO_2$ 谁是原发；③看原发改变，定呼吸性还是代谢性酸碱失衡（如原发 HCO_3^- ↑或↓，定代碱或代酸；如原发 $PaCO_2$ ↑或↓，定呼酸或呼碱）；④看 AG，定代谢性酸中毒类型；⑤结合预测代偿公式，定单纯型或混合型酸碱失衡。

　　酸碱平衡紊乱与血钾的关系比较密切，两者可互为因果。酸碱平衡紊乱可引起血钾紊乱，血钾紊乱亦可致酸碱平衡紊乱。但血钾紊乱引起酸碱平衡紊乱时，其尿液的酸碱度与血液相反。即出现反常性酸性或碱性尿。

　　【复习思考题】

　　1．反映酸碱平衡状况的常用指标有哪些？

　　2．根据 AG 值，代谢性酸中毒可分为几种类型？其常见原因有哪些？

　　3．为什么碱中毒伴低钾血症的患者，补钾后易出现手足抽搐？

　　4．代谢性酸中毒对机体有什么影响，并且请解释为什么呼吸性酸中毒对中枢神经系统功能的损害较代谢性酸中毒明显？

　　5．试述酸碱平衡与血钾浓度的关系。

　　6．如何分析判断酸碱平衡紊乱病例？

（田昆仑　田新雁）

第五章 糖代谢紊乱

【学习目标】

掌握： 各型糖代谢紊乱的概念、病因与发病机制；高血糖症对代谢、心血管系统、神经系统、晶状体的影响。

熟悉： 低血糖症对机体的影响。

了解： 糖代谢紊乱防治的病理生理学基础。

【案例导入】

案例 5-1

患者姜某，女，58岁，身高1.65m，体重64kg，以"口渴、多饮、乏力5年余，加重1个月"为主诉。5年前因感口渴、多饮、乏力而到医院体检。查空腹血糖11.5mmol/L，诊断为"糖尿病"，予消渴丸5粒，每日3次口服，盐酸二甲双胍250mg，每日3次口服，症状逐渐减轻，血糖下降。后规律服用以上药物，病情控制较平稳。1个月前患者自感口渴、多饮、多尿症状明显加重，于当地医院查空腹血糖较前明显升高（15.3mmol/L），经加用降糖药治疗后，症状无明显改善，血糖下降不明显（12.2mmol/L）。来我院后查，患者食欲较差且饭后腹胀，饮水量为2 500～3 000ml，小便11～15次/d，每次200～300ml，睡眠较差。体重较前减轻约5kg。且伴有肢体末端麻木，呈针刺样及蚁爬感，双侧对称，偶有视力减退。有家族性糖尿病史。体重指数（BMI）为23.6mg/m²。空腹血糖：12.7mmol/L，餐后1小时20.8mmol/L，餐后2小时22.6mmol/L，餐后3小时19.5mmol/L。初步诊断为2型糖尿病，周围神经病变及视网膜病变。

问题：

1. 分析患者发病的原因与机制。
2. 患者视网膜病变的机制是什么？
3. 患者为什么多尿？

在人体中的糖不仅是人体主要的能量来源，还参与糖蛋白的构成，具有极重要的生理功能。正常情况下，机体在神经系统和内分泌系统的调节下，使血糖浓度稳定在一定的生理范围内（3.89～6.11mmol/L）波动，是保持内环境稳态的重要条件。胰岛β细胞分泌的胰岛素是体内唯一降低血糖的激素，既能促进葡萄糖的摄取利用，又能促进糖原、脂肪和蛋白质的合成；而胰高血糖素、肾上腺素、糖皮质激素和生长激素等均具有升高血糖的作用。当机体发生糖代谢紊乱时，可出现高血糖症（血糖浓度过高）或低血糖症（血糖浓度过低）。测定空腹血糖和尿糖是反映体内糖代谢状态的常用指标。

第一节　高血糖症

高血糖症（hyperglycemia）指空腹时血糖水平 > 6.9mmol/L（125mg/dl）及餐后 2 小时血糖 > 11.1mmol/L（200mg/dl）。当血糖高于肾阈值 9.0mmol/L（160mg/dl）时，可出现尿糖。

在一些生理情况下出现的暂时性高血糖及尿糖，并没有什么临床意义。如情绪激动导致交感神经系统兴奋和肾上腺素等分泌增加，血糖浓度升高，出现情感性尿糖；或一次性摄入大量糖，致血糖迅速升高，出现饮食性尿糖。但这些情况下的空腹血糖均在正常水平，对机体不会造成明显的损害。糖尿病（diabetes mellitus）是临床上常见的高血糖症，是由于胰岛素分泌和 / 或作用缺陷而引起以持续性血糖升高及代谢紊乱为特征的慢性代谢性疾病。长期的高血糖和代谢紊乱可引发多系统慢性进行性病变、功能减退或衰竭；病情严重或应激时可发生急性严重代谢紊乱，如糖尿病酮症酸中毒、高血糖高渗状态等。

一、病因与发病机制

当血糖升高发生时，机体会反射性地引起胰岛 β 细胞群分泌胰岛素的量增加，从而刺激全身组织增加对糖的摄取、贮存和利用，从而达到降低血糖的目的。当血糖浓度降低时，会刺激升高血糖的激素（胰高血糖素或肾上腺素等）分泌增加或胰岛素分泌减少，最终使血糖在正常范围内波动。高血糖症主要由血液中胰岛素含量降低、靶器官或组织对胰岛素的敏感性降低、具有升高血糖作用的胰高血糖素等分泌失调、遗传因素及环境因素等多种原因单一或共同参与高血糖症的发病过程。

（一）血中胰岛素水平降低（或胰岛素绝对缺乏）

胰岛 β 细胞群分泌胰岛素的量和功能是调控稳定血糖水平的基本条件。自身免疫因素、遗传因素及环境因素与胰岛 β 细胞结构和功能破坏有关，均可导致胰岛素分泌障碍，使血液中胰岛素含量降低，出现高血糖症（图 5-1）。

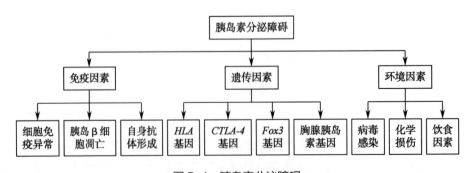

图 5-1　胰岛素分泌障碍

1. 免疫因素 免疫因素引起的胰岛 β 细胞进行性损害是胰岛素分泌不足的关键环节。

（1）细胞免疫异常：T 淋巴细胞、B 淋巴细胞、NK 细胞、巨噬细胞和中性粒细胞均等参与了胰岛 β 细胞的炎症性损伤，这些损伤过程可能包括：①介导细胞毒性 T 淋巴细胞针对胰岛 β 细胞特殊抗原产生的破坏作用；②激活的 T 淋巴细胞使辅助性 T 淋巴细胞分泌针对相应抗原的各种抗体；③激活的 T 淋巴细胞、巨噬细胞释放多种细胞因子，在 β 细胞自身免疫损伤中起重要作用。如白细胞介素 -1（interleukin-1，IL-1）能抑制 β 细胞分泌胰岛素。肿瘤坏死因子（tumor necrosis factor，TNF）-α 和干扰素（interferon，IFN）-γ 共同作用可诱导 β 细胞表达的组织相容性抗原（histocompatibility antigen，HLA）Ⅱ类抗原，而导致胰岛 β 细胞损伤。在上述各种抗体和细胞因子的协同作用下，胰岛 β 细胞自身免疫性损伤进一步恶化，并放大破坏性的炎症反应，使胰岛素的分泌逐渐降低。

（2）自身抗体形成：抗胰岛细胞抗体（islet cell antibody，ICA）、胰岛素自身抗体（autoantibody to insulin，IAA）和抗谷氨酸脱羧酶抗体（antibody to glutamic acid decarboxylase，GADA）等自身抗体的产生均与胰岛 β 细胞的损伤有关，且可作为胰岛 β 细胞自身免疫损伤的标志物。其可能的机制为多种因素导致抗原错误递呈至辅助性 T 细胞（T helper cells，Th cell），产生针对 β 细胞的特异性抗体，引起胰岛 β 细胞的自身免疫性损伤破坏。

（3）胰岛 β 细胞凋亡：各种细胞因子或其他介质的直接或间接作用引起 β 细胞凋亡。细胞因子 IL-1β、INF-α、IFN-γ 通过诱导 β 细胞凋亡而损害胰岛 β 细胞的作用途径有：① INF-a 和 IFN-γ 通过诱导胰岛 β 细胞一氧化氮合成酶（nitric oxide synthase，NOS）mRNA 表达来增加 NO 产生，引起胰岛 β 细胞 DNA 链断裂；INF-α 增强 IL-1β 诱导的 NO 释放，表示某些细胞因子在诱导胰 β 细胞凋亡的过程中具有协同作用；②磷脂酶 A_2（phospholipase A_2，PLA_2）的激活可能与诱导胰岛 β 细胞凋亡有关；③通过 Fas-FasL 途径，Fas（CD95 受体）及 FasL（CD95 配体）属肿瘤坏死因子受体家族成员。FasL 阳性浸润的 T 淋巴细胞通过释放 IL-1β，诱导胰岛 β 细胞表达 Fas，引起胰岛 β 细胞凋亡。

 📎 **知识链接 5-1**

　　胰岛素是一种蛋白质类激素。体内胰岛素是由胰岛 β 细胞分泌的。1926 年首次从动物胰脏中提取到胰岛素结晶。1955 年阐明胰岛素序列的一级结构。1965 年中国科学家最早将胰岛素全长合成成功。不同种族动物（人、牛、羊、猪等）的胰岛素分子中的氨基酸种类稍有差异，下图中为人胰岛素化学结构。胰岛素由 A、B 两个肽键组成，人胰岛素（insulin human）A 链有 11 种 21 个氨基酸，B 链有 15 种 30 个氨基酸，共 16 种 51 个氨基酸组成。其中 A7（Cys）-B7（Cys）、A20（Cys）-B19（Cys）4 个半胱氨酸中的巯基形成两个二硫键，使 A、B 两链连接起来。此外 A 链中 A6（Cys）与 A11（Cys）之间也存在一个二硫键。

　　胰岛素主要作用在肝脏、肌肉及脂肪组织，调节蛋白质、糖、脂肪三大营养物质的代谢和贮存。

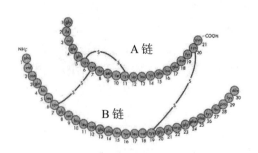

胰岛素结构示意图

（1）对糖代谢的影响：能加速葡萄糖的利用和抑制葡萄糖的生成，通过血糖的去路增加和来源减少，引起血糖降低。①加速葡萄糖的利用。胰岛素能提高细胞膜对葡萄糖的通透性，促进葡萄糖由细胞外转运到细胞内，为组织利用糖提供有利条件，又能促进葡萄糖激酶（肝内）和己糖激酶（肝外）的活性，促进葡萄糖转变为6-磷酸葡萄糖，从而加速葡萄糖的酵解和氧化；并在糖原合成酶作用下促进肝糖原和肌糖原的合成和贮存。②抑制葡萄糖的生成，抑制肝糖原分解为葡萄糖，以及抑制甘油、乳酸和氨基酸转变为糖原，减少糖原的异生。

（2）对脂肪代谢的影响：促进脂肪的合成和贮存，抑制脂肪的分解。糖尿病时糖代谢障碍，脂肪大量动员，产生大量游离脂肪酸在肝脏氧化至乙酰辅酶 A，然后变为酮体，若酮体产生过多则出现酮血症。胰岛素能抑制脂肪分解，并促进糖的利用，从而抑制酮体产生，纠正酮血症。

（3）对蛋白质代谢的影响：促进蛋白质的合成，阻止蛋白质的分解。

（4）胰岛素除了能调节三大营养素的代谢和贮存外，还可以促进钾离子和镁离子穿过细胞膜进入细胞内。

（5）促进脱氧核糖核酸（DNA）、核糖核酸（RNA）及三磷酸腺苷（ATP）的合成。

胰岛素作用的靶细胞主要有肝细胞、脂肪细胞、肌肉细胞、血细胞、肺脏和肾脏的细胞、睾丸细胞等。另外，葡萄糖在红细胞及脑细胞膜的进出，葡萄糖在肾小管的重吸收以及小肠黏膜上皮细胞对葡萄糖的吸收，都不受胰岛素的影响。

2. 遗传因素　某些基因突变可促发或加重胰岛 β 细胞自身免疫性损伤。

（1）组织相容性抗原基因：*HLA* 基因位于 6 号染色体上。HLA-Ⅰ类分子由 *HLA-A*、*HLA-B* 和 *HLA-C* 基因编码，表达于绝大多数有核细胞。HLA-Ⅱ类分子由 *HLA-DP*、*HLA-DQ* 和 *HLA-DR* 基因编码，主要表达于抗原递呈细胞，如巨噬细胞、树突细胞等。此两类分子的主要功能是向 CD4[+] 和 CD8[+]T 细胞递呈已处理成为肽段的抗原。现已明确，HLA-DQβ 链和 HLA-DQα 链等位基因对胰岛 β 细胞免疫损伤的易感性有决定性作用，其作用机制分别与 57 位和 52 位的氨基酸种类影响抗原表位与抗原的结合力有关。基因型 *DR3/4DQβ1*0302/DQβ1**0201 可以引起胰岛 β 细胞免疫耐受性（immune tolerance）的选择性丧失，进而诱导自身免疫性损伤。1 型糖尿病的患者中大约 65% 的患者有 DR3/DR4 的表达，而 *DQ* 基因作为 *DR* 基因的等位基因表达频率亦有增加。

（2）细胞毒性 T 淋巴细胞相关性抗原（cytotoxic T lymphocyte-associated antigen, CTLA）4 基因：*CTLA-4* 基因位于人类染色体 2q33，它是编码 T 细胞表面的一个受体，该受体位于特异性 T 淋巴细胞表面，参与了多种 T 细胞介导的自身免疫紊乱。*CTLA-4* 基因外显子 1 第 49 位存在 A/G 的多态性。*CTLA-4* 49/G 的多态性与高滴度的谷氨酸脱羧酶抗体（GADA）、残存 β 细胞功能及 *HLA-DRB1* 的存在相关联。而 *CTLA-4* 49/A 的多态性可以激活各种 T 淋巴细胞，导致胰岛 β 细胞自身免疫反应性破坏。

（3）叉头蛋白（forkhead helix box, Fox）3 基因：Fox3 是调控多种基因表达的转录因子家族 Fox 的成员之一，其主要表达于 $CD4^+CD25^+$ 调节性 T 细胞，可影响 $CD4^+CD25^+$ T 细胞的发育和功能。*FoxP3* 基因表达异常可以导致 $CD4^+CD25^+$ 调节性细胞减少，不足以维持自身免疫耐受，可引起由 T 细胞介导的胰岛 β 细胞选择性破坏。临床上可见因叉头蛋白 3 基因突变所导致的 X 染色体连锁的多发性内分泌腺疾病，带有该突变基因的新生儿在出生几天内就可发生 1 型糖尿病。外源性刺激使叉头蛋白 3 基因高表达后，胰岛内调节性 T 细胞数目增多，糖尿病的发生延迟。

（4）胸腺胰岛素基因表达：位于 8 号染色体上的胰岛素启动区内的糖尿病易感基因，影响胸腺中胰岛素基因表达，从而影响胸腺对胰岛素反应性 T 细胞的选择。

3. 环境因素 胰岛 β 细胞破坏的有关环境因素主要有病毒感染、化学损伤、饮食因素等，以病毒感染最为重要。

（1）病毒感染：已发现柯萨奇 B_4 病毒、巨细胞病毒、腮腺炎病毒、肝炎病毒、风疹病毒等与胰岛 β 细胞损伤有关。其机制可能是：①病毒直接破坏 β 细胞，并激发自身免疫反应，使 β 细胞进一步损伤；②病毒作用于免疫系统，诱发自身免疫反应；③分子模拟作用使胰岛 β 细胞失去免疫耐受，或刺激调节性 T 细胞及效应性 T 细胞，引发胰岛 β 细胞的自身免疫反应。

（2）化学损伤：对胰岛 β 细胞有毒性作用的化学物质或药物，如链佐星、四氧嘧啶、喷他脒。其可通过：①对胰岛 β 细胞的直接毒性作用，选择性使胰岛 β 细胞快速破坏；②化学物质中的 -SH 基团直接导致胰岛 β 细胞溶解，并可诱导胰岛 β 细胞产生自身免疫反应，导致胰岛 β 细胞进一步损伤。

（3）饮食因素：对于携带 *HLA DQ/DR* 易感基因的敏感个体，某些食物如牛奶蛋白因与胰岛 β 细胞表面的某些抗原相似，可以通过"分子模拟机制"，诱发交叉免疫反应，出现胰岛 β 细胞的自身免疫性损害。

遗传因素的控制和环境因素的影响，均可加重自身免疫异常诱导胰岛 β 细胞发生自身免疫性炎症反应和进行性损害，导致血液中胰岛素绝对含量降低。

（二）胰岛素抵抗（或胰岛素相对不足）

胰岛素抵抗（insulin resistance）是指胰岛素作用的靶组织和靶器官（主要是肝脏、肌肉和脂肪组织）对胰岛素生物作用的敏感性降低，可引起高血糖症，而血液中胰岛素含量可正常或高于正常。胰岛素抵抗的发病与遗传缺陷高度相关，根据这种缺陷相对于胰岛素受体的位置，可分为受体前、受体和受体后 3 个水平。

1. 受体前缺陷 主要指胰岛 β 细胞分泌的胰岛素生物活性下降，失去对受体的正常生物作用。

（1）胰岛素基因突变：在胰岛素基因的特定性表达中任何环节出现障碍，如常见的

Chicago 胰岛素（Phe B25 Leu）、Los Angeles 胰岛素（Phe B24 Ser）、Wakayma 胰岛素（Val A3 Leu）、Providence 胰岛素（His B10 Asp）以及 Tokyo 胰岛素原（Arg 65 His）等基因的点突变可引起一级结构的改变，C 肽裂解点的氨基酸不正常，可使胰岛素原转变成胰岛素不完全形成变异胰岛素，这种变异胰岛素与受体的结合能力降低或其生物活性降低。虽然血液中胰岛素水平正常或高于正常，但因为不能发挥正常生理作用而引起高血糖症。

（2）胰岛素抗体形成：根据抗原的来源分为内源性抗体和外源性抗体。内源性胰岛素抗体（insulin antibody）可能是胰岛 β 细胞破坏所产生，对胰岛素生物活性有抑制作用。外源性胰岛素抗体仅出现于接受过胰岛素治疗的患者，与胰岛素制剂的纯度有关。

2. 受体缺陷　是指细胞膜上的胰岛素受体功能下降，或者数量减少，胰岛素不能与其受体正常结合，使胰岛素不能发挥降低血糖的作用。

（1）胰岛素受体（insulin receptor, IR）异常：IR 异常多由于 *IR* 基因突变引起，*IR* 基因位于 19 号染色体末端。胰岛素受体基因可有 65 种突变位点，包括错义和无义突变、插入和缺失突变以及复合重排等，这些突变均可导致受体的结构或功能异常，出现受体数量减少或活性下降。可见于特殊类型的胰岛素抵抗综合征的患者。

（2）胰岛素受体抗体（insulin receptor antibodies, IRA）形成：IRA 可与机体细胞膜上的胰岛素受体结合，可竞争性抑制胰岛素与其受体的结合。

（3）其他：胰岛素与 IR 亲和力下降；IR 向膜内转运能力减弱、IR 再利用障碍、IR 合成减少；受体酪氨酸激酶活性降低。

3. 受体后缺陷　在胰岛素敏感的组织细胞胞质内存在两种胰岛素受体底物（insulin receptor substrate, IRS）——IRS-1 和 IRS-2，它们是传递胰岛素各种生物作用的信号蛋白。

胰岛素信号转导途径主要通过磷脂酰肌醇 3- 激酶（phosphoinositol 3-kinase, PI3K）转导途径介导其代谢调节作用，可大致分为 4 个步骤：①胰岛素与靶细胞表面的 IR 的 α 亚基结合，同时使其 β 亚基在酪氨酸蛋白激酶（protein tyrosine kinase, PTK）的作用下产生受体的磷酸化；②磷酸激酶可使 IRS-1 磷酸化并使其激活；③ IRS-1 上磷酸化的酪氨酸与 PI3K 结合，依次激活信号转导通路下游的信号分子；④通过蛋白激酶、磷酸酶的级联反应发挥胰岛素的生理学效应，如刺激葡萄糖转运体 4（glucose transporter 4, GLUT4）转位，促进细胞对葡萄糖的摄取，刺激糖原合酶，调节糖原合成的一系列反应。

胰岛素信号转导途径的异常在诱发胰岛素抵抗的重要机制（图 5–2）。例如，2 型糖尿病的致病因素是由于受体后缺陷引起，而与胰岛素受基因突变无关。目前发现，胰岛素信号转导异常主要发生在其中的 IRS 家族、PI3K、蛋白激酶 B（protein kinase B, PKB）、糖原合酶激酶 3（glycogen synthase kinase-3, GSK-3）以及 GLUT4 水平。

（1）IRS 基因变异：IRS 属于细胞质中的适配蛋白，是胰岛素信号转导过程中的主要成员，主要连接受体等多种效应分子，介导胰岛 β 细胞和外周靶细胞对胰岛素等信号因子的反应。IRS 的降解、磷酸化以及在细胞内的分布异常是导致胰岛素信号转导减弱和胰岛素抵抗的主要机制之一。

1）IRS 降解异常：IRS 的异常降解使其含量下降，导致参与胰岛素信号转导的 IRS 数量下降，进而影响胰岛素信号的传递，减弱靶细胞对胰岛素的敏感性。

2）IRS 磷酸化异常：IRS 磷酸化异常主要包括 IRS 丝氨酸 / 苏氨酸位点磷酸化水平异

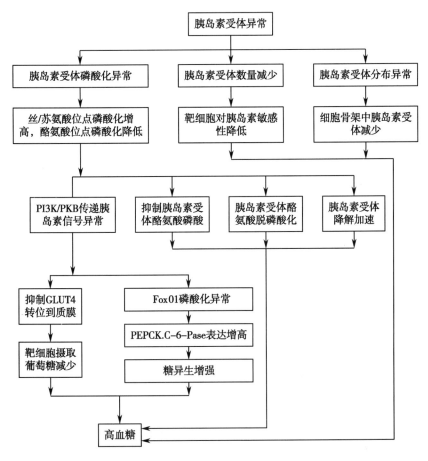

图 5-2 胰岛素信号转导途径异常

常增高和 IRS 酪氨酸位点磷酸化水平的降低。IRS 的丝氨酸 / 苏氨酸磷酸化异常可通过以下方面影响胰岛素信号转导：①阻碍 IRS 酪氨酸磷酸化，降低 IRS 蛋白的酪氨酸磷酸化水平；②PI3K 激活其下游底物的能力下降，继而影响胰岛素信号经 PI3K/PKB 途径向下游的传递；③加速 IRS 的降解。IRS 酪氨酸位点磷酸化水平的降低可能因为磷酸酪氨酸磷酸酶（protein tyrosine phosphatase, PTPase）在肌肉或脂肪组织中的表达或活性升高，导致 IRS 蛋白磷酸化的酪氨酸异常去磷酸化反应，影响信号向下游的传递。

3）IRS 分布异常：一般认为 IRS 定位在细胞骨架上有利于与 IR 结合。体外脂肪细胞经慢性胰岛素刺激后，细胞骨架中的 IRS 会过多地释放到细胞质中，同时募集到细胞骨架上的 PI3K 含量也明显减少；虽然此时胞质中的 IRS 含量增多，但细胞骨架上的 IRS 酪氨酸磷酸化水平显著降低，影响信号向下游的传递。提示 IRS 在胞质中过度聚集可导致胰岛素抵抗。

（2）PI3K 异常：IRS 基因变异、游离脂肪酸（free fatty acid, FFA）、TNF-α 等均可导致 PI3K 表达减少和激酶活性降低。而 PI3K 的表达减少和 / 或活性降低，会使胰岛素信号无法通过 PI3K 通路传递，导致葡萄糖摄取和糖原合成受阻，从而出现胰岛素抵抗。

（3）PKB 异常：PKB 是 PI3K 直接的靶蛋白，生理状态下，胰岛素、表皮生长因子（epidermal growth factor, EGF）、成纤维细胞生长因子（fibroblast growth factor, FGF）等信号分子可通过 PI3K/PKB 途径激活 PKB，PKB 一旦被激活，一方面使 GSK-3N 端丝氨酸

9（Ser9）处磷酸化，降低 GSK3 活性，从而活化糖原合成酶（glycogen synthase, GS），促进糖原合成、抑制糖异生；另一方面 PKB 还能促进 CLUT4 向质膜转位，增加对葡萄糖的摄取。PKB 表达减少和 / 或活性的改变与胰岛素抵抗的形成和发展有密切联系。

（4）GSK-3 异常：GSK-3 是一种多功能丝氨酸 / 苏氨酸类激酶，在胰岛素、EGF、FGF 等信号因子的刺激下，其丝氨酸位点发生磷酸化而失活，启动糖原合成、促进葡萄糖转运等。GSK-3 的表达及活性升高可促进胰岛素抵抗的发生、发展，主要原因是：①使胰岛素诱导的 IRS-1/-2 磷酸化水平异常增高，促进胰岛素抵抗的形成；②使糖原合成酶的丝氨酸多位点磷酸化而失活，从而抑制糖原合成酶活性，减少糖原合成，导致血糖水平升高，促进胰岛素抵抗的发展。

（5）GLUT4 异常：GLUT4 存在于 GLUT4 囊泡中。在基础条件下，细胞表面的 GLUT4 很少。在胰岛素刺激下，胰岛素受体酪氨酸磷酸化信号的内传使 IRS-1 磷酸化，从而活化 PI3K，触发 GLUT4 的囊泡向细胞表面转位，因而细胞表面 GLUT4 增多，组织对葡萄糖摄取增加。GLUT4 的表达减少、易位受阻及含 GLUT4 的囊泡不能与细胞膜融合等因素，均与胰岛素抵抗的发生有密切关系。① GLUT4 表达减少，GLUT4 表达减少会使参与易位的 GLUT4 数量减少，导致细胞对糖的摄取与利用发生障碍，表现为胰岛素信号转导减弱并最终导致胰岛素抵抗。② GLUT4 转位障碍，在胰岛素抵抗状态下，GLUT4 的数量并无明显减少，而其易位作用却发生障碍，即 GLUT4 在囊泡内异常聚集，不能正常转移到细胞膜上。微管或微丝的破坏可分别抑制胰岛素刺激的葡萄糖转运的 70% 和 50%；若同时破坏二者，则葡萄糖的转运完全被抑制。③ GLUT4 活性降低，GLUT4 蛋白自身结构异常和信息传递至细胞障碍。

综上所述，胰岛素抵抗的发生机制是错综复杂的，涉及多因素的相互作用、相互影响（图 5-3）。胰岛素信号转导障碍则是产生胰岛素抵抗和高血糖症的主要发生机制，也是当今研究的热点。但其中许多机制尚未完全明确，如细胞骨架与胰岛素信号转导关系的研究等。

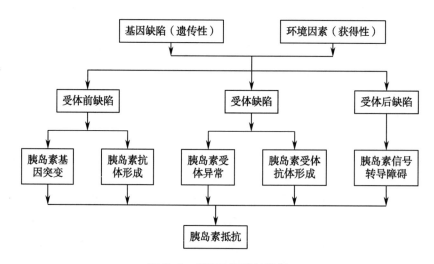

图 5-3　胰岛素抵抗的机制

（三）胰高血糖素分泌失调

胰高血糖素（glucagon）是由胰岛 α 细胞分泌的由 29 个氨基酸残基组成的直链多肽，

与胰岛素的作用相拮抗，也是维持血糖稳态的关键性调节激素。血糖浓度是负反馈调节胰高血糖素分泌的主要因素。胰岛素可通过降低血糖而间接促进胰高血糖素分泌，也可通过旁分泌方式，直接作用于邻近 α 细胞，抑制其分泌；交感神经兴奋亦可促进胰高血糖素分泌。高胰高血糖素血症所致的肝葡萄糖生成（糖原分解和糖异生）过多是高血糖发病机制的重要环节。

1. **胰高血糖素分泌的抑制机制受损**　胰岛素是抑制胰岛 α 细胞分泌胰高血糖素的主要因素，胰岛素缺乏可造成其通过 IRS-1 /PI3K 途径抑制胰高血糖素分泌的作用减弱。

2. **胰岛 α 细胞对葡萄糖的敏感性下降**　长时间的高血糖可使胰岛 α 细胞对血糖的敏感性降低，导致葡萄糖反馈抑制胰高血糖素分泌的能力下降或丧失，引起餐后胰高血糖素异常增高。

3. **胰高血糖素对 β 细胞的作用异常**　胰高血糖素调节 β 细胞生成的 cAMP 可激活肝细胞内的磷酸化酶、脂肪酶及与糖异生有关的酶系，进而加速糖原分解，脂肪分解及糖异生，同时减少胰岛素分泌。胰高血糖素通过胰高血糖素受体和胰高血糖素样肽 1（glucagon like peptide-l, GLP-1）受体的双活化作用，刺激胰岛 β 细胞，引起血糖升高。

4. **胰岛 α 细胞的胰岛素抵抗**　糖尿病时高胰岛素血症与高胰高血糖素血症可以同时存在，胰岛素水平的升高并不能抑制胰高血糖素的分泌，提示胰岛 α 细胞存在胰岛素抵抗。其原因可能与血中的游离脂肪酸引起脂毒性作用，导致细胞的氧化应激反应，从而使胰岛素受体后信号转导通路受损引起 α 细胞胰岛素抵抗。

（四）其他因素

1. **肝源性高血糖**　肝硬化、急慢性肝炎、脂肪肝等肝脏疾病，可引起糖耐量减退，血糖升高。其主要机制是：①继发性胰岛功能不全；②胰高血糖素灭活减弱，糖代谢的酶系统破坏、功能结构改变，糖吸收、利用障碍；③胰岛素抵抗；④肝病治疗中使用过多的高糖饮食、大量皮质激素和利尿剂的应用等。

📎 **知识链接 5-2**

　　肝源性糖尿病　肝脏是人体重要的物质与能量代谢器官，对血糖的调节代谢起着重要作用。我国各型肝炎、肝硬化的发病率较高，无论哪种肝脏疾病，一旦造成肝细胞的广泛损伤，往往影响正常糖代谢，导致机体出现糖代谢紊乱，甚至出现糖耐量减退或糖尿病，这种继发于慢性肝实质损害的糖尿病统称为肝源性糖尿病。50%～80% 的慢性肝病患者有糖耐量减退，其中 20%～30% 最终发展为糖尿病。

---

2. **肾源性高血糖**　尿毒症、肾小球硬化等肾功能严重障碍时，由于对胰岛素有不同程度的抗拒，肝糖原分解增强，同时肾糖阈的改变，也可引起高血糖。

3. **应激性高血糖**　外科手术、严重感染、大面积创伤、烧伤、大出血、休克等原因可引起的应激反应，可导致儿茶酚胺、皮质激素及胰高血糖素分泌增高。

4. **内分泌性高血糖**　肢端肥大症、嗜铬细胞瘤、甲状腺功能亢进、Cushing 综合征等内分泌疾病可引起胰高血糖素、肾上腺素、糖皮质激素、生长激素等胰岛素拮抗性激素水平升高，明显提高机体的能量代谢水平。

5. 妊娠性高血糖　妊娠时胎盘可产生雌激素、黄体酮、催乳素和胎盘生长激素等多种拮抗胰岛素的激素，还能分泌胰岛素酶，加速胰岛素的分解。

6. 药物性高血糖　重组人生长激素（recombinant human growth hormone, rhGH）可明显升高血糖，甚至引起难以控制的高血糖症。使用抗精神病药物治疗的患者，胰岛素抵抗指数上升。免疫抑制剂他克莫司（tacrolimus, FK506）可抑制钙调磷酸酶的活性，进而抑制葡萄糖刺激的胰岛素分泌。

📎 **知识链接 5-3**

　　妊娠糖尿病　妊娠期间的糖尿病有两种情况，一种为妊娠前已确诊患糖尿病，称"糖尿病合并妊娠"；另一种为妊娠前糖代谢正常或有潜在糖耐量减退、妊娠期才出现或确诊的糖尿病，又称为"妊娠糖尿病（GDM）"。糖尿病孕妇中 80% 以上为GDM，糖尿病合并妊娠者不足 20%。GDM 发生率世界各国报道为 1%～14%，我国发生率为 1%～5%，近年有明显增高趋势。GDM 患者糖代谢多数于产后能恢复正常，但将来患 2 型糖尿病机会增加。糖尿病孕妇的临床经过复杂，母子都有风险，应该给予重视。一旦确诊妊娠糖尿病，饮食、运动治疗是最主要、最基本的治疗方法，85% 的患者只需要进行单纯的饮食治疗就能使血糖得到良好的控制。

---

7. 其他因素引起的高血糖　肥胖、高脂血症、某些肌病及遗传病、有机磷中毒等，均可引起高血糖。

高血糖症的病因和发病机制见图 5-4。

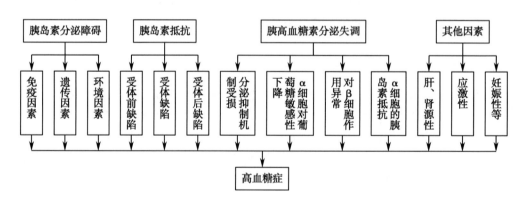

图 5-4　高血糖症的病因和发病机制

案例分析 5-1

　　患者姜某诊断为 2 型糖尿病，根据患者有家族性糖尿病史，属于遗传因素，分析患者家族可能就是组织相容性抗原基因、细胞毒性 T 淋巴细胞相关性抗原 4 基因、叉头蛋白 3 基因、胸腺胰岛素基因中的一个或多个基因突变，或协同其他致病因素如病毒感染、饮食原因等，导致胰岛素抵抗和胰岛素分泌减少，病情逐渐进展，胰岛素缺乏加重，口服药物不能代偿胰岛素水平的减少，最终口服药物失效，需要胰岛素替代治疗。

二、高血糖对机体的影响

高血糖对机体的影响可以分为急性严重代谢紊乱和多系统损害。急性严重代谢紊乱包括糖尿病酮症酸中毒（diabetic ketoacidosis, DKA）和高血糖的高渗状态，多系统损害包括高血糖引起的心血管系统、神经系统、免疫系统、血液系统感染等并发症的出现。

（一）急性严重代谢紊乱

案例分析 5-1

患者出现多尿的原因。高血糖引起的高渗状态使细胞外液渗透压增高，可导致细胞内液减少，细胞外液增加。细胞外液渗透压增高刺激渗透压感受器引起渴感，患者出现多饮的症状，导致血容量增加，出现多尿。另外，血糖浓度高于肾糖阈，肾小球滤过的葡萄糖多于肾小管重吸收的葡萄糖，引起小管液中的渗透压明显增高，阻止了肾小管对水的重吸收，出现渗透性利尿，患者出现多尿。

1. **高渗性脱水和糖尿** ①高血糖引起的高渗状态使细胞外液渗透压增高，可导致细胞内液减少，引起细胞脱水。脑细胞脱水可引起患者不同程度的意识障碍或昏迷，称为高渗性非酮症糖尿病昏迷。同时，细胞外液渗透压增高刺激渗透压感受器引起渴感，患者出现多饮的症状。②血糖浓度高于肾糖阈，肾小球滤过的葡萄糖多于肾小管重吸收的葡萄糖，引起小管液中的渗透压明显增高，阻止了肾小管对水的重吸收，细胞外液大量丢失，出现渗透性利尿和脱水，临床表现为糖尿、多尿、口渴。

2. **酮症酸中毒** 高血糖症时，由于机体不能很好地利用血糖，各组织细胞处于糖和能量的不足状态，引起脂肪分解增加，血中游离脂肪酸增加，使酮体生成的量超过了酮体利用的速度。蛋白质合成减少，分解增加，导致血液中成糖、成酮的氨基酸增加，进一步升高了血糖和血酮。大量的酮体堆积发展为酮症酸中毒和高钾血症（图 5-5）。

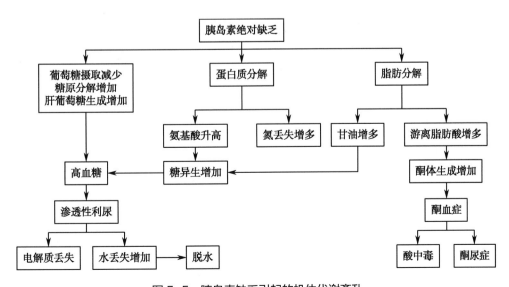

图 5-5 胰岛素缺乏引起的机体代谢紊乱

3. 物质代谢紊乱　胰岛素含量降低或胰岛素拮抗，使肝、骨骼肌、脂肪组织等效应器官对葡萄糖的摄取、利用减少，肝糖原分解加强，引起高血糖；脂肪组织从血液中摄取甘油三酯减少，分解增加，使血中游离脂肪酸和甘油三酯浓度升高；蛋白分解增加，合成减少，出现负氮平衡。

（二）多系统损害

高血糖时，血红蛋白两条 β 链 N 端的缬氨酸可与葡萄糖化合生成糖化血红蛋白。糖化血红蛋白的形成是不可逆反应，并与血糖浓度成正比，且保持 120 天左右。因此，糖化血红蛋白测试通常可以反映患者近 8~12 周的血糖水平，已成为糖尿病筛选、诊断、疗效观察的重要检测指标。除血红蛋白发生糖基化外，组织蛋白也发生非酶糖化，生成糖化终产物。糖化终产物刺激自由基生成增多，引起：①膜脂质过氧化增强；②细胞结构蛋白和酶的巯基氧化形成二硫键；③染色体畸变、核酸碱基改变或 DNA 断裂。最终导致血管内皮细胞损伤、细胞间基质增生等，引起长期高血糖患者的眼、心、肾、神经等发生并发症。长期的高血糖会使蛋白质发生非酶促糖基化反应，糖化蛋白质与未糖化蛋白分子相互结合交联，使分子不断加大，进一步形成大分子的糖化产物。此反应多发生在半衰期较长的蛋白质，如胶原蛋白、晶体蛋白、髓鞘蛋白和弹性硬蛋白等，引起血管基底膜增厚、晶状体混浊变性和神经病变等病理变化，导致相应的组织结构变化，是多系统损害的病理基础（图 5-6）。

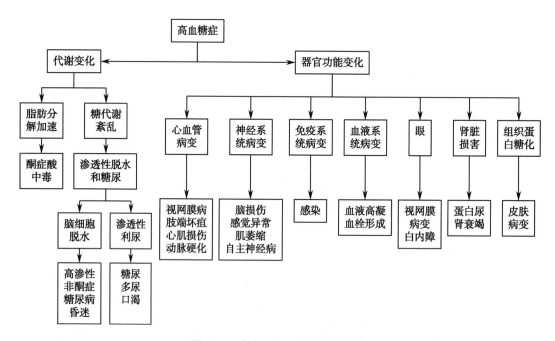

图 5-6　高血糖对机体功能的影响

1. 高血糖对心血管系统的影响　高血糖症既可累及微血管，又可累及大血管。对于大血管可导致动脉粥样硬化的发生，主要侵犯主动脉、冠状动脉、脑动脉、肾动脉和肢体外周动脉等，引起冠心病、缺血性或出血性脑血管病、肾动脉硬化、肢体动脉硬化等；微血管的典型改变是微循环障碍和微血管基底膜增厚，病变主要表现在视网膜、肾、神经和心肌组织，其中尤以高血糖肾病和视网膜病最为多见。高血糖症损害心血管系统的机制主要为：①急性高血糖可引起心肌细胞凋亡，进而损伤心功能；②高血糖可引起内皮细胞黏附性增加、新血管生成紊乱、血管渗透性增加、炎症反应、血栓形成等，其损害程度与高血糖的峰值成正比关系。高血糖还可通过诱导一氧化氮（nitrogen monoxidum, NO）化学性失活而直接损伤血管内皮细胞功能；③高血糖可以增加血液黏滞度和血中钠尿肽水平，引起心脏后负荷增加；④高血糖引起血管基底膜增厚；⑤糖基化终产物聚集，组织缺氧。

2. 高血糖对神经系统的影响　高血糖所引起的神经病变包括中枢神经病变和外周神经病变，其发生机制可能与高血糖所致的代谢或渗透压张力的改变有关。高血糖是急性脑损伤的促发因素之一，它在导致脑缺血的同时还可继发神经元的损伤、增加脑卒中的概率。其可能机制是：①缺血缺氧时，无氧代谢活动增强，使乳酸浓度进一步升高，而高乳酸浓度与神经元、星型胶质细胞及脑血管内皮细胞损伤密切相关；②高血糖可使细胞外谷氨酸盐在大脑皮质聚集，诱发兴奋性神经元的损害；③高血糖还可损伤脑血管内皮细胞、减少脑血流、破坏血脑屏障等。

3. 高血糖对免疫系统的影响　高血糖对免疫系统的影响主要表现为吞噬细胞的功能降低。其发生机制是：①高血糖减弱中性粒细胞和单核细胞的趋化、黏附、吞噬和杀菌等作用；②高血糖可升高血中超氧化物和硝基酪氨酸（nitrotyrosine, NT）水平。超氧阴离子可与一氧化氮发生快速非酶促化学反应，生成过氧亚硝基阴离子（peroxynitrite, ONOO$^-$），该反应在使一氧化氮失活的同时，还增加了 ONOO$^-$ 的浓度。后者是一种强氧化剂，是一氧化氮细胞毒效应的主要中介物质。ONOO$^-$ 还能衍生多种其他氧化剂，在体内过量产生时可导致氧化损伤，介导多种病理过程。血中升高的硝基酪氨酸可以诱导心肌细胞、内皮细胞和纤维细胞的凋亡。

血糖增高极易发生念珠菌和其他一些罕见的感染；长期尿糖阳性的女性易发生阴道炎。

4. 高血糖对血液系统的影响　高血糖可引起血液凝固性增高，导致血栓形成。其发生机制是：①高血糖在增加血纤溶酶原激活物抑制剂 -1（plasminogen activator inhibitor 1, PAI-1）活性的同时，还可以降低血纤维蛋白及组织纤溶酶原激活物的活性，从而抑制了纤维蛋白的溶解。高血糖可改变细胞正常的氧化还原状态，降低一氧化氮的生物利用率，使低密度脂蛋白生成增加，促凝因子激活。②葡萄糖是高黏度的碳水化合物，不易水解且带有少量电荷，容易吸附于红细胞的表面，使其表面部分电荷遮蔽，从而导致红细胞与血浆之间的电位降低，使全血液黏度和血浆黏度均增高。当血浆黏度增高时，不利于组织灌流，造成组织缺血，易形成血栓性疾病，这是临床上高血糖病合并冠心病及其他慢性血管病变的重要病理基础之一。③高血糖时，糖化血红蛋白与氧的亲和力升高，导致组织缺氧，引起红细胞代偿性增多，血液黏度进一步增高，促使血栓的形成。④高血糖的状态下，血液高渗，血液黏度升高，使血液在流动过程中耗能增加；由于成熟红细胞内无线粒体，同时高血糖状态下使糖酵解过程中的关键限速酶活性降低，导致红细胞供能减少。能耗增加而供能又减少，则使血流速度更加缓慢，故易导致微循环功能障碍，血栓形成或引起栓塞。

5. 高血糖对眼睛的影响　包括对视网膜的影响和对晶状体的影响。高血糖可导致视网膜中微循环障碍和微血管基底膜增厚且随病程的延长进行性加重。这是长期高血糖患者失明的主要原因之一。另外，长期高血糖可引起晶状体肿胀，出现空泡，某些透明蛋白变性、聚合、沉淀等病理改变，导致白内障。其发生机制是：①过高的葡萄糖进入晶状体形成的山梨醇和果糖不能再溢出晶状体，致使晶状体内晶体渗透压升高，水进入晶状体的纤维中，引起纤维积水、液化而断裂；②代谢紊乱，致使晶状体中的 ATP 和还原型谷胱甘肽等化合物含量降低、晶状体蛋白的糖基化等。

案例分析 5-1

患者偶有视力减退，说明视网膜出现病变，其机制为高血糖导致视网膜中微循环障碍和微血管基底膜增厚，且随病程的延长进行性加重。

6. **肾脏病变** 长期高血糖通过改变肾的血液流动力学以及代谢异常，可引起肾小球基底膜增厚、细胞外基质增加、肾小球毛细血管能透性升高，主要表现为蛋白尿、水肿、电解质平衡紊乱、高血压等。其机制为：①肾组织局部糖代谢紊乱，通过非酶糖基化形成糖化终产物；②多元醇通路激活；③二酰基甘油–蛋白激酶 C 途径激活；④己糖胺通路代谢异常。最终引起肾功能的改变。

7. **肢端坏疽** 主要表现为进行性肢端缺血、手足麻木及溃烂坏死。主要原因是肢端缺血、缺氧、水肿、营养物质匮乏、代谢产物堆积、细胞容易感染而发生干性坏疽。其病理生理学基础为血管病变、周围神经病变合并感染。

8. **高血糖对其他器官、系统的影响** 皮肤出现萎缩性棕色斑、皮疹样黄瘤等，由于高血糖时组织蛋白糖基化（glycosylation）作用增加和血管病变。骨和关节的病变表现为关节活动障碍、骨质疏松等，是由长期血糖增高所引起的代谢紊乱、血管病变而引起。

三、高血糖症的防治原则

（一）饮食疗法

高血糖症患者的饮食应做到定时定量，严格控制热量的摄入。合理的饮食有利于控制高血糖，减轻体重，改善代谢紊乱；同时可以减轻胰岛 β 细胞的负担，使胰岛组织得到适当恢复；并可减少降糖药物的剂量。

（二）运动疗法

长期、合理的运动可降低机体儿茶酚胺的分泌，血浆胰岛素水平降低，上调胰岛素受体数，提高肌肉等组织对胰岛素的敏感性和葡萄糖的利用能力。同时，可以增强外周组织的脂蛋白酶活性，提高肌肉利用脂肪酸能力，改善脂质代谢紊乱，降低血脂水平，控制体重。

（三）药物治疗

1. **降糖药物** 口服药物包括增加胰岛素敏感性或刺激胰岛素分泌的药物。常用的刺激胰岛素分泌的药物主要是磺胺类药物如格列本脲、格列吡嗪、格列齐特等，主要作用是刺激胰岛 β 细胞分泌胰岛素，使血胰岛素水平升高，使血糖降低。而增加靶组织胰岛素敏感的药物主要是双胍类药物，主要是通过改善靶细胞对胰岛素的反应而降低血糖。

2. **胰岛素治疗** 应用外源性的胰岛素可快速有效地降低血糖浓度；或作为体内胰岛素绝对缺乏患者的终身替代治疗，有可能延缓自身免疫对胰岛 β 细胞的损害。

在使用降糖药物尤其是胰岛素时，应密切监测血糖水平，防止因剂量过大而导致低血糖反应。严重低血糖可因中枢神经系统的代谢被抑制引起昏迷和休克，即胰岛素休克。

3. 其他治疗　可进行胰腺移植、胰岛细胞移植、干细胞治疗等，以替代损伤的胰岛β细胞分泌胰岛素。

第二节　低血糖症

低血糖症（hypoglycemia）指空腹时血糖水平< 2.8mmol/L（50mg/dl）；低血糖症可由多种病因引起，是以血糖浓度过低、交感神经兴奋和脑细胞缺氧为主要表现的临床综合征，即：①血糖低于极限；②出现以神经、精神症状为主的综合征；③给予葡萄糖后，症状立即缓解。

一、病因及发病机制

低血糖症的中心发病环节为血糖的来源小于去路，包括机体的葡萄糖摄入减少、肝糖原分解和糖异生减少和/或机体组织消耗利用葡萄糖增多两个方面（图5-7）。

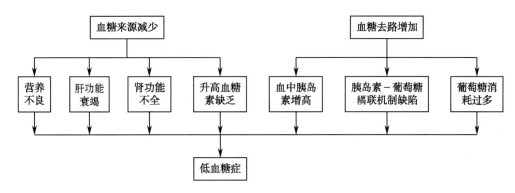

图 5-7　低血糖症的病因和发病机制

（一）血糖来源减少

1. 营养不良　①各种原因引起的机体脂肪大量消耗后，肝糖原储备减少，易致低血糖症发生；②严重肌肉萎缩的患者，由于肌肉蛋白含量减低，不能为肝脏的糖异生提供足够的原料，较难维持正常血糖浓度；③神经性厌食症患者病情发展出现严重肝功能损害时，可出现自发性低血糖。

2. 肝功能衰竭　常见于重症肝炎、肝硬化、肝癌晚期。可能由于：①肝细胞广泛损害致肝糖原合成储备严重不足，糖原分解减少，糖异生障碍，葡萄糖的产生减少；②肝功能衰竭时肝细胞对胰岛素的分解灭活减少，使血浆胰岛素水平增高；③肝癌或肝硬化时机体分解代谢增强，且癌组织产生胰岛素样物质引起葡萄糖消耗增多；④肝内雌激素灭活减弱，血中含量增高，雌激素对生长激素及胰高血糖素等升血糖激素的拮抗作用增强。上述原因均可以引起低血糖症。

3. 肾功能不全　肾脏在正常情况下糖异生能力只有肝脏的1/10，长期饥饿时肾糖异生能力则可明显增强，成为拮抗低血糖的主要器官之一。肾衰竭时肾糖异生减少，肾廓清胰岛素能力减低而易发生低血糖。慢性肾衰竭时糖代谢紊乱机制是多方面的，主要包括①血丙氨酸水平降低，致糖原异生底物不足；②肝葡萄糖输出增加；③胰岛素分泌异常；④肾脏对胰岛素清除率下降；⑤肾性糖尿病患者由尿路失糖过多。

4. 升高血糖激素缺乏

（1）胰高血糖素缺乏：胰高血糖素对低血糖的反应性下降，负反馈调节机制受损，引起低血糖症。其机制是：①肝细胞膜上胰高血糖素的受体的活性下降，使胰高血糖素与受体结合障碍，使腺苷环化酶（cyclic adenosine monophosphate, cAMP）的激活受抑制，cAMP 活化糖原磷酸化酶的能力减弱，加之糖原合成酶的活性增高，使肝糖原分解减少，血糖降低；②胰高血糖素分泌减少使 2,6- 二磷酸果糖的合成增加，激活糖酵解，糖异生减少；③抑制磷酸烯醇式丙酮酸羧激酶的合成，激活肝 L 型丙酮酸激酶，抑制肝摄取血中的氨基酸，从而使糖异生减少；④通过抑制脂肪组织内激素敏感性脂肪酶，减少脂肪动员，糖异生减少。如特发性反应性低血糖，可能与胰高血糖素受体的降解和受体敏感性下降及分泌障碍有关。

（2）糖皮质激素缺乏：肾上腺皮质功能减退，糖皮质激素分泌减少。可以：①抑制肌蛋白分解，氨基酸产生减少，肝脏糖异生原料减少，糖异生途径的关键酶——磷酸烯醇式丙酮酸羧激酶的合成减少；②促进肝外组织摄取和利用葡萄糖；③抑制脂肪组织动员，血中游离脂肪酸减少，糖异生的原料减少，也可间接促进周围组织摄取葡萄糖，从而引起低血糖症。

（3）肾上腺素缺乏：肾上腺素主要在应激状态下发挥其血糖调节作用，可以加速糖原分解，升高血糖水平。肾上腺素减少可以引起应激性低糖血症。

（二）血糖去路增加

1. 血液中胰岛素增高

（1）胰岛素抗体和抗胰岛素受体抗体形成：①抗胰岛素抗体可与胰岛素结合，形成无生物活性的复合物，使胰岛素的降解减少，当胰岛素与抗体突然解离释放出大量游离胰岛素即可造成低血糖症，如胰岛素自身免疫综合征（insulin autoimmunity syndrome, IAS），可能是继胰岛素瘤和胰腺外巨大肿瘤（分泌异常的胰岛素样生长因子 -Ⅱ）之后，引起自发性低血糖的第 3 大原因；②抗胰岛素受体抗体具有很强的胰岛素活性，其活性比胰岛素强 10 倍，抗胰岛素受体抗体与胰岛素受体结合产生类胰岛素作用也可引起低血糖。

（2）自主神经功能紊乱：主要见于情绪不稳定和神经质的中年女性，精神刺激、焦虑常可诱发低血糖，如特发性功能性低血糖症。其发病可能是由于自主神经功能紊乱时，迷走神经紧张性增高使胃排空加速及胰岛素分泌过多引起。

（3）与饮食相关的反应性低血糖：可能与进食后神经体液对胰岛素分泌或糖代谢调节欠稳定有关。①胃切除术后食物从胃排至小肠速度加快，葡萄糖吸收过快；肝硬化患者营养物质的快速消化吸收，刺激胰岛素大量分泌，其高峰晚于血糖高峰，多于进食后 2 小时左右出现；②早期 2 型糖尿病患者胰岛素快速分泌相出现障碍，胰岛素从胰腺 β 细胞释放延迟，表现为葡萄糖耐量试验（oral glucose tolerance test, OGTT）的早期为高血糖，继之发生迟发性低血糖。

2. 胰岛素 - 葡萄糖耦联机制缺陷
胰岛 β 细胞磺胺类药物受体或谷氨酸脱氢酶缺乏引起 β 细胞内的胰岛素 - 葡萄糖耦联机制缺陷，诱发胰岛素持续分泌，导致低血糖发生。

3. 葡萄糖消耗过多
常见于哺乳期妇女、剧烈运动或长时间重体力劳动后，尤其是自主神经不稳定或糖原储备不足者。临床还见于重度腹泻、高热和重症甲状腺功能亢进者。

二、低血糖对机体的影响

低血糖症对机体的影响以神经系统为主，尤其是交感神经和脑部。

（一）对交感神经的影响

低血糖刺激交感神经受后，儿茶酚胺分泌增多，可刺激胰高血糖素的分泌导致血糖水平增高，又可作用于β肾上腺素受体而影响心血管系统。表现为烦躁不安、面色苍白、大汗淋漓、心动过速和血压升高等交感神经兴奋的症状，伴冠心病者常因低血糖发作而诱发心绞痛，甚至心肌梗死。

（二）对中枢神经系统的影响

中枢神经系统对低血糖最为敏感。最初仅表现为心智、精神活动轻度受损，继之出现大脑皮质受抑制症状，随后皮质下中枢和脑干相继受累，最终将累及延髓而致呼吸循环功能障碍。其机制为：①神经元本身无能量贮备，其所需能量几乎完全依赖于血糖提供；②脑细胞对葡萄糖的利用无须外周胰岛素参与。中枢神经每小时约消耗 6g 葡萄糖，低血糖症时脑细胞能量来源减少，很快出现神经症状，称为神经低血糖（neuroglycopenia）。

（三）低血糖发作的警觉症状不敏感

反复发作的低血糖可减少低血糖发作的警觉症状，促发无察觉性低血糖产生。低血糖昏迷时，分泌物或异物误吸入气管可引发窒息或肺部感染，甚至诱发急性呼吸窘迫综合征。

三、低血糖症的防治原则

临床上低血糖症常由药物引起，故应加强合理用药。反复、严重低血糖发作且持续时间较长者，易引起不可恢复的脑损害，故应及早识别和防治。

（一）病因学防治

1. 积极寻找致病原因　若因药物引起，则应及时停药或调整用药品种和剂量，特别应注意胰岛素和半衰期较长的口服降糖药的用量。确诊的胰岛素瘤或胰外肿瘤可行肿瘤切除术。营养不良、肝肾疾病等所致的低血糖除对症处理外，应积极治疗原发病。

2. 摄入足够碳水化合物　进餐应定时、定量，保证每餐摄入足量的复合碳水化合物（各类主食），防止血糖出现剧烈的波动。

3. 避免过度疲劳及剧烈运动　当机体能量消耗急剧增高时，要及时加餐，补充营养；同时应注意适当减少降血糖药物的用量。

（二）低血糖发作时的处理原则

迅速补充葡萄糖，恢复正常血糖水平，维护重要脏器功能是决定预后的关键。因此，在低血糖发作的当时，应立即摄入含糖较高的食物，如糖果、饼干、果汁等。严重时应及时静脉推注 50% 葡萄糖 40~60ml，可迅速升高血糖。

【本章小结】

糖是机体的主要能量来源，也是结构物质的重要组成部分。正常的血糖浓度是 3.89~6.11mmoL/L。糖代谢紊乱分为高血糖症和低血糖症。

高血糖症病因和发病机制包括：胰岛素分泌障碍、胰岛素抵抗、胰高血糖素分泌失调和其他因素。高血糖症可引起代谢紊乱、心血管系统损害、神经系统病变和眼晶状体损伤等多系统损害。高血糖症防治措施主要包括：消除病因、运动疗法和药物治疗。

低血糖症的病因和发病机制包括：血糖来源减少和血糖去路增加。低血糖症对神经系统影响为主，尤其是交感神经和脑部。低血糖症主要防治措施是消除病因学和发作时的处理。

【复习思考题】

1. 高血糖症病因有哪些？发病机制如何？
2. 有哪些基因的异常表达可以引起高血糖症？机制如何？
3. 胰岛素抵抗的原因有哪些？
4. 高血糖症对心血管系统的影响有哪些？
5. 高血糖症对眼晶状体有哪些影响？机制如何？
6. 高血糖症引起渗透性脱水和糖尿的机制是什么？
7. 低血糖发作时的处理原则是什么？

（姚素艳）

【学习目标】

掌握： 高脂蛋白血症的发生机制及其对机体的影响。

熟悉： 高脂蛋白血症的病因及影响因素。

了解： 脂代谢紊乱的分型、高脂蛋白血症的防治、低脂蛋白血症的发生机制及对机体的影响。

【案例导入】

案例 6-1

患者男性，48 岁，平时酷爱吃肉，体型较胖。健康体检时化验血脂，结果如下：

	测定值	正常参考值
TG	14mmol/L	（0.4～1.86mmol/L）
TC	28.2mmol/L	（3.89～6.48mmol/L）
LDLC	2.8mmol/L	（0～4.14mmol/L）
HDLC	0.87mmol/L	（1.04～1.74mmol/L）

空腹血浆在 4℃放置 24 小时呈奶油样混浊。

问题：

1. 该男子有何种脂代谢紊乱？属哪种表型？
2. 试分析该男子发生脂代谢紊乱的机制。

脂质（lipid）是脂肪酸和醇作用生成的酯及其衍生物的总称，是一大类中性的脂溶性化合物。正常脂代谢由 3 部分组成：内源性代谢途径、外源性代谢途径和胆固醇逆转运。脂代谢紊乱是指各种遗传性或获得性因素引起血液及其他组织器官中脂类及其代谢产物异常的病理过程。

血脂是血浆中脂质成分的总称，包括甘油三酯（triglycerides, TG）、磷脂、胆固醇、胆固醇酯和游离脂肪酸（free fatty acid, FFA）等。肠道吸收的外源性脂质、肝肠合成的内源性脂质及脂肪组织贮存的脂肪动员都必须先经血液再到其他组织，因此脂代谢的核心是血脂代谢。脂质不溶于水，必须与血液中的载脂蛋白（apolipoprotein, apo）结合在一起形成脂蛋白（lipoprotein）才能在血液中运输，并进入组织细胞。脂蛋白是脂质成分在血液中存在、转运及代谢的形式。血浆脂蛋白代谢紊乱是指各种因素造成血浆中一种或多种脂质成分增高或降低、脂蛋白量和质发生改变，主要表现为高脂蛋白血症和低脂蛋白血症，常为血脂代谢紊乱的反映。血脂代谢紊乱可引起一些严重危害人体健康的疾病，如动脉粥样硬化性心脑血管疾病、肥胖症、脂肪肝等，甚至可能会增加肿瘤发生的风险。

第一节 概述

一、脂蛋白的组成、分类和功能

成熟的脂蛋白是球形颗粒，由含胆固醇酯和甘油三酯的疏水性核和含磷脂、游离胆固醇（free cholesterol, FC）、载脂蛋白的亲水性外壳组成。各类脂蛋白含有的蛋白质、胆固醇、甘油三酯、磷脂等成分比例和含量不同，使得脂蛋白的密度、颗粒大小、分子量、带电荷强度各不相同。应用超速离心法可将脂蛋白分为 5 类：乳糜微粒（chylomicron, CM）、极低密度脂蛋白（very low density lipoprotein, VLDL）、低密度脂蛋白（low density lipoprotein, LDL）和高密度脂蛋白（high density lipoprotein, HDL）。这 4 类脂蛋白的密度依次增加，而颗粒直径则依次变小。除上述 4 类脂蛋白外，还有 1 种 VLDL 代谢产生的中间密度脂蛋白（intermediate density lipoprotein, IDL），其组成和密度介于 VLDL 和 LDL 之间。转运和代谢血浆中非水溶性的胆固醇和甘油三酯是脂蛋白的一个主要功能。

二、脂蛋白的正常代谢

（一）脂蛋白代谢相关的蛋白

脂蛋白颗粒中的蛋白质起到运载脂质的作用而被命名为载脂蛋白，目前已报道有 20 余种，主要在肝脏和小肠黏膜细胞中合成，其中临床意义较为重要且认识比较清楚的有 apoA、apoB、apoC、apoD、apoE 和 apo（a）等。由于氨基酸组成的差异，每一型又可分为若干亚型，如 apoA 包括 apoAI、apoAII、apoAIV 和 apoAV 等。载脂蛋白在脂蛋白功能和代谢等方面具有非常重要的作用，主要体现在：①与血浆脂质结合形成水溶性物质，成为转运脂类的载体；②作为配基与脂蛋白受体结合，使脂蛋白被细胞摄取和代谢；③是多种脂蛋白代谢酶的调节因子。

血浆中还存在着能将甘油三酯和胆固醇酯在脂蛋白间转移的蛋白质，包括胆固醇酯转运蛋白（cholesteryl ester transfer protein, CETP）、磷脂转运蛋白（phospholipid transfer protein, PLTP）、微粒体甘油三酯转运蛋白（microsomal triglyceride transfer protein, MTP）等。

（二）脂蛋白代谢相关的受体和酶

脂蛋白受体有多种，如 LDL 受体（LDL receptor, LDLR）、LDL 受体相关蛋白（LDL receptor related protein, LRP）、apoE 受体、VLDL 受体和清道夫受体（scavenger receptor, SR）等。调节脂代谢的酶包括卵磷脂–胆固醇酰基转移酶（lecithin cholesterol acyltransferas, LCAT）、脂蛋白脂肪酶（lipoprotein lipase, LPL）、肝酯酶（hepatic lipase, HL）、3-羟-3-甲基戊二酰辅酶 A 还原酶和酰基辅酶 AHMG-CoA 还原酶和酰基 CoA：胆固醇酰基转移酶（acyl-coenzyme A: cholesterol acyltransferase, ACAT）等。这些受体和酶的缺乏或活性降低都可能影响脂蛋白代谢，导致脂代谢紊乱。

（三）脂蛋白代谢相关的途径

脂蛋白的代谢途径可分为外源性代谢途径、内源性代谢途径和胆固醇逆转运（图6-1）。外源性代谢途径是指饮食摄入的胆固醇和甘油三酯在小肠中合成CM及其代谢的过程；内源性代谢途径是指由肝合成的VLDL转变成IDL和LDL，以及LDL被肝或其他器官代谢的过程；胆固醇逆转运（reverse cholesterol transport, RCT）是指外周组织细胞中脂质以HDL为载体转运到肝脏进行分解代谢的过程。

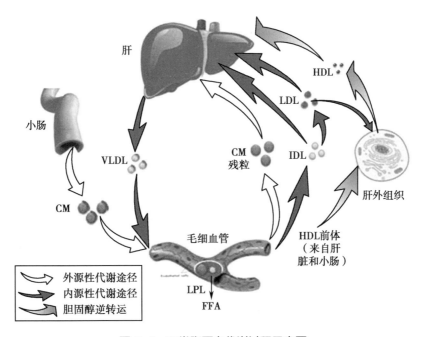

图6-1 正常脂蛋白代谢过程示意图

HDL. 高密度脂蛋白；LDL. 低密度脂蛋白；VLDL. 极低密度脂蛋白；CM. 乳糜微粒；IDL. 中间密度脂蛋白；LPL. 脂蛋白脂酶；FFA. 游离脂肪酸。

1. **外源性代谢途径** 是指饮食摄入的胆固醇和甘油三酯在小肠中合成CM及其代谢的过程。食物中的脂质在小肠中形成新生的CM，新生CM经淋巴管进入体循环，通过脂蛋白交换成为成熟的CM，成熟CM在LPL的作用下甘油三酯被水解，释放出的FFA被外周组织摄取利用，形成CM残粒并被肝细胞摄取代谢。

2. **内源性代谢途径** 是指由肝脏合成VLDL后，VLDL转变为IDL和LDL，LDL被肝脏或其他器官代谢的过程。肝脏合成VLDL并分泌入血，VLDL在LPL水解的作用下转变成VLDL残粒，又称为IDL，部分IDL被肝细胞摄取代谢，其余的IDL被LPL和HL进一步水解，转变为LDL，LDL与全身各组织的细胞膜表面的LDLR结合并被细胞摄取和降解。

3. **胆固醇逆转运** 与LDL转运胆固醇的方向相反，HDL是将肝外组织细胞中的胆固醇转运至肝脏进行分解代谢，即胆固醇逆转运。胆固醇逆转运主要由HDL承担，分为3个步骤：①细胞内游离胆固醇从肝外组织细胞中移出，三磷酸腺苷结合盒转运子 A_1（ATP-binding cassette transporter A_1, $ABCA_1$）介导游离胆固醇转运到细胞膜上，HDL中apoA I 作为细胞膜胆固醇移出的接受体；②HDL接收的游离胆固醇在LCAT的作用下生成胆固醇酯进入HDL的核心，形成成熟的HDL，在CETP作用下，胆固醇酯由HDL转移到 CM、VLDL 和 LDL 颗粒中；③HDL 及这些接受了胆固醇酯的脂蛋白在代谢过程中被肝脏摄取时，其中的胆固醇酯也就同时被运回肝脏，在肝脏转化为胆汁酸后被清除。胆固醇的这种双向转运既保证了全身组织对胆固醇的需要，又避免了过量的胆固醇在外周组织的蓄积，具有重要的生理意义。

三、脂代谢紊乱的分型

血脂代谢紊乱是脂代谢紊乱的主要形式，血脂水平高于正常上限即为高脂血症（hyperlipidemia），我国一般以成人空腹血总胆固醇（total cholesterol, TC）≥ 6.22mmol/L（240mg/dL）和 / 或甘油三酯≥ 2.26mmol/L（200mg/dL）为高脂血症的标准。由于血脂在血中以脂蛋白的形式存在和运输，因此，高脂血症也表现为高脂蛋白血症；而低脂血症表现为低脂蛋白血症，目前对低脂蛋白血症的血脂水平没有统一的标准，一般认为血浆总胆固醇 < 3.1mmol/L（120mg/dL）为有临床意义的判断标准。

（一）高脂蛋白血症

高脂蛋白血症的分型较为繁杂，主要有以下几种：

1. **病因分型**　按是否继发于全身系统性疾病进行分型，可分为原发性和继发性高脂蛋白血症。

（1）原发性高脂蛋白血症：一部分是由于先天性基因缺陷所致，如 LDLR 基因缺陷引起家族性高胆固醇血症（familial hypercholesterolemia, FH）。大部分原发性高脂蛋白血症是脂蛋白代谢相关基因突变与环境因素相互作用引起。

（2）继发性高脂蛋白血症：是全身系统性疾病所致，包括糖尿病、甲状腺功能减退症、肾病综合征、肾衰竭、肝胆系统疾病、系统性红斑狼疮、糖原累积症、骨髓瘤、脂肪萎缩症、多囊卵巢综合征等。此外，长期较大剂量使用某些药物（如利尿药、降压药、性激素、口服避孕药、糖皮质激素、免疫抑制剂等）也可能引起继发性高脂蛋白血症。

2. **表型分类**　按各种血浆脂蛋白升高的程度不同而进行分类，目前多采用 1970 年世界卫生组织修订的分类系统，将高脂蛋白血症分为 I、IIa、IIb、III、IV、V 共 6 型，各型特点如表 6-1。表型分型有助于高脂蛋白血症的诊断和治疗，但过于复杂。

表 6-1　表型分类中各型高脂蛋白血症特点

表型	脂质变化	脂蛋白变化	易患疾病	相当于简易表型
I	TC↑或正常，TG↑↑↑	CM↑	胰腺炎	高甘油三酯血症
IIa	TC↑↑	LDL↑	冠心病	高胆固醇血症
IIb	TC↑↑, TG↑↑	VLDL↑, LDL↑	冠心病	混合型高脂血症
III	TC↑↑, TG↑↑	β-VLDL↑	冠心病	混合型高脂血症
IV	TG↑↑	VLDL↑	冠心病	高甘油三酯血症
V	TC↑, TG↑↑↑	CM↑, VLDL↑	胰腺炎	混合型高脂血症

注：TC. 总胆固醇；TG. 甘油三酯；CM. 乳糜微粒；LDL. 低密度脂蛋白；VLDL. 极低密度脂蛋白。

3. **简易分型**　临床上多采用简易分型，将高脂蛋白血症分为：①高胆固醇血症：血清总胆固醇浓度升高，相当于 WHO 分型的 Ⅱa 型；②高甘油三酯血症：血清甘油三酯浓度升高，相当于 WHO 分型的 Ⅰ、Ⅳ型；③混合型高脂蛋白血症：血清总胆固醇、甘油三酯浓度均升高，相当于 WHO 分型的 Ⅱb、Ⅲ、Ⅴ。

案例分析 6-1

由于该患者血脂中甘油三酯（TG）及总胆固醇（TC）明显高于正常，所以属混合型高脂蛋白血症。再结合患者 LDL、VLDL、CM 和 β-VLDL 的检查结果，患者的脂代谢紊乱表型可能为 Ⅱb、Ⅲ 或 Ⅴ 型。

（二）低脂蛋白血症

低脂蛋白血症分原发性和继发性两种。原发性低脂蛋白血症主要由基因突变所引起，按基因突变所导致脂蛋白减少的类型可分为两种：一种主要影响含有 apoB 的血浆脂蛋白如 LDL，包括家族性低 β- 脂蛋白血症、无 β- 脂蛋白血症和乳糜微粒滞留性疾病等；另一种主要影响含有 apoA 的血浆脂蛋白，即 HDL，如家族性低 α- 脂蛋白血症（也称 Tangier 病，特征为 HDL 的严重减少）、LCAT 缺乏症等。继发性低脂蛋白血症常由营养不良、疾病和某些药物等因素引起。

> **📎 知识链接 6-1**
>
> 胆固醇，又称胆甾醇，是一种环戊烷多氢菲的衍生物。早在 18 世纪人们已从胆石中发现了胆固醇，1816 年化学家本歇尔将这种具脂类性质的物质命名为胆固醇。胆固醇广泛存在于动物体内，尤以脑及神经组织中最为丰富，在肾、脾、皮肤、肝和胆汁中含量也高。其溶解性与脂肪类似，不溶于水，易溶于乙醚、氯仿等溶剂。胆固醇是动物组织细胞所不可缺少的重要物质，它不仅参与形成细胞膜，而且是合成胆汁酸，维生素 D 以及甾体激素的原料。胆固醇经代谢还能转化为胆汁酸、类固醇激素、7- 脱氢胆固醇，并且 7- 脱氢胆固醇经紫外线照射就会转变为维生素 D_3，所以胆固醇并非是对人体有害的物质。

第二节　高脂蛋白血症

一、病因及影响因素

高脂蛋白血症主要由 3 个方面的因素引起：遗传（基因突变及基因多态性）、营养、代谢性疾病和其他疾病。此外，年龄、不健康的生活方式如缺乏运动和酗酒等因素也可引起高脂蛋白血症。

（一）遗传性因素

遗传是导致脂代谢紊乱的最重要的内在影响因素，其中包括单基因突变导致的严重血脂异常和由遗传异质性引起的血脂异常。某些脂蛋白受体（如 LDLR）、脂蛋白代谢酶

（如 LPL）和载脂蛋白（如 apoB100、apoCⅡ、apoAⅠ、apoAⅤ、apoCⅢ和 apoE）等的遗传性缺陷都能干扰脂蛋白的代谢，导致高脂蛋白血症。

1. **LDLR 基因异常** LDLR 是细胞表面的一种糖蛋白，能识别和结合含 apoB100 和 apoE 的脂蛋白残粒（如 CM 残粒、VLDL 残粒）及 LDL，摄取胆固醇进入细胞内进行代谢。LDLR 基因的各种类型突变引起的受体功能障碍均可导致血浆胆固醇水平明显增加，是家族性高胆固醇血症发生的主要原因。

2. **LPL 基因异常** LPL 是血液中主要的脂解酶，也是清除血浆脂蛋白中甘油三酯的限速酶。已证实 LPL 缺陷可导致Ⅰ型或Ⅴ型高脂蛋白血症。LPL 最大活性的表达依赖于 apoCⅡ 的激活，apoCⅡ 缺陷与 LPL 缺陷一样都可因为甘油三酯的水解障碍而引发高甘油三酯血症。

3. **apoB 基因异常** apoB 是 LDL 颗粒上的主要载脂蛋白，也是 LDLR 的配体，其主要功能是结合和转运脂质，介导血浆 LDL 的降解与清除，在体内胆固醇代谢平衡中起重要作用。apoB 基因突变及基因多态性与血脂代谢紊乱关系密切，家族性载脂蛋白 B100 缺乏症就是由于 2 号染色体上的 apoB 基因突变造成 apoB100 上 3 500 位的精氨酸被谷氨酸所置换，因而影响了 LDL 的分解代谢。

4. **apoE 基因异常** apoE 在 CM 和 VLDL 残粒清除的过程中起关键作用。apoE 基因的多态性和基因插入与缺失均可改变 apoE 分子的结构、分泌速率、释放入血及其功能状态，进而影响 CM 和 VLDL 残基的分解代谢。

此外，枯草溶菌素转化酶 9、ATP 结合盒转运子 G5 和 ATP 结合盒转运子 G8、LCAT、衔接子蛋白、胆固醇 7α- 羟化酶 1、脂酶成熟因子 1 等的基因突变均可导致血脂代谢紊乱。

（二）营养性因素

在影响血脂水平的诸多因素中，营养是最重要的环境因素。饮食中的胆固醇和饱和脂肪酸含量高均可导致血浆胆固醇水平升高。血浆甘油三酯水平也与饮食结构相关。例如，进食糖的比例过高，引起血糖升高，刺激胰岛素分泌增加，胰岛素可促进肝脏合成甘油三酯和 VLDL 增加，因而引起血浆甘油三酯浓度升高。高糖饮食还可诱发 apoCⅢ 基因的表达，使血浆 apoCⅢ 浓度升高，而 apoCⅢ 是 LPL 的抑制因子，可造成 LPL 的活性降低，从而影响 CM 和 VLDL 中甘油三酯的水解，引起高甘油三酯血症。

（三）疾病性因素

1. **糖尿病** 糖尿病患者尤其是血糖水平控制不良者，常有Ⅳ型高脂蛋白血症。1 型糖尿病由于胰岛素缺乏，LPL 活性受到抑制，使 CM 在血浆中聚积，可伴有高甘油三酯血症。2 型糖尿病常有胰岛素抵抗，内源性胰岛素过多分泌，引起高胰岛素血症，继而减弱胰岛素对 LPL 的激活作用，引起甘油三酯水平升高。

2. **肾疾病** 肾病综合征时发生高脂蛋白血症是由脂蛋白合成增加和降解障碍双重机制引起，主要表现为血浆 VLDL 和 LDL 升高，呈Ⅱb 或Ⅳ型高脂蛋白血症；而肾衰竭、肾移植术后的患者常出现血浆甘油三酯升高、HDL 降低。

3. **甲状腺功能减退症** 周围末梢血中的甲状腺激素水平直接影响脂质代谢的各个环节，甲状腺功能减退时，脂质代谢紊乱或相关因素异常主要表现为高胆固醇血症、高甘油三酯血症、高 VLDL、高 LDL、低 LDL 受体活性、低 LPL 活性等。

血脂异常还可见于异型蛋白血症（如系统性红斑狼疮、多发性骨髓瘤）、肝胆系统疾病（如各种原因引起的胆道阻塞、胆汁性肝硬化）、胰腺炎、糖原累积症（Ⅰ型）等。

（四）其他因素

1. 酗酒 酗酒是导致血脂异常的危险因素。酒精可增加体内脂质的合成率，降低 LPL 的活性，使甘油三酯分解代谢减慢，导致高甘油三酯血症。酗酒还会引起 LDL 和 apoB 显著升高，而 HDL 和 apoAI 显著降低，导致胆固醇代谢紊乱。此外，酗酒还会引起脂蛋白过氧化情况的发生，导致循环中氧化 LDL（Oxidized LDL, oxLDL）浓度升高。

2. 缺乏运动 习惯于久坐不动的人血浆甘油三酯水平比坚持体育锻炼者要高。体育锻炼可增加 LPL 的活性，升高 HDL 水平特别是 HDL_2 的水平，并降低肝脂酶活性。长期坚持体育锻炼，还可以使外源性甘油三酯从血浆中清除增加。

3. 年龄 年龄也是影响血脂水平的一个重要因素。随着年龄的增加，LPL 活性减退、肝细胞表面 LDL 受体的活性和数量均降低，使 LDL 分解代谢率降低。老化的肝细胞还降低饮食诱导的 apoB 合成，导致血浆甘油三酯水平升高。

此外，长期的精神紧张、吸烟、体重增加以及药物等多种因素均可引起血脂异常。

二、发生机制

脂代谢是一个包括脂质的外源性摄取、内源性合成以及体内脂蛋白、受体和酶相互作用的复杂代谢过程。正常情况下，血脂的分解利用和吸收合成保持动态平衡，血脂含量的变动可稳定在一定的范围内。当脂质来源、脂蛋白合成与代谢及转运等过程发生障碍时，均可能导致血脂代谢紊乱。

高脂蛋白血症除少部分是由全身性疾病所致外（如继发性高脂蛋白血症），大部分是脂蛋白代谢相关基因突变（表 6-2）与环境因素相互作用引起（如原发性高脂蛋白血症）。本文按脂代谢的各个环节异常阐述高脂蛋白血症的发病机制。

表 6-2 引起严重高胆固醇血症的单基因突变

疾病	突变基因	主要发生机制
常染色体显性遗传		
家族性胆固醇血症	*LDLR*	LDL 清除减少伴 LDL 产生增加
家族性载脂蛋白 B100 缺陷症	*apoB*	LDL 清除减少
家族性高胆固醇血症 3	*PCSK9*	LDL 清除减少
常染色体隐性遗传		
常染色体隐性高胆固醇血症	*ARH*	LDL 清除减少
谷固醇血症	*ABCG5* 或 *ABCG8*	LDL 排泄减少伴 LDL 清除减少

注：LDL. 低密度脂蛋白。

（一）外源性脂质或其他相关物质摄取增加

1. 饮食脂质含量高 饮食中脂质主要包括甘油三酯、胆固醇和磷脂，食物源性胆固醇占机体胆固醇来源的三分之一。不同个体对食物源性脂质的摄取差别很大，从 25% 至 75% 不等。健康年轻男性、女性每天外源性胆固醇摄入量每增加 100mg，血液胆固醇水平分别增加 0.038mmol/L（1.47mg/dl）和 0.073mmol/L（2.81mg/dl）。机体可通过调节内源性胆固醇合成减少来平衡外源性胆固醇摄取的增加。长期的高脂饮食可从 3 个方面导致血脂增高：①促使肝脏胆固醇含量增加，LDL 受体合成减少，脂质代谢减少；②饮食中大量甘油三酯的摄取，使得小肠经外源性途径合成 CM 大量增加；③促使肝脏经内源性途径合成 VLDL 增加。

2. 饮食饱和脂肪酸含量高 一般认为饱和脂肪酸摄入量占摄入能量的百分比每增加一个单位，血液总胆固醇含量将增加 0.052mmol/L（2.01mg/dl），其中主要为 LDL。在饱和脂肪酸中，月桂酸升高胆固醇效果最明显，其次是肉豆蔻和棕榈酸，长链硬脂酸几乎没有效果。饱和脂肪酸摄入增加引起胆固醇增高的机制主要在于：①降低细胞表面 LDL 受体活性；②增加含 apoB 脂蛋白的产生。饮食中胆固醇含量高和 *apoE4* 基因型有助于饱和脂肪酸的升胆固醇效果。

3. 肠道脂质摄取增加 肠黏膜上皮细胞表达的 ATP 结合盒转运子 G5 和 ATP 结合盒转运子 G8 能把吸收的几乎全部植物固醇重新排放回肠腔，使得谷固醇等植物固醇经肠道吸收很少（< 5%），并促使肝脏优先分泌植物固醇到胆汁。当二者发生基因突变时，植物固醇在肠腔的吸收成倍增加，胆固醇吸收的中度增加，导致血液谷固醇含量显著增加，伴有 LDL 的增加。

（二）内源性脂质合成增加

肝脏是内源性脂质合成的主要部位，占机体三分之二的胆固醇、甘油三酯、大部分载脂蛋白如 apoB100、apoC 和 apoE 等均在肝脏合成。肝脏脂蛋白合成增加的机制主要包括：①摄取高糖、高饱和脂肪膳食后，肝脏胆固醇合成限速酶 HMGCoA 还原酶活性增加，胆固醇合成增加；②血液中胰岛素及甲状腺素增多时，能诱导肝 HMGCoA 还原酶表达增加，胆固醇合成增加；③血液中胰高血糖素及皮质醇减少时，其对 HMGCoA 还原酶的活性抑制作用减弱，胆固醇合成增加；④肥胖或胰岛素抵抗等因素导致脂肪动员时，大量 FFA 释放进入血液循环，肝脏以其为底物合成 VLDL 增加。近来发现肠道也是内源性脂质尤其是 HDL 合成的重要部位，但其在高脂蛋白血症发生中的病理生理学意义尚不清楚。

（三）脂质转运或分解代谢异常

血脂代谢的实质就是血液脂蛋白代谢，参与这一代谢过程的主要因素是载脂蛋白、脂蛋白受体和脂酶等。遗传或环境因素对这些蛋白表达或活性的影响最终都将导致脂质转运或分解代谢障碍。脂质转运和分解代谢过程中，CM 和 VLDL 及其受体主要是转运和代谢甘油三酯，LDL 及其受体主要是转运和代谢胆固醇，HDL 则在胆固醇逆转运中起着关键作用。

1. CM 和 VLDL 转运与分解代谢异常 虽然 CM 和 VLDL 分别在肠道和肝脏合成，并有不同的转运与代谢途径，但由于两者都富含甘油三酯，所以在转运与分解代谢异常方面有些共同的机制。①*LPL* 表达与活性异常。LPL 是分解脂蛋白中所含甘油三酯的限速酶，是富含甘油三酯的 CM 和 VLDL 代谢的决定性因素。*LPL* 基因突变可引起 *LPL* 活性降低或不能表达正常 LPL，引起 CM 代谢障碍，导致高甘油三酯血症的出现；同时 CM 和 VLDL 代谢障碍造成磷脂和载脂蛋白向 HDL 转移减少，HDL 生成减少，含量降低。胰岛素是 LPL 的重要调节因素，对脂肪组织 LPL 的活性有激活作用，而对骨骼肌 LPL 的活性有抑制作用。胰岛素抵抗或胰岛素缺陷型糖尿病，以及甲状腺功能减退时，LPL 活性降低，CM 和 VLDL 降解减少，血浆甘油三酯水平升高。② *apoC Ⅱ* 表达与活性异常。*apoC Ⅱ* 是 *LPL* 发挥活性所必需的辅因子，*apoC Ⅲ* 则对 *LPL* 活性有一定抑制作用，*apoC Ⅱ/apoC Ⅲ* 比值对 *LPL* 活性有着显著影响。基因突变造成 *apoC Ⅱ* 表达减少或功能异常，LPL 不能被充分激活，CM 和 VLDL 中甘油三酯分解受阻，使得 CM 和 VLDL 水平上升。肾病综合征时，LCAT 活性降低，使 HDL3 向 HDL2 转变减少，HDL2 作为 apoC Ⅱ 最有效的运输载体，其水平的降低将直接导致 apoC Ⅱ 含量下降。③ *apoE* 基因多态性。*apoE* 有 3 个常见的等位基因 *E2*、*E3* 和 *E4*，apoE 结合的受体包括 apoE 受体和 LDL 受体，其中 apoE2 与 2 个受体的结合力都差，使得含有 apoE 的脂蛋白 CM 和 VLDL 分解代谢障碍。

2. LDL 转运与分解代谢异常 ① LDL 受体基因突变。*LDLR* 基因突变通过不同的机制引起 LDL 代谢障碍（表 6–3）。②载脂蛋白 B 基因突变。*apoB* 基因外显子 26 中单碱基置换 G → A 引起错义突变 CGG（Arg3 500）→ CAG（Glu），此种突变使 apoB100 受体结合域二级结构发生变化，与 LDL 受体的结合能力显著下降，LDL 经 LDL 受体途径降解减少。③ LDL 受体表达减少或活性降低。常见于高胆固醇和高饱和脂肪酸饮食、肥胖、老年人以及女性绝经后雌激素水平减少等因素引起。④ VLDL 向 LDL 转化增加。肾病综合征时 CETP 活性上调催化了富含胆固醇酯的 HDL2 和富含甘油三酯的 VLDL 残粒的脂质交换，加速了 VLDL 向 LDL 的转换。此外，LDL 受体活性下降，VLDL 经 LDL 受体途径分解代谢减少，过多的 VLDL 转化为 LDL。

表 6-3　LDLR 基因突变类型与代谢特点

突变类型	特点
Ⅰ 型突变	细胞膜上无 LDL 受体存在
Ⅱ 型突变	LDLR 合成后不能转运到高尔基体修饰，细胞膜上 LDLR 明显减少
Ⅲ 型突变	LDLR 不能与 LDL 结合
Ⅳ 型突变	LDLR 与 LDL 结合后不能内移
Ⅴ 型突变	LDLR 不能与 LDL 分离而循环使用

注：LDL. 低密度脂蛋白；LDLR. 低密度脂蛋白受体。

3. HDL 介导胆固醇逆转运异常 参与胆固醇逆转运的蛋白主要有：ABCA1、LCAT、CETP 和 B 族 Ⅰ 型清道夫受体（scavenger receptor class B type Ⅰ，SR-BⅠ）等。编码这些蛋白的基因突变常导致胆固醇逆转运障碍。比如家族性 CETP 缺陷症，由于基因突变导致 CETP 缺乏，HDL 中胆固醇酯转运到其他脂蛋白发生障碍，造成 HDL 中胆固醇酯积聚，表现为 HDL 浓度明显升高而 LDL 浓度偏低，总胆固醇浓度增加。LCAT 是参与脂质代谢的重要酶之一，主要作用是将卵磷脂 β 位脂肪酸与胆固醇 3-OH 作用，生成胆固醇酯。LCAT 缺乏症时因该酶基因突变导致上述功能异常，游离胆固醇不能转变为胆固醇酯，HDL 的成熟过程受阻，胆固醇逆转运出现障碍。Tangier 病是由于 *ABCA1* 基因突变，外周组织胆固醇流出障碍，胆固醇逆转运受阻。

案例分析 6-1

该男子发生脂代谢紊乱的机制。

1. **外源性脂质或其他相关物质摄取增加**　该患者 48 岁，平时酷爱吃肉，说明该患者平时饮食中摄入的脂质和饱和脂肪酸过多，外源性脂质摄取增加而导致高脂血症。

2. **内源性脂质合成增加**　摄取高饱和脂肪膳食后，肝脏胆固醇合成限速酶 HMGCoA 还原酶活性增加，胆固醇合成增加；该患者体型较胖，肥胖导致脂肪动员时，大量 FFA 释放进入血液循环，肝脏以其为底物合成 VLDL 增加。

3. **脂质转运或分解代谢异常**　① HDL 介导胆固醇逆转运异常，因为该患者 HDL-C < 0.9mmol/L；② LDL 转运与分解代谢异常，高胆固醇和高饱和脂肪酸饮食、肥胖引起 LDL 受体表达减少或活性降低。

三、对机体的影响

（一）动脉粥样硬化

动脉粥样硬化（atherosclerosis, As）是指在多种危险因素作用下，血管内膜结构或功能受损，导致通透性发生改变，血脂异常沉积到血管壁为主要特征的渐进性病理过程，伴随有炎性细胞浸润（单核 / 巨噬细胞、T 淋巴细胞、肥大细胞等），中膜平滑肌细胞迁移增殖，泡沫细胞形成和细胞外基质合成增加，最终形成 As 斑块，病变中的脂质主要是胆固醇和胆固醇酯。As 的危险因素众多，按其是否可以实施干预分为可控危险因素和不可控危险因素（表 6-4），其中脂代谢紊乱导致的高脂蛋白血症是 As 发生的最基本的危险因素。

表 6-4　动脉粥样硬化危险因素分类

可控危险因素	不可控危险因素
不合理的饮食结构	遗传
高脂肪、高热量等	性别
不健康的生活方式	年龄
吸烟、酗酒、缺乏运动、心理应激等	种族
疾病	
高脂蛋白血症、糖尿病、肥胖、高血压、同型半胱氨酸血症、感染等	

As 发生的基本过程如下：首先是各种危险因素导致血管内皮细胞结构和 / 或功能障碍，血管壁通透性增加，血液中脂质向内膜下转运增加，同时血液中的单核细胞向内膜下浸润增加并分化为巨噬细胞。进入内膜下的脂质发生氧化修饰，氧化修饰的脂质具有多方面的致 As 的作用：①浸润的巨噬细胞吞噬氧化修饰的低密度脂蛋白衍变成泡沫细胞，促进脂质在血管壁的蓄积，同时本身具有抗 As 作用的 HDL 经氧化修饰后，其作用类似于氧化修饰的 LDL 具有致 As 作用；②氧化修饰脂质成为抗原，通过模式识别受体 -Toll 样受体激活机体免疫炎症反应，表现为 As 病变中单核巨噬细胞、T 淋巴细胞、肥大细胞等炎症细胞浸润持续增加，肿瘤坏死因子 -α（tumor necrosis factor-α, TNF-α），白细胞介素（interleukins, ILs），C 反应蛋白（C reactive protein, CRP）等炎症因子大量分泌，使得

免疫炎症反应成为 As 发生发展，以及 As 斑块破裂导致急性临床事件发生的重要机制；③氧化修饰脂质诱导血管壁中膜的平滑肌细胞穿过内弹力板向内膜下迁移增殖，并分泌大量的细胞外基质成为斑块纤维帽的主要组成成分；④氧化修饰脂质诱导 As 病变中细胞的凋亡，内皮细胞凋亡导致血管壁通透性进一步增加，巨噬细胞凋亡导致血管壁脂质沉积由细胞内转向细胞外，平滑肌细胞凋亡导致细胞外基质合成减少斑块纤维帽变薄而容易发生破裂。随着沉积脂质作用的持续存在，As 病变最终发展为可引发临床事件的成熟斑块。

按斑块内脂质含量和其他特点，成熟斑块分为两类：易损斑块和稳定斑块。易损斑块的特点是：①具有偏心性、相对体积大且质软的脂质核，脂质核占整个斑块体积的 40% 以上；②纤维帽薄且不均匀，细胞外基质含量和平滑肌细胞数量减少；③斑块内有大量炎症细胞浸润；④斑块内有大量的新生血管。稳定斑块的特点是：①斑块内脂质核体积小；②平滑肌细胞和细胞外基质含量多，浸润的炎症细胞少；③纤维帽厚而均匀。

As 斑块从 3 个方面导致急性冠脉综合征和脑卒中等急性临床事件的发生：①斑块表面出现溃疡、裂隙或斑块破裂，导致斑块部位或其下游血栓形成，部分或完全堵塞血管腔；②斑块体积过大，导致血管腔堵塞，一般认为只有管腔截面积被堵塞达 50% 以上才出现临床症状；③斑块部位血管痉挛，使得本来因斑块存在而狭窄的血管更加堵塞。

（二）非酒精性脂肪性肝病

非酒精性脂肪性肝病是指明确排除酒精和其他肝损伤因素外，所发生的以肝细胞内脂质过度沉积为主要特征的临床病理综合征，主要包括非酒精性脂肪肝、非酒精性脂肪性肝炎以及非酒精性脂肪性肝炎相关的肝硬化。肝脏中沉积的脂质主要是甘油三酯。脂代谢紊乱是非酒精性脂肪性肝病的主要危险因素之一，反之，非酒精性脂肪性肝病也将促进脂代谢紊乱的发生。目前解释非酒精性脂肪性肝病发生机制的主要是"二次打击"学说。该学说认为各种致病因素导致肝脏脂代谢紊乱，引起肝细胞甘油三酯沉积是对肝脏的"第一次打击"，由于甘油三酯沉积导致了肝脏脂肪变性，使得肝细胞对内、外源性损害因子的敏感性增强；"第二次打击"主要因为反应性氧化代谢产物增多，导致脂质过氧化伴细胞内线粒体解偶联蛋白 -2 和 Fas 配体被诱导活化，进而引起脂肪变性的肝细胞发生炎症、坏死甚至纤维化。

（三）肥胖

肥胖是指由于食物能量摄入过多或机体代谢异常而导致体内脂质沉积过多，造成以体重过度增长为主要特征并可能引起人体一系列病理、生理改变的一种状态。肥胖分为单纯性肥胖和继发性肥胖。单纯性肥胖主要与遗传因素和饮食营养过剩有关，除有脂质沉积之外，还有脂肪细胞的增生与肥大。继发性肥胖主要为神经内分泌疾病所致，通常认为只有脂肪细胞的肥大而没有增生，但也有不同的观点。重度肥胖时，脂肪细胞不再进一步肥大而出现明显的增生。高脂蛋白血症时，脂质摄取或合成持续增加，使得脂肪组织中脂质贮存也相应增加，同时脂肪组织中脂质的动员分解降低，导致了脂质在脂肪组织中的大量沉积，诱发了肥胖的发生。

（四）对大脑的影响

大脑因为血脑屏障的存在而具有一个独立的脂质代谢系统，但大量的流行病学资料发现，高脂蛋白血症是神经退行性疾病如阿尔茨海默病（Alzheimer's disease, AD）的一个重要危险因素，降脂治疗可以降低神经退行性疾病发生的危险性。高脂蛋白血症可能通过两种机制影响脑组织脂质代谢：①血脑屏障受损，通透性增加，使本来不能通过血脑屏障的血脂进入脑组织异常沉积；②血液中能通过血脑屏障且脂质合成必需的成分（如不饱和脂肪酸）进入脑组织增加，使得脑组织脂质合成增加。

（五）对肾脏的影响

高脂蛋白血症对肾脏的损伤表现在两个方面：肾动脉粥样硬化病变和肾小球损伤。高脂蛋白血症导致肾 As 斑块形成，肾血流量减少，导致肾性高血压的发生；若斑块造成肾动脉狭窄进一步加重，肾脏将发生缺血、萎缩、间质纤维增生，甚至肾梗死。高脂蛋白血症导致肾小球损伤的机制较为复杂：①脂质可以脂滴的形式存在于肾小球细胞内，或沉积于系膜基质中，并发生氧化修饰，脂质尤其是氧化脂质可导致肾小球上皮细胞的损害和基底膜通透性增加，肾小球通透性增加，蛋白尿发生；②脂质还可导致系膜细胞弥漫性增生，系膜基质合成增加使系膜增宽，趋化成纤维细胞、巨噬细胞等炎症细胞，发生一系列炎症反应、最终造成小管间质纤维化和肾小球硬化。

高脂蛋白血症对机体的影响还包括脂质在真皮内沉积形成黄色瘤和在角膜周缘沉积形成角膜弓等。

四、防治原则

高脂血症可导致多个器官出现病变，其中很多病变的发生发展过程非常漫长。因此积极早期干预高脂血症的可控危险因素，可延缓或消除相应疾病的发生；针对性应用药物或其他方法展开治疗，可控制脂代谢紊乱性疾病的临床症状和保护靶器官。

（一）消除病因学因素

1. 防治原发病　许多疾病可以影响胃肠道脂质的消化吸收，肝脏脂质合成与分解，以及脂质在各个器官的分布。通过消除此类原发病病因，合理应用药物控制原发病临床表现，将极大降低脂代谢紊乱性疾病的发病风险。

2. 控制其他影响因素　①合理饮食是高脂蛋白血症防治的基础，应适当减少脂质的摄入，并控制其他能量物质如糖和蛋白质的摄入，促进体内的脂肪动员，避免超重或肥胖的发生；②适度参加体力劳动和体育活动，避免长时间久坐不动；③戒除吸烟、酗酒等不良生活习惯。

（二）纠正血脂异常

1. 药物降脂　降脂药物治疗是临床上防治脂代谢紊乱性疾病的主要策略之一。针对体内脂质代谢的不同环节，可单独或联合使用药物。需要指出的是，降脂极大地降低了脂代谢紊乱性疾病比如心血管疾病的危险，但过低降脂所引起的低脂蛋白血症可能带来的负面影响也必须引起足够重视。

2. 基因治疗　单基因突变是导致遗传性脂代谢紊乱的重要因素，尤其在高脂蛋白血症的发展中具有重要意义。矫正这些基因的异常表达，从而恢复正常的脂质代谢是脂代谢紊乱基因治疗的病理生理基础。

（三）防止靶器官损伤

1. 促进靶器官胆固醇逆转运　促进胆固醇逆转运，减少脂质在靶器官蓄积造成的靶器官损伤是脂代谢紊乱性疾病防治的一个重要策略。

2. 保护靶器官　脂质在靶器官中的蓄积将通过各种机制导致靶器官的损伤。针对不同的损伤机制进行干预，从而减少靶器官损伤是临床防治的一个重要方面。比如针对 As

病变堵塞血管导致其下游组织缺血缺氧，可采用血管内支架放置来恢复血流供应，保护组织免予损伤。脂质氧化修饰后对组织具有更强的损伤作用，采用抗氧化剂保护组织免于或减轻损伤。

> **📎 知识链接 6-2**
>
> 　　HDL 为血清蛋白之一。富含磷脂质，在血清中的含量约为 300mg/dl。由于可输出胆固醇促进胆固醇的代谢，所以现在作为动脉硬化预防因子而受到重视。高密度脂蛋白运载周围组织中的胆固醇，再转化为胆汁酸或直接通过胆汁从肠道排出，动脉造影证明高密度脂蛋白胆固醇含量与动脉管腔狭窄程度呈显著的负相关。所以高密度脂蛋白是一种抗动脉粥样硬化的血浆脂蛋白，是冠心病的保护因子，俗称"血管清道夫"。

第三节　低脂蛋白血症

　　原发性低脂蛋白血症目前认为主要是基因突变等遗传因素引起，常为常染色体隐性遗传，纯合子可出现明显的临床表现，而杂合子则一般很少发病。继发性低脂蛋白血症影响因素众多，营养不良和消化不良、贫血、恶性肿瘤、感染和慢性炎症、甲状腺功能亢进、慢性严重肝胆和肠道疾病等均可引起低脂蛋白血症。需要指出的是，长时间大剂量降脂药物治疗也已经成为低脂蛋白血症发生的一个重要影响因素。

　　低脂蛋白血症主要发病机制如下：

　　1. 脂质摄入不足　常见于食物短缺、疾病引起的长期营养不良和长期素食，以及各种原因引起的脂质消化与吸收不良，如"吸收不良综合征"。其主要机制是：①小肠黏膜原发性缺陷或异常，影响脂质经黏膜上皮细胞吸收、转运，造成乳糜泻；②胰酶或胆盐缺乏造成的脂质消化不良，如胰腺疾病、胆道梗阻等；③小肠吸收面积不足，如短肠综合征、胃结肠瘘等；④小肠黏膜继发性病变，如小肠炎症、寄生虫病、克罗恩病等；⑤小肠运动障碍，动力过速如甲状腺功能亢进影响小肠吸收时间，动力过缓如假性小肠梗阻、系统性硬皮病，导致小肠细菌过度生长；⑥淋巴回流障碍，如淋巴管梗阻、淋巴发育不良等，使得乳糜微粒经淋巴进入血液循环受阻。

　　2. 脂质代谢增强　脂质代谢增强主要包括脂质的利用增加和分解增强。①脂质利用增加，常见于贫血引起的低脂蛋白血症。贫血引起红细胞增殖增加，使得作为细胞膜主要组成成分的胆固醇利用增加，导致血脂降低，而血脂降低又使红细胞膜脆性增加，红细胞容易破碎，贫血进一步加重，形成恶性循环。②脂质分解增强，常见于甲状腺功能亢进、恶性肿瘤等引起的低脂蛋白血症。甲状腺激素具有刺激脂肪合成和促进脂肪分解的双重功能，总的作用是减少脂肪的贮存，降低血脂浓度。甲状腺功能亢进时高甲状腺素从三个方面导致血脂浓度降低：刺激 LDL 受体表达增加和活性增强而 LDL 清除增加；促使胆固醇转化为胆汁酸排泄增加；脂蛋白脂肪酶和肝酯酶活性增加，使得血清中甘油三酯清除率增加和 HDL2 浓度下降。

　　3. 脂质合成减少　常见于严重的肝脏疾病，以及各种原因引起的脂质合成所需原料减少。不管何种原因引起的晚期慢性肝病，都会导致 apoA 和 apoB 的合成障碍，血浆中浓度降低。严重创伤或烧伤时，有可能导致胆固醇合成前体羊毛固醇和 7- 胆甾烯醇丢失，两者的缺乏将直接导致胆固醇合成不足。

4. 脂蛋白相关基因缺陷　脂蛋白相关基因缺陷是低脂蛋白血症发生的重要遗传学机制。遗传性低脂蛋白血症分为低 α- 脂蛋白血症和低 β- 脂蛋白血症。①低 α- 脂蛋白血症，主要包括家族性 α- 脂蛋白缺乏症（Tangier 病）和 LCAT 缺乏症。Tangier 病由 ABCA1 基因突变所致，是一种常染色体隐性遗传病。LCAT 缺乏症虽然 α- 脂蛋白降低，但其 FC 和总胆固醇水平是增加的，其发病机制已如前述。②低 β- 脂蛋白血症，主要包括家族性低 β- 脂蛋白血症和无 β- 脂蛋白血症，两者皆因 apoB 基因突变所致，其机制尚未完全清楚。

低脂蛋白血症对机体的影响主要表现为：

1. 对血液系统的影响　血液系统中出现棘形红细胞，正常的磷脂酰胆碱与鞘磷脂比例发生翻转是其主要原因。细胞膜脂质的降低导致红细胞的渗透脆性显著增加，红细胞出现自溶血现象，血小板活力下降，可伴有贫血和凝血机制异常，易引起脑出血。

2. 对消化系统的影响　个体出生后出现脂肪泻导致脂肪吸收不良，小肠肠壁细胞中充满脂滴，少数有肝大和转氨酶升高。

3. 对神经系统的影响　个体出生早期即出现精神运动发育迟缓，如出现伸张反射和腱反射减弱，以及定位感觉丧失、步态不稳和语言障碍等。随着中枢和周围神经系统发生慢性退行性脱髓鞘，多数个体出现智力障碍、小脑性震颤、共济失调、肌肉软弱无力、视力减退、夜盲、视野缩小甚至全盲。

此外，低脂蛋白血症与结肠癌、子宫内膜癌和肝癌等肿瘤发生具有明显相关性，这也解释了他汀类药物因降脂而具有潜在致癌性的原因，但现有证据不能表明低脂蛋白血症与肿瘤发生具有因果关系。低脂蛋白血症还可导致各种病因造成的患者死亡率明显增加。

低脂蛋白血症在临床上比较少见，其主要防治措施是消除病因学因素和补充脂溶性维生素保护靶器官。

【本章小结】

脂代谢紊乱是指各种遗传性或获得性因素引起血液及其他组织器官中脂类及其代谢产物异常的病理过程。血脂异常指血浆中脂质的量和质的异常。由于脂质不溶或微溶于水，在血浆中必须与蛋白质结合以脂蛋白的形式存在，因此，血脂异常实际上表现为脂蛋白异常血症，如高脂蛋白血症和低脂蛋白血症。血脂异常少数为全身性疾病所致（继发性），多数是遗传缺陷与环境因素相互作用的结果（原发性）。由于正常脂代谢由内源性代谢途径、外源性代谢途径和胆固醇逆转运等 3 部分组成，因而高脂蛋白血症可因外源性脂质或其他相关物质摄取增加、内源性脂质合成增加、脂质转运或分解代谢异常等机制产生。长期高脂蛋白血症可导致动脉粥样硬化、非酒精性脂肪性肝病、肥胖等，增加心脑血管病的发病率和死亡率。原发性低脂蛋白血症主要是基因突变等遗传因素引起；营养不良和消化不良、贫血、恶性肿瘤、感染和慢性炎症、甲状腺功能亢进、慢性严重肝胆和肠道疾病等均可引起继发性低脂蛋白血症。

【复习思考题】

1. 高脂蛋白血症的发生机制有哪些?
2. 试述 HDL 介导胆固醇逆转运异常的主要机制。
3. 试述肝脏脂蛋白合成增加的主要机制。
4. 高脂蛋白血症对机体可造成哪些危害?
5. 高脂蛋白血症可分为哪些类型? 各有什么特点?
6. 简述低蛋白血症的发生机制及对机体的影响。

（王方岩）

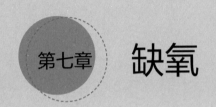

第七章　缺氧

【学习目标】

掌握： 缺氧、发绀、肠源性发绀的概念；常用的血氧指标；缺氧的原因、机制及血氧指标的变化特点。

熟悉： 缺氧时机体的功能与代谢变化。

了解： 缺氧的防治原则及氧中毒。

【案例导入】

案例 7-1

患者，男性，72岁，患慢性支气管炎10余年。近两天因发热、咳嗽、咳白色痰，夜间加重住院治疗。体格检查：体温38℃，心率118次/min，呼吸26次/min。口唇发绀。双肺呼吸音粗，有痰鸣音，双下肺呼吸音略低。辅助检查：胸部X线片显示双肺纹理增粗，双下肺有片状阴影。血气分析结果：pH 7.20，PaO_2 43mmHg，$PaCO_2$ 90mmHg。

问题：

1. 该患者是否发生了缺氧？属何种类型的缺氧？诊断依据是什么？
2. 该患者为何口唇发绀？

案例 7-2

有两姐妹，分别睡在隔壁的两个房间，清晨妹妹起床后来到姐姐房间，发现姐姐仍坐在床头看书，呼之不应，用手推发现其身体已僵硬。法医检查，该患者床边有一个取暖的炭炉，窗户紧闭，患者无呼吸和心跳，面色呈樱桃红色，眼睛微开状，手持书本，肢体僵硬，估计已死亡2小时。实验室检查：HbCO定性实验阳性。

问题：

1. 该患者死亡的原因是什么？为什么患者死亡后面色呈樱桃红色？
2. 该患者属何种类型缺氧？试述其发生机制。

缺氧（hypoxia）是指组织供氧不足或利用氧障碍，导致机体代谢、功能和形态结构发生异常改变的病理过程。氧是人体所必需的，正常成人静息时的耗氧量约为 250ml/min，剧烈运动时可增加 8 ~ 9 倍，而人体内储氧量仅为 1 500ml，一旦呼吸、心跳停止，数分钟内就可能死于缺氧。缺氧是许多疾病共有的基本病理过程，也是疾病引起死亡的重要原因之一。

第一节　常用的血氧指标

　　氧的获得和利用过程，包括外呼吸、氧气在血液中的运输和内呼吸。临床上常用血氧指标反映组织的供氧与用氧情况。

一、血氧分压

　　血氧分压（partial pressure of oxygen, PO_2）指物理溶解于血液中的氧所产生的张力。动脉血氧分压（PaO_2）正常约为 100mmHg，主要取决于吸入气的氧分压以及肺的通气和换气功能。静脉血氧分压（PvO_2）正常约 40mmHg，其变化反映组织、细胞对氧的摄取和利用状态。

二、血氧容量

　　血氧容量（oxygen binding capacity, CO_{2max}）指氧分压 150mmHg，温度 38℃时，100ml血液中血红蛋白（Hb）所能结合的氧量，即 Hb 充分氧合后的最大携氧量。正常血氧容量为 20ml/dl，取决于血液中 Hb 的性质和数量。

三、血氧含量

　　血氧含量（oxygen content, CO_2）指 100ml 血液中实际含有的氧量，包括物理溶解的和与 Hb 化学结合的氧量。正常动脉血氧含量（CaO_2）约为 19ml/dl，其中物理溶解的氧量仅为0.3ml/dl，数值上可忽略不计，CaO_2 取决于血氧分压和血氧容量。静脉血氧含量（CvO_2）约为14ml/dl。动静脉血氧含量差（$CaO_2 - CvO_2$）正常时约为 5ml/dl，反映组织细胞消耗的氧量。

四、血红蛋白氧饱和度

　　血红蛋白氧饱和度（oxygen saturation of hemoglobin, SO_2），简称血氧饱和度，指血液中氧合 Hb 占总 Hb 的百分数，约等于血氧含量与血氧容量的比值。正常动脉血氧饱和度（SaO_2）为 95% ~ 98%，静脉血氧饱和度为（SvO_2）为 70% ~ 75%。SO_2 主要取决于 PO_2，二者之间的关系曲线呈 "S" 形，称为氧合 Hb 解离曲线，简称氧离曲线（图 7–1）。此外，SO_2 还与血液 pH、温度、CO_2 分压以及红细胞内 2,3- 二磷酸甘油酸（2,3-DPG）的含量有关。当血液 pH 下降、温度升高、CO_2 分压升高或红细胞内 2,3-DPG 增多时，氧离曲线右移；反之，氧离曲线左移。

五、P_{50}

　　P_{50} 指血红蛋白氧饱和度为 50% 时的氧分压，反映 Hb 与氧的亲和力，正常值为

26~27mmHg（图7–1）。当氧离曲线右移时，P_{50}增大，表明Hb与O_2的亲和力减小；当氧离曲线左移时，P_{50}减小，表明Hb与O_2的亲和力增加。

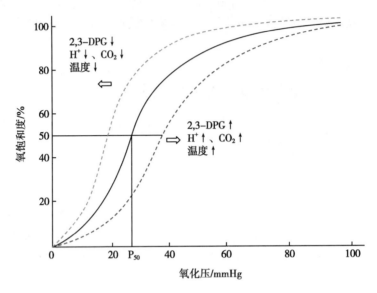

图7-1　氧合Hb解离曲线及其影响因素

第二节　缺氧的类型、原因和血氧变化的特点

大气中的氧通过外呼吸进入肺泡，弥散入血，与血红蛋白结合，通过血液循环输送到全身，被组织、细胞摄取利用，其中任一环节发生障碍都可能引起缺氧。根据缺氧的原因及血氧变化特点，分为以下四种类型。

一、低张性缺氧

以PaO_2降低为基本特征的缺氧称为低张性缺氧（hypotonic hypoxia），又称乏氧性缺氧（hypoxic hypoxia）。

（一）原因

1. 吸入气氧分压过低　多见于海拔3 000m以上的高原、高空，通风不良的矿井、坑道，或吸入被麻醉药、惰性气体过度稀释的空气等。在高原，随着海拔的升高，大气压下降，大气中的氧分压也下降，吸入气氧分压降低，导致PaO_2降低。

2. 外呼吸功能障碍　肺通气障碍可引起肺泡气氧分压降低；肺换气功能障碍时，肺泡弥散到血液中的氧减少，PaO_2降低。外呼吸功能障碍引起的缺氧又称呼吸性缺氧。

3. 静脉血分流入动脉血　多见于存在右向左分流的先天性心脏病患者，如室间隔缺损伴肺动脉狭窄或肺动脉高压，或法洛四联症，因右心压力高于左心，右心血流入左心，静脉血直接掺入动脉血，导致PaO_2降低。

案例分析7-1
患者慢性支气管炎，10余年病史，其气管、支气管黏膜及其周围组织长期存在慢性非特异性炎症，近期又合并肺部感染，肺的通气和换气功能障碍，导致 PaO_2 降低，引起低张性缺氧。

（二）血氧变化的特点与缺氧的机制

低张性缺氧血氧的变化特点：①由于吸入气氧分压降低、外呼吸功能障碍，或动脉血氧被静脉血稀释，导致 PaO_2 降低，这也是低张性缺氧发生的关键所在。② PaO_2 降低，血液中与血红蛋白结合的氧减少，CaO_2 和 SaO_2 亦随之降低。③低张性缺氧因 Hb 正常，血氧容量一般在正常范围；慢性缺氧可因红细胞与血红蛋白代偿性增多，而使血氧容量增加。④动 - 静脉血氧含量差减少或变化不大。低张性缺氧时，PaO_2 降低，血液携带的氧减少，从血液向组织弥散的氧亦减少，动 - 静脉血氧含量差减少，组织缺氧。但在慢性缺氧时，由于血液携带氧及组织利用氧的能力增强，动 - 静脉血氧含量差变化可不明显。

正常毛细血管中脱氧血红蛋白的平均浓度约为 2.6g/dl。低张性缺氧时，PaO_2 下降导致脱氧血红蛋白增加，当毛细血管中脱氧血红蛋白平均浓度达到或超过 5g/dl 时，皮肤黏膜呈青紫色，这种现象称为发绀（cyanosis）。

案例分析 7-1

患者口唇发绀，呈青紫色，为发绀。由于外呼吸功能障碍，PaO_2 下降，导致血液中氧合血红蛋白减少、脱氧血红蛋白增加，当毛细血管中脱氧血红蛋白浓度 ≥ 5g/dl 时，皮肤、黏膜呈现青紫色。

二、血液性缺氧

血液性缺氧（hemic hypoxia）是指由于 Hb 的含量减少或性质改变，使血液携氧量减少或 Hb 结合的氧不易释出引起的缺氧。血液型缺氧时，由于 PaO_2 正常，又称为等张性缺氧（isotonic hypoxia）。

（一）原因

1. 血红蛋白含量减少 见于各种原因引起的贫血。

2. 碳氧血红蛋白血症 一氧化碳（CO）可以与血红蛋白结合生成碳氧血红蛋白（carboxyhemoglobin, HbCO），形成碳氧血红蛋白血症。由于 Hb 与 CO 的亲和力是氧的 210 倍，当吸入气体中含有 0.1% 的 CO 时，血液中约有 50% 的 Hb 与 CO 结合而失去携氧的能力。此外，当 CO 与 Hb 分子中的某个血红素结合后，将增加其余 3 个血红素与氧的亲和力，使 Hb 结合的氧不易释放。同时，CO 还抑制红细胞内糖酵解，使 2,3-DPG 生成减少，导致氧离曲线左移，进一步加重组织缺氧。

3. 高铁血红蛋白血症 在氧化剂的作用下，血红素中的二价铁被氧化成三价铁，形成高铁血红蛋白（methemoglobin, $HbFe^{3+}OH$），导致高铁血红蛋白血症。正常成人血液中的高铁血红蛋白不超过血红蛋白总量的 2%；当亚硝酸盐、过氯酸盐、磺胺等中毒时，可使大量的血红蛋白氧化成高铁血红蛋白，超过血红蛋白总量的 10% 时，即可出现缺氧表现；达到 30%～50%，则发生严重缺氧。高铁血红蛋白血症常见于食用大量含硝酸盐的腌菜或变质的剩菜后，食物中硝酸盐会被肠道细菌还原为亚硝酸盐，后者吸收入血后，使大量血红蛋白氧化，形成高铁血红蛋白血症，患者皮肤、黏膜呈棕褐色或类似发绀的颜色，故又称为肠源性发绀（enterogenous cyanosis）。缺氧的发生与以下机制有关：高铁血红蛋白中的 Fe^{3+} 与羟基牢固结合，丧失结合氧的能力；而且当血红蛋白分子中的 4 个 Fe^{2+} 有一部分被氧化成 Fe^{3+} 后，剩余 Fe^{2+} 与氧的亲和力将增加，氧离曲线左移，导致组织缺氧。

4. **血红蛋白与氧的亲和力异常增高**　如输入大量库存血，由于库存血中 2,3-DPG 含量低，可使氧离曲线左移；输入大量的碱性液体，血液 pH 增高，使 Hb 与氧的亲和力增加；此外，已发现 30 多种血红蛋白病，由于 Hb 肽链中发生氨基酸替代，使 Hb 与氧的亲和力成倍增高，从而引起组织缺氧。

案例分析 7-2

根据床边有一炭炉，窗户紧闭，且 HbCO 定性实验阳性，可推断患者死亡原因是 CO 中毒，属血液性缺氧。由于其血液中 HbCO 增多，致使患者皮肤、黏膜呈樱桃红色。

（二）血氧变化的特点及缺氧的机制

血液性缺氧发生的关键是血红蛋白含量减少或性质改变，其血氧变化的主要特点为：①由于外呼吸正常，氧的摄入和弥散正常，故 PaO_2 正常。② SaO_2 正常或降低，贫血以及 Hb 与 O_2 的亲和力异常增高时，SaO_2 正常；CO 中毒和高铁血红蛋白血症时，SaO_2 可降低。③血红蛋白数量减少（贫血）或性质改变（CO 中毒、高铁血红蛋白血症），使血氧容量和 CaO_2 降低；但 CO 中毒时，患者血氧容量可以是正常的，由于血氧容量是在体外用氧充分饱和后所测得的，体外条件下脱离 CO 环境，HbCO 中的 CO 可被 O_2 所取代。④动 - 静脉血氧含量差减少，血液性缺氧时 PaO_2 虽正常，但 Hb 携带的氧减少，当血液向组织释放出少量 O_2 后，毛细血管内 PO_2 迅速下降，以致毛细血管与组织间氧分压梯度下降，O_2 向组织弥散动力减弱，从而动 - 静脉血氧含量差减小。⑤ Hb 与 O_2 的亲和力增强引起的血液性缺氧较为特殊，其动脉血氧容量和血氧含量可不降低，但由于 Hb 与 O_2 的亲和力较大，结合的氧不易释出，血液弥散入组织的氧减少，致动 - 静脉血氧含量差小于正常。

严重贫血的患者皮肤、黏膜苍白；CO 中毒患者由于血液 HbCO 增多，致使皮肤、黏膜呈樱桃红色；高铁血红蛋白血症的患者，皮肤黏膜棕褐色或咖啡色。

三、循环性缺氧

循环性缺氧（circulatory hypoxia）指因组织血流量减少引起的组织供氧不足，又称低动力性缺氧（hypokinetic hypoxia）。

（一）原因

1. **全身性血液循环障碍**　常见于休克和心力衰竭。因有效循环血量减少，组织血液灌流量减少，致使组织发生缺血性缺氧；此外，全身性血液循环障碍还可引发静脉回流受阻，引起淤血性缺氧。

2. **局部性循环障碍**　见于血管狭窄或阻塞，如血管痉挛或受压、动脉硬化、血管炎和血管栓塞等。

（二）血氧变化的特点及缺氧的机制

循环性缺氧的关键是组织血流量减少。血氧变化的主要特点是：①由于外呼吸功能正常、氧的摄入和弥散正常，故 PaO_2 正常、SaO_2 正常；②由于血红蛋白的含量和性质没有发生改变，血氧容量和 CaO_2 也正常；③循环障碍使血流速度减慢，细胞从单位容积血液中摄取的氧量增多，动－静脉血氧含量差大于正常，但因单位时间内流过毛细血管的血量减少，组织实际获得的氧量减少，导致组织缺氧。

缺血性缺氧时，由于组织供血减少而呈苍白色；淤血性缺氧时，因血液瘀滞，毛细血管中脱氧血红蛋白增加，皮肤、黏膜常出现发绀。

四、组织性缺氧

在供氧正常的情况下，因组织、细胞利用氧的能力减弱而引起的缺氧，称为组织性缺氧（histogenous hypoxia）或氧利用障碍性缺氧（dysoxidative hypoxia）。

（一）原因

细胞内的氧 80%~90% 在线粒体内参与由呼吸链电子传递和磷酸化相互耦联的生物氧化反应。任何影响线粒体电子传递或氧化磷酸化的因素都可引起组织性缺氧。

1. 药物对线粒体氧化磷酸化的抑制　各种氰化物中毒时，CN^- 与细胞色素 aa3 中的 Fe^{3+} 配位结合，形成氰化高铁 cyt aa3，使细胞色素氧化酶不能还原，失去传递电子的功能，呼吸链中断，O_2 利用受阻；硫化氢可抑制细胞色素 C 氧化酶，使电子不能传递给氧。砷化物如三氧化二砷（砒霜）、五氧化二砷等，主要通过抑制细胞色素氧化酶、酶复合体 Ⅳ、丙酮酸氧化酶等蛋白质巯基，使细胞利用氧障碍。此外，2,4- 二硝基苯酚等可使底物氧化产生的能量不能用于 ADP 磷酸化，氧化磷酸化耦联障碍，引起缺氧。

2. 呼吸酶合成减少　维生素 B_1 是丙酮酸脱氢酶的辅酶成分，维生素 B_2（核黄素）是黄素酶的组成成分，维生素 PP（烟酰胺）是辅酶Ⅰ和辅酶Ⅱ的组成分，这些维生素的严重缺乏可影响氧化磷酸化过程。

3. 线粒体损伤　高温、大量放射线照射和细菌毒素等可直接损伤线粒体，引起细胞生物氧化障碍。

（二）血氧变化的特点及缺氧的机制

组织性缺氧时，PaO_2、SaO_2、CaO_2、血氧容量均正常，导致缺氧发生的关键是组织对氧的利用障碍，动－静脉血氧含量差减少。由于细胞氧利用障碍，毛细血管中氧合血红蛋白高于正常水平，患者皮肤、黏膜可呈玫瑰红色。

临床所见缺氧常为混合性缺氧。如感染性休克时主要是循环性缺氧，内毒素可引起组织利用氧障碍而发生组织性缺氧，若并发休克肺还可导致低张性缺氧。

各型缺氧血氧变化的特点见表 7-1。

表 7-1　各型缺氧的原因和血氧变化特点

缺氧类型	PaO_2	CaO_2	CO_{2max}	SaO_2	CaO_2-CvO_2
低张性缺氧	↓	↓	N 或 ↑	↓	N 或 ↓
血液性缺氧	N	↓	N 或 ↓	N 或 ↓	↓
循环性缺氧	N	N	N	N	↑
组织性缺氧	N	N	N	N	↓

注：↓：降低；↑：升高；N：正常。

第三节　缺氧时机体的功能和代谢变化

缺氧对机体的影响，取决于缺氧发生的程度、速度、发生部位、持续的时间以及机体的功能代谢状态。轻度缺氧主要引起机体代偿性反应；严重缺氧而机体代偿不全时，可导致各系统出现损伤性变化。急性缺氧发生速度快，机体往往来不及充分发挥代偿作用；而慢性缺氧，机体可通过代偿，如增加组织、细胞氧的供应和对氧的利用能力等，使细胞的缺氧程度减轻。

不同类型的缺氧引起的变化不尽相同，下面主要以低张性缺氧为例解释缺氧时机体的功能和代谢变化。

一、呼吸系统的变化

（一）肺通气量增大

当 $PaO_2 < 60mmHg$（8kPa）时，可刺激颈动脉体和主动脉体化学感受器，反射性兴奋呼吸中枢，使呼吸加深加快，肺泡通气量增加，称为低氧通气反应。这是急性缺氧最重要的代偿反应，其意义在于：①肺泡通气量增加，肺泡气氧分压升高，PaO_2、SaO_2 也随之升高；②胸廓呼吸运动的增强使胸内负压增大，促进静脉回流，增加肺血流量和心排血量，有利于肺换气和氧在血液中的运输。

低氧通气反应的强度与缺氧程度和缺氧持续的时间有关。如人进入 4 000m 高原后，肺通气量立即增加，但仅比在海平面约高 65%，4～7 天后达高峰，肺通气量可达平原水平的 5～7 倍，久居高原后，肺通气量逐渐回降，仅比平原高 15% 左右。这种变化的机制在于，初期 PaO_2 降低引起肺通气量增加，但过度通气可导致呼吸性碱中毒，脑脊液 CO_2 分压降低，pH 增高，抑制呼吸中枢，肺通气受限。数日后，通过肾脏代偿性排出 HCO_3^-，脑脊液内的 HCO_3^- 也逐渐通过血脑屏障进入血液，脑组织中 pH 逐渐恢复正常，解除对中枢化学感受器的抑制作用，外周化学感受器兴奋呼吸的作用得以充分发挥，肺通气量显著增加。久居高原肺通气量回降，与外周化学感受器对缺氧的敏感性降低有关，这是一种慢性适应性反应，可平衡氧的供需矛盾，因为肺通气量增加时呼吸肌耗氧量也增加。

血液性缺氧、循环性缺氧和组织性缺氧，由于动脉血氧分压正常，肺通气量无明显变化。

（二）高原肺水肿

高原肺水肿（high altitude pulmonary edema, HAPE）是指从平原快速进入 2 500m 以上高原时，因低压缺氧而发生的一种高原特发性疾病，表现为呼吸困难、发绀、咳粉红色泡沫痰或白色泡沫痰，肺部听诊有湿啰音等。其发生可能与以下机制有关：①缺氧引起肺血管收缩，肺动脉压增高，肺毛细血管内压增高；②缺氧致肺血管内皮细胞通透性增高，液体渗出；③缺氧致外周血管收缩，肺循环血流量增加；④缺氧使得肺泡上皮细胞对肺泡内钠和水的清除能力降低，肺水清除障碍。

知识链接 7-1

急性高原病（acute mountain sickness, AMS）一般指由平原进入高原或由高原进入更高海拔地区时，在数小时至数天内发生的各种临床综合征。急性高原病分为急性轻型高原病、高原肺水肿和高原脑水肿。吸氧不能完全缓解急性高原病的症状，患者常常要脱离低氧环境 2~3 天后才能恢复，表明急性高原病不是缺氧直接引起的，而是机体对缺氧的超时反应。对急性高原病的预防应采取综合措施，包括易感者的排除、升高速度的控制、体力负荷强度的掌握、药物预防和适应锻炼等。

（三）中枢性呼吸衰竭

当 $PaO_2 < 30mmHg$ 时，可直接抑制呼吸中枢，导致肺通气量减少。中枢性呼吸衰竭表现为呼吸抑制，呼吸节律和频率不规则，出现周期性呼吸甚至呼吸停止。

二、循环系统的变化

（一）心脏功能变化

急性轻度或中度缺氧时，由于呼吸运动增强刺激肺牵张感受器，反射性引起心率加快；缺氧初期，交感神经兴奋，作用于心脏 β-肾上腺素能受体，使心肌收缩力增强；胸廓呼吸运动增强，导致静脉回流和心排血量增加，有利于增加对器官组织的血液供应。

严重缺氧可直接抑制心血管运动中枢，引起心肌能量代谢障碍，心率减慢、心肌收缩力减弱，使心排血量降低；严重缺氧时，心肌细胞内 K^+ 减少，Na^+ 增多，静息膜电位降低，心肌兴奋性和自律性增高，传导性降低，易发生传导阻滞、室颤等心律失常。

（二）血流重新分布

急性缺氧时，全身各器官的血流分布发生改变，心、脑的血流量增多，而皮肤、内脏、骨骼肌和肾的血流量减少。其主要机制为：①缺氧时交感神经兴奋，由于皮肤、内脏、骨骼肌和肾的血管 α-肾上腺素受体密度高，这些部位的血管收缩，血流量减少。②局部代谢产物对血管的调节。缺氧时，心、脑组织中乳酸、腺苷、PGI_2 等代谢产物积聚，引起局部血管扩张，血流量增多。血液重新分布有利于保证重要生命器官氧的供应，具有重要代偿意义。

（三）肺循环的变化

急性缺氧引起肺血管收缩，慢性缺氧在引起肺血管收缩的同时还可引起以管壁增厚、管腔狭窄为特征的肺血管结构改建，导致持续的肺动脉高压。

肺泡气 PO_2 降低可引起该部位肺小动脉收缩，称为缺氧性肺血管收缩（hypoxic pulmonary vasoconstriction, HPV）。其生理学意义在于减少缺氧肺泡周围的血流，使这部分血流转向通气充分的肺泡，有利于维持通气与血流的适当比例，获得较高的 PaO_2。其机制为：①缺氧抑制肺血管平滑肌上电压依赖型钾通道（Kv），使 K^+ 外流减少，细胞膜去极化，Ca^{2+} 内流增加，引起血管收缩；②缺氧使肺血管平滑肌细胞线粒体功能障碍，活性氧产生增多，活性氧抑制 Kv 通道，致 Ca^{2+} 内流增多，血管收缩；③缺氧时，血栓素 A_2、内皮素、血管紧张素等缩血管物质产生释放增多，而 NO、PGI_2 等舒血管物质产生减少。

慢性缺氧不仅使肺小动脉长期处于收缩状态，还可引起肺血管壁平滑肌细胞和成纤维细胞肥大和增生，导致肺血管重建，表现为无肌型微动脉肌化，小动脉中层平滑肌增厚，管腔狭窄，同时肺血管壁中胶原和弹性纤维沉积，血管硬化，形成持续的缺氧性肺动脉高压（hypoxic pulmonary hypertension, HPH）。持久的肺动脉高压，可因右心室后负荷增加，而导致右心室肥大甚至衰竭。HPH 是肺源性心脏病发生的中心环节。

（四）组织毛细血管增生

长期缺氧可诱导血管内皮生长因子（vascular endothelium growth factor, VEGF）等基因的表达，进而促进毛细血管增生，以脑、心和骨骼肌尤为显著。毛细血管的密度增加可缩短 O_2 从血管弥散至组织细胞的距离，具有代偿意义。

三、血液系统的变化

缺氧可使骨髓造血增强及氧合血红蛋白解离曲线右移，从而增加氧的运输和释放。

（一）红细胞和血红蛋白增多

慢性缺氧时，红细胞和血红蛋白均明显增加。其机制是：缺氧引起肾小管旁间质细胞内缺氧诱导因子 -1（hypoxia inducible factor 1, HIF-1）增多，活性增高，促进促红细胞生成素（erythropoietin, EPO）合成释放，EPO 主要通过调节骨髓红系的增生和分化、抑制原红细胞和早幼红细胞凋亡等途径，促使红细胞生成增加。红细胞和血红蛋白增多可增加血液的氧容量和氧含量，增加组织的供氧量，是机体对慢性缺氧的一种重要代偿反应；但少数人的红细胞会过度增多，使血液黏滞度和血流阻力增加，导致微循环障碍，加重组织细胞缺氧。

（二）红细胞中 2,3-DPG 增多、红细胞释放氧能力增强

缺氧时，红细胞中 2,3-DPG 增多，氧离曲线右移，有利于红细胞释放出更多的氧，供组织细胞利用。

2,3-DPG 是红细胞内糖酵解过程的中间产物（图 7-2），其含量的多少取决于糖酵解速度、二磷酸甘油酸变位酶（DPGM）和 2,3-DPG 磷酸酶（DPGP）的活性，以及 2,3-DPG 与血红蛋白的结合量。缺氧时，2,3-DPG 增多的机制是：①生成增多。低张性缺氧

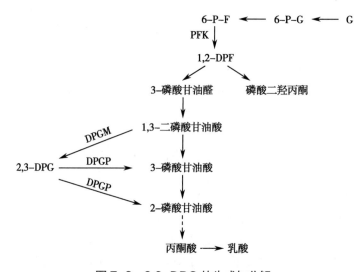

图 7-2　2,3-DPG 的生成与分解

PFK. 磷酸果糖激酶；2,3-DPG. 2,3- 二磷酸甘油酸；DPGM. 二磷酸甘油酸变位酶；DPGP. 2,3-DPG 磷酸酶。

时氧合血红蛋白（HbO$_2$）减少，而脱氧血红蛋白（HHb）增多。HbO$_2$的中央空穴小，不能结合2,3-DPG，HHb的中央空穴大，可结合2,3-DPG（图7-3）。低张性缺氧时HHb增多，对2,3-DPG的结合增加，红细胞内游离2,3-DPG减少，削弱了2,3-DPG对磷酸果糖激酶和DPGM的抑制作用，糖酵解增强，2,3-DPG生成增多。②分解减少。低张性缺氧可由于肺代偿性过度通气导致呼吸性碱中毒，同时由于脱氧血红蛋白偏碱性，pH增高可抑制DPGP的活性，使2,3-DPG分解减少。

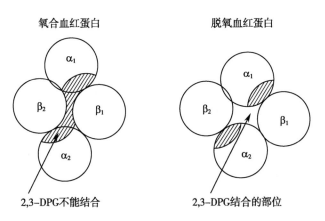

图7-3 2,3-DPG与HHb空穴结合示意图

2,3-DPG. 2,3-二磷酸甘油酸；HHb. 脱氧血红蛋白。

四、中枢神经系统的变化

脑重仅为体重的2%～3%，而脑血流量却占心排血量的15%，脑耗氧量占机体总耗氧量的23%。脑组织所需能量主要来源于葡萄糖的有氧氧化，而脑内葡萄糖和氧的储备量很少，因此脑组织对缺氧十分敏感。急性缺氧可引起头痛、情绪激动、记忆力减退、运动不协调等。慢性缺氧者则有易疲劳、注意力不集中及精神抑郁等症状。严重缺氧可导致昏迷甚至死亡。

缺氧引起中枢神经系统功能障碍与脑水肿和脑细胞损伤有关。缺氧可直接扩张脑血管，抑制细胞膜钠泵功能，缺氧、酸中毒还使微血管通透性增加，导致脑细胞肿胀及脑间质水肿。缺氧时神经细胞膜电位降低、神经递质合成减少、ATP生成不足、酸中毒、溶酶体酶释放以及细胞水肿等，均可导致神经系统功能障碍，甚至神经细胞结构破坏。

五、组织细胞的变化

缺氧时，组织、细胞可出现一系列功能、代谢和结构的改变，其中有的起代偿作用，有的是缺氧引起的损伤性变化。

（一）代偿性反应

1. 组织细胞利用氧的能力增强 慢性缺氧时，细胞内线粒体数目增多，膜表面积增大，呼吸链中的酶如琥珀酸脱氢酶、细胞色素氧化酶的含量增多、活性增强，提高细胞对氧的利用能力。

2. 糖酵解增强 缺氧时，ATP生成减少，ATP/ADP比值下降，使磷酸果糖激酶活性增强，糖酵解加强，在一定的程度上补偿能量的不足。

3. **载氧蛋白表达增加**　细胞中有多种载氧蛋白，包括血红蛋白、肌红蛋白、脑红蛋白、胞红蛋白等，具有结合、储存和转运氧的能力。慢性缺氧时体内载氧蛋白含量增加，组织、细胞对氧的摄取和储存能力也相应增强。

4. **低代谢状态**　缺氧可使细胞处于低代谢状态，如糖、蛋白质合成减弱，减少氧的消耗，以维持氧的供需平衡。

（二）损伤性变化

1. **细胞膜的损伤**　缺氧时，由于细胞膜对离子的通透性增高，细胞膜离子泵功能障碍，离子顺浓度差透过细胞膜：钠离子内流，使细胞内 Na^+ 增多，促进细胞内水钠潴留；钾离子外流，细胞内 K^+ 减少，影响细胞功能；钙离子内流，细胞内 Ca^{2+} 增多，进而激活磷脂酶和多种钙依赖性蛋白水解酶等，导致膜磷脂分解和大量氧自由基的生成。

2. **线粒体的损伤**　严重缺氧可引起线粒体结构损伤，表现为线粒体肿胀、嵴崩解、外膜破裂和基质外溢等。

3. **溶酶体的损伤**　酸中毒和钙超载可激活磷脂酶，分解膜磷脂，使溶酶体膜的稳定性降低、通透性增高，严重时溶酶体破裂，释放出大量溶酶体酶，进而导致细胞本身及其周围组织的溶解、坏死。

第四节　缺氧的防治原则

一、病因学防治

首先应祛除缺氧的原因，如尽快脱离缺氧环境，改善肺的通气和换气功能，纠正贫血，控制心力衰竭，及时解毒等。

二、氧疗

通过吸入氧分压较高的空气或纯氧治疗疾病的方法称为氧疗（oxygen therapy）。氧疗是治疗缺氧的首要措施，但因缺氧原因的不同，氧疗的效果也有较大差异。

吸氧能有效提高肺泡气氧分压，促进氧跨肺泡膜的弥散和交换，提高动脉血氧分压、血氧含量和血氧饱和度，因而对因吸入气氧分压过低及肺功能障碍等引起的低张性缺氧非常有效。但静脉血分流入动脉血所引起的低张性缺氧，因分流的血液未经过肺泡而直接掺入动脉血，故吸氧对改善缺氧的作用较小。血液性缺氧和循环性缺氧患者动脉血氧分压和血氧饱和度均正常，此时氧疗的作用主要是通过提高动脉血氧分压、增加血液中溶解的氧量，改善对组织的供氧。CO 中毒患者吸入纯氧特别是高压氧可使血液氧分压增高，氧与 CO 竞争与血红蛋白结合，促使碳氧血红蛋白解离，治疗效果较好。组织性缺氧时，组织的供氧是正常的，此时的主要问题是细胞对氧的利用障碍，故氧疗的效果不明显。

三、防止氧中毒

氧疗对治疗缺氧十分重要，但需注意防止氧中毒的发生。因长时间吸入氧分压过高的气体而引起的组织、细胞损害，称为氧中毒（oxygen intoxication）。氧中毒的发生主要取决于吸入气氧分压。当长时间、高流量、吸入纯氧时，供给组织过多的氧，氧气没有被有效利用，活性氧产生增多，损伤组织细胞，而引起氧中毒。如发生氧中毒，吸氧会加重缺氧，造成难以调和的治疗矛盾，故氧疗时应控制吸氧的浓度和时间，严防氧中毒的发生。

> **📎 知识链接 7-2**
>
> 氧中毒根据临床表现可分为：眼型、肺型、脑型和溶血型。
>
> 眼型氧中毒：压力在 0.3～1ATA，吸氧时间过长（2～3 小时）时发生，一般为可逆，但婴儿视网膜发育不成熟，可能会引起永久性失明。
>
> 肺型氧中毒：压力在 2～2.5ATA 或常压下吸高浓度氧（＞50%）48 小时以上时易发生。早期为渗出期，晚期为增生期，患者可因肺功能衰竭死亡。
>
> 脑型氧中毒：压力在 3ATA 以上时可引起，典型的临床表现类似癫痫大发作。
>
> 溶血型氧中毒：高压氧下机体可发生不同程度溶血，随压力增高和时间延长而加重。常规高压氧治疗造成的溶血极轻微。

【本章小结】

由于供氧不足或用氧障碍，导致组织代谢、功能和形态结构异常改变的病理过程称为缺氧。常用血氧指标包括 PaO_2、CO_{2max}、CaO_2、CaO_2-CvO_2 和 SaO_2，反映组织的供氧和用氧情况。根据缺氧的原因及血氧变化的特点，将缺氧分为四种类型：低张性缺氧，主要由吸入气氧分压降低、呼吸功能异常及静脉血分流入动脉所引起，PaO_2 降低是其基本特征；血液性缺氧与 Hb 异常相关，常见原因有贫血、CO 中毒和高铁血红蛋白血症，血氧变化特点是 CO_{2max}、CaO_2 均降低；循环性缺氧发生的关键是循环障碍，血液流经组织毛细血管的时间延长，动－静脉血氧含量差增大，但因总的供血量减少，供氧量减少，组织细胞缺氧；组织性缺氧时机体供氧是正常的，由于内呼吸功能异常，利用氧障碍，动－静脉血氧含量差减小。缺氧时机体发生一系列功能、代谢甚至形态结构的异常，包括代偿性反应和损伤性变化。缺氧的治疗原则主要是消除病因和纠正缺氧。氧疗对各种类型的缺氧均有一定的疗效，是治疗缺氧的重要措施，但应注意防止因氧疗不当引起氧中毒。

【复习思考题】

1. 各血氧指标的影响因素有哪些？
2. 不同类型缺氧的原因、血氧指标的变化特点及引起缺氧的机制是什么？
3. 低张性缺氧对呼吸系统有何影响？
4. 氧疗对不同类型缺氧患者的治疗效果有何不同？

（郝卯林）

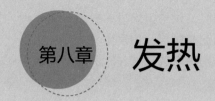

第八章　发热

【学习目标】

掌握：发热、内生致热原（EP）的概念；掌握发热时的体温调节机制。

熟悉：发热时机体的功能、代谢变化；发热激活物的种类。

了解：发热的防治原则。

【案例导入】

案例 8-1

　　王某，女性，17 岁，学生。患者因近 2 天自感浑身发热，头痛，全身肌肉酸痛，食欲减退，来我院门诊检查，以"发热待查"收治入院。体格检查：体温 39.4℃，脉搏 100 次/min，呼吸 20 次/min，血压 100/70mmHg，咽部充血，两肺呼吸音稍粗糙，未闻啰音。心律齐，腹软，肝、脾未及。胸部 X 线片（－）。实验室检查：白细胞总数 19 300/mm³，中性白细胞比例 83%。大便黄色糊状，蛔虫卵（－）。尿（－）。

　　入院后给予抗生素及输液治疗，在输液过程中出现畏寒、浑身发抖、烦躁不安，测体温 41.9℃，心率 120 次/min，呼吸浅促。停止输液，肌内注射盐酸异丙嗪一支，并给予酒精擦浴，头部置冰袋。次日，体温渐降，患者精神软弱，诉出汗较多，继续输液及抗生素治疗。3 天后，体温退至 37℃，除感乏力外无自觉不适。住院 6 天后治愈出院。

　　问题：

　　1. 输液过程中出现畏寒、浑身发抖、体温升高（41.9℃）等属何种反应？为什么？

　　2. 解释一系列临床表现如头痛、烦躁不安、食欲减退、出汗较多、脉搏、呼吸、心率等改变是否与发热有关？

　　3. 为什么对患者采用酒精擦浴、头部置冰袋？

第一节　发热的概述

　　人体具有相对稳定的体温，这对于维持人体正常的生物学功能至关重要。人具有完善的体温调节系统，使正常成人体温维持在 37℃ 左右，一昼夜上下波动不超过 1℃。

　　发热（fever）是由致热原的作用使体温调定点（set point, SP）上移而引起的调节性体温升高，一般超过正常体温的 0.5℃，即称为发热。

体温调节的高级中枢位于视前区下丘脑前部（preoptic anterior hypothalamus, POAH），而延髓、脊髓等部位也对体温信息有一定程度的整合功能，被认为是体温调节的次级中枢所在。另外，大脑皮质也参与体温的调节。发热是体温调定点上移，调定点理论认为体温调节类似于恒温器的调节，体温调节围绕调定点来调节体温；在体温偏离调定点时，体温控制系统可通过效应器的产热和散热把温度维持在调定点水平。调定点的上移引起调节性体温升高（图 8-1）。多数病理性体温升高（如感染性或炎症性发热）均属此类。但少数病理性体温升高是体温调节体系失控或调节障碍所引起的一种被动性体温升高，称过热（hyperthermia）。这种体温升高而调定点并未上移，导致体温与调定点不相适应，是一种非调节性的体温升高。见于体温调节障碍（如体温调节中枢受损）或散热障碍（如皮肤鱼鳞病、先天性汗腺缺乏和环境高温等），以及产热器官功能异常（如甲状腺功能亢进）等情况。

此外，剧烈运动、妇女月经前期、心理性应激等情况也可使体温升高超过 0.5℃，由于这些属于生理性反应，故称生理性体温升高（图 8-1）。

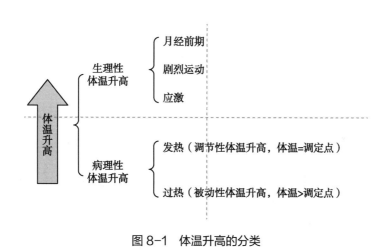

图 8-1 体温升高的分类

发热不是独立的疾病，而是很多疾病共有的病理过程和临床表现，也是疾病发生的重要信号。因此，了解发热的特点，对判断病情、诊断疾病、评估疗效和预后，都有重要参考意义。

📎**知识链接 8-1**

中暑是在高温影响下体温调节功能紊乱，烈日暴晒或在高温环境重体力劳动所致的一组外科急症。中暑一般发生在气温超过 34℃时。在同样的气温条件下，如相对湿度增高更易引起中暑。中暑的患者除体温升高外，可有全身疲乏、四肢无力、头昏、胸闷、心悸及恶心、呕吐等不适症状，甚至可出现中暑衰竭或中暑痉挛，引起严重后果。

第二节 发热的病因

发热通常是由发热激活物作用于机体，激活产内生致热原细胞产生内生致热原（endogenous pyrogen, EP）继而引起的体温升高。发热激活物又称 EP 诱导物，包括外致热原和某些体内产物（图 8-2）。

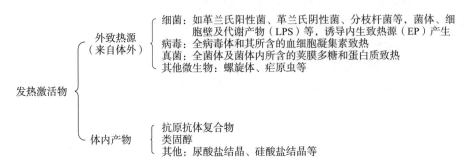

图 8-2 发热激活物的种类和来源

（一）外致热原

外致热原是引起人类发热的主要发热激活物，临床上多数发热性疾病都是由病原微生物及其产物引起，占所有发热的 50% ~ 60%。

1. 细菌

（1）革兰氏阳性菌：主要有金黄色葡萄球菌、肺炎球菌、溶血性链球菌、白喉杆菌和枯草杆菌等。革兰氏阳性菌充当外致热原的主要形式有全菌体、细胞壁所含的肽聚糖及其释放的外毒素。

（2）革兰氏阴性菌：典型菌群有大肠埃希菌、伤寒杆菌、志贺氏菌、淋病奈瑟菌、脑膜炎球菌等。这类菌群的致热形式除全菌体、细胞壁所含的肽聚糖外，最突出的是其细胞壁中所含的脂多糖，也称内毒素（endotoxin, ET）。

（3）分枝杆菌：典型者为结核分枝杆菌。其全菌体及细胞壁所含的肽聚糖、多糖和蛋白质都具有致热作用，可以引起患者出现午后发热，并且常出现发热的耐受现象。

2. 病毒

常见的有流感病毒、麻疹病毒、柯萨奇病毒、SARS（severe acute respiratory syndrome）病毒。流感和 SARS 等疾病最主要临床表现之一就是发热。人类的致病病毒多数为包膜病毒，包膜中的脂蛋白及有些病毒包膜中含有的红细胞凝集素可能是病毒的主要致热性物质。反复病毒感染可以导致动物产生耐受性。

其他病原微生物在临床与动物实验中，真菌、钩端螺旋体、疟原虫均可导致发热。

（二）体内产物

（1）抗原抗体复合物：许多自身免疫性疾病都有持续发热的临床表现，如系统性红斑狼疮、类风湿、风湿热等疾病，提示循环中持续存在的抗原–抗体复合物可能是其主要的发热激活物。

（2）致热性类固醇：体内某些类固醇产物有致热作用，如睾酮的中间代谢产物本胆烷醇酮是典型的致热原。而其他类固醇如糖皮质激素和雌激素，则能够抑制 EP 的产生和释放。因此，有学者认为类固醇代谢失调是某些周期性发热的原因，如肝癌、肝硬化等的周期性发热。

（3）组织损伤和坏死：组织坏死过程中产生的组织蛋白分解产物，或者组织坏死引起的无菌性炎症释放出的某些发热激活物引起的发热，常见于大面积烧伤、严重创伤、大手术、心肌梗死、脾梗死、肺梗死、物理及化学因子作用所致的组织细胞坏死等。

（4）致炎物质：有资料表明，硅酸盐、尿酸结晶等，可引起机体炎症反应，导致无菌性发热。

案例分析 8-1

患者在输液过程中，出现寒战，高热，应考虑输液反应。本例患者原有发热，由于输液反应使发热更严重，体温曾一度升高至 41.9℃。输液反应的原因一般认为是细菌内毒素污染。因为细菌内毒素耐热性高，用一般灭菌法难以清除。

第三节　发热的发病机制

发热的核心问题是内生致热原导致体温调节中枢调定点上移，引起调节性的体温升高。目前认为，发热的发病机制包括以下三个基本环节。

一、内生致热原的信息传递

内生致热原是指产内生致热原细胞在发热激活物作用下，产生和释放的一组能引起体温升高的致热物质。它们作为"信使"携带着发热的信息，将其传递到下丘脑体温调节中枢。

（一）能够产生内生致热原的细胞

在发热激活物作用下，所有能够产生和释放 EP 的细胞都称为产 EP 细胞，主要有 3 类：①单核 – 巨噬细胞；②肿瘤细胞；③其他细胞包括内皮细胞、淋巴细胞等。其中单核 – 巨噬细胞是产生 EP 的主要细胞。

（二）常见的内生致热原

自 1984 年 Beeson 等首先发现白细胞致热原（leucocytic pyrogen, LP）以来，现已有多种具有类似作用的内源性致热物质被发现，它们都是产 EP 细胞在发热激活物的作用下所释放的产物，故统称 EP，主要有白细胞介素 -1（IL-1）、肿瘤坏死因子（TNF）、干扰素（INF）、白细胞介素 -6（IL-6）等。

二、体温调节中枢调定点上移

（一）体温调节中枢

目前，一般认为体温调节中枢位于视前区 – 下丘脑前部（preoptic anterior hypothalamus, POAH），该区含有温敏神经元，对来自外周和深部的温度信息起整合作用。将致热原或发热介质微量注射于 POAH 可引起发热反应。在发热时，该部位的发热介质显著升高，但这种调节主要表现为正调节。而另外一些下丘脑外的中枢部位，如腹中隔（ventral septal area, VSA）、中杏仁核（medial amygdaloid nucleus, MAN）则对发热时体温产生负调节。因此，目前认为体温调节中枢可能有两部分组成，正调节中枢和负调节中枢。正、

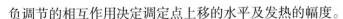

负调节的相互作用决定调定点上移的水平及发热的幅度。

（二）内生致热原进入神经中枢的途径

作为发热信使的 EP 在血液中产生后如何进入脑内，目前研究可能有以下几种途径。

1. **EP 直接通过血脑屏障**　在某些病理情况下，如颅内感染性疾病、颅脑炎症等促使血脑屏障通透性增高，可使 EP 大量进入中枢，而且 EP 可能通过易化扩散入脑。

2. **下丘脑终板血管器途径**　终板血管器位于第三脑室壁的视上隐窝处，与 POAH 的体温调节中枢紧邻，此处毛细血管是有孔毛细血管，血脑屏障薄弱，EP 可以进入脑内。

3. **迷走神经途径**　目前实验研究发现，细胞因子可刺激迷走神经，迷走神经将外周的致热信息通过传入纤维传入中枢。

（三）发热中枢的调节介质及其作用

无论以何种方式入脑，EP 本身并不是直接引起"调定点"上升的物质。它可能是首先作用于体温调节中枢，引起发热中枢介质的释放，继而引起调定点的改变。发热中枢介质可分为两类：正调节介质和负调节介质。

1. **正调节介质**　是一类介导体温"调定点"上移的物质。

（1）包括前列腺素 E（prostaglandin E, PGE）：EP 诱导的发热期间，下丘脑合成和释放 PGE；使用 PGE 合成抑制剂如阿司匹林、布洛芬等在降低体温的同时，也降低了脑脊液中 PGE 浓度；若将 PGE 直接注入动物脑室内，可引起明显发热，其致热敏感点在 POAH。

（2）Na^+/Ca^{2+} 比值：动物脑室内灌注 Na^+ 使体温升高，灌注 Ca^{2+} 则使体温很快下降；降钙剂的脑室灌注可引起体温升高。Na^+/Ca^{2+} 比值改变在发热机制中可能担负着重要的中介作用。

（3）环磷酸腺苷（cAMP）：外源性 cAMP 注入动物静脉或脑室可迅速引起发热，潜伏期明显短于 EP 导致的发热；其致热作用可被促进 cAMP 分解的磷酸二酯酶抑制剂增强。

（4）促肾上腺皮质激素释放素：促肾上腺皮质激素释放素（corticotrophin releasing hormone, CRH）是一种 41 肽的神经激素，主要分布于室旁核和杏仁核。在应激时，它刺激垂体合成释放 ACTH 等，同时中枢 CRH 也具有垂体外生理功能，它是发热体温中枢正调节介质。

（5）一氧化氮：一氧化氮（nitric oxide, NO）作用于 POAH、OVLT 等部位，介导发热时的体温上升；增加棕色脂肪组织的代谢活动导致产热增加；抑制发热时负调节介质的合成与释放。

在发热的过程中，上述正调节介质水平升高；动物实验脑室中给予正调节介质可以引起实验动物体温升高；阻断或降低正调节介质则可以解热。

2. **负调节介质**　是一类对抗体温升高或降低体温的物质。

（1）精氨酸加压素：精氨酸加压素（arginine vasopressin, AVP）是下丘脑神经原合成的神经垂体肽类激素。特点是在不同环境温度，对体温调节效应期产生不同作用。在 25℃时，AVP 的解热效应主要表现在加强散热；在 4℃时，主要表现为减少产热。

（2）黑素细胞刺激素：黑素细胞刺激素（α-Melanocyte stimulating hormone, α-MSH）解热作用与增强散热有关。内源性的 α-MSH 可以限制发热的高度和持续时间。

（3）膜联蛋白 A1：膜联蛋白 A1（annexin A1）又称脂皮质蛋白 -1，为一种钙依赖性磷脂结合蛋白。体内分布广泛，但主要存在于脑、肺等器官之中。目前研究发现，糖皮质激素发挥解热作用依赖于脑内膜联蛋白 A1 的释放。

这些负调节介质具有明显的解热作用。正是这些负调节介质的存在，各种感染性疾病引起的发热极少超过 41℃。这种发热时体温升高被限定在一定范围的现象称为热限。这是机体的自我保护功能和自稳调节机制，对防止体温过度升高而导致对组织器官的损伤具有保护意义。

三、调节性体温升高

中枢正调节介质使体温调定点上移后，正常血液温度变为冷刺激，体温调节中枢发出冲动，对产热和散热过程进行调整，引起外周效应器的反应，一方面通过运动神经引起骨骼肌紧张度增加或寒战，使产热增加；另一方面，经交感神经系统引起皮肤血管收缩，使散热减少。于是，产热大于散热，从而把体温升高到与调定点相应的水平。在体温上升的同时，负调节中枢也被激活，产生负调节介质，进而限制调定点的上移和体温的上升。正负调节相互作用的结果决定体温上升的水平。也正因为如此，发热时体温很少超过 41℃，从而避免了高热引起脑细胞损伤。这是机体的自我保护机制，具有十分重要的生物学意义（图 8-3）。

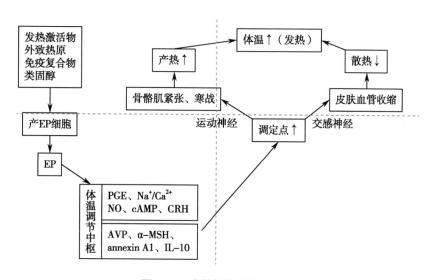

图 8-3 发热的发病学示意图

EP. 内生致热原；PGE. 前列腺素 E；cAMP. 环磷酸腺苷；CRH. 促肾上腺皮质激素释放素；AVP. 精氨酸加压素；α-MSH. 黑素细胞刺激素；annexin A1. 膜联蛋白 A1；IL-10. 白细胞介素 -10。

第四节　发热的时相

发热过程大致分为 3 个时相。

一、体温上升期

发热的开始阶段，体温调定点上移，正调节占优势。使原来正常的体温变成"冷刺激"，体温调节中枢发出对"冷刺激"产生反应，传到散热中枢和产热器官，出现皮肤血管收缩、血流减少（减少机体散热）、寒战及代谢增强等（增加机体产热），使体温升高。寒战是骨骼肌不随意的节律性收缩，由于屈肌和伸肌同时收缩，故不表现外功，肢体也没有运动，但产热量却大大增加。此期的特点是，产热大于散热，体温升高。

二、高温持续期

当体温升高到与上移的调定点相适应时，体温调节中枢的"冷刺激"逐渐消失，寒战停止并出现散热。此期体温调节中枢在较高体温调定点水平，调节机体的产热和散热平衡，保持高体温。此时患者有酷热感，皮肤血管扩张、血流量增加，皮温高于正常。此期的特点是，产热和散热在高水平保持相对平衡。

三、体温下降期

经历高温持续期后，随着激活物被控制或消失，EP 及增多的介质被清除或降解，"调定点"恢复到正常水平，这时体温与"调定点"相比就是一个"热刺激"，体温调节中枢对"热刺激"产生反应，则会发出增加散热（皮肤血管扩张）和减少产热的指令，使体温降低，恢复到与正常体温调定点相适应的水平。患者表现为汗腺分泌增加，可大量出汗，严重者甚至可脱水。此期的特点是，散热增加，产热减少，体温下降，逐渐恢复到正常调定点水平。

不同病因引起的发热时相是不同的，有些发热时相具有特征性，可以作为疾病临床诊断的辅助依据。

第五节 发热时机体的功能和代谢变化

发热时可以有原发疾病引发的各种改变，也会由于体温升高、EP 及体温调节等引起机体一系列功能和代谢变化。

一、生理功能改变

（一）中枢神经系统功能变化

发热可以出现一系列的中枢神经系统表现，如头痛、头晕、嗜睡等不适，高热（40～41℃）时，还可能出现烦躁、谵妄、幻觉。引起这些症状可能与发热使神经系统兴奋性异常和致热细胞因子有关。小儿（6 个月~4 岁）高热比较容易引起全身或局部肌肉抽搐，即热惊厥。可能与小儿中枢神经系统尚未发育成熟有关。高热时，患者也可表现为神经系统抑制状态，如淡漠、嗜睡等，可能与 IL-1 有关。

（二）循环系统功能变化

发热患者心率加快，体温每上升1℃，心率约增加 18 次 /min，儿童可增加得更快，但也有例外，如伤寒患者，体温 40℃，心率不加快，甚至减慢，称为相对缓脉。发热时心率加快与血液对窦房结的刺激及交感神经兴奋、代谢增强等有关。心率加快在一定范围内可增加心排血量和组织血液、氧的供给，有利于满足机体高代谢的需要；但也增加了心脏的负荷，特别是发热激活物直接引起心肌损伤时，或心脏有潜在病变的人，容易诱发心力衰竭，应特别注意。另外，发热的不同时相对循环系统的作用存在差异，如升温期（寒战），心率加快和外周血管的收缩，可使血压轻度升高；高温持续期和退热期外周血管舒张，血压可轻度下降。

（三）消化功能的变化

发热时消化液分泌减少，各种消化酶活性降低，产生食欲减退、口腔黏膜干燥、胃肠蠕动减慢、腹胀、便秘等临床表现。其原因可能与交感神经兴奋、副交感神经抑制、水分蒸发以及致热因子如 IL-1 和 TNF 等有关。

（四）呼吸功能的变化

发热时，血温增高及高代谢产生的酸性物质使呼吸中枢对 CO_2 的敏感性增加，同时代谢加强，CO_2 生成增多，可共同促使呼吸加快、加深，有利于热量从呼吸道散发。

案例分析 8-1

患者一系列临床表现与发热有关：

（1）头痛、烦躁不安：是由于发热时中枢神经系统兴奋所致，发热时头部软组织充血也可引起头痛。

（2）心率增快、脉搏加快：是由于发热时交感神经兴奋和血温升高，刺激窦房结所致。一般认为体温每升高 1℃、心率可增快 10～20 次。

（3）呼吸浅促：是由于血温升高和酸性代谢产物刺激呼吸中枢兴奋使呼吸频率增快。

（4）食欲减退：是由于交感神经兴奋使消化液分泌减少，胃肠蠕动减弱，常可出现食欲减退、口干、舌燥等表现。

（5）出汗较多：这是一种散热反应。

二、物质代谢改变

体温每升高 1℃，基础代谢率提高 13%，糖、蛋白质和脂肪的消耗明显增多，同时也会出现水、电解质及维生素的代谢变化。

（一）营养物质代谢

发热时由于产热的需要，能量消耗大大增加，因而对糖的需求增多，糖的分解代谢加强，糖原储备减少。脂肪分解也明显加强，加上发热患者食欲下降，营养摄入不足，机体会动员脂肪储备。蛋白质分解加强，尿氮比正常人增加 2～3 倍。尤其在寒战期消耗更大，无氧氧化增加，乳酸的产量也大增。据粗略计算，肌肉剧烈活动时，从有氧氧化得到的能量只占糖酵解供给能量的 1/5，因而产生大量乳酸，也是发热患者出现肌肉酸痛的原因之一。

（二）水、电解质及维生素代谢

在发热的体温上升过程中，由于肾血流量的减少，尿量也明显减少，Na^+、Cl^- 排泄减少，但到退热阶段，又由于尿量恢复而大量排出。糖、脂肪和蛋白质分解代谢加强，各种维生素的消耗也增多，高温持续期的皮肤和呼吸道水分蒸发的增加及退热期的大量出汗可导致水分的大量丢失，严重者可引起脱水。因此，发热患者应及时补充各种营养物质，特别是水分、适量的电解质和维生素。

三、防御功能改变

内生致热原本身就是一些免疫因子，如 IL-1、TNF、IL-6、INF 等可以刺激 T 淋巴细胞、

B 淋巴细胞、自然杀伤细胞等免疫细胞的增殖和活性，提高吞噬、杀菌和抗病毒能力。因此，发热可以提高机体的总体免疫功能，表现为一种防御作用；另一方面，发热本身也可抑制细菌生长，如肺炎球菌、淋球菌和梅毒螺旋体等。但是持续高热可造成免疫系统的功能紊乱，淋巴细胞、中性粒细胞及巨噬细胞等功能降低，杀菌抗毒能力减弱。

　　急性期反应是机体在细菌感染和组织损伤时所出现的一系列急性时相的反应。EP 在诱导发热的同时，也引起急性期反应。急性期反应主要表现为蛋白的合成增多、血浆微量元素浓度的改变及外周血白细胞计数增加、热休克蛋白表达增加等，是一种非特异性的整体防御反应。

> 📎 知识链接 8-2
>
> 　　发热有时也对人体带来一定的益处。体温高于很多病原体生长的最适温度，降低其生长速度，从而减少机体面对的病原体数量；高温会使病毒的酶或毒素失活；加快体内化学反应速度来提高免疫反应水平。

第六节　发热的防治原则

一、适度发热的处理原则

　　发热是机体的一种防御反应，是一个重要的疾病信号，典型的体温曲线变化常具有重要的诊断价值，且适度发热有利于增强机体的免疫功能。因此，对于 < 40℃的适度发热，并未伴有其他严重疾病者，可不急于解热，但必须对其进行必要的监护。①对既往有心脏疾病的患者，应注意体温骤降时，防止发生循环衰竭；②对消耗性发热患者，提供足够的营养物质；③注意患者的水、钠代谢，补充足够的水分和维生素，防止脱水及水、电解质紊乱。

二、应及时解热的情况

　　1. **高热（体温 >40℃以上）**　对于高热病例，无论有无明显的原发病，都应尽早解热，防止中枢神经细胞和心脏受到影响。尤其是小儿高热，容易发生惊厥。

　　2. **肿瘤患者**　部分肿瘤患者免疫治疗可致低热，持续时间较短，不需特殊治疗。有些患者会出现 40℃以上的高热，可能与严重免疫反应有关，这时需及时解热。

　　3. **心脏病患者**　如心肌梗死或慢性心力衰竭患者发热时易诱发心力衰竭，须及早解热。

　　4. **妊娠妇女**　发热可使胎儿发育障碍而导致畸胎。因此，孕妇应尽量避免发热。

三、选择合理解热措施

　　1. **针对发热病因解热**　使用有效的抗生素等措施抗感染。

　　2. **针对发热发病学环节治疗**　主要包括 3 个环节：干扰或阻止 EP 合成和释放、阻断或拮抗 EP 对体温调节中枢的作用及阻碍中枢发热介质的合成。如水杨酸钠可以阻断 PGE 的合成，有利于体温中枢调定点恢复正常；糖皮质激素如地塞米松，可抑制 EP 细合成和释放 EP，降低 EP 水平，达到解热的目的。

3. 物理降温 可采用冰敷、醇浴和温水浴等降温。

📎 **知识链接 8-3**

机体的主要散热部位是皮肤，大部分体热通过皮肤的辐射、传导、对流和蒸发等方式向外环境散发，一小部分通过肺、肾、消化道等途径，随呼吸、尿及粪便散发到体外。其中，辐射散热指机体以热射线的形式将热量传给外界较冷物体的一种散热方式；传导散热指机体的热量直接传给同它接触的较冷物体的一种散热方式；对流散热是传导散热的一种特殊形式，是机体接触气体时的一种散热方式；蒸发散热是通过水分从体表蒸发而散热的一种方式，体表每蒸发 1g 水分可带走 2.43kJ 的热量。

案例分析 8-1

采用酒精擦浴，利用酒精蒸发而散热，是一种物理降温措施。头部置冰袋使头部软组织血管收缩，减轻充血从而减轻头痛。本例患者高热达 41.9℃，如不及时采取降温措施，持续高热可引起神经细胞损伤。

【本章小结】

正常人体体温处于相对稳定的状态，多种因素可以引起体温升高。发热是指在致热原作用下，体温调节中枢的调定点上移而引起的调节性体温升高。发热激活物作用于产内生致热原细胞，使其产生和释放内生致热原（EP）。EP 作用于下丘脑体温调节中枢，在中枢发热介质的介导下，使体温调定点上移，引起机体产热增加和散热减少，从而引起发热。发热在临床上通常经历体温上升期、高温持续期和体温下降期 3 个时相。发热是多种疾病所共有的病理过程和临床表现，机体会出现一系列功能和代谢变化。针对发热发病学的基本环节，采取适当的解热措施。

【复习思考题】

1. 体温升高是否是发热？常见体温升高见于哪些情况？
2. 体温调节位于哪个部位？体温升高包括哪 3 个基本环节？
3. 细菌通过哪些基本环节使体温升高？
4. 发热过程分几个时相，并简述各时相的热代谢特点。
5. 简述哪些发热的患者必须及时解热。

（仇 容）

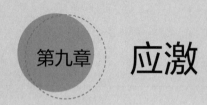

第九章 应激

【学习目标】

掌握：应激、应激原、GAS、HSP、AP 的概念；应激的发生机制。

熟悉：应激的病因；应激性疾病或应激相关疾病。

了解：应激的分类、分期及其生物学意义；应激性疾病或应激相关疾病的防治。

【案例导入】

案例 9-1

患者，男，28 岁，工人，既往无胃肠道疾病病史，因烧伤急诊入院。体格检查：意识模糊，T 36.3℃，P 143 次 /min，R ＞ 35 次 /min，BP 94/67mmHg。口唇发绀，四肢湿冷。全身烧伤面积达 68%，多数为Ⅱ度烧伤。诊断：①特重度烧伤（总面积 68%，深Ⅱ度 52%，Ⅲ度 7%，呼吸道轻度吸入性损伤）；②休克。经急诊处理后转入烧伤科。4 小时后，血压恢复正常，患者神志清楚，生命体征平稳，2 天后患者排柏油样便 3 次，伴有腹胀。血常规：RBC 3.2×10^{12}/L，Hb 71g/L，WBC 11.7×10^9/L，N 90%。粪便潜血实验（OB）：（++++）。急诊行消化道电子内镜检查：在胃底前后壁、十二指肠球部有多发性溃疡出血灶，表面有活动性出血。即予止血、输血等治疗。4 天后患者面色转红润，创面较干燥。复查血常规：RBC、HCT、Hb 均接近正常。粪便 OB（＋）。伤后 7 天腹胀消失。

问题：

1. 患者处于何种应激？

2. 导致患者发生胃、十二指肠溃疡机制是什么？

3. 患者腹胀及排出柏油样便的原因是什么？

4. 为何出现血白细胞总数及中性粒细胞比例升高？

案例 9-2

患者，男，18 岁，学生，以"精神紧张，失眠，看到试题头脑一片空白"为主诉到心理门诊就诊。该患者上高中后学习刻苦，但高考落榜。在准备第二次高考期间，逐渐出现精神紧张、多汗、失眠、做噩梦、心慌、消瘦等表现。尤其严重的是患者出现抑郁、焦虑、烦躁、易怒等反常行为。接受心理医生建议后，患者调整了学习计划和生活作息，半年后患者症状逐渐消失。

问题：

1. 患者发生了何种类型的应激性精神障碍？
2. 患者出现这些临床表现的神经－内分泌变化机制是什么？

第一节　概述

一、应激的概念

应激（stress）又称应激反应（stress response），是指机体在受到内外环境因素及心理－社会因素刺激时表现出的全身性非特异性反应。传统的应激概念不包括与刺激因素直接相关的机体特异性反应。应激的生物学效应具有双重性。适度的、持续时间不长的应激可增强机体应对环境危机、抵抗疾病损伤的能力，但过强或持续时间过长的应激可导致器官代谢、功能障碍和组织结构损伤，引起应激性疾病或应激相关疾病。

二、应激的病因

应激的病因即引起应激反应的各种刺激因素统称为应激原（stressor）。无论任何刺激，只要强度足够，皆可成为应激原。按照来源不同将应激原分为以下 3 类：

1. **内环境因素（internal factors）**　机体自稳态失衡（disturbance of homeostasis），如水电解质代谢失调、酸碱平衡紊乱、心律失常、休克及器官功能衰竭等。

2. **外环境因素（external factors）**　如寒冷、高热、低大气压、射线、噪声、强光、缺氧、化学毒物及病原微生物感染等。

3. **心理－社会因素（psychosocial factors）**　如工作压力、不良人际关系、离婚、丧偶等打击，以及愤怒、焦虑及恐惧等情绪反应。

由于遗传素质、个性特点及社会阅历等方面差异，不同个体对相同应激原刺激的敏感性不同，相同的应激原作用于不同个体可引起程度不同的应激反应。

三、应激的分类

根据应激原的种类、作用时间和强度等对应激进行如下 3 种分类：

（一）躯体性应激和心理性应激

导致躯体性应激（physical stress）的应激原有理化因素、病原微生物以及导致机体内环境异常的各种自稳态失衡因素等；而心理－社会因素往往导致心理性应激。心理性应激（psychological stress）可引起人的认知功能异常、情绪异常和行为反常。

（二）急性应激和慢性应激

这是根据应激原作用时间长短进行的分类。突发的天灾人祸如地震、严重创伤、亲人去世等导致急性应激（acute stress），过强的急性应激可导致急性功能性精神障碍、应激性溃疡、心律失常、急性心肌梗死甚至心源性猝死等；而持续时间较长的慢性应激（chronic stress）可导致消瘦、生长发育停滞和多器官功能障碍。

（三）生理性应激和病理性应激

根据对机体影响的程度将应激分为生理性应激（physiological stress）和病理性应激（pathological stress）。竞赛、适度的工作压力等持续时间较短的适度应激原作用引起生理性应激，有利于调动机体潜能又不会对机体产生严重影响，又称良性应激（eustress）。休克、大面积烧伤、长期精神高度紧张等作用强烈且持久的应激原可引起病理性应激，导致机体自稳态失衡甚至应激性疾病发生，又称劣性应激（distress）。

案例分析 9-1

大面积烧伤作为强烈应激原，导致了全身性机体重要生理功能调节异常和组织损害，患者处于病理性躯体应激状态。

案例分析 9-2

高考失利和升学压力作为持续作用的强烈应激原，使该患者出现了认知障碍、情绪异常和行为反常等表现，属于病理性心理应激。

四、应激的分期

加拿大内分泌生理学家 Hans Selye 以多种有害因素引起的实验大鼠神经内分泌变化为基础，提出了全身适应综合征（general adaption syndrome, GAS）的概念，又称应激综合征。GAS 描述了典型的应激反应的动态反应过程。这些变化既有一定适应代偿意义，也会导致机体出现多方面紊乱与损害。GAS 分为三期：

1. **警觉期（alarm stage）** 警觉期在应激原作用后立即出现，持续时间较短。神经–内分泌改变以蓝斑–交感–肾上腺髓质系统兴奋为主，伴有肾上腺皮质分泌糖皮质激素（glucocorticoid, GC）增多。该阶段为机体防御机制的快速动员期，机体处于"应战状态"，有利于机体格斗或逃避。

2. **抵抗期（resistance stage）** 若应激原作用持续，GAS 从警觉期发展到抵抗期。该阶段以交感–肾上腺髓质系统兴奋为主的反应逐渐消退，而肾上腺皮质开始肥大，GC 分泌进一步增多并发挥重要的抗损伤作用。但机体胸腺萎缩，淋巴细胞数量减少且功能减退，免疫功能开始受到抑制。

3. **衰竭期（exhaustion stage）** 在经历持续强烈的应激原作用后，机体能量贮备及防御机制被耗竭，虽然 GC 水平仍然可增高，但 GC 受体数量及亲和力降低，机体内环境严重失衡，发生单一或多器官衰竭甚至死亡。

以上 3 个阶段并非一定全部出现，多数应激原只引起第一、第二期的反应，只有少数严重的应激反应才发展到第三期。GAS 学说的不足之处是忽视了神经系统在应激过程中的主导作用，对应激的描述不够全面，但其基本观点是正确的。

第二节 应激的发生机制

应激反应可表现在从机体整体到分子水平的不同层面，了解应激的神经－内分泌反应是理解其发生机制的基础。当受到强烈应激原刺激时，机体最基本的表现是以蓝斑－交感－肾上腺髓质系统（locus ceruleus-sympathetic-adrenal medulla system, LSAM）和下丘脑－垂体－肾上腺皮质系统（hypothalamus-pituitary-adrenal cortex system, HPA）兴奋为代表的一系列神经－内分泌反应，伴有体液、细胞以及基因水平的反应，机体的功能代谢也会出现相应的变化。

一、应激的神经－内分泌反应

强烈应激原刺激引发的最核心的神经－内分泌改变为蓝斑－交感－肾上腺髓质系统和下丘脑－垂体－肾上腺皮质系统的强烈兴奋，这两个系统的兴奋与多数应激反应的生理、生化变化与外部表现有关。

（一）蓝斑－交感－肾上腺髓质系统

1. 结构基础 蓝斑－交感肾上腺髓质系统由主要位于蓝斑的去甲肾上腺素能神经元及交感－肾上腺髓质系统组成。蓝斑为该系统的中枢整合部位，其去甲肾上腺素能神经元投射广泛，能调节和/或支配包含大脑皮质、小脑、脑干以及边缘系统在内的几乎所有的脑区，并与下丘脑存在密切的双向神经纤维联系，成为应激时情绪、认知、行为功能变化的结构基础。蓝斑下行纤维则主要至脊髓侧角，行使调节交感－肾上腺髓质系统的功能（图9-1）。

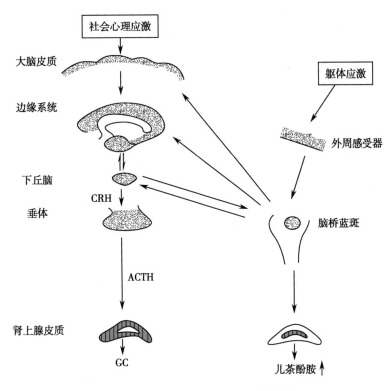

图9-1 应激时的神经－内分泌反应

CRH. 促肾上腺皮质激素释放素；ACTH. 促肾上腺皮质激素；GC. 糖皮质激素。

2. 基本效应

（1）中枢效应：主要引起兴奋、警觉、紧张、焦虑等情绪反应。此外，脑干的去甲肾上腺素能神经元（noradrenergic neurons）还与室旁核分泌促肾上腺皮质激素释放激素（corticotropin releasing hormone, CRH）的神经元有直接的纤维联系，该通路可能是应激启动下丘脑－垂体－肾上腺皮质系统的关键结构之一。

（2）外周效应：应激时交感神经与肾上腺髓质兴奋释放儿茶酚胺增加，儿茶酚胺合成酶基因表达增加导致肾上腺髓质儿茶酚胺生物合成速度也明显增加。故应激时血浆中肾上腺素、去甲肾上腺素、多巴胺等儿茶酚胺水平急剧升高。

3. 对机体的影响
应激时交感－肾上腺髓质系统的强烈兴奋主要参与调控机体应激的急性反应。这种调控对机体的影响表现为以下两方面：

（1）积极的代偿作用：①增强心功能，血浆儿茶酚胺浓度增高，使心肌收缩力增强，心率增快，心排血量增加，血压升高；②血液重新分布，外周血管 α 受体分布差异导致皮肤、腹腔内脏及肾脏等部位血管强烈收缩，保证了应激时心脏、脑和骨骼肌的血液供应；③支气管扩张，儿茶酚胺扩张支气管，改善肺通气，增加应激时机体供氧；④增强糖原和脂肪的分解代谢，儿茶酚胺作用于胰岛 α 细胞刺激胰高血糖素分泌，作用于胰岛 β 细胞抑制胰岛素分泌，进而促进糖原分解和脂质动员，增加组织的能量供应；⑤提高中枢神经系统兴奋性，应激时蓝斑去甲肾上腺素能神经元的激活提高了中枢神经系统兴奋性，机体抵御有害事件的警觉性提高；⑥促进 CRH、ACTH、GC、ADH、生长激素（growth hormone, GH）等其他激素分泌，放大机体应对紧急情况的动员能力。

（2）消极的不利作用：交感－肾上腺髓质系统过度强烈兴奋对机体产生不利影响。如增加能量消耗和组织分解；儿茶酚胺增加血小板数量和黏附聚集性导致血液黏滞度升高，促进血栓形成；血管强烈收缩导致腹腔器官和外周组织缺血；心率加快和心肌耗氧量增加导致心肌缺氧；中枢神经系统过度兴奋导致情绪行为异常等。

案例分析 9-1
烧伤创伤及大量失液所致血容量下降作为强烈的应激原引起体内蓝斑－交感－肾上腺髓质系统强烈兴奋，血浆儿茶酚胺增加，兴奋心肌 β 受体，加快心率。儿茶酚胺兴奋 α 受体引起外周血管收缩，汗液分泌增多，导致患者四肢湿冷。

案例分析 9-2
持续的心理应激导致蓝斑－交感－肾上腺髓质系统的强烈兴奋，儿茶酚胺过量分泌。大量儿茶酚胺作用于心肌的 β 受体和汗腺 α 受体导致患者心慌、多汗；蓝斑去甲肾上腺素能神经元的激活增强了中枢神经系统兴奋性导致患者易惊醒；能量消耗和组织分解增加导致患者消瘦。

（二）下丘脑－垂体－肾上腺皮质激素系统

1. 结构基础　下丘脑－垂体－肾上腺皮质激素系统的基本结构为下丘脑的室旁核、腺垂体和肾上腺皮质。室旁核为该系统的中枢部位，与杏仁复合体、海马结构、边缘皮质有广泛的双向神经纤维联系，特别与杏仁复合体联系紧密。室旁核下行纤维主要通过

CRH 调控腺垂体促肾上腺皮质激素（adrenocorticotrophic hormone, ACTH）释放，进而调节肾上腺皮质合成与分泌糖皮质激素。

2. 基本效应

（1）中枢效应：CRH 分泌是 HPA 系统激活的关键环节。来自躯体的应激信号及经边缘系统整合的应激信号皆引起室旁核 CRH 神经元激活，使 CRH 分泌增多。CRH 最主要的功能是促进腺垂体 ACTH 的分泌。

CRH 另一个重要功能是调控应激时的情绪行为反应。适量的 CRH 使机体保持兴奋或愉快感，增强机体适应能力；过量的 CRH 分泌，特别是慢性应激时 CRH 的持续增加会导致机体出现焦虑、抑郁、食欲减退、学习与记忆能力下降等适应障碍的表现。

CRH 促进应激时腺垂体等部位 β-内啡肽（β-endorphin）释放。CRH 能激活蓝斑 - 去甲肾上腺素能神经元，故应激时蓝斑 - 交感 - 肾上腺髓质系统和下丘脑 - 垂体 - 肾上腺皮质系统之间存在交互作用。

（2）外周效应：应激时 GC 分泌迅速增加。若应激原持续存在则血浆 GC 浓度持续升高。如大面积烧伤患者血浆皮质醇维持于高水平可长达 2 ~ 3 个月。GC 分泌增多对机体抵抗有害刺激发挥重要作用。轻微的有害刺激就可导致切除双侧肾上腺动物死亡；若保留肾上腺皮质而切除肾上腺髓质，手术动物可在应激环境存活较长时间。

应激时 GC 增加具有广泛的防御代偿作用：①有利于维持血糖，GC 促进蛋白质分解，降低肌肉组织对胰岛素的敏感性，减少了外周组织对葡萄糖的利用，还促进糖异生增加肝糖原储备，从而有利于升高血糖，保证重要器官的葡萄糖供应；②GC 对儿茶酚胺、胰高血糖素和生长激素等的脂肪动员效应发挥允许作用，促进脂肪分解供能；③GC 抑制炎症介质生成和释放并稳定溶酶体膜，减少对细胞的损伤；④维持循环系统对儿茶酚胺正常反应性，有利于维持血压。儿茶酚胺发挥心血管调节作用需要 GC 存在，称为 GC 的允许作用。若 GC 不足，应激时容易发生低血压下降甚至循环衰竭。

但慢性应激时 GC 的持续增加也会对机体产生一系列不利影响。①抑制免疫系统，慢性应激时，持续增高的 GC 显著抑制炎症反应，多种炎症介质的生成受抑制，胸腺、淋巴结萎缩，机体抗感染能力降低。②抑制生长发育，虽然在急性应激时生长激素（growth hormone, GH）分泌增多，但在慢性应激时因 CRH 持续作用 GH 分泌却受到抑制。慢性应激导致机体生长发育迟缓、伤口愈合不良。③抑制性腺轴，GC 抑制促性腺激素释放激素（gonadotropin-releasing hormone, GnRH）和黄体生成素（luteinizing hormone, LH）的分泌，并降低性腺对 LH 的反应性，导致性功能减退、月经失调等。④抑制甲状腺轴，GC 的持续升高可抑制促甲状腺激素释放激素（thyrotropin-releasing hormone, TRH）、促甲状腺激素（thyroid stimulating hormone, TSH）的分泌，并阻碍甲状腺素 T_4 在外周组织转化为活性更高的三碘甲状腺原氨酸 T_3。⑤其他，GC 的持续升高还导致一系列代谢异常，如高血脂、高血糖、胰岛素抵抗等。

案例分析 9-2

高考失利和升学压力作为持续病理性应激因素引起患者下丘脑 - 垂体 - 肾上腺皮质系统的过度兴奋，导致患者消瘦及抑郁、喜欢独处等应激性精神障碍表现。

（三）其他神经内分泌改变

除上述神经内分泌变化以外，应激还导致其他的神经内分泌改变（表9-1）。

表9-1　应激时其他内分泌变化

名称	分泌部位	变化
促性腺激素释放激素（GnRH）	下丘脑	减少
促甲状腺激素释放激素（TRH）	下丘脑	减少
抗利尿激素（ADH）	下丘脑	增多
黄体生成素（LH）	腺垂体	减少
卵泡刺激素（FSH）	腺垂体	减少
促甲状腺激素（TSH）	腺垂体	减少
生长激素（GH）	腺垂体	增多（急性）；减少（慢性）
β-内啡肽	腺垂体等	增多
催乳素（PRL）	腺垂体	增多
甲状腺素（T_3，T_4）	甲状腺	减少
醛固酮（ALD）	肾上腺皮质	增多
胰高血糖素	胰岛 α 细胞	增多
胰岛素	胰岛 β 细胞	减少

知识链接 9-1

正常情况下只有少量 β-内啡肽（beta endorphin, β-EP）从垂体释放，在应激状态下如手术、疼痛等均可刺激中枢引起血浆 β-EP 增高。血浆 β-EP 和皮质醇是反映应激状态的敏感指标。β-EP 和 ACTH、α-MSH（黑细胞刺激素）是同一前体阿片样肽黑素皮质激素原（proopiomelanocortin, POMC）的衍生物。β-EP 和 ACTH 都在下丘脑 CRF 的刺激下分泌入血，都受糖皮质激素的反馈调节。β-EP 与 ACTH 通过短反馈或长反馈回路来抑制下丘脑 CRF 的分泌。β-EP 抑制机体下丘脑－垂体－肾上腺皮质系统和蓝斑－交感－肾上腺髓质系统功能，导致血浆中 ACTH、GC 及肾上腺素水平降低。因此，β-EP 增多对应激时的神经内分泌反应起着重要的负调控作用，由此来削弱过度应激原刺激引起的伤害性后果。应激时增多的 β-EP 的生物学功能还包括增强机体对疼痛的耐力；调节免疫功能；抑制心血管系统功能，降低血压等。

二、应激的细胞体液反应

多种应激原可通过细胞内信号转导通路激活基因转录的方式增强急性期反应蛋白（acute phase protein, APP）、热休克蛋白（heat shock protein, HSP）、酶类和细胞因子等多种蛋白质的表达，增强机体抗损伤、重建细胞稳态等功能。

（一）热休克蛋白

热休克蛋白是在应激时细胞合成增多或新合成的一组结构高度保守的蛋白质，能增强细胞的抗逆性。HSP 最初是从受热应激处理的果蝇唾液腺中分离出来的，故称为热休克蛋白。后来研究发现许多有害的应激原，如缺血、缺氧、感染等都可快速诱导 HSP 的生成，故又名应激蛋白（stress protein）。

1. **HSP 家族及分类**　HSP 是一组在进化上高度保守的蛋白质，同类型 HSP 的基因序列上高度的同源性显示其对于维持细胞生命的重要性。HSP 是一个蛋白质超家族，根据相对分子量大小及等电点将其分成 7 个亚家族（表 9-2）。按照 HSP 生成调控的方式把 HSP 分为组成型 HSP（constitutive HSP）和诱导型 HSP（inducible HSP）。组成型 HSP 如 HSP90β、HSP60 等在生理状态细胞中存在一定量的基础表达，应激刺激诱导其表达水平进一步增高。诱导型 HSP 如 HSP70 等在生理状态下表达量很少，应激刺激诱导其表达急剧增加。HSP70 是对应激最敏感的热休克蛋白成员。

表 9-2　热休克蛋白家族主要成员与功能

成员名称	相对分子质量 / kD	细胞内定位	生物学功能
HSP110 亚家族	~110		
HSP110		胞质，核仁	热耐受，交叉耐受
HSP105		胞质	蛋白质折叠
HSP90 亚家族	~90		
HSP90α		胞质	结合类固醇激素受体，热耐受
HSP90β		胞质	结合类固醇激素受体，热耐受
Grp94		内质网	分泌蛋白质的折叠
HSP70 亚家族	~70		
HSC70（组成型）		胞质	新生蛋白质折叠与转位
HSP70（诱导型）		胞质，胞核	蛋白质折叠，细胞保护
Grp78		内质网	新生蛋白质折叠
HSP60 亚家族			
HSP60		线粒体	新生蛋白质折叠
Tric		胞质	蛋白质折叠
HSP40 亚家族	~40		
HSP47		内质网	调控胶原蛋白合成
HSP40		胞质	蛋白质折叠
小分子 HSP 亚家族	12~43		
HSP32		胞质	抗氧化
HSP27		胞质，胞核	调控细胞骨架肌动蛋白

续表

成员名称	相对分子质量 / kD	细胞内定位	生物学功能
αB 晶状体蛋白		胞质	稳定细胞骨架
HSP10		线粒体	HSP60 的辅助因子
泛素（ubiquitin）	~ 8	胞质，胞核	蛋白质的非溶酶体降解

注：Grp. 葡萄糖调节蛋白；HSC70. 热激同源蛋白 70；Tric.TCP1 环形复合物（tailless complex polypeptide1ring complex）。

2. HSP 的基本功能 HSP 在应激条件下其含量可由生理条件下细胞总蛋白含量的 5%~10% 增至 15%。HSP 功能涉及新生蛋白的折叠及构型稳定、受损蛋白的修复与降解、抑制凋亡、参与免疫及转录调控等众多生命活动。HSP 在参与蛋白质的折叠、转位、复性和降解等生化过程中，本身并不作为反应底物或产物发生变化，故 HSP 被称为"分子伴侣"（molecular chaperone）。

HSP 主要生物学功能如下：

（1）辅助新生多肽链正确折叠、形成特定构型的功能蛋白并转位：从核糖体上新合成的多肽链若未经正确折叠，其疏水基团暴露在外，这些结构区在成熟蛋白质中被折叠后隐藏于内部通常无法接近。在无 HSP 存在条件下这些多肽链因疏水基团的结合而发生错误折叠或肽链间聚集而失活。HSP 基本结构分为 N 端具有 ATP 酶活性的高度保守序列和 C 端相对可变的基质识别序列两部分，C 端倾向与蛋白质的疏水结构区相结合（图 9-2）。HSP 通过其 C 末端的疏水区与新生肽链的疏水氨基酸短序列结合，防止新生肽链在完全合成之前错误折叠，还能阻止相邻肽链上疏水氨基酸间结合引起的聚集。借助其 N 端的 ATP 酶，HSP 辅助新生肽链正确折叠成特定构型的功能蛋白。一些新生功能蛋白在 HSP 辅助下转运至线粒体或其他细胞器发挥作用。

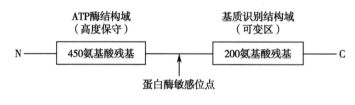

图 9-2　HSP70 的结构

（2）修复或降解受损的蛋白质：应激原可导致蛋白质变性，重新暴露在外的疏水基团可导致多肽链错误折叠或蛋白质聚合物生成，基础表达与诱导表达的 HSP 发挥分子伴侣功能，促进变性的蛋白质解聚与复性，恢复肽链正确折叠及功能蛋白的空间构型；严重受损而无法解聚与复性的蛋白质与泛素共价结合后经过蛋白酶体降解，以恢复细胞正常功能。

（3）调控细胞凋亡：细胞凋亡是一种伴随应激的普遍现象。HSP70 和 HSP90 可以与凋亡蛋白酶激活因子 1（apoptotic protease activating factor-1, Apaf-1）结合，阻断 Apaf-1 的下游凋亡反应。HSP70 也会抑制线粒体释放凋亡诱导因子（AIF），从而阻碍 Caspase 非依赖性凋亡通路。HSP70 可以使白血病 T 细胞对 Fas 蛋白诱导的细胞凋亡更敏感。在热和超氧化物诱导的细胞应激中，HSP27 通过激活蛋白激酶 B（protein kinase B, PKB）抑制细胞凋亡。

（4）稳定细胞骨架：HSP27 和 αB- 晶状体蛋白（αB-crystallin, αB-C）参与应激时细胞骨架的稳定与合成调控。

3. HSP 的表达调控　非应激条件下热休克转录因子 1（heat shock transcription factor, HSF1）与 HSP 结合以无活性形式存在于细胞质中。多种应激原使蛋白质结构受损，暴露可与 HSP 结合的疏水性基团；HSP 结合受损蛋白后释放出游离的 HSF1，后者聚合成具有转录活性的三聚体转位至核内，HSF1 三聚体与热休克基因启动区的热休克元件（heat shock element, HSE）相结合，从而激活 HSP 的基因转录，HSP 生成增多（图 9-3）。

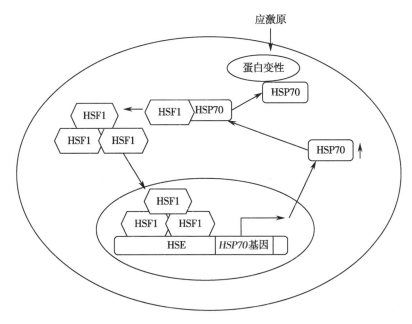

图 9-3　热休克蛋白的诱导与表达

HSP70. 热休克蛋白 70；HSF1. 热休克转录因子 1；HSE. 热休克元件。

📎 知识链接 9-2

　　细胞质 HSP90 向细胞外的转位和分泌是近期较新的研究发现。正常细胞仅在受损时释放胞内的 HSP90 到胞外，而肿瘤细胞则以组成型的方式向胞外分泌 HSP90。氧化应激可导致 HSP90 的分泌增加。胞外 HSP90（extracellular HSP90, eHSP90）分泌主要是通过外泌体转运实现的。eHSP90 可以作为游离的未结合蛋白存在，也可以结合到细胞表面。

　　eHSP90 在肿瘤的侵袭和转移中发挥着重要作用。已证明 eHSP90 通过激活一些支持肿瘤细胞入侵的蛋白质，促进肿瘤细胞向周围组织的侵袭或向远处转移。eHSP90 通过激活修饰胞外基质的蛋白酶或直接与胞外基质中的纤连蛋白结合，导致胞外基质重塑，从而促进肿瘤的侵袭和转移。如 eHSP90 通过与分泌型的基质金属蛋白酶 2（MMP-2）相互作用，使得前 MMP-2 被裂解为活性形式，从而增加了肿瘤细胞的侵袭。eHSP90 还可以与组织型纤溶酶原激活物（TPA）相互作用，而 TPA 可以将纤溶酶原活化成纤溶酶，从而促进胞外基质结合生长因子释放、胞外基质重构、MMP 激活和细胞表面受体裂解。也有研究表明 eHSP90 通过增强 MMP-3 和 MMP-9 基因转录来增高二者蛋白表达水平，从而促进肿瘤的侵袭与转移。

eHSP90 提供了选择性更强、毒性更小的抗癌药物作用靶点，抑制 eHsp90 在减少或预防转移、提高癌症疗效等方面有重要的临床应用价值。

📎 知识链接 9-3

内质网是脂质合成、蛋白质发挥功能和钙离子代谢的主要场所，也是蛋白质合成、折叠与修饰进行的亚细胞区域。内质网应激（endoplasmic reticulum stress, ERS）是指细胞在应激原作用下，内质网功能发生紊乱，内质网腔中异常聚集大量的错误/未折叠蛋白，激活未折叠蛋白反应（unfolded protein response, UPR）等一系列反应以维持内质网稳态。内质网应激能诱导 GRP78 等分子伴侣的表达而产生细胞保护作用，高强度的内质网应激可引发炎症、诱导细胞自噬或凋亡。内质网应激与感染性疾病、心血管疾病、代谢性疾病和神经退行性疾病等多类型疾病的病程进展相关。

📎 知识链接 9-4

热休克因子（heat shock factor, HSF）家族由 HSF1、HSF2、HSF3 和 HSF4 4 种蛋白质构成，但在哺乳动物体内只有 HSF1、HSF2 和 HSF4 3 种。所有 HSF 都具有两个进化上高度保守的结构域，即 N 端的 DNA 结合域和数个亮氨酸拉链结构。DNA 结合域由含 100 个氨基酸残基的 3 个 α 螺旋和 4 个 β 折叠组成。3 个 α 螺旋构成一个紧密的疏水核心，4 个 β 折叠则反向平行排列，并封闭疏水核心区。细胞内环境改变可引发 DNA 结合域构象变化导致 DNA 结合位点暴露。与 DNA 结合域相邻的疏水七肽重复序列在进化上高度保守，含 3 个亮氨酸拉链结构，是 HSF 多聚化域。HSF 由无活性的单体形式向具有转录活性的同源三聚体形式的转变与其分子中的亮氨酸拉链结构密切相关。

（二）急性期反应蛋白（acute phase protein, APP）

1. APP 的构成及来源 应激机体可快速启动体温升高、血糖升高、血浆蛋白含量改变等非特异性防御反应，称为急性期反应。在急性期反应中浓度改变的血浆蛋白，如 C 反应蛋白、纤维蛋白原、某些补体成分等，称为急性期反应蛋白（APP）。APP 属分泌型蛋白质，正常时血中含量很少，应激时增多。APP 主要由肝细胞合成释放，单核巨噬细胞、多形核白细胞、血管内皮细胞等也可产生少量的 APP。少数血浆蛋白如转铁蛋白、白蛋白、前白蛋白等在急性期反应时血浆含量降低，称为负急性期反应蛋白。

APP 的构成及生物学功能见表 9-3。

表 9-3 急性期反应蛋白的构成和功能

成份	反应时间/h	增高幅度	功能
C 反应蛋白	6 ~ 10	> 1 000 倍	激活补体，调理作用
血清淀粉样蛋白 A	6 ~ 10	> 1 000 倍	参与脂质代谢和转运，趋化作用
α_1- 抗糜蛋白酶	10	2 ~ 3 倍	抑制组织蛋白酶 G
α_1- 酸性糖蛋白	24	2 ~ 3 倍	抗感染，调节细胞免疫
结合珠蛋白	24	2 ~ 3 倍	抑制组织蛋白酶 B、H、L
纤维蛋白原	24	2 ~ 3 倍	参与凝血过程
铜蓝蛋白	48 ~ 72	50%	促进自由基清除
补体成分 C3	48 ~ 72	50%	趋化作用，促进肥大细胞脱颗粒

2. APP 主要的生物学功能 应激时 APP 的变化具有广泛的防御意义。APP 的生物学功能主要表现在：

（1）抗感染、抗损伤：APP 中的 α_1 蛋白酶抑制剂、α_1 抗糜蛋白酶等蛋白酶抑制剂可减轻创伤、感染等应激时蛋白酶类对组织的损伤。急性期反应时增多的 C 反应蛋白、补体成分增强了机体的感染防御能力，铜蓝蛋白具有抗氧化损伤的能力，凝血蛋白类的增加可增强机体的凝血功能等。

（2）协助清除坏死组织和异物：以 C 反应蛋白（C reactive protein, CRP）作用最明显。CRP 血浆水平与组织损伤或炎症程度呈正相关。CRP 可调理细菌、寄生虫、免疫复合物、异物颗粒，便于免疫系统清除；CRP 可与核染色质结合，协助清除损伤细胞释放的核染色质碎片以及凋亡或坏死组织释放的抗原；激活补体经典途径，促进吞噬细胞的功能等。

（3）结合、运输功能：铜蓝蛋白、结合珠蛋白和血红素结合蛋白等作为载体蛋白与相应物质结合，发挥运输与代谢调节作用，避免应激时过多游离的 Cu^{2+}、血红素等对机体造成危害。

（4）其他：纤维连接蛋白不仅能增强单核巨噬细胞和成纤维细胞趋化性，还能诱导单核细胞膜上 Fc 受体及 C3b 受体表达，激活补体旁路增强单核细胞的吞噬功能；铜蓝蛋白可活化超氧化物歧化酶（superoxide dismutase, SOD）清除超氧阴离子；血清淀粉样蛋白 A 能促进损伤细胞的修复等。

案例分析 9-1

在排除急性感染可能的情况下，导致患者血液白细胞总数及中性粒细胞比例升高的机制是烧伤应激导致体内发生了急性期反应，这是应激原诱发机体快速启动防御性非特异性反应的常见表现。

第三节　应激时机体的功能和代谢变化

一、代谢变化

应激时机体能量代谢率升高；物质代谢总的特点是合成减少，分解增加（见图9-4）。

1. **高代谢率（超高代谢）**　严重应激时儿茶酚胺、糖皮质激素分泌增多，引起机体脂肪动员增强，肌肉组织分解旺盛，导致代谢率显著升高。大面积烧伤患者每日所需能量可达20 920kJ，相当于重体力劳动时的代谢率。若应激持续时间过长，机体能量过多消耗会导致体重减轻、贫血、创面愈合迟缓和全身性抵抗力降低。

2. **糖、脂肪和蛋白质代谢的变化**　应激时，物质代谢与能量代谢率升高相匹配，适应了机体应付紧急情况时高能量需求（图9-4）。

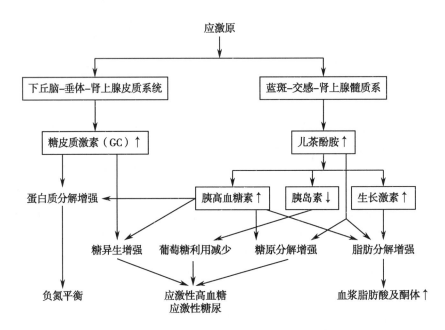

图9-4　应激时蛋白质、糖和脂肪代谢的变化

（1）糖代谢：应激时，胰岛素相对不足及外周组织对胰岛素敏感性的降低（胰岛素耐受）减少了对葡萄糖的利用；儿茶酚胺、胰高血糖素、生长激素和肾上腺糖皮质激素等又会增强糖原分解和糖异生，导致血糖升高，甚至出现糖尿，称为应激性高血糖或应激性糖尿。

（2）脂肪代谢：应激时，增多的脂解激素（肾上腺素、去甲肾上腺素、胰高血糖素和生长激素）增强脂肪的动员和分解，血中游离脂肪酸和酮体增高，组织对脂肪酸的利用也相应增加。严重创伤后，脂肪氧化供能占机体所消耗的能量的75%～95%。

（3）蛋白质代谢：应激时蛋白质破坏增多，肾上腺皮质激素分泌增加和胰岛素分泌减少又减弱蛋白质合成，增强蛋白质分解，导致负氮平衡。

案例分析 9-1

大面积烧伤可导致能量代谢率增高，能量消耗明显增加，组织分解显著加强。因治疗及时，病程较短，故患者机体消瘦、衰弱等表现不明显。

案例分析 9-2

持续强烈的病理性心理应激使患者处于超高代谢状态，机体肌肉组织蛋白质分解增强，体内脂肪动员和分解也增强，导致患者逐渐出现消瘦。

二、功能变化

（一）中枢神经系统

大脑皮质的认知功能在应激反应中具有重要的调控整合作用。应激时边缘系统、杏仁体、海马、下丘脑、脑桥的蓝斑等部位发生功能改变，出现神经传导活跃、神经递质及神经–内分泌变化。应激时蓝斑区去甲肾上腺素神经元激活，酪氨酸羟化酶活性升高导致蓝斑投射区（下丘脑、海马、杏仁体）去甲肾上腺素水平升高，机体出现紧张、专注度提高；过度反应时会产生焦虑、害怕或愤怒等情绪。应激时室旁核通过 CRH 与边缘系统、杏仁体、海马结构、蓝斑等发生广泛的神经纤维联系。应激时适度的 HPA 兴奋有助于维持良好的认知学习能力和情绪，但兴奋过度或不足都会引起 CNS 功能障碍，导致抑郁、厌食、自杀倾向等。CNS 的多巴胺能、5-HT 能、GABA 能及阿片肽能神经元等的功能改变参与了应激时的神经精神反应。

案例分析 9-1

意识不清导致患者入院时不出现早期应激时多数神经内分泌反应。

案例分析 9-2

该例患者出现了烦躁、焦虑、失眠、易怒、抑郁、喜欢独处等一系列应激时中枢神经系统过度反应的表现。

（二）心血管系统

应激时交感神经兴奋引起儿茶酚胺分泌增多，使心率加快，心肌收缩力增强。机体血压升高，心排血量增加。长时间或过于强烈的应激可诱发冠状动脉痉挛，引起血小板聚集，血液黏滞度增加而导致心肌缺血及心肌梗死。强烈的心理应激可引起心律失常及心源性猝死。

案例分析 9-1

该患者入院时体内蓝斑–交感–肾上腺髓质的强烈兴奋导致血压升高，心排血量增加。以上代偿反应部分抵消了大面积烧伤因失血失液导致的血压降低，故患者血压降低并不明显。

（三）血液系统

急性应激时血液系统改变特点为机体非特异性抗感染能力和凝血功能增强。骨髓髓系和巨核细胞系增生。外周血白细胞数量增高、核左移，血小板数增多，黏附力增强；血浆纤维蛋白原、凝血因子V、Ⅷ、纤溶酶原、抗凝血酶Ⅲ等浓度升高。全血和血浆黏度升高，红细胞沉降率增快。这些变化既增强了机体抗感染、抗出血能力，也会促进血栓形成和DIC发生。慢性应激引起贫血的机制可能与单核巨噬细胞系统对红细胞的破坏加速有关。

（四）消化系统

消化系统的常见表现为食欲减退。持续强烈的应激可引起CRH分泌增多，诱发神经性厌食症。部分应激患者进食增多并诱发肥胖症，可能与应激时下丘脑中内啡肽和单胺类介质（如NE、多巴胺、5-HT）等增多有关。应激可诱发胃肠平滑肌收缩、痉挛，机体出现腹痛、腹泻或便秘。胃肠血管强烈收缩还可导致应激性溃疡。

案例分析9-1

患者既往无胃肠疾病病史，烧伤病程发展中出现的腹胀和柏油样便，是烧伤应激引起的应激性溃疡所致。柏油样便印证了出血部位发生在上消化道。

（五）免疫系统

神经–内分泌系统可调控免疫系统的功能，多种参与应激反应的神经递质和激素的受体存在于免疫细胞上。急性应激反应时，外周血中性粒细胞数量增多，吞噬活性增强；补体、C反应蛋白等APP血浆含量升高。但强烈持续的应激造成免疫功能抑制甚至紊乱。应激时增多的糖皮质激素和儿茶酚胺对免疫系统的主要效应都表现为抑制。持续应激常会抑制免疫功能，甚至诱发自身免疫性疾病。

免疫系统反过来也可调节神经–内分泌系统活动。免疫细胞分泌多种神经内分泌激素如ACTH、β-内啡肽、生长激素等，参与调控应激时的神经–内分泌反应。

（六）泌尿生殖系统

应激时泌尿功能变化表现为尿比重升高，尿量减少。发生机制为：①应激时交感–肾上腺髓质系统兴奋使肾血管收缩，肾小球滤过率降低；②肾素–血管紧张素系统激活亦引起肾血管收缩；③醛固酮和抗利尿激素分泌增多促进水钠重吸收。

应激对生殖功能的不利影响有：下丘脑GnRH分泌降低或分泌紊乱，女性表现出月经异常或闭经，哺乳期泌乳停止等。

第四节 应激性疾病与应激相关疾病

持续病理性应激是引起机体内环境紊乱和疾病发生的重要原因或诱因，约75%～90%的人类疾病与应激相关。以应激为主要致病因素的疾病被称为称应激性疾病，如应激性溃疡。以应激为其发生发展中重要诱因的疾病被称为应激相关疾病（stress related disease），如原发性高血压、动脉粥样硬化、冠心病、支气管哮喘等。以心理–社会因素为主要病因或诱因的一类疾病又被称为身心疾病。

一、应激性溃疡

（一）概念

应激性溃疡（stress ulcer, SU）是指严重创伤、败血症、严重心理应激等强烈应激原导致的机体胃、十二指肠黏膜急性损伤，病理表现为胃、十二指肠黏膜糜烂、溃疡、出血。少数患者溃疡可较深或穿孔，当溃疡侵蚀大血管时可引起上消化道大出血。重病患者应激性溃疡发病率可达 80% 以上。若未发生穿孔，应激性溃疡可在祛除应激原后数日内自愈。

（二）发生机制

1. **胃、十二指肠黏膜缺血**　应激时蓝斑 – 交感 – 肾上腺髓质系统的强烈兴奋引起胃肠血管收缩，胃、十二指肠黏膜血流量减少，黏膜缺血导致碳酸氢盐和黏液产生不足，黏膜屏障（包括黏膜上皮细胞间的紧密连接和黏膜表面的碳酸氢盐黏液层）被破坏，是应激性溃疡形成的最基本条件。

2. **胃腔内 H^+ 向黏膜内的反向弥散**　这是应激性溃疡形成的必要条件。在胃黏膜血流灌注良好的情况下，反向弥散至黏膜内的 H^+ 可被血流中的 HCO_3^- 中和或被血液运走，避免了 H^+ 对黏膜细胞的损害。在严重应激状态下黏膜屏障被破坏，胃腔内的 H^+ 顺浓度差进入黏膜。黏膜内 pH 下降程度主要取决于胃腔内 H^+ 向黏膜内反向弥散量与黏膜血流量之比。减少的胃黏膜血流不能将弥散入黏膜的 H^+ 及时运走，H^+ 在黏膜内积聚。使黏膜内 pH 明显下降，黏膜细胞受损。

3. **糖皮质激素增多**　应激时增多的糖皮质激素可促进胃酸的分泌并抑制胃黏液的合成和分泌，糖皮质激素减慢黏膜细胞更新是削弱黏膜屏障功能的重要机制。

4. **其他损伤因素**　酸中毒降低了血液对黏膜内 H^+ 的缓冲能力，促进应激性溃疡的发生。在胃黏膜缺血的情况下胆汁反流可损害黏膜的屏障功能。氧自由基增多也加重了胃肠黏膜屏障的损害。

案例分析 9-1

该烧伤患者发生应激性溃疡的机制涉及胃及十二指肠黏膜缺血，胃腔内 H^+ 向黏膜内反向弥散，GC 分泌增多，代谢性酸中毒，氧自由基增多，胆汁反流等多种因素作用。

二、应激相关心血管功能异常

过于强烈或作用持续过久的应激原会导致机体心血管系统损害，诱发或加重原发性高血压、动脉粥样硬化及心律失常等心血管系统疾病。

（一）原发性高血压

长期的高强度应激如情绪紧张、焦虑等可导致原发性高血压的发病率升高。应激导致血压升高的机制主要有：①交感 – 肾上腺髓质系统激活不仅增加心排血量和心率，还引起外周小血管持续收缩，增大外周阻力；② HPA 轴兴奋加强肾上腺皮质激素分泌以及肾缺血激活肾素 – 血管紧张素 – 醛固酮系统均导致体内水钠潴留，机体血容量增大；③高水平 GC 增强血管平滑肌对儿茶酚胺和 ADH 作用的敏感性；④应激时体内增多的血管紧张素亦具有强烈的血管收缩作用；⑤情绪心理应激还可活化高血压遗传易感性基因，促进原发性高血压的发病。

（二）动脉粥样硬化

应激促进动脉粥样硬化发病的主要机制有：①升高血压。长期应激引发的高血压导致动脉血管内皮细胞受损，促进内皮下脂质沉积；血小板及中性粒细胞在受损血管内皮黏附，TXA_2、5-HT、组胺等活性物质释放增多加剧血管内皮损伤；持续高血压刺激血管平滑肌细胞增生，胶原纤维合成增加导致血管壁增厚硬化，管腔变窄。②升高血脂。应激时血脂升高，特别是低密度脂蛋白（LDL）水平升高是促进动脉粥样硬化斑块形成的重要因素。③升高血糖。应激性高血糖使动脉壁山梨醇途径代谢加快，导致血管壁水肿、缺氧，动脉中层和内膜损伤。高血压、高血脂和高血糖共同构成了动脉粥样硬化发生的病理基础。

（三）心律失常

应激易在冠状动脉已有病变的基础上诱发心律失常，心室纤颤是致死的应激性心律失常常见类型。应激时交感–肾上腺髓质系统激活诱发心律失常机制如下：①通过β受体兴奋降低心室纤颤的阈值；②诱发心肌兴奋折返；③通过α受体引起冠状动脉痉挛，加重心肌缺血。

应激时交感–肾上腺髓质系统激活还可使血液黏度增高，血液凝固性增高，促进受损血管处血栓形成导致急性心肌梗死甚至心源性猝死。

三、应激相关免疫功能异常

应激所导致的机体免疫功能障碍主要表现为两大类型：自身免疫病和免疫抑制。

1. 自身免疫病 类风湿关节炎、系统性红斑狼疮等自身免疫病发病与心理应激因素或与精神创伤史高度相关。严重的心理应激常可诱发某些变态反应性疾病急性发作，如愤怒、惊吓等心理应激原可诱发哮喘发作。应激在这些自身免疫性疾病发生发展中的具体作用机制目前尚不清楚。

2. 免疫抑制 慢性应激时免疫功能低下（机制如前述）。患者对感染的抵抗力下降，特别易发生呼吸道感染，如感冒、结核等。持续应激患者的胸腺、淋巴结等免疫器官发生萎缩。

四、应激相关神经–内分泌功能异常

应激引起广泛的神经–内分泌功能变化，持续应激引起多种内分泌功能紊乱，典型例证如下：

1. 应激引起下丘脑–垂体–生长激素轴异常 慢性应激引起儿童生长发育延迟，伴有行为异常，如抑郁、异食癖等，被称为心理社会呆小状态（psychosocial short status）或心因性侏儒（psychogenic dwarf）。急性应激时 GH 分泌增多，但慢性心理应激时，因 CRH 诱导的生长抑素增多，引起 GH 分泌减少，且糖皮质激素可使靶组织对 IGF-1 出现抵抗。以上因素皆可导致儿童生长发育障碍。解除应激状态后，儿童血浆中 GH 浓度快速回升，生长发育加速。

2. 应激影响下丘脑–垂体–甲状腺轴 应激对下丘脑–垂体–甲状腺轴影响复杂，依赖于应激类型、持续时间、强度等因素。研究发现急性心理应激抑制下丘脑–垂体–甲状腺轴的活动，其他方式的急性应激则激活该轴的活动。脑卒中急性期下丘脑–垂体–甲状腺轴应激反应导致 5′-脱碘酶活性降低，血浆甲状腺素 T_4 升高，T_3 降低。慢性应激时下丘脑－垂体－甲状腺轴受 HPA 轴的抑制，生长抑素和糖皮质激素都抑制促甲状腺素的分泌，且糖皮质激素还抑制甲状腺素 T_4 在外周转化为活性更高的 T_3，使甲状腺功能减退。

3. **应激引起下丘脑－垂体－性腺轴异常** 急性应激可引起性腺轴的明显紊乱，丧亲等急性精神打击引起妇女突然停经或哺乳期妇女泌乳中断。慢性应激时 HPA 系统在多个环节抑制性腺轴：应激机体的糖皮质激素、ACTH 水平增高，而黄体生成素、睾丸素或雌激素水平降低，性腺靶组织对性激素发生抵抗。长期过度训练比赛的运动员、舞蹈演员可出现性欲减退、月经紊乱等。

五、应激相关心理、精神障碍

心理社会应激对认知功能、情绪及行为产生明显影响，可直接导致一组与边缘系统及下丘脑等部位功能异常相关的功能性精神疾病。依据病程长短及临床特点，应激相关心理、精神障碍分为以下类型：

1. **急性心因性反应（acute psychogenic reaction）** 又称急性应激障碍（acute stress disorder, ASD），是指在急剧而强烈的心理社会应激原作用数分钟至数小时时间内机体出现的功能性精神障碍。患者可表现为：①伴有情感迟钝的精神运动性抑制，如不言不语，对周围环境漠不关心，呆若木鸡；②伴有恐惧的精神运动性兴奋，如激动、恐惧、紧张或喊叫，无目的地乱跑，甚至痉挛发作。上述表现一般持续数天至一周内缓解。

2. **延迟性心因性反应（delayed psychogenic reaction）** 又称创伤后应激障碍（post-traumatic stress disorder, PTSD），指受到严重而剧烈的灾难性或威胁性心理应激（如经历凶杀场面、遭遇强暴、劫持或长期身心虐待等）引起的延迟出现或长期持续存在的精神障碍，一般在遭受应激创伤后数周至数月后发病。其主要表现为：①反复重现创伤性体验，做噩梦、易触景生情而增加痛苦；②易出现惊恐反应，如心慌、出汗、易惊醒，不与周围人接触等。多数患者可恢复，少数呈慢性病程，可长达数年之久。

案例分析 9-2

患者临床表现为高考失利及持续存在升学压力作为严重而剧烈的心理应激原引起的创伤后应激障碍所致。初步诊断该患者为创伤后应激障碍患者。

3. **适应障碍（adjustment disorder, AD）** 适应障碍是指长期持续的心理应激或困难处境导致具有脆弱心理及人格缺陷的机体逐渐产生以焦虑、烦躁、抑郁等情感障碍为主，伴有与周围接触减少、学习及工作能力下降、社会适应不良等表现的一类精神障碍。该类障碍通常发生在应激事件或环境变化发生后 1 个月内，持续时间一般不超过 6 个月。

第五节 应激相关疾病的防治原则

过于剧烈、持续的病理性应激是应激性疾病/应激相关疾病发生的重要病因或诱因，应激性疾病/应激相关疾病防治的病理生理学基础如下：

1. **病因学治疗**　及时祛除或脱离病理性应激原，如恢复机体内环境稳态，祛除明确的躯体应激原，脱离存在劣性社会心理应激原的环境等治疗措施，同时避免患者遭受新的应激创伤。

2. **恰当的心理治疗、护理**　中枢神经系统是应激反应的感知和调控中枢，多数应激也都具有心理和情绪成分。因此，恰当的心理治疗及护理有助于消除、缓解患者的心理应激，促进身心疾病的痊愈。

3. **及时诊断、治疗应激性损伤**　及时诊断、治疗应激性溃疡及应激相关心律失常、免疫功能紊乱等。

4. **补充肾上腺糖皮质激素**　由于应激可导致肾上腺糖皮质激素受体下调，危急情况下可予补充小剂量肾上腺糖皮质激素。

【本章小结】

应激是应激原引起机体产生的全身性非特异性反应。可把应激区分为生理性应激和病理性应激；急性应激和慢性应激；躯体应激和心理应激等类型。全身适应综合征把典型的应激反应的动态过程分为警觉期、抵抗期和衰竭期三期。应激的神经内分泌反应主要涉及蓝斑－交感－肾上腺髓质系统及下丘脑－垂体－肾上腺皮质系统的强烈兴奋。应激的细胞反应表现为热休克蛋白增多。热休克蛋白基本的生物学功能为参与蛋白质的折叠、转位、复性和降解等过程，充当分子伴侣。应激的体液反应表现为急性期反应蛋白增加。应激时的代谢特点是分解增加，合成减少，代谢率升高。过于强烈、持久的应激可引起应激性溃疡，诱发多种应激相关性疾病。病理性应激的处理原则包括及时祛除或脱离病理性应激原，恰当的心理治疗、护理，及时诊治应激性损伤，补充肾上腺糖皮质激素等。

【复习思考题】

1. 何谓应激原？常见的应激原有哪些？

2. 全身适应综合征如何分期？简述各期的内分泌特点和生物学意义。

3. 应激时蓝斑－交感－肾上腺髓质系统和下丘脑－垂体－肾上腺皮质激素系统兴奋的效应和意义是什么？

4. 在应激时如何实现热休克蛋白的表达调控？该蛋白主要的生物学功能有哪些？

5. 何谓应激性溃疡？应激性溃疡的发生机制是什么？

6. 应激相关的心理精神障碍有哪些类型？

（张文豪）

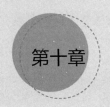

第十章 缺血再灌注损伤

【学习目标】

掌握：缺血再灌注损伤的概念及其机制。

熟悉：缺血再灌注损伤的原因和条件、自由基的概念及其分类、缺血再灌注损伤时机体的功能和代谢变化。

了解：缺血再灌注损伤的防治原则。

【案例导入】

案例 10-1

患者，男性，48 岁。因胸痛约 1 小时入院。经心电图诊断为急性心肌梗死（前间壁）。体格检查：血压 100/75mmHg，心率 37 次 /min，律齐，意识淡漠。既往有高血压病史 10 年。给予吸氧、心电监护，同时急查心肌酶、凝血因子、电解质、血常规等。入院后约 1 小时给予尿激酶 150 万单位静脉溶栓（30 分钟滴完）。用药后患者胸痛消失，但用药后约 10 分钟心电监护仪显示，患者出现室性早搏、阵发性心室颤动（室颤），血压 80/55mmHg。立即给予除颤，同时给予利多卡因、小剂量异丙肾上腺素，监护仪显示渐为窦性心律、血压平稳，意识清楚。复查心电图为广泛前壁心肌梗死。

问题：

1. 给予患者尿激酶治疗的作用？

2. 为什么患者胸痛症状消失后出现严重的心律失常、血压下降？

良好的血液循环是组织细胞获得充足的氧和营养物质并排出代谢性产物的基本条件。各种原因造成组织血液灌注减少而使细胞发生损伤，称为缺血性损伤。缺血时间越长，组织细胞越可能出现不可逆性损伤而导致器官、系统功能障碍。减轻缺血性损伤的根本措施是尽快恢复缺血组织器官的血液灌注。但是，大量实验研究和临床证据表明，部分动物或患者恢复血液灌注后，细胞功能代谢障碍及结构破坏不仅没有减轻反而加重。这种缺血组织器官重新获得血液灌注后损伤反而进一步加重的现象称为缺血再灌注损伤（ischemia-reperfusion injury, IRI），简称再灌注损伤（reperfusion injury）。最早发现缺血再灌注损伤现象且研究最多的器官是心脏。现已证实，在脑、肾、肝、肺、胃肠道、肢体及皮肤等多

种组织器官都存在着这种现象。阐明缺血再灌注损伤的发生机制，做到既尽早恢复缺血组织的血流，又减轻或防止再灌注损伤的发生，对防治缺血性疾病至关重要。

第一节　概述

一、缺血再灌注损伤的原因

凡是组织器官缺血后的血液再灌注都可能造成缺血再灌注损伤。特别是近年来，随着对缺血性疾病治疗手段的提高，越来越多的疾病治疗过程中都可能出现再灌注损伤现象。临床上常见的原因主要有：

1. **全身性因素**　全身循环障碍后恢复血液供应，如休克微循环的疏通、心搏骤停后心脑复苏、体外循环的建立与撤除等。

2. **局部性因素**　某一组织器官缺血后血流恢复或某一血管再通后，如器官移植、断肢 / 指再植、冠状动脉痉挛解除后、溶栓疗法、动脉搭桥术等。

二、缺血再灌注损伤的条件

并不是所有缺血的组织器官在恢复血液灌流后都会引起缺血再灌注损伤，再灌注损伤的发生需要一定的条件，许多因素可影响其发生发展及严重程度。

1. **缺血时间**　再灌注损伤与缺血时间有相关性。时间过短或过长再灌注损伤都不易出现。缺血时间过长，缺血脏器发生不可逆性损伤而观察不到再灌注损伤。另外，不同器官、不同动物发生再灌注损伤的缺血时间也不同，小动物相对较短，大动物则相对较长。犬冠状动脉一般为 15～45 分钟，肝脏一般为 45 分钟，肾脏一般为 60 分钟，小肠大约为 60 分钟，骨骼肌甚至为 4 小时。

2. **缺血部位**　对氧需求量高的组织器官，如心、脑等，易出现再灌注损伤。缺血后侧支循环容易形成者，可因缩短缺血时间和减轻缺血程度，不易发生再灌注损伤。

3. **再灌注条件**　再灌注液体的压力、温度、pH 及电解质的浓度都与再灌注损伤密切相关。低压、低温、低 pH、低 Na^+、低 Ca^{2+}、高 Mg^{2+} 液灌流，可预防或减轻再灌注损伤。

案例分析 10-1

给予患者尿激酶治疗的作用？

患者诊断为急性心肌梗死，心肌出现缺血性损伤。给予尿激酶溶栓治疗，缺血区域重新获得血液灌注，故患者胸痛消失。但约 10 分钟时出现室性早搏、室颤，血压下降。这些症状提示溶栓后冠状动脉血管再通发生再灌注损伤，出现心律失常。

第二节　缺血再灌注损伤的发生机制

缺血再灌注损伤发病机制的研究中发现了几种反常现象。如用低氧溶液灌注组织器官或在缺氧条件下培养细胞一定时间后，恢复正常氧供应，组织及细胞的损伤反而更趋严重，这种现象称为氧反常（oxygen paradox）。预先用无钙溶液灌注大鼠心脏出现肌膜损伤，随后用含钙溶液灌注时，组织损伤进一步加重，称为钙反常（calcium paradox）。缺血引起的代谢性酸中毒是细胞功能及代谢紊乱的重要原因，但在再灌注时迅速纠正缺血组织的酸中毒，细胞损伤反而加重，这种现象称为 pH 反常（pH paradox）。这些反常现象提示再灌注损伤的发生可能与氧、钙和酸中毒有关。缺血再灌注损伤的发生机制尚未完全阐明，但目前认为，自由基异常增多、钙超载和白细胞激活可能是发生再灌注损伤的关键因素。

一、自由基异常增多

（一）自由基的概念与分类

自由基（free radical）指在外层电子轨道上含有单个不配对电子的原子、原子团和分子的总称。种类很多，主要有：

1. 氧自由基 由氧诱发的自由基称为氧自由基（oxygen free radical, OFR）。如超氧阴离子（O_2^-）和羟自由基（$OH\cdot$）等。$OH\cdot$是目前发现最活跃的氧自由基。

活性氧（reactive oxygen species, ROS）指一类由氧形成的、化学性质较基态氧活泼的含氧代谢物质。除氧自由基以外，活性氧还包括一些非自由基，如单线态氧（$^1O_2$）和H_2O_2。因其氧化作用很强，常与氧自由基一并讨论。

2. 其他自由基 如脂质自由基（$L\cdot$）、氯自由基（$Cl\cdot$）和甲基自由基（$CH_3\cdot$）等。$NO\cdot$是一种弱氧化剂，也是一种气体自由基，当与O_2^-反应后可生成过氧亚硝酸盐（$ONOO^-$）。

自由基易于失去电子（氧化）或获得电子（还原），故化学性质极为活泼，特别是氧化作用强，常常引起强烈的脂质过氧化反应。

（二）自由基的代谢

在生理状态下，98% 的氧通过细胞色素氧化酶系统接受 4 个电子还原成水，同时释放能量。有 1%~2% 的氧获得 1 个电子还原生成O_2^-，获得 2 个电子还原生成H_2O_2，获得 3 个电子还原生成$OH\cdot$，称为氧单电子还原过程（图10–1），这是其他活性氧产生的基础。

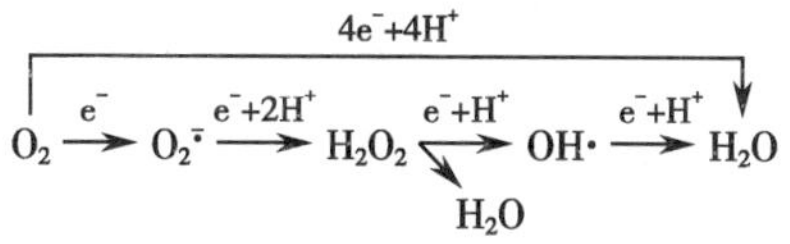

$$4e^- + 4H^+$$
$$O_2 \xrightarrow{e^-} O_2^- \xrightarrow{e^- + 2H^+} H_2O_2 \xrightarrow{e^- + H^+} OH\cdot \xrightarrow{e^- + H^+} H_2O$$
$$H_2O$$

图 10-1 氧单电子还原过程

氧生成活性氧的反应很慢。但在金属离子，如 Fe^{3+} 或 Cu^{2+} 的催化下，反应大大加速。这种由金属离子催化的反应称为 Fenton 反应，多见于血红蛋白、肌红蛋白、儿茶酚胺等自氧化过程中。

生理情况下，细胞内存在的抗氧化物可及时清除活性氧，使活性氧的生成与降解处于动态平衡，对机体不会造成较大影响。细胞内存在的抗氧化物质主要有：

1. 非酶性抗氧化剂 能提供电子使自由基还原，清除自由基。如维生素 E、维生素 A、维生素 C、半胱氨酸、抗坏血酸、还原型谷胱甘肽和还原型辅酶Ⅱ（NADPH）等。

2. 抗氧化酶 过氧化氢酶（catalase）可清除H_2O_2，避免高毒性$OH\cdot$的产生。超氧化物歧化酶（superoxide dismutase, SOD），是一种金属蛋白酶，可歧化$O_2^{\bar{}}$生成 H_2O_2，主要清除$O_2^{\bar{}}$。哺乳类细胞含有两种 SOD：胞质中的 Cu^{2+}、Zn^{2+}-SOD 和线粒体中的 Mn^{2+}-SOD。谷胱甘肽过氧化物酶（glutathione peroxidase, GSH-Px）可清除 OH·。

（三）缺血再灌注时自由基增多的机制

1. 线粒体损伤 线粒体是细胞氧化磷酸化反应的主要场所。缺血缺氧使 ATP 含量减少，Ca^{2+} 进入线粒体增多，使线粒体功能受损，细胞色素氧化酶系统功能失调，以致再灌注时进入细胞内的氧经单电子还原生成的活性氧增多。同时，游离 Ca^{2+} 进入线粒体还可使 Mn^{2+}-SOD 减少，对自由基的清除能力降低。

2. 黄嘌呤氧化酶形成增多 黄嘌呤氧化酶（xanthine oxidase, XO）及其前身黄嘌呤脱氢酶（xanthine dehydrogenase, XD）主要存在于毛细血管内皮细胞内，正常情况下，90% 以 XD 的形式存在。缺血时，由于 ATP 减少，钙泵功能障碍，Ca^{2+} 进入胞内增多，激活 Ca^{2+} 依赖性蛋白水解酶，促使 XD 大量转变为 XO。同时，由于氧分压下降，ATP 依次分解生成 ADP、AMP、次黄嘌呤，使缺血组织中次黄嘌呤大量堆积。再灌注时，大量氧随血液进入缺血组织，XO 在催化次黄嘌呤转变为黄嘌呤进而转变为尿酸的两步反应中，释放出大量电子，产生$O_2^{\bar{}}$和 H_2O_2。H_2O_2 在金属离子参与下形成更为活跃的 OH·，使组织中活性氧大量增加（图 10-2）。缺血期，组织含氧量减少，作为电子受体的氧不足，再灌注恢复组织氧供应，同时也提供了大量电子受体，促使活性氧在短时间内爆发性增多。

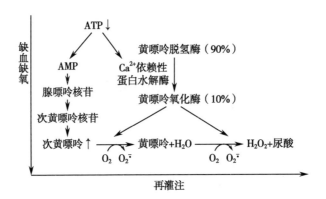

图 10-2 黄嘌呤氧化酶在自由基生成增多中的作用

ATP. 腺苷三磷酸；AMP. 腺苷一磷酸。

3. 中性粒细胞聚集及激活 中性粒细胞在吞噬活动时耗氧量增加，其摄入氧的 70%~90% 在 NADPH 氧化酶和 NADH 氧化酶的催化下，接受电子产生大量的氧自由基，称为呼吸爆发（respiratory burst），此反应参与杀灭病原微生物过程。

$$NADPH + 2O_2 \xrightarrow{NADPH氧化酶} 2O_2^{\bar{}}+NADP^{+}+H^{+}$$
$$NADH + 2O_2 \xrightarrow{NADH氧化酶} 2O_2^{\bar{}}+NAD^{+}+H^{+}$$

组织缺血可激活补体系统，或经细胞膜分解产生多种具有趋化活性的物质，如 C_3 片段、白三烯等，吸引大量中性粒细胞并激活。再灌注期组织重新获得氧供应时，激活的中性粒细胞经呼吸爆发产生大量氧自由基。

4. 儿茶酚胺自身氧化增强 缺血再灌注也是一种应激反应，交感 - 肾上腺髓质系统兴奋可分泌大量儿茶酚胺，具有重要的代偿调节作用。但是，过多的儿茶酚胺在单胺氧化酶的作用下，自氧化生成大量具有细胞毒性的氧自由基。

（四）自由基增多对机体的损伤作用

自由基化学性质极为活泼，一旦生成，可经中间代谢产物不断生成新的自由基，形成连锁反应。自由基与各种细胞成分，如膜磷脂、蛋白质、核酸等发生反应，造成细胞结构损伤和功能代谢障碍（图10-3）。

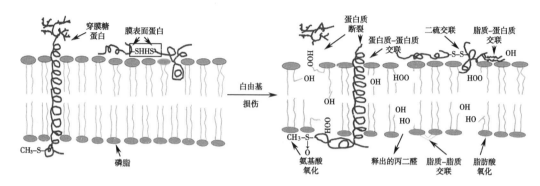

图 10-3　自由基对生物膜的损伤作用

1. **膜脂质过氧化增强**　膜脂质双分子层是保证膜结构完整和膜蛋白功能正常的基本条件，而膜损伤是自由基损伤细胞的早期表现。膜脂质过氧化指氧自由基与膜内多价不饱和脂肪酸作用，生成中间代谢产物，如脂氧自由基（LO·）、脂过氧自由基（LOO·）等（统称为脂质氧自由基）和过氧化物增多，使膜结构受损、功能障碍。

膜脂质过氧化可造成多种损害：①破坏生物膜正常结构，脂质过氧化使膜不饱和脂肪酸减少，造成细胞膜及细胞器膜如线粒体、溶酶体、肌质网膜流动性降低、通透性增加，细胞外 Ca^{2+} 内流增加，从而引起细胞功能和结构损伤。②促进自由基及其他生物活性物质的生成，膜脂质过氧化可激活磷脂酶 C、磷脂酶 D，进一步分解膜磷脂，催化花生四烯酸代谢反应，在增加自由基生成和脂质过氧化的同时，还可形成多种生物活性物质，如前列腺素、血栓素、白三烯等，促进再灌注损伤。③ ATP 生成减少，线粒体膜脂质过氧化导致线粒体功能抑制，ATP 生成减少，细胞能量代谢障碍加重。

自由基引起的脂质过氧化过程中可生成多种醛类产物，通过检测丙二醛的含量可以反映膜脂质过氧化的程度。

2. **抑制蛋白质的功能**　自由基可使细胞结构蛋白和酶的巯基氧化，形成二硫键；也可使氨基酸残基氧化，胞质及膜蛋白和某些酶交联形成二聚体或更大的聚合物，直接损伤蛋白质的功能。同时，脂质过氧化使细胞膜脂质之间形成交联和聚合，可间接抑制膜蛋白如钙泵、钠泵及 Na^+/Ca^{2+} 交换蛋白等的功能，导致胞质 Na^+、Ca^{2+} 浓度升高，造成细胞肿胀和钙超载；另外，脂质过氧化可以抑制膜受体、G 蛋白与效应器的偶联，引起细胞信号转导障碍。

3. **破坏核酸及染色体**　自由基可使碱基羟化或 DNA 断裂，从而引起染色体畸变或细胞死亡。这种作用的 80% 为 OH· 所致。

再灌注能使自由基生成增多，清除减少，自由基增多又可加重细胞损伤，两者相互影响，促进再灌注损伤的发生发展。

二、钙超载

各种原因引起的细胞内游离钙含量异常增多并导致细胞结构损伤和功能代谢障碍的现象称为钙超载（calcium overload）。钙超载是再灌注引起损伤的主要机制，严重者可造成细胞死亡。

（一）细胞内钙稳态的调节

生理情况下，细胞外钙浓度高出细胞内约万倍，细胞内钙主要储存在线粒体和肌质网，胞质游离钙浓度 $< 10^{-7}$mol/L。钙稳态的维持有赖于膜对钙的半通透性和钙转运系统的调节（图 10–4）。

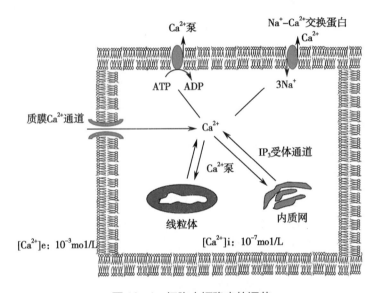

图 10-4　细胞内钙稳态的调节

ATP. 腺苷三磷酸；AMP. 腺苷一磷酸。

1. Ca^{2+} 进入胞质的途径　Ca^{2+} 顺浓度梯度进入胞质，主要途径有：

（1）质膜钙通道：主要有二类，一类是电压依赖性 Ca^{2+} 通道（voltage operated calcium channels, VOC），当膜电位达一定程度时开放，使细胞外的 Ca^{2+} 进入细胞内。另一类是受体操纵性 Ca^{2+} 通道（receptor operated calcium channels, ROC），当与激动剂结合后开放，使细胞外的 Ca^{2+} 进入细胞内。

（2）细胞内钙库释放通道：细胞内游离 Ca^{2+} 主要储存于内质网 / 肌质网中，通过 IP_3 敏感和不敏感的通道释放到胞质中。

2. Ca^{2+} 离开胞质的途径　Ca^{2+} 离开胞质是一个逆浓度梯度转运的过程，主要途径有：

（1）Ca^{2+} 泵：即 Ca^{2+}-ATP 酶，活性依赖 Ca^{2+} 和 Mg^{2+}，存在于细胞膜、内质网膜和线粒体膜上。当胞内［Ca^{2+}］升高到一定浓度时，Ca^{2+} 泵被激活，将 Ca^{2+} 逆浓度梯度泵出细胞或泵入细胞器，降低细胞内 Ca^{2+} 浓度。

（2）Na^+-Ca^{2+} 交换：Na^+-Ca^{2+} 交换是一种非耗能的转运方式，转运方向为双向性。生理情况下，细胞外 Na^+ 浓度高于细胞内，Na^+ 顺电化学梯度进入细胞，Ca^{2+} 逆电化学梯度移出细胞，交换比例为 $3Na^+/Ca^{2+}$。

（二）缺血再灌注引起钙超载的机制

钙超载主要发生在再灌注期，主要原因是由于钙内流增加，而不是钙外流减少。再灌注时钙内流的机制可能与以下因素有关：

1. Na^+/Ca^{2+} 交换异常　Na^+/Ca^{2+} 交换蛋白的主要转运方向取决于细胞内外 Na^+ 与 Ca^{2+} 的浓度。大量的资料证实，再灌注时 Na^+/Ca^{2+} 交换蛋白的反向转运是 Ca^{2+} 进入细胞内造成钙超载的主要途径。引起 Na^+/Ca^{2+} 交换蛋白反向转运的原因主要有：

（1）细胞内高 Na^+ 对 Na^+/Ca^{2+} 交换蛋白的直接激活：缺血时细胞内 ATP 含量减少，导致细胞膜钠泵活性降低，以及缺血损伤导致细胞膜通透性的增加，细胞外 Na^+ 内流，使细胞内 Na^+ 含量明显增高。再灌注时缺血细胞重新获得氧及营养物质供应，细胞内高 Na^+ 除激活钠泵外，还迅速激活 Na^+/Ca^{2+} 交换蛋白，以反向转运的方式加速将 Na^+ 向细胞外转运，同时将大量 Ca^{2+} 运入胞质。

（2）细胞内高 H^+ 对 Na^+/Ca^{2+} 交换蛋白的间接激活：再灌注时细胞膜上 Na^+/H^+ 交换蛋白的激活对钙超载的发生也起重要作用。缺血时无氧代谢增强使 H^+ 生成增多，组织间液和细胞内 pH 均明显降低。再灌注时由于血流的恢复，组织间液 H^+ 浓度迅速下降，形成跨膜 H^+ 浓度梯度，激活细胞膜的 Na^+/H^+ 交换蛋白，促进细胞内 H^+ 排出，同时使 Na^+ 内流。细胞内高 Na^+ 又可继发性激活 Na^+/Ca^{2+} 交换蛋白，促进 Ca^{2+} 内流，加重胞内钙超载。

2. 蛋白激酶 C 激活　缺血再灌注损伤时，内源性儿茶酚胺释放增加，可通过其 α 与 β 受体使 Ca^{2+} 内流增加。$α_1$ 肾上腺素能受体激活 G 蛋白 – 磷脂酶 C 介导的细胞信号转导通路，促进膜磷脂酰肌醇（PIP_2）分解，生成 IP_3 和 DG。IP_3 促进肌质网内 Ca^{2+} 释放；DG 经激活的蛋白激酶 C 促进 Na^+/H^+ 交换，进而增加 Na^+/Ca^{2+} 交换，使胞质 Ca^{2+} 浓度升高。β 受体可通过增加细胞膜上 L 型钙通道的开放促进 Ca^{2+} 内流。

3. 生物膜损伤　细胞膜和细胞内膜性结构是维持细胞内、外及细胞内部各间区离子平衡的重要结构。生物膜受损可使其通透性增加，胞外、线粒体及内质网中 Ca^{2+} 顺浓度差进入细胞内，使胞内钙超载。

（1）细胞膜损伤：①缺血造成细胞膜外板与糖被表面分离，使细胞膜对 Ca^{2+} 通透性增加；②再灌注时产生的大量自由基引发细胞膜的脂质过氧化反应，进一步加重膜结构的破坏；③细胞内 Ca^{2+} 增加激活磷脂酶，使膜磷脂降解，进一步加重细胞膜对 Ca^{2+} 通透性增加，共同促进胞质 Ca^{2+} 浓度增高。

（2）肌质网膜损伤：氧自由基损伤及膜磷脂降解可引起肌质网膜损伤，钙泵功能障碍，对钙的摄取减少，引起胞质 Ca^{2+} 浓度增高。

（3）线粒体膜损伤：氧自由基损伤及膜磷脂降解可引起线粒体膜损伤，抑制氧化磷酸化，使 ATP 生成减少，细胞膜、肌质网钙泵功能障碍，促进钙超载的发生。

缺血时细胞内 Ca^{2+} 开始升高，再灌注时通过以上机制，即可加重细胞 Ca^{2+} 转运障碍，又随血液运送来大量 Ca^{2+}，使细胞内 Ca^{2+} 增多，最终导致 Ca^{2+} 超载。

（三）钙超载对机体的损伤作用

1. 能量代谢紊乱　游离 Ca^{2+} 以不溶性磷酸钙的形式沉积于线粒体，使线粒体"石化"，干扰氧化磷酸化，导致 ATP 生成障碍，又损伤线粒体膜而加重能量代谢障碍。钙依赖的各种酶的激活以及肌原纤维过度收缩，加速了 ATP 的消耗。

2. **细胞膜和结构蛋白的分解** 胞内 Ca^{2+} 浓度升高可激活各种蛋白酶，促进细胞膜和结构蛋白的分解。如磷脂酶的激活使膜磷脂降解，一方面损伤细胞膜，另一方面花生四烯酸、溶血磷脂等产物增多，亦可加重细胞功能紊乱；核酶激活可引起染色体损伤。

3. **加重酸中毒** 细胞内 Ca^{2+} 浓度增高激活 ATP 酶，导致细胞高能磷酸盐水解，释放大量 H^+，加重细胞内酸中毒。

4. **促进氧自由基生成** 细胞内 Ca^{2+} 增加可通过增强 Ca^{2+} 依赖性蛋白酶活性，加速黄嘌呤脱氢酶转化为黄嘌呤氧化酶，从而促进氧自由基生成。

所以，钙超载既是缺血再灌注损伤的原因，也是缺血再灌注损伤的结果（图 10-5）。

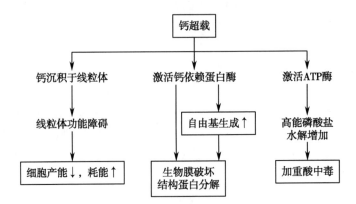

图 10-5 钙超载引起缺血再灌注损伤的机制

ATP. 腺苷三磷酸。

三、白细胞的激活

研究表明，白细胞聚集、激活介导的微血管损伤在缺血再灌注损伤的发展中起到重要作用。

（一）缺血再灌注时白细胞聚集、激活的机制

实验研究与临床观察证明：缺血再灌注时白细胞（主要是中性粒细胞）数量随缺血时间延长及再灌注的发生而大量增加。白细胞聚集和激活的机制尚不清楚，可能与以下机制有关：

1. **黏附分子生成增多** 黏附分子（adhesion molecule）指由细胞合成的，可促进细胞与细胞之间、细胞与细胞外基质间黏附的一大类分子的总称。在再灌注早期，血管内皮细胞和白细胞内储存的一些蛋白质前体被活化，释放多种细胞黏附分子；再灌注数小时后，血管内皮细胞和白细胞内一些蛋白质在转录水平上表达增加，大量合成细胞黏附分子，介导缺血组织内白细胞向受损内皮细胞的广泛黏附与聚集。

2. **趋化因子与炎症介质生成增多** 再灌注损伤可使细胞膜磷脂降解，释放出大量趋化因子，如白三烯、血小板活化因子以及补体和激肽等，吸引大量中性粒细胞聚集于缺血区的血管内并进入组织，使白细胞向组织浸润。黏附的中性粒细胞与血管内皮细胞进一步激活，自身合成和释放更多的具有趋化作用的炎性介质和趋化因子，如白介素（interleukin, IL）等，促进更多的白细胞聚集和浸润；中性粒细胞可释放肿瘤坏死因子 -α（TNF-α）、IL-1 和 IL-6，引起血管内皮细胞和白细胞表面黏附分子暴露，两者的亲和力增

强。趋化因子与炎症介质的大量生成形成恶性循环，使白细胞黏附、聚集，以及向组织浸润进一步加重。

（二）白细胞激活对机体的损伤作用

1. 微血管损伤　激活的中性粒细胞与血管内皮细胞相互作用是造成微血管损伤的决定因素。结扎狗冠状动脉造成心肌局部缺血一段时间后，再恢复血流，部分缺血区并不能得到充分的血液灌流，称为无复流现象（no-reflow phenomenon）。无复流现象不仅存在于心肌，也见于脑、肾和骨骼肌等。中性粒细胞激活及其致炎细胞因子的释放是引起微血管床及血液流变学改变从而产生无复流现象的病理生理基础。

（1）微血管内血液流变学改变：正常情况下，血管内皮细胞与流动的中性粒细胞有相互排斥作用，这是保证微血管正常灌流的重要条件。在缺血和再灌注早期，中性粒细胞黏附在血管内皮细胞上。随后，血小板沉积和红细胞聚集，微血管内血液流变性质恶化，造成毛细血管阻塞。与红细胞相比，白细胞体积大，变形能力弱，且红细胞解聚远较白细胞与内皮细胞黏附的分离容易，故白细胞黏附是微血管血流阻塞的主要原因。

（2）微血管口径改变：再灌注时，损伤的血管内皮细胞肿胀，可导致微血管口径狭窄，阻碍血液灌流，特别是激活的中性粒细胞和血管内皮细胞还可释放大量缩血管物质，如内皮素、血管紧张素 Ⅱ、TXA_2 等。而内皮损伤，导致扩血管物质如 NO 的合成与释放减少，再灌注局部血管舒张/收缩物质不平衡，造成微血管舒缩功能改变，也可促进无复流现象的发生。

（3）微血管通透性增高：缺血可损伤内皮细胞，使间隙增大，同时激肽等炎症因子可使微血管通透性增高，组织液外渗，导致血液浓缩，加重无复流现象。中性粒细胞从血管中游出并释放细胞因子又使微血管通透性进一步增高。

2. 细胞损伤　①释放炎症介质：激活的白细胞可释放大量的致炎物质，如蛋白酶、细胞因子等，导致局部炎症反应，损伤周围组织细胞；②释放多种活性酶：聚集的中性粒细胞可释放多种酶，降解细胞外基质成分，裂解免疫球蛋白、凝血因子，并攻击邻近未受损的细胞；③白细胞通过"呼吸爆发"，产生的大量活性氧，造成组织细胞的损伤。

目前，缺血再灌注损伤的发生机制尚未彻底阐明。缺血再灌注时生成的自由基可促使钙超载，胞质内游离钙增加又可加速自由基的生成。中性粒细胞作为再灌注时自由基、细胞黏附分子及其致炎因子的重要来源，可导致无复流现象，共同导致细胞损伤。故缺血再灌注损伤可能是多种因素共同作用的结果。

第三节　缺血再灌注损伤时机体的功能及代谢变化

一、心脏缺血再灌注损伤

（一）心功能变化

1. 再灌注性心律失常　在心肌再灌注过程中出现的心律失常称为再灌注性心律失常（reperfusion arrhythmia）。其特点表现为：①再灌注功能上可恢复的心肌细胞越多，心律失常的发生率越高；②缺血心肌越多，缺血程度越重，再灌注速度越快，心律失常的发生率越高；③以室性心律失常，特别是室性心动过速和心室纤颤最为常见。

其可能的发生机制：

（1）钙超载：再灌注时细胞内高 Na^+ 激活 Na^+/Ca^{2+} 交换蛋白进行反向转运，使在动作电位平台期进入细胞内的 Ca^{2+} 增加，出现一个持续性内向电流。在心肌动作电位后形成短暂除极，即延迟后除极，可造成传导减慢，触发多种心律失常。

（2）动作电位时程的不均一性：再灌注的最初 30 秒，心肌动作电位迅速恢复，但在缺血区和缺血边缘区动作电位的恢复有明显不同，即使是缺血区的不同部位的细胞，动作电位的恢复也不相同。再灌注后心肌动作电位时程的不均一性增强了心肌折返，可能是发生室颤的主要因素。

（3）自由基增多：再灌注性心律失常与自由基密切相关。细胞受损、ATP 缺乏、ATP敏感性钾离子通道激活等心肌电生理特性的改变，可促使心律失常的发生。另外，再灌注血流将积聚在细胞外的 K^+、乳酸等代谢产物冲走时，也会暂时性影响缺血周边区的正常心肌的电生理特性。

2. 再灌注性心肌顿抑　再灌注损伤可导致心肌舒缩功能降低，表现为心排血量减少，心室内压最大变化速率（ $\pm dp/dt\ max$ ）降低，左室舒张末期压力升高等。这种缺血心肌在恢复血液灌注后一段时间内出现可逆性心肌收缩功能降低的现象，称为心肌顿抑（myocardial stunning）。目前认为，自由基增多和钙超载是心肌顿抑的主要发病机制（图 10-6）。

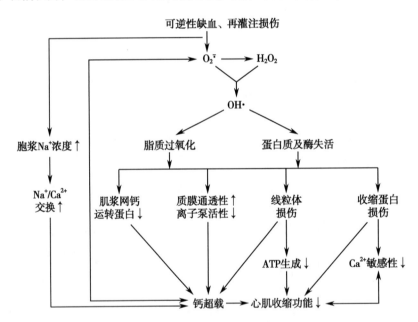

图 10-6　心肌顿抑的发生机制

ATP. 腺苷三磷酸。

案例分析 10-1

为什么患者胸痛症状消失后出现严重的心律失常、血压下降？

患者诊断为急性前间壁性心肌梗死，体查：血压 100/75mmHg，心率 37 次 /min，律齐。给予尿激酶溶栓，但约 10 分钟时心电监护显示出现室性早搏、室上性心动过速及室颤，此为再灌注性心律失常。血压从 100/75mmHg 下降到 80/55mmHg，为心律失常及心肌顿抑的结果。

（二）心肌代谢变化

如缺血损伤较轻，心肌在再灌注时获得氧和代谢底物供应后，高磷酸化合物含量可较快恢复正常。如缺血时间较长，再灌注后心肌高能磷酸化合物含量并不能立即恢复，反而有可能进一步降低。再灌注过程中出现能量代谢障碍的主要原因有：①合成底物的缺乏，再灌注时，因合成 ATP 的底物，如腺苷、肌苷、次黄嘌呤等被冲洗出心肌，或因无复流现象导致这些物质无法灌入心肌，以致高能化合物合成障碍；②线粒体障碍，再灌注时，尽管供给心肌富氧血，但因在缺血时或再灌注时，钙超载或自由基的攻击，线粒体发生损伤，细胞氧化磷酸化障碍，高能磷酸化合物难以形成，表现为用氧障碍；③消耗增加，再灌注时细胞膜 Na^+/H^+ 交换、Na^+/Ca^{2+} 交换相继被激活，这些过程均具有能量依赖性，使 ATP 消耗增加；此外，胞内 Ca^{2+} 超载，可激活 ATP 酶，使 ATP 分解增强。

（三）心肌组织结构变化

再灌注时心肌组织结构损伤与单纯缺血心肌的变化性质基本相同，但前者程度更为严重。心肌细胞超微结构表现为细胞膜的破坏，线粒体肿胀、嵴断裂、溶解、空泡形成等，基质内致密颗粒增多以及肌原纤维出现断裂、节段性溶解和收缩带形成等。其中以出现再灌注性肌原纤维收缩带为特征性改变，其发生机制是：①再灌注使缺血细胞重新获得能量供应，在胞质高浓度 Ca^{2+} 条件下，肌原纤维发生过度收缩。这种过度收缩甚至是肌纤维不可逆性的缩短，可造成细胞骨架结构损伤，引起心肌纤维断裂；②再灌注使缺血期堆积的 H^+ 迅速移出，减轻或消除了 H^+ 对心肌收缩的抑制作用，从而使肌原纤维对钙超载更为敏感。

二、脑缺血再灌注损伤

脑是对缺氧最敏感的器官，它的活动主要依靠葡萄糖有氧氧化提供能量，因此缺血时间较长即可引起不可逆性损伤。恢复血液灌流，缺血再灌注损伤也较容易出现。

（一）脑再灌注损伤时细胞代谢变化

脑缺血后短时间内 ATP、CP、葡萄糖、糖原等均减少，乳酸明显增加。缺血期 cAMP 含量增加，而 cGMP 含量减少。再灌注后脑内 cAMP 进一步增加，cGMP 进一步下降。脑是一个富含磷脂的器官，再灌注后 cAMP 升高可导致磷脂酶激活，使膜磷脂降解，游离脂肪酸增多，最显著的是花生四烯酸及硬脂酸增多，自由基与游离脂肪酸作用可使过氧化脂质生成增多。

脑缺血再灌注时组织内神经递质性氨基酸代谢发生明显变化，再灌注时兴奋性氨基酸（谷氨酸和天冬氨酸）过度激活，对中枢神经造成兴奋毒性作用。主要机制：①代谢障碍，缺血再灌注时，突触前谷氨酸释放增多和/或摄取减少，超过突触后受体的结合能力，引起谷氨酸聚集；② AMPA 受体激活，谷氨酸与其受体 α- 氨基 -3- 羟基 – 甲基丙酸（AMPA）结合，可引起 Na^+ 通道开放去极化，Na^+ 与水内流，导致神经元急性肿胀；③ NMDA 受体激活，谷氨酸与 N- 甲基 -D- 天冬氨酸（NMDA）受体结合，促使细胞外 Ca^{2+} 大量内流，导致细胞内钙超载。

（二）脑再灌注损伤时组织学变化

最明显的组织学变化是脑水肿及脑细胞坏死，可能是膜脂质过氧化使膜的结构破坏和钠泵功能障碍的结果。

第十章 缺血再灌注损伤

三、其他器官缺血再灌注损伤

肺缺血再灌注时，光镜下可见肺不张伴有不同程度肺气肿，肺间质增宽、水肿，炎症细胞浸润，肺泡内较多红细胞渗出。黄嘌呤氧化酶产生的氧自由基是引起肺缺血再灌注损伤的主要介质；内皮细胞收缩，肺血管通透性增加，引起细胞渗出、肺水肿。

肝移植和阻断血管的肝脏切除术等，可发生肝脏缺血再灌注损伤。再灌注时肝组织损伤较单纯缺血明显加重，光镜下表现为肝细胞肿胀、脂肪变性、空泡变性及点状坏死。

肾缺血再灌注损伤时，血清肌酐浓度明显增高，肾功能严重受损。再灌注时肾组织损伤较单纯缺血时明显，表现为线粒体高度肿胀、变形、嵴减少，排列紊乱，甚至线粒体崩解，空泡形成等，以急性肾小管坏死最为严重，可造成急性肾衰竭或导致肾移植失败。

肠缺血时，液体通过毛细血管滤出可形成间质水肿。再灌注时，肠管毛细血管通透性升高更加明显。严重肠缺血再灌注损伤的特征为黏膜损伤和屏障功能障碍，表现为广泛的上皮与绒毛分离，上皮坏死，固有层破损，出血及溃疡形成。

广泛的缺血再灌注损伤还可引起全身炎症反应综合征甚至多器官功能障碍。

第四节　缺血再灌注损伤的防治原则

一、减轻缺血性损伤，控制再灌注条件

针对缺血原因，采取有效措施，尽早恢复血流，缩短缺血时间，减轻缺血性损伤是防治再灌注损伤的基础。控制再灌注条件，采用低压、低流、低温、低 pH、低钠及低钙液灌注可减轻再灌注损伤。低压低流灌注可避免因灌注氧和液体量的骤增而引起自由基过量生成及组织水肿；低温有助于降低组织代谢率，减少耗氧量和代谢产物聚积；低 pH 可减轻细胞外液碱化，抑制磷脂酶和蛋白酶对细胞的分解，减轻 Na^+/H^+ 交换的过度激活；低钙液灌注可减轻钙超载所致的细胞损伤；低钠液灌注有助于减少细胞内钠积聚，减轻细胞肿胀及 Na^+/Ca^{2+} 交换蛋白的激活；高钾液灌注能补充再灌注时原缺血组织丢失的钾离子。

二、改善缺血组织的代谢

再灌注时组织能量代谢紊乱，ATP 产生减少，消耗增加，可补充外源性 ATP，有利于细胞直接供能。能量合成底物缺乏，可补充腺苷，对心肌具有保护作用。针对缺血时线粒体损伤所致的氧化磷酸化受阻，应用氢醌、细胞色素 C 等治疗，延长缺血组织的可逆性损伤时间。

三、清除自由基

自由基清除剂，如抗氧化剂或抗氧化酶可有效减轻再灌注损伤。自由基中起主要作用的是继发于 O_2^- 的 OH·，如预先用 OH·清除剂二甲基亚砜处理组织，可以明显减轻缺血所致的血管通透性增高。转铁蛋白、铜蓝蛋白等可结合游离的 Fe^{2+}、Cu^{2+} 而减少自由基的生成。

四、减轻钙超负荷

再灌注前或再灌注即刻应用钙通道阻滞剂，可抑制细胞内钙超载，减轻再灌注损伤。此外，应用 Na^+/H^+ 交换及 Na^+/Ca^{2+} 交换抑制剂也可有效防止钙超载的发生，减轻再灌注引起的细胞死亡，改善心功能和减少心律失常。

五、拮抗白细胞的作用

应用去白细胞的血液再灌注，或消除周围血液中性粒细胞，可降低再灌注心律失常发生率。采用中性粒细胞抗血清或抗粒细胞代谢产物抑制粒细胞激活，可明显缩小心肌梗死范围。药物抑制白细胞内花生四烯酸代谢，可减轻白细胞在心肌组织中的浸润，减少心肌梗死面积。

六、激活内源性保护机制

（一）缺血预适应

缺血预适应（ischemic pre-conditioning）是缺血前反复、多次的短暂缺血使机体组织器官对随后更长时间缺血再灌注损伤产生一种适应性反应。远程缺血预适应（remote ischemic pre-conditioning）指对心脏及脑以外的非重要器官进行反复缺血与缺氧，从而改善血管功能状态，提高远隔重要器官对严重缺血或缺氧的耐受能力。由于缺血是一种不可预知的因素，所以限制了预适应在临床实践中的应用。

> **知识链接 10-1**
>
> 缺血预适应（ischemic pre-conditioning）会明显增强对随后较长时间缺血再灌注损伤的抵抗力，其保护作用具有如下特点：①有限记忆性。两次缺血之间的时间间隔5～10分钟时具有保护作用，间隔时间过长将丧失记忆性；保护作用呈双峰分布，初始阶段从数分钟开始，维持1～3小时；延迟阶段可持续数天或更长。②非特异性。短暂缺血或模拟缺血的其他处理及药物等均能诱导保护作用。这为采用一些非损伤因素模拟短暂缺血而诱导缺血预适应效应提供了可能，如近年有学者采用药物模拟缺血预适应来防治组织缺血再灌注损伤，即药物预适应亦收到较好的效果。③普遍性。缺血预适应普遍存在于不同种属和不同器官，因而其应用范围广。

（二）缺血后适应

缺血后适应（ischemic post-conditioning）是长时间缺血后实施多次短暂缺血与再灌注的循环而减轻损伤。

综上所述，探索缺血再灌注损伤及器官保护的机制，做到既要尽早恢复缺血组织的血流，又要防止或减轻再灌注损伤的发生，这是缺血再灌注损伤防治中亟待解决的重要课题。

【本章小结】

缺血再灌注损伤是指缺血组织器官重新获得血液灌注后损伤反而进一步加重的现象。

凡是组织器官缺血后的血液再灌注都可能造成缺血再灌注损伤。并非所有缺血后的再灌注一定导致缺血再灌注损伤，缺血程度和再灌注条件是这种病理过程发生的主要影响因素。缺血再灌注损伤的发生机制与自由基异常增多、钙超载和白细胞激活等有关。缺血再灌注损伤在所有的器官均可发生，对氧需求量高的组织器官如心、脑更容易发生缺血再灌注损伤。缺血再灌注损伤的防治原则主要是尽早恢复血流与控制再灌注条件、清除活性氧、减轻钙超载、抗白细胞治疗和启动内源性保护机制。

【复习思考题】

1. 试述线粒体在缺血再灌注损伤发生中的作用。
2. 试述缺血再灌注时通过黄嘌呤氧化酶途径引起氧自由基增多的机制。
3. 试分析白细胞在缺血再灌注损伤中的作用。
4. 心肌缺血再灌注损伤的表现与单纯心肌缺血有何不同?
5. 为什么控制再灌注液的条件可以减轻缺血再灌注损伤?

（周艳芳）

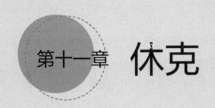

第十一章 休克

【学习目标】

掌握: 休克以及各型休克的概念;休克发生的始动环节及分类;休克发生的微循环机制和细胞分子机制,包括各期的微循环变化特点、临床表现及微循环变化的机制和意义。

熟悉: 休克的病因及休克时机体代谢与功能变化。

了解: 休克的防治原则。

【案例导入】

案例 11-1

患者,男,15 岁,12 天前在 3m 高处坠落,突发心慌、出汗 1 小时。患者 12 天前上树玩耍,失手由 3m 高树上坠下。臀部及左季肋部着地,除受伤部位疼痛外,可以行走。曾到医院检查: P 84 次 /min, BP 108/80mmHg,胸部 X 线检查未见异常,要求回家,医生同意随诊观察,嘱如有不适即返院。1 小时前大便时突感心慌、出虚汗,立即来院。

查体: P 120 次 /min, BP 80/60mmHg,神尚清,面色苍白,四肢发冷,尿量减少,心肺未见异常,全腹压痛,左上腹为著,伴有轻度肌紧张、反跳痛。移动性浊音(+),肠鸣音 8 次 /min。

辅助检查:血红蛋白 80g/L。

问题:

1. 该患者发生休克了吗?如果有,是哪种类型的休克?处于哪一期?
2. 主要急救措施有哪些?

"休克"(shock)一词原意为震荡或打击。自法国医生 Le Dran 1731 年首次将法语 secousseuc 译成英语 shock,并应用于医学领域以来,对休克的认识和研究已有 200 多年的历史。

19 世纪末,Warren 和 Crile 对休克的临床表现进行了深入细致的观察,将休克描述为"面色苍白或发绀、四肢湿冷、脉搏细速、脉压变小、尿量减少、神志淡漠和血压降低",并称之为"休克综合征"。上述关于休克临床表现的描述十分生动具体,至今对休克的诊断仍有重要的临床意义。

在第二次世界大战期间，大量伤病员死于休克，促使医学界对休克的机制进行了较系统的研究。当时认为，休克的本质是急性循环衰竭，其关键是血管运动中枢麻痹和动脉扩张引起的低血压，并主张用肾上腺素类药抢救。临床实践表明，采用肾上腺素治疗后，虽然部分患者获救，但其他患者的病情反而恶化。

20 世纪 60 年代，Lillehei 等提出了休克的微循环学说。该学说认为，各种不同原因引起的休克都有一个共同的发病环节，即交感 - 肾上腺髓质系统强烈兴奋所导致的微循环障碍，休克的关键问题在于组织血液灌流而不是血压，其机制是交感神经兴奋而不是交感神经衰竭或麻痹。根据这一学说，临床上纠正了过去大量使用肾上腺素等升压药的常规，把补充血容量提到了首位，并结合应用血管活性药，甚至血管扩张药改善微循环，明显提高了休克救治的成功率。

20 世纪 80 年代以来，不少学者从细胞、亚细胞和分子水平对休克发病机制进行了研究，认为休克的发生发展除了与微循环障碍有关外，还存在细胞分子方面的机制，与细胞损伤、促炎或抗炎细胞因子的大量释放、细胞内信号转导通路的活化有关。

目前认为，休克是机体在严重失血失液、感染、创伤等强烈致病因子的作用下，有效循环血量急剧减少，组织血液灌流量严重不足，引起细胞缺血、缺氧，以致各重要生命器官功能代谢障碍或结构损害的全身性危重病理过程。

第一节 概述

一、休克的病因

（一）失血与失液

1. 失血 常见于创伤失血、胃溃疡出血、食管静脉出血、宫外孕、产后大出血和弥散性血管内凝血（DIC）等。因大量失血而引起的休克称为失血性休克（hemorrhagic shock）。休克的发生与否取决于失血量和失血速度，一般 15~20 分钟内失血少于全身总血量的 10%~15% 时，机体可通过代偿使血压和组织灌流量保持基本正常；若短时间内失血超过总血量的 20%，则超出了机体的代偿能力，可引起休克；失血超过总血量的 50%，往往导致迅速死亡。

2. 失液 常见于由剧烈呕吐、腹泻、肠梗阻、大汗淋漓等导致的体液丢失，引起血容量与有效循环血量锐减。

（二）烧伤

大面积烧伤早期可因大量血浆、体液丢失以及疼痛而引起休克，称为烧伤性休克（burn shock），晚期可因继发感染而发展为感染性休克。

（三）创伤

严重创伤常因疼痛和失血而引起休克，称为创伤性休克（traumatic shock）。

（四）感染

细菌、病毒、真菌、立克次体等病原微生物的严重感染可引起休克，称为感染性休克（infectious shock）。

（五）过敏

过敏体质的人注射某些药物（如青霉素）、血清制品或疫苗后可引起休克，称为过敏性休克（anaphylactic shock）。这种休克属于 I 型变态反应，发病与 IgE 和抗原在肥大细胞表面结合，引起组胺和缓激肽大量释放入血，导致血管舒张、血管床容积增大、毛细血管通透性增加有关。

（六）心脏功能障碍

大面积急性心肌梗死、急性心肌炎、严重的心律失常、心脏破裂等心脏病变和心脏压塞、肺栓塞、张力性气胸等影响血液回流和心脏射血功能的心外阻塞性病变，均可导致心排血量急剧减少、有效循环血量严重不足而引起休克，称为心源性休克（cardiogenic shock）。

（七）强烈的神经刺激

剧烈疼痛、高位脊髓麻醉或损伤、中枢镇静药过量可抑制交感缩血管神经功能，使阻力血管扩张、血管床容积增大、有效循环血量相对不足而导致休克，称为神经源性休克（neurogenic shock）。

二、休克的分类

（一）按病因分类

按上述病因可将休克分为失血性休克、失液性休克、烧伤性休克、创伤性休克、感染性休克、过敏性休克、心源性休克和神经源性休克等。这种分类方法有利于及时认识并清除病因，是目前临床上常用的分类方法。

（二）按休克始动环节分类

尽管引起休克的病因各异，但大多数休克的发生都具有共同的基础，即有效循环血量的减少。机体有效循环血量的维持取决于 3 个因素：①足够的循环血量；②正常的血管舒缩功能；③正常的心泵功能。各种病因均可通过改变这 3 个因素中的 1 个或几个来影响有效循环血量而导致休克。因此，将血容量减少、血管床容量增大和心泵功能障碍这 3 个因素称为休克的 3 个始动环节。据此，将休克分为以下 3 类。

1. **低血容量性休克（hypovolemic shock）** 是指各种病因引起机体血容量减少所致的休克，常见于失血、失液、烧伤、创伤等情况。大量体液丢失或血管通透性增加，可导致血容量急剧减少、静脉回流不足、心排血量减少和血压下降。临床上常表现为"三低一高"：中心静脉压（central venous pressure, CVP）、心排血量（cardiac output, CO）及动脉血压降低，外周阻力（peripheral resistance, PR）增高。

2. **血管源性休克（vasogenic shock）** 是指由于外周血管扩张，血管床容量增加，大量血液淤滞在扩张的小血管内，使有效循环血量减少且分布异常，导致组织灌流量减少而引起的休克，又称分布性休克（distributive shock）或低阻力性休克（low-resistance shock）。机体的血管床总量很大，血管全部舒张开放时的容量，远远大于循环血量。正常时毛细血管是交替开放的，约有 20% 开放，而 80% 呈闭合状态。因此，并不会因血管床容量远大于血液量而出现有效循环血量不足。高动力型感染性休克或过敏性休克时，内源性或外源性血管活性物质使小血管特别是腹腔内脏的小血管扩张，血管床容量明显增加，大量血液淤滞在扩张的小血管内，使有效循环血量减少而导致休克。神经源性休克时，严重脑部、脊髓损伤或麻醉，以及创伤患者的剧痛等均可抑制交感缩血管神经功能，动静脉血管张力难以维持，引起一过性血管扩张，使静脉血管容量明显增加，有效循环血量明显减少而导致休克。

3. **心源性休克（cardiogenic shock）**　是指由于心泵功能障碍，心排血量急剧减少，有效循环血量显著下降所引起的休克。其病因可分为心肌源性和非心肌源性两类。心肌源性原因常见于大面积心肌梗死、心肌炎、心肌病、严重的心律失常、瓣膜性心脏病及其他严重心脏病的晚期。非心肌源性原因包括压力性或阻塞性的原因，如急性心脏压塞、心脏肿瘤和张力性气胸，或心脏射血受阻如肺血管栓塞、肺动脉高压等。这些原因最终导致血液回流受阻，心脏舒张期充盈减少，心排血量下降。

（三）按血流动力学特点分类

1. **高排低阻型休克**　血流动力学特点是心排血量增高，总外周阻力降低，血压稍降低，脉压可增大，皮肤血管扩张或动–静脉吻合支开放，血流增多使皮肤温度升高，又称暖休克（warm shock）。多见于感染性休克的早期。

2. **低排高阻型休克**　血流动力学特点是心排血量降低，总外周阻力增高，血压降低可不明显，但脉压明显缩小，皮肤血管收缩，血流减少使皮肤温度降低，又称冷休克（cold shock）。常见于低血容量性休克和心源性休克。

3. **低排低阻型休克**　血流动力学特点是心排血量降低，总外周阻力也降低，故血压降低明显，实际上是失代偿的表现。通常见于各类休克的晚期。

第二节　休克的发展过程和发生机制

休克的发生机制尚未完全阐明。目前，微循环机制和细胞分子机制受到大多数学者的重视。

一、微循环机制

微循环（microcirculation）是指微动脉和微静脉之间的微血管内的血液循环，是血液和组织进行物质交换的基本结构和功能单位。这些微血管包括微动脉、后微动脉、毛细血管前括约肌、真毛细血管、直捷通路、动静脉短路和微静脉（图 11–1A）。微动脉、后微动脉和毛细血管前括约肌又称前阻力血管，决定微循环的灌入血量，并参与全身血压调节和血液分配。真毛细血管又称交换血管，是血管内外物质交换的主要场所。经直捷通路的血液可迅速回到静脉，较少进行物质交换。微静脉又称后阻力血管，决定微循环的流出血量，参与回心血量的调节。

微循环主要受神经体液的调节。交感神经支配微动脉、后微动脉和微静脉平滑肌，兴奋时通过 α- 肾上腺能受体使血管收缩，血流减少。全身性体液因子如儿茶酚胺、血管紧张素 II、血管升压素、血栓素 A_2（TXA_2）和内皮素（ET）等可使微血管收缩；而局部血管活性物质如组胺、激肽、腺苷、PGI_2、内啡肽、TNF 和一氧化氮（nitric oxide, NO）等则引起血管舒张；乳酸等酸性产物的堆积则可降低血管平滑肌对缩血管物质的反应性，而导致血管扩张。生理情况下，全身血管收缩物质浓度很少发生变化，微循环的舒缩活动及血液灌流主要由局部产生的舒血管物质进行反馈调节，以保证毛细血管前括约肌节律性的收缩与舒张和毛细血管的交替开放，调节微循环的灌流量。当毛细血管前括约肌和后微动脉收缩时，微循环缺血缺氧，局部代谢产物及扩血管的活性物质增多，后者降低血管平滑肌对缩血管物质的反应性，使毛细血管前括约肌和后微动脉扩张，微循环灌流量增多。在冲走或稀释这些扩血管物质后，血管平滑肌又恢复对缩血管物质的反应性，使微血管再次收缩。

　　尽管休克的病因和始动环节不同，但微循环障碍是大多数休克发生的共同基础。根据微循环改变的特点，一般将休克病程分为 3 个阶段。下面以失血性休克为例，对休克的发展过程和变化机制进行阐述（图 11–1）。

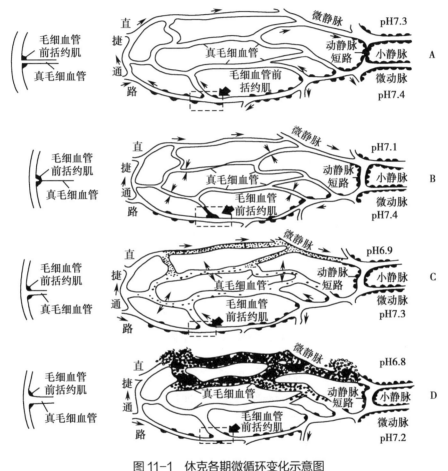

图 11-1　休克各期微循环变化示意图

A. 正常；B. 缺血性缺氧期；C. 淤血性缺氧期；D. 弥散性血管内凝血（DIC）期。

（一）微循环缺血期

1. 微循环变化特点　微循环缺血期为休克早期，又称为休克代偿期（compensatory stage）。此期微循环血液灌流减少，组织缺血缺氧，故又称缺血性缺氧期（ischemic anoxia phase）。这是因为全身小血管，包括小动脉、微动脉、后微动脉、毛细血管前括约肌和微静脉、小静脉都发生收缩痉挛，口径明显变小，尤其是毛细血管前阻力血管收缩更明显，前阻力增加，大量真毛细血管网关闭，微循环内血液流速减慢，轴流消失，血细胞出现齿轮状运动。因开放的毛细血管数减少，血液主要通过直捷通路和动－静脉短路回流，组织灌流明显减少。

所以，此期微循环灌流特点：少灌少流，灌少于流，组织呈缺血缺氧状态（图 11-1B）。

2. 微循环变化机制　此期微循环变化的主要机制是有效循环血量减少使微循环血液灌流减少，以及交感-肾上腺髓质系统强烈兴奋和缩血管物质增多进一步加重微循环的缺血缺氧。

（1）交感神经兴奋：当各种致休克病因（如创伤、失血、疼痛、内毒素等）作用于机体时，机体最早最快的反应是交感-肾上腺髓质系统兴奋，导致儿茶酚胺（catecholamine）大量释放入血，可为正常时的几十甚至几百倍。儿茶酚胺主要发挥以下作用：①α 受体效应，皮肤、腹腔内脏和肾脏的小血管收缩，外周阻力升高，组织器官血液灌流不足，微循环缺血缺氧，但对心脑血管影响不大。②β 受体效应，微循环动-静脉短路开放，血液绕过真毛细血管网直接进入微静脉，使组织灌流量减少，组织缺血缺氧；肺微循环的动-静脉短路大量开放，可影响静脉血的氧合，使 PaO_2 降低，加重组织缺氧。

（2）其他缩血管体液因子释放：①血管紧张素 Ⅱ（Ang Ⅱ），交感-肾上腺髓质系兴奋和血容量减少，可激活肾素-血管紧张素系统，产生大量血管紧张素，其中 Ang Ⅱ 的缩血管作用最强，比去甲肾上腺素强约 10 倍；②血管升压素（vasopressin, VP），又称抗利尿激素（ADH），在血容量减少及疼痛刺激时分泌增加，对内脏小血管有收缩作用；③血栓素 A_2（thromboxane A_2, TXA_2），是细胞膜磷脂的分解代谢产物，具有强烈的缩血管作用；④内皮素（endothelin, ET），由血管内皮细胞产生，具有强烈而持久的收缩小血管和微血管的作用；⑤白三烯类（LTs）物质，为白细胞膜磷脂分解时由花生四烯酸在脂加氧酶作用下生成，具有收缩腹腔内脏小血管的作用。

3. 微循环变化的代偿意义　休克早期交感神经强烈兴奋及缩血管物质的大量释放，一方面引起皮肤、腹腔内脏及肾脏等许多器官缺血缺氧，另一方面也具有重要的代偿意义。

（1）有助于动脉血压的维持：交感神经兴奋及缩血管物质释放主要通过以下 3 个机制来维持动脉血压。

1）回心血量增加：静脉血管属容量血管，可容纳总血量的 60% ~ 70%。前述缩血管反应，形成了休克时增加回心血量的两道防线。①肌性微静脉、小静脉和肝脾等储血器官的收缩，可减少血管床容量，迅速而短暂地增加回心血量。这种代偿变化起到了"自身输血"的作用，有利于动脉血压的维持，是休克时增加回心血量和循环血量的"第一道防线"。②由于毛细血管前阻力血管比微静脉收缩强度更大，前阻力大于后阻力，致使毛细血管中流体静压下降，组织液进入血管。这种代偿变化起到了"自身输液"的作用，是休克时增加回心血量的"第二道防线"。

2）心排血量增加：休克早期，心脏尚有足够的血液供应，在回心血量增加的基础上，交感神经兴奋和儿茶酚胺的增多可使心率加快、心收缩力加强、心排血量增加，有助于动脉血压的维持。

3）外周阻力增高：在回心血量和心排血量增加的基础上，全身小动脉痉挛收缩，可使外周阻力增高，血压回升。

（2）有助于心脑血液供应：不同器官血管对交感神经兴奋和儿茶酚胺增多的反应性是不一致的。皮肤、腹腔内脏、骨骼肌以及肾脏血管的 α 受体分布密度高，对儿茶酚胺的敏感性较高，收缩明显。而冠状动脉以 β 受体为主，激活时引起冠状动脉舒张；脑动脉主要受局部扩血管物质影响，只要血压不低于 60mmHg，脑血管可通过自身调节维持脑血流量的相对正常。因此，在微循环缺血性缺氧期，心、脑微血管灌流量能稳定在一定水平。这种不同器官微循环反应的差异，导致了血液的重新分布，保证了心、脑重要生命器官的血液供应。

4. 临床表现　此期患者表现为脸色苍白、四肢湿冷、出冷汗、脉搏加快、脉压减小、尿量减少、烦躁不安。由于血液的重新分配，心、脑灌流量此时仍可维持正常。因此，患者在休克代偿期间神志一般是清楚的，但常显得烦躁不安。该期患者血压可骤降，也可略降，甚至因代偿作用可正常或轻度升高，但是脉压会明显缩小，患者脏器有效灌流量明显减少。所以，不能以血压下降与否作为判断早期休克的指标。根据上述症状，结合脉压变小及强烈的致休克病因，即使血压不下降，甚至轻微升高，也可考虑为早期休克。微循环缺血期是机体的代偿期，应尽早祛除休克病因，及时补充血容量，恢复有效循环血量，防止休克向失代偿的微循环淤血期发展。

（二）微循环淤血期

如果休克的原始病因不能及时清除，组织缺血缺氧持续存在，休克将继续发展进入微循环淤血期。

1. 微循环变化特点　微循环淤血期为可逆性休克失代偿期（decompensatory stage）或称休克进展期（progressive stage of shock）。此期微循环血液流速显著减慢，红细胞和血小板聚集，白细胞滚动、贴壁、嵌塞、血黏度增加，血液"泥化"（sludge）淤滞，微循环淤血，组织灌流量进一步减少，缺氧更为严重，故又称微循环淤血性缺氧期（stagnant anoxia stage）。因为进入本期后，微动脉、后微动脉和毛细血管前括约肌收缩性减弱，甚至扩张，大量血液涌入真毛细血管网。微静脉虽也表现为扩张，但因血流缓慢、细胞嵌塞，使微循环流出道阻力增加，毛细血管后阻力大于前阻力而导致血液淤滞于微循环中。此期微循环灌流特点：灌而少流，灌大于流，组织呈淤血性缺氧状态（图 11-1C）。

2. 微循环变化机制　此期微循环改变的主要机制是组织细胞长时间缺氧，导致酸中毒、扩血管物质生成增多和白细胞黏附的改变。

（1）微血管扩张机制：进入微循环淤血期后，尽管交感-肾上腺髓质系统持续兴奋，血浆儿茶酚胺浓度进一步增高，但微血管却表现为扩张，与下面两个因素有关。①酸中毒使血管平滑肌对儿茶酚胺的反应性降低：微循环缺血期长时间的缺血缺氧引起二氧化碳和乳酸堆积，血液中 H^+ 增高，致使微血管对儿茶酚胺反应性下降，收缩性减弱。②扩血管物质生成增多：长时间缺血缺氧、酸中毒可刺激肥大细胞释放组胺增多；ATP 分解增强，其代谢产物腺苷在局部堆积；细胞分解破坏后大量释出 K^+；激肽系统激活，使缓激肽生成增多；革兰氏阴性菌感染或其他休克时出现的肠源性内毒素及细菌转移入血，可引起内毒素血症。内毒素可以通过激活巨噬细胞，产生大量细胞因子（如 TNF、NO）。

酸中毒与上述扩血管物质联合作用，使微血管扩张，血压进行性下降，心脑血液供应不能维持，休克早期的代偿机制逐渐丧失，全身各脏器缺血缺氧的程度加重。

（2）血液淤滞机制：①白细胞黏附于微静脉。在缺氧、酸中毒、感染等因素的刺激下，炎症细胞活化，TNF-α、IL-1、LTB_4、血小板活化因子（platelet activating factor, PAF）等炎症因子和细胞表面黏附分子（cell adhesion molecules, CAM_s）大量表达，白细胞滚动、黏附于内皮细胞。其中，选择素（selectin）介导白细胞与血管内皮细胞（vessel endothelial cell, VEC）的起始黏附，即白细胞在 VEC 上黏附、脱落、再黏附交替进行，称白细胞滚动（rolling）。白细胞的牢固黏附及向血管外移动是在 β_2 整合素（integrin）如（CD11/CD18）与其内皮细胞上的受体细胞间黏附分子 -1（intercellular adhesion molecule-1, ICAM-1）相互作用下完成的。白细胞黏附于微静脉，增加了微循环流出通路的血流阻力，导致毛细血管中血流淤滞（图 11-2）。②血液浓缩。组胺、激肽、降钙素基因相关肽（CGRP）等物质生成增多，可导致毛细血管通透性增高，血浆外渗，血液浓缩，血细胞比容增高，血液黏度增加，红细胞和血小板聚集，进一步减慢微循环血流速度，加重血液"泥化"淤滞。

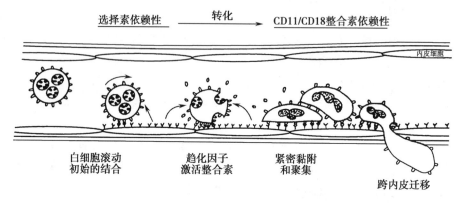

图 11-2　白细胞黏附、聚集和渗出示意图

3. 失代偿及恶性循环的产生　本期因微血管反应性下降，血液大量淤滞在微循环内，导致整个循环系统功能恶化，形成恶性循环。

（1）回心血量急剧减少：小动脉、微动脉扩张，真毛细血管网大量开放，血液被分隔并淤滞在内脏器官内，以及细胞嵌塞、静脉回流受阻等，均可使回心血量急剧减少，有效循环血量进一步下降。

（2）自身输液停止：由于毛细血管后阻力大于前阻力，血管内流体静压升高，使组织液进入毛细血管的缓慢"自身输液"停止，甚至有血浆渗出到组织间隙。血浆外渗导致血液浓缩，血黏度增加，红细胞聚集，微循环淤滞加重，使有效循环血量进一步减少，形成恶性循环。

（3）心脑血液灌流量减少：由于回心血量及有效循环血量进一步减少，动脉血压进行性下降。当平均动脉血压低于 50mmHg 时，心、脑血管对血流量的自身调节作用丧失，导致冠状动脉和脑血管血液灌流量严重减少。

4. 临床表现　此期患者的临床表现与其微循环变化特点密切相关，主要表现为：①血压和脉压进行性下降，血压常明显下降，脉搏细速，静脉萎陷；②大脑血液灌流明显减少导致中枢神经系统功能障碍，患者神志淡漠，甚至昏迷；③肾血流量严重不足，出现少尿甚至无尿；④微循环淤血，使脱氧血红蛋白增多，皮肤黏膜发绀或出现花斑。

微循环缺血期发展至微循环淤血期后，休克即由代偿期进入了失代偿期。此时如果治疗方案正确，休克仍是可逆的。否则，休克将进入难治期。

案例分析 11-1

患者初步诊断为失血性休克，由脾破裂引发，腹部闭合性损伤。诊断依据：①左季肋部的外伤史；②有心悸、出汗、脉搏加快、血压下降等失血性休克的表现；③有腹腔积液（积血）的腹部体征；④血红蛋白下降。

患者处于休克进展期（淤血性缺氧期）。

（三）微循环衰竭期

微循环衰竭期（microcirculatory failure stage）又称难治期（refractory stage）。有学者认为休克进入此期便不可逆，故又称不可逆期（irreversible stage）。尽管采取输血补液及多种抗休克措施，也仍难以纠正休克状态。此期微循环淤滞更加严重，但不像休克由微循环缺血期进入微循环淤血期那样具有明显的微循环变化特征。因此，如何从微循环和临床角度去判断休克不可逆期的出现，一直存在争议。

1. **微循环变化特点**　此期微血管发生麻痹性扩张，毛细血管大量开放，微循环中可有微血栓形成，血流停止，出现不灌不流状态，组织几乎不能进行物质交换，得不到氧气和营养物质供应，甚至可出现毛细血管无复流现象（no-reflow phenomenon），即在输血补液治疗后，血压虽可一度回升，但微循环灌流量仍无明显改善，毛细血管中淤滞停止的血流也不能恢复流动的现象（图 11-1D）。

2. **微循环变化机制**　严重的酸中毒、大量一氧化氮和局部代谢产物的释放以及血管内皮细胞和血管平滑肌的损伤等，均可使微循环衰竭，导致微血管麻痹性扩张或 DIC 的形成。

（1）微血管麻痹性扩张：其机制目前尚不完全清楚，可能既与酸中毒有关，也与一氧化氮和氧自由基等炎症介质生成增多有关。

（2）DIC 形成：微循环衰竭期易发生 DIC，其机制涉及以下 3 个方面。①血液流变学的改变。血液浓缩、血细胞聚集使血黏度增高，导致血液处于高凝状态。②凝血系统激活。严重缺氧、酸中毒或脂多糖（lipopolysaccharide, LPS）等损伤血管内皮细胞，使组织因子大量释放，启动外源性凝血系统；内皮细胞损伤暴露胶原纤维，激活凝血因子Ⅻ，启动内源性凝血系统；同时，在严重创伤、烧伤等引起的休克，组织大量破坏可导致组织因子的大量表达释放；各种休克时红细胞破坏释放的腺苷二磷酸（ADP）等可启动血小板的释放反应，促进凝血过程。③ TXA_2-PGI_2 平衡失调。休克时内皮细胞的损伤，既可使 PGI_2 生成释放减少，也可因胶原纤维暴露，使血小板激活、黏附、聚集，生成和释放 TXA_2 增多。因为 PGI_2 具有抑制血小板聚集和扩张小血管的作用，而 TXA_2 则具有促进血小板聚集和收缩小血管的作用，上述 TXA_2-PGI_2 的平衡失调，可促进 DIC 的发生。

3. **微循环变化的严重后果**　微循环的无复流现象及微血栓形成，导致全身器官持续低灌流，内环境受到严重破坏，特别是溶酶体酶的释放以及细胞因子、活性氧等大量产生，可造成组织器官和细胞功能损伤，严重时可导致多器官功能障碍或衰竭，甚至死亡。

4. **临床表现**　本期病情危重，患者濒临死亡，其临床表现主要体现在 3 个方面：

（1）循环衰竭：患者出现进行性顽固性低血压，甚至测不到，采用升压药难以恢复；脉搏细弱而频速；静脉塌陷，中心静脉压下降。

（2）并发 DIC：本期常可并发 DIC，出现出血、贫血、皮下瘀斑等典型临床表现。由于休克的原始病因和机体自身反应性的差异，并非所有休克患者都会发生 DIC。患者一旦发生 DIC，则会使休克进一步恶化。

（3）重要器官功能障碍：由于微循环血液灌流持续严重不足，细胞损伤越来越严重。DIC 的发生使器官栓塞梗死，心、脑、肺、肝、肾等重要器官的功能代谢障碍加重。可出现呼吸困难、少尿或无尿、意识模糊，甚至昏迷等多器官功能障碍或多器官功能衰竭的临床表现。

由于引起休克的病因及始动环节不同，休克各期的出现并不完全遵循循序渐进的发展规律。上述典型的 3 期微循环变化，常见于失血、失液性休克。而其他休克虽有微循环功能障碍，但并不一定遵循以上典型的 3 期变化。如严重过敏性休克的微循环障碍可能从淤血性缺氧期开始；严重感染或烧伤引起的休克，可能直接进入微循环衰竭期，很快发生DIC 或多器官功能障碍。微循环学说的创立对于阐明休克的发病机制，加强休克的防治，发挥了重要作用。

> **📎 知识链接 11-1**
>
> 　　休克的诊断要点：①有诱发休克的病因；②意识异常；③脉搏细速，大于 100 次 /min 或不能触之；④四肢湿冷，皮肤出现花纹，黏膜苍白或发绀，尿量小于 30ml/h 或者是无尿；⑤收缩压小于 80mmHg；⑥脉压小于 20mmHg；⑦原有高血压者收缩压较原水平下降 30% 以上。凡符合上述①项以及②③④项中的两项和⑤⑥⑦中的一项者，均可诊断为休克。

二、细胞分子机制

20 世纪 60 年代以来的研究发现，微循环学说并不能完全解释休克的有关问题。例如，①休克时某些细胞分子水平的变化，发生在血压降低和微循环紊乱之前；②器官微循环灌流恢复后，器官功能却未能恢复；③细胞功能恢复促进了微循环的改善；④促进细胞功能恢复的药物，具有明显的抗休克疗效。上述研究表明，休克时的细胞和器官功能障碍，既可继发于微循环紊乱之后，也可由休克的原始病因直接引起或通过释放多种有害因子引起。因此，休克的发生发展还与许多细胞分子机制有关，其机制十分复杂，现仅从细胞损伤和炎症介质表达增多两个方面阐述。

（一）细胞损伤

细胞损伤是休克时各器官功能障碍的共同基础。其损伤首先发生在生物膜（包括细胞膜、线粒体膜、溶酶体膜等），继而细胞器发生功能障碍或结构破坏，直至细胞凋亡或坏死。

1. 细胞膜的变化　细胞膜是休克时细胞最早发生损伤的部位。缺氧、ATP 减少、酸中毒、高血钾、溶酶体酶、氧自由基以及其他炎症介质和细胞因子等都可损伤细胞膜，引起膜离子泵功能障碍或通透性增高，使 K^+ 外流而 Na^+、Ca^{2+} 内流，细胞水肿。如内皮细胞肿胀可使微血管管腔狭窄，组织细胞肿胀可压迫微血管，加重微循环障碍。

2. 线粒体的变化　休克时最先发生变化的细胞器是线粒体，表现为肿胀，致密结构和嵴消失，钙盐沉着，甚至膜破裂。线粒体是细胞氧化磷酸化的部位，其损伤可使 ATP

合成减少，细胞能量生成不足，进一步影响细胞功能。

　　3. 溶酶体的变化　休克时缺血缺氧和酸中毒等，可致溶酶体肿胀、空泡形成并释放溶酶体酶。溶酶体酶包括酸性蛋白酶（组织蛋白酶）和中性蛋白酶（胶原酶和弹性蛋白酶）以及 β 葡糖醛酸酶等，其主要危害是造成细胞自溶。溶酶体酶进入血液循环后，可损伤血管内皮细胞、消化基底膜、增加血管通透性；可激活激肽系统、纤溶系统，并促进组胺等炎症介质的释放。因此，溶酶体酶的大量释放可加重休克时的微循环障碍，导致组织细胞损伤和多器官功能障碍，在休克发生发展和病情恶化中起着重要作用（图 11-3）。

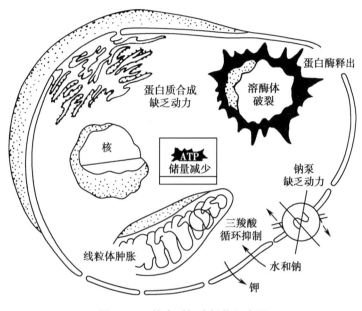

图 11-3　休克时细胞损伤示意图

　　4. 细胞死亡　休克时的细胞死亡是细胞损伤的最终结果，包括坏死和凋亡（apoptosis）两种形式。休克原发致病因素的直接损伤，或休克发展过程中所出现的缺血缺氧、酸中毒、代谢障碍、能量生成减少、溶酶体酶释放、炎症介质产生等，均可导致细胞凋亡或坏死。细胞凋亡和坏死是休克时器官功能障碍或衰竭的病理基础。

　　（二）炎症细胞活化及炎症介质表达增多

　　休克的原发致病因素或休克发展过程中所出现的内环境和血流动力学的改变等，都可刺激炎症细胞活化，使其产生大量炎症因子，引起全身炎症反应综合征（systemic inflammatory response syndrome, SIRS）而加速休克的发生发展。各种休克都可引起全身炎症反应，但以感染、创伤性休克更为明显（详见第十八章）。

第三节　休克时机体代谢与功能变化

　　休克时，微循环灌流障碍、能量生成减少、神经内分泌功能紊乱和炎症介质的泛滥等，可使机体发生多方面的代谢与功能紊乱。

一、物质代谢紊乱

休克时物质代谢变化一般表现为氧耗减少，糖酵解加强，糖原、脂肪和蛋白分解代谢增强，合成代谢减弱。休克早期由于休克病因引起的应激反应，可出现一过性高血糖和糖尿。这与血浆中胰高血糖素、皮质醇及儿茶酚胺浓度增高有关。上述激素也促进脂肪及蛋白质分解，可导致血中游离脂肪酸、甘油三酯、极低密度脂蛋白和酮体增多，血中氨基酸特别是丙氨酸水平升高，尿氮排出增多，出现负氮平衡。特别在败血症休克、烧伤性休克时，骨骼肌蛋白分解增强，氨基酸从骨骼肌中溢出向肝脏转移，促进急性期蛋白合成。

休克过程中机体因高代谢状态，能量消耗增高，所需氧耗量增大而导致组织氧债增大。氧债（oxygen debt）指机体所需的氧耗量与实测氧耗量之差。氧债增大说明组织缺氧，主要原因有：①组织利用氧障碍，微循环内微血栓形成使血流中断，组织水肿导致氧弥散到细胞的距离增大，使细胞摄取氧受限；②能量生成减少，休克时由于线粒体的结构和功能受损，使氧化磷酸化发生障碍，ATP 生成减少。

二、电解质与酸碱平衡紊乱

（一）代谢性酸中毒

休克时的微循环障碍及组织缺氧，使线粒体氧化磷酸化受抑、葡萄糖无氧酵解增强及乳酸生成增多。同时，由于肝功能受损不能将乳酸转化为葡萄糖，肾功能受损不能将乳酸排除，结果导致高乳酸血症及代谢性酸中毒。增高的 H^+ 对 Ca^{2+} 具有竞争作用，使心肌收缩力下降和血管平滑肌对儿茶酚胺反应性降低，导致心排血量减少和血压下降；酸中毒可损伤血管内皮，诱发 DIC，进一步加重微循环紊乱和器官功能障碍。

（二）呼吸性碱中毒

在休克早期，创伤、出血、感染等刺激可引起呼吸加快，通气量增加，$PaCO_2$ 下降，导致呼吸性碱中毒。呼吸性碱中毒一般发生在血压下降和血乳酸增高之前，可作为休克早期的诊断指标之一。而休克后期由于休克肺的发生，患者因通气、换气功能障碍，又可出现呼吸性酸中毒，使机体处于混合性酸碱失衡状态。

（三）高钾血症

休克时的缺血缺氧使 ATP 生成明显减少，进而使细胞膜上的钠泵（Na^+-K^+ ATP 酶）运转失灵，细胞内 Na^+ 泵出减少，导致细胞内水钠潴留，细胞外 K^+ 增多，引起高钾血症。酸中毒还可经细胞内外 H^+-K^+ 离子交换而加重高钾血症。

三、器官功能障碍

休克过程中由于微循环功能障碍及全身炎症反应综合征，常引起肺、肾、肝、胃肠、心、脑等器官受损，甚至导致多器官功能障碍综合征（multiple organ dysfunction syndrome, MODS）或多器官衰竭（详见第十八章）。

（一）肺功能障碍

肺是休克引起 MODS 时最常累及的器官，其发生率可高达 83%～100%。在休克早期，创伤、出血和感染等刺激呼吸中枢，使呼吸加快，通气过度，可表现为呼吸性碱中毒。随着休克的进展，可出现以动脉血氧分压进行性下降为特征的急性呼吸衰竭。一般在脉搏、血压和尿量都趋于平稳之后突然发生，尸检时可发现肺重量增加，呈褐红色，镜下可见严重的间质性肺水肿、肺泡水肿、充血、出血、局部性肺不张、微血栓形成和肺泡透明膜形成，称为急性呼吸窘迫综合征（acute respiratory distress syndrome, ARDS）或休克肺（shock lung）。休克肺的发生机制主要与致休克因子和泛滥的炎症介质直接或间接损伤肺泡毛细血管膜有关。

（二）肾功能障碍

肾脏是休克时易受损害的重要器官。各类休克常伴发急性肾功能不全，严重时发生肾衰竭，称为休克肾（shock kidney）。临床表现为少尿或无尿、氮质血症、高钾血症和代谢性酸中毒。在休克早期，肾小管上皮细胞没有缺血性坏死，表现为急性功能性肾衰竭。发生机制是：①有效循环血量减少引起交感神经兴奋，儿茶酚胺增多，使肾小动脉收缩，导致肾缺血；②肾缺血激活肾素-血管紧张素-醛固酮系统，血管紧张素Ⅱ使肾小动脉收缩，肾血流量更加减少，导致尿量减少；③醛固酮和抗利尿激素分泌增多，使肾小管对钠水的重吸收增多，尿量进一步减少。如果能够及时恢复肾血液灌流量，就可能使肾功能恢复，尿量增加。如果休克时间延长，将会导致肾小管发生缺血性坏死，引起器质性肾衰竭，即使再恢复肾血液供给，肾功能在短时间内也难以恢复正常。

（三）胃肠道功能障碍

胃肠道也是休克时易受损害的器官之一。休克早期有效循环血量减少，机体因代偿而进行血液重新分布，使胃肠道最早发生缺血和酸中毒，继而引起肠壁淤血水肿、消化液分泌减少、胃肠运动减弱、黏膜糜烂，甚至形成溃疡。此时，肠黏膜上皮受损，肠道屏障功能削弱，肠道细菌大量繁殖，大量内毒素甚至细菌移位进入血液循环和淋巴系统，启动全身性炎症反应，引起肠源性内毒素血症或肠源性菌血症和脓毒症休克。细菌透过肠黏膜侵入肠外组织的过程称为细菌移位（bacterial translocation）。有些患者血中细菌培养阴性，有感染症状，但找不到感染灶，可能是肠源性内毒素血症所引起，称为"非菌血症性临床脓毒症"（non-bacteremic clinical sepsis）。

（四）肝功能障碍

休克引起肝功能障碍常继发于肺、肾功能障碍之后，但有时也可最先发生。休克时有效循环血量减少和微循环功能障碍，都可引起肝血流量减少，影响肝实质细胞和库普弗细胞的能量代谢；细菌内毒素移位入血首先经门脉循环到达肝脏，可直接损害肝实质细胞，也可活化肝库普弗细胞，后者表达释放 TNF-α、IL-1 等多种炎症介质而损伤肝细胞，使肝对毒素的清除功能削弱、蛋白合成能力下降。这些变化反过来又加重内毒素血症对机体的损伤，形成恶性循环。此外，肝功能障碍还可使乳酸代谢受阻，加重休克微循环障碍引起的酸中毒。在感染引起的 MODS 中，如若发生了严重的肝损伤，患者死亡率几乎可达100%。

（五）心功能障碍

在心源性休克，心功能障碍是原发性改变。在其他类型休克早期，由于机体的代偿，能够维持冠状动脉血流量，心泵功能一般不会受明显影响。但如果血压进行性下降，也会并发心泵功能障碍，使心排血量降低，甚至出现急性心力衰竭，其机制与下列因素有关：①休克时交感神经兴奋，心肌收缩力增强，心肌耗氧量增加，氧债增大而加重心肌缺氧，最终导致心肌收缩力下降；交感神经兴奋也会使心率加快，心室舒张期缩短而减少冠状动脉灌流时间，使冠脉血流量减少而导致心肌供血不足。②休克时常出现代谢性酸中毒和高钾血症，增多的 H^+ 通过影响心肌兴奋 – 收缩耦联而使心肌收缩力减弱；高钾血症时易出现严重的心律失常，使心排血量下降。③休克时炎症介质增多，TNF 等可损伤心肌细胞。④细菌感染或出现肠源性内毒素血症时，内毒素也可直接或间接损伤心肌细胞，抑制心功能。⑤休克并发 DIC 时，心脏微循环中有微血栓形成，可能导致局灶性坏死和出血，加重心功能障碍。

（六）免疫系统功能障碍

休克时免疫器官（脾、胸腺、淋巴结）会出现巨噬细胞增生、中性粒细胞浸润、淋巴细胞变性、凋亡和坏死等改变。一般来说，在休克早期，免疫系统被激活。患者血浆补体 C3a 和 C5a 升高。C3a 和 C5a 均可增加微血管通透性，激活白细胞和组织细胞。在革兰氏阴性菌所致的感染性休克，细菌内毒素可与血浆中抗体形成免疫复合物（immune complex），后者激活补体，产生过敏毒素等一系列血管活性物质。免疫复合物可沉积于多个器官微血管内皮上，吸引、活化多形核白细胞，使各系统器官产生非特异性炎症反应，导致器官功能障碍。而在休克晚期，机体免疫系统处于全面抑制状态，体内中性粒细胞的吞噬和杀菌功能下降，单核吞噬细胞功能受抑制，辅助性 T 细胞 / 抑制性 T 细胞（helper T lymphocyte/suppressor T lymphocyte,Th/Ts）比例降低，B 淋巴细胞分泌抗体能力减弱，炎症反应无法局限化，使感染容易扩散或易引发新的感染。上述免疫系统功能障碍与 IL-4、IL-10、IL-13 等抗炎介质大量表达有关。

（七）脑功能障碍

脑组织只能通过糖的有氧氧化获取能量且耗氧量高，但脑的糖原含量很少，主要靠血液供应葡萄糖。因此，脑组织对缺血缺氧非常敏感。在休克早期，由于血液重新分布和脑循环的自身调节，脑的血液供应能基本保证，除了应激引起的烦躁不安之外，没有明显的脑功能障碍。但随着休克的发展，当平均动脉压低于 50mmHg 或脑循环出现 DIC 时，脑组织会因缺血、缺氧、能量供应不足和酸性代谢产物的积聚而严重受损，患者可出现神志淡漠，甚至昏迷。脑细胞水肿可引起颅内压升高，严重者形成脑疝。脑疝时延髓生命中枢受压，可导致患者死亡。

（八）多器官功能障碍综合征

休克严重时，可同时或先后引起机体多个器官功能受损，导致多器官功能障碍综合征（详见第十八章）。

第四节　休克的防治原则

休克的防治应针对病因和发病学环节，以恢复重要器官的微循环灌流和减轻器官功能损伤为目的，采取综合措施。

一、病因学防治

积极处理造成休克的原始病因，如止血、止痛、补液和输血、修复创伤、控制感染、抗过敏、强心等。

二、发病学防治

有效循环血量相对或绝对减少、微血管的收缩或扩张、酸中毒以及组织缺氧，是休克发病过程中最主要的问题。因此，改善微循环，提高组织灌流量是发病学治疗的中心环节。

（一）改善微循环

1. 扩充血容量 微循环灌流量减少是各种休克发病的共同基础。除心源性休克之外，补充血容量是提高心排血量、增加有效循环血量和微循环灌流量的根本措施。在微循环缺血期要强调尽早和尽快补液，以降低交感-肾上腺髓质系统兴奋性，减少儿茶酚胺释放量，缓解微循环前阻力血管收缩程度，提高微循环灌流量，防止休克加重。在微循环淤血期输液的原则是"需多少，补多少"。因为微循环淤血，血浆外渗，补液量应大于失液量；感染性休克和过敏性休克时，虽然无明显的失液，但由于血管床容量增加，有效循环血量明显减少，也应根据实际需要来补充血容量。补充血容量应适度，超量输液会导致肺水肿。因此，正确估计需要补液的总量至关重要，必须动态观察静脉充盈程度、尿量、血压和脉搏等指标，作为监护输液量是否足够的参考依据。此外，在补充血容量时，还应根据血细胞比容决定输血和输液的比例，正确选择全血、胶体或晶体溶液，使血细胞比容控制在 35%~40% 的范围内。

2. 纠正酸中毒 休克常因缺血缺氧引起乳酸堆积或肾衰竭而发生代谢性酸中毒。酸中毒是加重微循环障碍、抑制心肌收缩、降低血管对儿茶酚胺的反应性、促进 DIC 形成和高钾血症的重要原因，对机体危害很大。同时，由于酸中毒降低血管对儿茶酚胺的反应性，影响血管活性药物的治疗效果。因此，必须根据酸中毒的程度，及时补碱纠酸。

3. 合理使用血管活性药物 使用缩血管或扩血管药物的目的是提高微循环灌流量。对低排高阻型休克患者，应在充分扩容的基础上，使用低剂量多巴胺以提高组织的血液灌流量。对过敏性休克、神经源性休克、高排低阻型休克和血压过低的患者，应使用缩血管药物以升高血压，保证心脑重要器官的血液灌流。

（二）抑制过度炎症反应

阻断炎症细胞信号通路的活化、拮抗炎症介质的作用或采用血液净化疗法祛除患者体内过多的毒素和炎症介质，均能减轻 SIRS 和 MODS，提高患者生存率。

（三）细胞保护

休克时细胞损伤可原发，也可继发于微循环障碍之后。祛除休克病因，改善微循环是防止细胞损伤的根本措施。此外，还可采用葡萄糖、胰岛素、钾液（GIK）、ATP-MgCl$_2$ 等改善细胞能量代谢，稳定溶酶体膜；采用自由基清除剂、钙通道阻滞剂等减轻细胞损伤。

三、器官支持疗法

应密切监控各器官功能的变化，及时采取相应支持疗法。如发生休克肾时，应尽早利尿和透析；发生休克肺时，应保持呼吸道通畅，并正压给氧；发生急性心力衰竭时，应减少或停止输液，并强心利尿，适当降低前后负荷等。

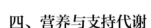

四、营养与支持代谢

保持正氮平衡是对严重创伤、感染等患者进行代谢支持的基本原则。在摄入的营养物中，应提高蛋白质和氨基酸的量，尤其是提高支链氨基酸的比例。如条件许可，应鼓励经口摄食，尽可能缩短禁食时间，以促进胃肠蠕动，维持肠黏膜屏障功能。临床实践表明，经胃肠适当补充谷氨酰胺，可提高机体对创伤和休克的耐受力。

案例分析 11-1

急救措施：①保持呼吸道通畅；②平卧位或抗休克体位；③给予生理盐水和血浆补充血容量；给予少量 5% 碳酸氢钠纠正酸中毒；应用血管活性药物改善微循环；④处理原发伤；⑤镇静止痛、保暖等。

【本章小结】

各种病因可通过血容量减少、血管床容量增加或心泵功能障碍 3 个环节导致休克的发生。有效循环血量急剧减少是各型休克共同的发病学基础。休克可分为微循环缺血期、微循环淤血期和微循环衰竭期 3 个阶段。在微循环缺血期，交感神经兴奋和缩血管物质释放导致微血管强烈收缩，同时促使回心血量增加和血流发生重分布。在微循环淤血期，由于局部扩血管物质产生增多和白细胞黏附于微静脉而导致微循环血流淤滞；微循环衰竭期表现为微血管麻痹性扩张、DIC 形成或多器官功能障碍。休克病因也可直接作用于组织细胞，导致细胞内信号转导通路活化与炎症因子产生，微血管内皮细胞活化及组织细胞损伤。

【复习思考题】

1. 什么是休克？各型休克发生的始动环节是什么？
2. 休克分几期？各期微循环的变化特点及其发生机制是什么？
3. 简述休克早期机体代偿的机制及其意义。
4. 休克时细胞会发生哪些变化？
5. 休克与 DIC 有什么关系？为什么？

（倪世容）

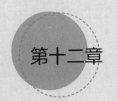

第十二章 弥散性血管内凝血

【学习目标】

掌握： 弥散性血管内凝血（DIC）微血管病性溶血性贫血的概念；DIC 的发病机制、机体变化、临床表现。

熟悉： 影响 DIC 发生发展的因素，DIC 的分期、分型。

了解： DIC 的防治原则。

【案例导入】

案例 12-1

患者，女，30 岁，产后 2 小时，阴道大量出血，且出血不凝，出血量约为 1 000ml；在静脉穿刺中有短时针眼频频栓塞现象，伴有多处皮下淤血及肉眼血尿。查体：面色苍白，四肢湿冷，血压 76/52mmHg，心率 160 次 /min，呼吸 28 次 /min。

问题：

1. 患者是否发生了 DIC？

2. 患者是否并发了休克，请分析 DIC 与休克的关系。

3. 为了尽快确诊患者是否发生了 DIC，应该做哪些实验室检查？

案例 12-2

患者，男，29 岁。因细菌性痢疾入院，T 39.5℃，入院后积极抗感染治疗，采用大剂量抗生素静脉滴注。入院第 3 天晚上，病情恶化，患者出现烦躁不安，面色苍白，出冷汗，四肢冰凉，血压 80/50mmHg，脉搏 95 次 /min、细速。皮肤黏膜见瘀点、瘀斑，消化道出血，尿呈洗肉水样，尿少。

实验室检查：白细胞计数 $18×10^9$/L，中性粒细胞百分比 90%；Hb 75g/L，RBC $2.8×10^{12}$/L，外周血见裂体细胞；血小板计数 $88×10^9$/L，纤维蛋白原 1.79g/L；凝血酶原时间 20.6 秒，鱼精蛋白副凝试验（3P 试验）阳性。尿蛋白 +++，尿 RBC++。粪便潜血（++），4h 后复查血小板 $76×10^9$/L，纤维蛋白原 1.66g/L，FDP 168μg/ml。

> **问题：**
> 1. 试分析该患者是否发生了 DIC ?
> 2. 如果发生了 DIC，其发生机制如何?

弥散性血管内凝血（disseminated intravascular coagulation, DIC），是临床常见的病理过程。其基本特点：由于某些致病因子的作用，凝血因子和血小板被激活，大量促凝物质入血，使凝血酶增加，进而微循环中形成广泛的微血栓。大量微血栓的形成消耗了大量凝血因子和血小板，同时引起继发性纤维蛋白溶解功能增强，导致患者出现明显的出血、休克、器官功能障碍和溶血性贫血等临床表现。在临床上 DIC 是一种危重的综合征。

DIC 不是一种独立的疾病，而是临床各科常见的基本病理过程，是许多疾病在进展过程中产生凝血功能紊乱的最终共同途径，是一种临床危重的综合征。DIC 一旦发生，将使原发病的病情进一步恶化，死亡率高达 50%～60%。

100 多年来人类对 DIC 的实验及临床研究从来没有停止过。1886 年，Woodriolge 等记录了与 DIC 相关的临床症状和体征。20 世纪 50 年代，建立了多种 DIC 动物模型，其中以 1952 年由 Schwatzman 等建立的全身性 Schwatzman 反应实验模型最为著名。1965 年，Mekay 指出 DIC 是疾病过程中由多种因素所引起的系列性病理变化中的一个中间环节。1971 年，Colman 等提出了 DIC 实验诊断标准，被公认为 DIC 实验诊断的基石。近 20 年来，DIC 的新进展主要体现在以下两个方面：一是在 DIC 的发病学中，外源性凝血系统比内源性凝血系统更重要；二是在 DIC 时，纤溶系统激活与凝血系统激活可能同时发生，纤溶酶（plasmin, PLn）不但能降解纤维蛋白（fibrin, Fbn）及纤维蛋白原（fibrinogen, Fbg），还能降解多种凝血因子。在 DIC 发生发展中，纤溶酶可能与凝血酶起同等重要的作用。

第一节　概述

在正常机体内，血液在心脏和血管内夜以继日、川流不息的运行，维持着正常机体的生命活动过程，而当血管壁受损时，血液能够及时在受损部位形成血凝块，封闭伤口，防止出血过多，也不会形成血栓。这些特性主要依赖于机体凝血和抗凝血之间的动态平衡。机体在维持血液正常循环或生理性的止血过程中，凝血系统、抗凝系统、纤溶系统、血管及血小板构成了凝血与抗凝血的基本环节。

一、正常机体的止血、凝血功能

小血管损伤可通过神经反射迅速引起血管收缩，血管收缩使血流减慢，减少失血，同时血管内皮损伤血小板黏附并激活凝血系统，血凝块形成，从而发挥止血功能。其中，凝血系统激活后形成的凝血酶是凝血的关键因素。

（一）凝血系统的激活

凝血系统是由一系列凝血因子（bloodclottingfactors）组成的，凝血因子是指血浆和组织中直接参与凝血过程的各种物质。世界卫生组织按其被发现的先后次序用罗马数字编号，有凝血因子 F Ⅰ（纤维蛋白原）、F Ⅱ（凝血酶原）、F Ⅲ（组织因子）、F Ⅳ（Ca^{2+}）、F Ⅴ（促凝血球蛋白原，易变因子）、F Ⅶ（转变加速因子前体，辅助促凝血酶原激酶）、F Ⅷ（抗血友病因子 A）、F Ⅸ（抗血友病因子 B）、F Ⅹ（自体凝血酶原 C）、F Ⅺ（抗血友病球蛋白 C）、F Ⅻ（hageman 因子，表面因子）、F ⅩⅢ（血纤维蛋白稳定因子）等，因子 F Ⅵ 事实上是活化的第五因子，故取消了因子 Ⅵ 的命名。其中 F Ⅲ 又称为组织因子，来自组织细胞，因组织细胞损伤而释放入血，其他多数的凝血因子在肝脏合成，并以酶原的形式存在于血浆中。1964 年，Macfarlaned 等提出凝血的瀑布学说（coagulation cascade），认为凝血过程是以瀑布样的级联反应形式，使一系列凝血因子按一定顺序相继被激活，形成凝血酶原激活物，在该激活物的作用下，凝血酶原转变为凝血酶，进而纤维蛋白原转化为纤维蛋白，最终导致凝血。凝血瀑布反应的启动有两条途径，即内源性凝血系统和外源性凝血系统，通过这两种系统使血浆中的凝血因子有序活化，最终使纤维蛋白原转化为纤维蛋白，从而发生凝血过程。

1. **内源性凝血系统**　当血管内皮损伤，则可暴露出内皮下的胶原纤维，从而激活 F Ⅻ，使 F Ⅻ活化为 F Ⅻa；其他表面带有负电荷的物质（内毒素等）也可激活 F Ⅻ：胶原、内毒素等均为表面带负电荷的物质，当无活性的 F Ⅻ 与这些物质表面发生接触后，其精氨酸残基上的胍基在负电荷的影响下分子构型发生改变，其活性部分——丝氨酸残基暴露，凝血因子 F Ⅻ 被激活（此种激活方式称接触激活或固相激活）。另外，也可通过激肽释放酶、纤溶酶或胰蛋白酶等可溶性蛋白水解酶的作用而被激活，F Ⅻa 依次激活其他相关的凝血因子 F Ⅺ、F Ⅸ、F Ⅷ、F Ⅹ、F Ⅴ 和相应的激酶，从而以瀑布样的级联反应形式，形成凝血酶原激活物；在凝血酶原激活物的催化下，凝血酶原转化为凝血酶，导致纤维蛋白原转化为纤维蛋白，最终导致凝血的形成，如图 12-1 所示。

2. **外源性凝血系统**　本系统凝血过程是由 F Ⅲ［组织因子（tissue factor, TF）；或称组织凝血活酶］启动，组织因子是一种由 263 个氨基酸残基构成的跨膜糖蛋白，是凝血系

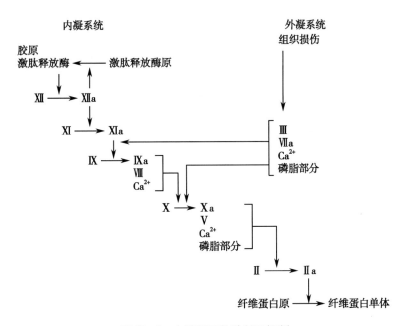

图 12-1　血液凝固的途径及机制

统激活最为重要的启动因子。组织细胞损伤后释放（或暴露）的组织因子进入血液，与因子 FⅦ 在磷脂和 Ca^{2+} 存在的条件下，一起形成复合物，激活因子 X，之后其凝血途径与内源性凝血系统完全相同，如图 12-1 所示。

目前普遍认为外源性凝血系统是体内凝血的主要途径，研究显示外源性系统激活，形成的 Ⅶa-Ⅲ 复合物，除激活 FX 以外，也能激活内源性系统的 FIX，并由 FIXa 再激活因子 FX，这也说明内源性凝血系统和外源性凝血系统并不是孤立存在的，它们之间存在着密切的联系。

（二）血小板在凝血中的作用

外伤等原因导致血管内皮细胞损伤，胶原暴露，血小板膜糖蛋白（glycoprotein, GP）G PIb/IX、假血友病因子（von Willebrand 因子，vWF）与胶原结合，激活血小板，同时产生黏附作用。胶原、凝血酶、ADP、肾上腺素、血栓素 A_2（thromboxane A_2，TXA_2）、血小板活化因子（platelet activating factor, PAF）等均可作为激活剂，分别与血小板表面的相应受体结合，激活血小板，同时引起血小板释放或分泌，其中致密颗粒释放 ADP、5-羟色胺等物质；α 颗粒释放纤维蛋白原、凝血酶敏感蛋白（thromospondin）、纤维连接蛋白等黏附性蛋白。此外，血小板内磷脂酶 A_2 被激活，使血小板膜磷脂裂解产生花生四烯酸，再经环加氧酶作用生成 PGG_2/H_2，进一步产生 TXA_2，TXA_2 有较强的促进血小板聚集作用。ADP、5-羟色胺、肾上腺素、组胺、胶原、凝血酶等也是生理性血小板致聚剂。GP Ⅱb/Ⅲa 在与纤维蛋白原结合后，导致血小板细胞骨架蛋白的再构筑，引起血小板中肌动蛋白收缩，使血块回缩，逐渐形成较坚固的血栓。综上所述，血小板虽然不属于凝血系统，但血小板通过活化、黏附、聚集、释放、收缩一系列功能直接参与凝血过程，因此，血小板在凝血反应中也占有重要的地位。

二、机体抗凝血功能

机体的抗凝系统包括体液抗凝系统和细胞抗凝系统两方面。

（一）体液抗凝系统

主要指血浆中的抗凝物质，主要包括组织因子途径抑制因子、丝氨酸蛋白酶抑制物、蛋白 C 系统和肝素。

1. **组织因子途径抑制因子**（tissue factor pathway inhibitor, TFPI）　TFPI 是主要由 VEC 合成的糖蛋白。血浆中有游离型和与脂蛋白结合的结合型 TFPI。目前认为体内起抗凝作用的主要是游离型的 TFPI。其抗凝机制是：①与 FXa 结合形成 FXa-TFPI 复合物，从而抑制 FXa 活性；②形成 TF-FⅦa-TFPI-FXa 四合体，从而灭活 TF-FⅦa 复合物。

2. **丝氨酸蛋白酶抑制物**　血浆中丝氨酸蛋白酶抑制物包括抗凝血酶Ⅲ（antithrombin-Ⅲ，AT-Ⅲ，主要由肝和 VEC 产生）、补体 C_1 抑制物、$α_1$-抗胰蛋白酶、$α_2$-抗纤溶酶、$α_2$-巨球蛋白等。肝素辅因子Ⅱ（HC-Ⅱ）也属于丝氨酸蛋白酶抑制物。由于凝血因子 FⅡa、FⅦ、FIXa、FXa、FXIa、FXIIa 的活性中心均含有丝氨酸残基，均属于丝氨酸蛋白酶，AT-Ⅲ 与其结合，从而“封闭”了这些因子的活性中心并使之失活，具有明显的抗凝作用。AT-Ⅲ 可使 FIXa、FXa、FXIa、FXIIa 等灭活，但其单独灭活作用很慢，如与肝素或血管内皮细胞上表达的硫酸乙酰肝素（HS）结合，其灭活速度将增加约 1 000 倍。此外，肝素也可刺激血管内皮细胞释放组织因子途径抑制物等抗凝物质，从而抑制凝血过程。

3. **肝素** 肝素主要由肥大细胞和嗜碱性细胞产生，肝、心、肺及肌组织中含量丰富，但生理情况下血浆中的含量甚微。临床上肝素常用于体内、外抗凝，其抗凝机制主要是：①肝素与 AT-Ⅲ 或 HC-Ⅱ 结合，可以大大增强这些抗凝蛋白质的抗凝活性；②肝素可刺激 VEC 大量释放 TFPI 和其他抗凝物质。

4. **血栓调节蛋白 - 蛋白 C 系统** 蛋白 C（protein C, PC）是由肝脏合成，以酶原形式存在于血液中的蛋白酶类物质，凝血酶可激活 PC，使其成为活化的蛋白 C（activated protein C, APC），APC 可水解 FⅤa、FⅧa，使其灭活，因而阻碍了由 FⅧa 和 FⅨa 组成的 X 因子激活物；同时也阻碍了由 FⅤa 和 FⅩa 组成的凝血酶原激活物的形成。此外，APC 还具有限制 FⅩa 与血小板结合、使纤溶酶原激活物抑制物灭活、使纤溶酶原激活物释放等抗凝作用。蛋白 S（protein S, PS），是 VEC 或血小板膜上的另一种蛋白质 - 蛋白 S（protein S, PS），可促进 APC 清除凝血酶原激活物中的 FⅩa 等。目前认为，PS 作为 APC 的辅酶而起作用。血栓调节蛋白（thrombomodulin, TM）是内皮细胞膜上凝血酶受体之一，与凝血酶结合后，降低其凝血活性，却极大地加强了其激活 PC 的作用。因此，TM 是使凝血酶由促凝转向抗凝的重要血管内凝血抑制因子（图 12-2）。

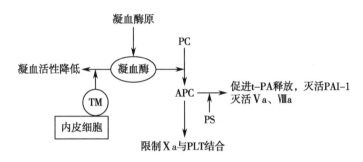

图 12-2 蛋白 C、蛋白 S 及血栓调节蛋白的抗凝作用

PC. 蛋白 C；TM. 血栓调节蛋白；APC. 活化的蛋白 C；PS. 蛋白 S。

（二）细胞抗凝系统

包括单核吞噬细胞系统和肝细胞的抗凝作用。单核吞噬细胞系统可以吞噬、清除血液中的凝血酶、纤维蛋白原、纤维蛋白、内毒素及多种促凝物质。肝细胞合成主要的抗凝物质有蛋白 C、抗凝血酶Ⅲ（antithrombin Ⅲ, AT-Ⅲ）和纤溶酶原（plasminogen, PLg），并且，肝脏能够将活化的 FⅨa、FⅩa、FⅪa 等灭活。因此，单核吞噬细胞系统和肝细胞可以发挥非特异性抗凝作用。

（三）纤溶系统

纤溶系统是由纤溶酶原、纤溶酶、纤溶酶原激活物（plasminogen activators, PAs）、纤溶抑制物和相关受体等组成。纤溶酶原主要在肝、骨髓、嗜酸性粒细胞和肾等合成，功能是使纤维蛋白凝块溶解，保证血流通畅，同时参与组织的修复和血管再生。纤溶系统在血栓溶解和血管再通过程中发挥着重要作用。纤溶酶原激活物的形成有两条途径：外源性激活途径和内源性激活途径。①外源性激活途径，即组织和内皮细胞合成的组织型纤溶酶原激活物（tissue plasminogenactivtor, t-PA）和肾脏合成的尿激酶型纤溶酶原激活物（urokinase plasminogenactivtor, u-PA）；②内源性途径，是指内源性凝血系统激活时，产生的血浆激肽释放酶原（prekallikrein, PK）-FⅪ- 高分子激肽原（high molecular weight kininogen, HWHK）-FⅫa 复合物，其中 PK 被 FⅫa 分解为激肽释放酶。激肽释放酶、FⅫa、FⅪa 及凝血酶及外源性激活途径产生的 t-PA、u-PA 均可使纤溶酶原转变为纤溶酶。纤维蛋白被降解的过程称纤维蛋白溶解（fibrinolysis）。纤溶过程分为两个阶段，一为纤溶酶原激活物的形成，二为纤维蛋白（Fbn）及纤维蛋白原（Fbg）降解。纤溶酶是活性很强的蛋白酶，能水解凝血酶、FV、FⅧ、FⅫ等，参与抗凝。

体内还存在抑制纤溶系统活性的物质，主要有：①纤溶酶原激活物抑制物 -1（plasminoge activator inhibitor type-1, P AI-1），可抑制 t-PA 和 u-PA，主要由内皮细胞和血小板产生；②补体 C_1 抑制物，抑制激肽释放酶和 FⅫa 对纤溶酶原的激活；③ α_2- 抗纤溶酶（α_2 纤溶酶抑制物），抑制纤溶酶活性；④ α_2- 巨球蛋白，抑制纤溶酶，也可抑制凝血酶、激肽释放酶等。

近年来发现的凝血酶激活的纤溶抑制物（thrombin-activatable fibrinolysis inhibitor, TAFI），是在肝合成，以酶原的形式存在于血浆中。TAFI 也存于血小板 α 颗粒中，并在受刺激时可释放。有实验证明，激活 TAFI 的凝血酶主要由内源性凝血途径产生，特别是依赖于 FⅪ 的活化而产生的高浓度凝血酶对激活 TAFI 是必需的。FⅪ依赖性的纤溶酶抑制物，表明内源性凝血过程也参与了纤溶过程的调节。

第二节　弥散性血管内凝血的原因和发生机制

一、弥散性血管内凝血的病因

临床上，许多疾病均可引起 DIC，感染性疾病是 DIC 最重要、最常见的病因，占 DIC 的 31%~43%。恶性肿瘤是 DIC 第二位病因，占 DIC 的 24%~34%，主要见于造血系统恶性肿瘤，呼吸、消化、生殖及泌尿系统的恶性肿瘤。妇产科疾病是 DIC 第三位病因，占 DIC 的 4%~12%，妇产科疾病、妊娠高血压综合征、胎盘早期剥离、羊水栓塞、宫内死胎滞留、感染性流产、刮宫术、剖宫产术、葡萄胎、绒癌、卵巢癌、子宫癌、子宫内膜异位症等均可引起 DIC。DIC 是产科大出血及产妇死亡的最重要原因之一。组织损伤，是 DIC 第四位病因，占 DIC 的 1%~5%，包括手术及创伤，外科大手术、大面积烧伤、严重冻伤、严重软组织创伤、挤压综合征等均可引起 DIC，尤其是在富含组织因子（TF）器官发生 DIC 的可能性更大。其他原因，包括某些毒蛇或有毒动物咬伤、昆虫叮咬，溶血、溺水、过敏、中毒、输血反应等均可引起 DIC。

常见引起 DIC 病因见表 12-1。

表 12-1　弥散性血管内凝血（DIC）的常见病因

类型	常见疾病
感染性疾病	内毒素血症、败血症、细菌、病毒、真菌、螺旋体感染等，感染性疾病是 DIC 最重要、最常见的病因
肿瘤性疾病	主要见于消化系统、泌尿生殖系统等恶性肿瘤及白血病等

续表

类型	常见疾病
妇产科疾病	胎盘早期剥离、宫内死胎、羊水栓塞、子宫破裂等，DIC 是产科大出血及产妇死亡的最重要原因之一
创伤及手术	严重软组织创伤、挤压综合征、大面积烧伤及大手术等
其他	休克、缺氧与酸中毒、体外循环、某些毒蛇或有毒动物咬伤、某些昆虫叮咬等

二、弥散性血管内凝血的发生机制

各种病因引起的 DIC 一般都是先激活凝血系统，导致凝血酶大量形成，从而导致 DIC 的发生。

（一）组织因子释放，启动外源性凝血系统

正常组织（特别是脑、肺、胰腺、前列腺、肾、肝脏、子宫、胎盘、蜕膜等）和恶性肿瘤组织中均含有大量组织因子（TF）。组织、细胞严重损伤，组织因子大量暴露或释放入血，启动外源性凝血系统。在大面积组织损伤、产科意外、外科大手术、恶性肿瘤或实质性脏器坏死等情况下，发生组织、细胞严重破坏，大量组织因子释放入血。TF 与血浆中的 F Ⅶ /F Ⅶ a 构成复合物，启动外源性凝血途径，引起血液凝固。

（二）血管内皮细胞（VEC）损伤，凝血、抗凝调控失调

缺氧、严重感染、内毒素、抗原抗体复合物、酸中毒等，均可引起血管内皮细胞损伤。①血管内皮细胞损伤，导致基底膜胶原暴露，可激活 F Ⅻ，启动内源性凝血系统，并可激活激肽和补体系统；②损伤的血管内皮细胞释放组织因子，启动外源性凝血系统；③血管内皮细胞损伤导致血栓调节蛋白 – 蛋白 C 和肝素 -AT- Ⅲ 系统功能降低及产生的 TFPI 减少损伤，使其分泌 TFPI、AT- Ⅲ、TM 减少，导致抗凝力量减弱；④血管内皮细胞产生组织型纤溶酶原激活物减少，PA_1 增多，使纤溶活性降低；⑤血管内皮细胞损伤导致一氧化氮、前列腺素、ADP 酶等产生减少，其抑制血小板黏附、聚集的功能降低，而且由于血管内皮细胞损伤，基底膜胶原暴露，血小板的黏附、活化和聚集功能增强。

（三）血细胞破坏，血小板被激活

1. **红细胞破坏**　红细胞含有磷脂和 ADP，红细胞破坏释放的磷脂既有直接的促凝作用，又可触动血小板释放反应，而间接促进凝血过程；ADP 可激活血小板，ADP 可使血小板聚集，还可触动血小板释放反应，使大量 PF_3 入血，促进凝血过程。红细胞破坏常见于异型输血、恶性疟疾等。

2. **白细胞破坏**　正常的中性粒细胞和单核 – 吞噬细胞内有促凝物质，在严重感染时，内毒素、肿瘤坏死因子等可使中性粒细胞合成和释放大量的组织因子，启动外源性凝血系统，促进 DIC 的发生。另外，急性早幼粒细胞性白血病患者，在化疗、放疗时白血病细胞大量破坏，释放组织因子样物质，也可促进 DIC 的发生。

3. **血小板被激活**　内毒素、免疫复合物、凝血酶等均可激活血小板。血小板被激活后与纤维蛋白原结合，促使聚集。血小板损伤，可释放多种血小板因子（如 PF_3、PF_4），

PF$_3$是血液凝固所必需的，PF$_4$既可增强PF$_3$的作用，又有中和肝素的作用，从而促进DIC的形成，在DIC的发展中血小板多起继发作用。

（四）促凝物质入血，激活凝血系统

羊水中含有丰富的TF，故羊水栓塞时可启动外源性凝血途径；羊水还具有FⅧ活性；羊水中的角化上皮细胞、胎脂、胎粪等颗粒物质，进入血液后可通过表面接触而激活FⅫ，启动内源性凝血途径。羊水中还含有纤溶酶原激活物，激活纤溶系统，使血液由高凝状态迅速转入低凝状态，发生严重的产后出血。其他异常颗粒物质入血，如转移的癌细胞或某些大分子颗粒（如抗原抗体复合物、细菌等）进入血液，可以通过表面接触而激活因子FⅫ，从而启动内源性凝血系统。急性坏死性胰腺炎时，大量胰蛋白酶入血，可直接激活FⅩ、凝血酶原和FⅫ，还可增强FⅧ和FⅤ活性；同时胰腺组织坏死时，可有大量TF释放入血，启动外源性凝血系统，导致DIC。外源性毒素入血：某些蜂毒或蛇毒入血可以直接激活FⅩ、凝血酶原，或直接使Fbg转变为Fbn。如蝰蛇蛇毒能直接使凝血酶原转变成凝血酶，响尾蛇蛇毒可直接使Fbg转变为Fbn。DIC的发生机制如图12-3。

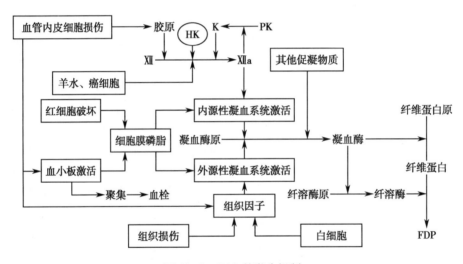

图12-3 DIC的发生机制

K. 激肽释放酶；PK. 激肽释放酶原；HK. 高分子激肽原。

📎 **知识链接12-1**

羊水栓塞，是指产妇在分娩或引产过程中羊水突然进入母体血液循环而引起的一种产科危急重症。羊水中的有形物质（胎儿毳毛、角化上皮、胎脂、胎粪）和促凝物质进入母体血液循环，会引起母体急性肺栓塞、过敏性休克、弥散性血管内凝血、肾衰竭甚至猝死的严重分娩期并发症。研究认为，羊水栓塞主要是过敏反应，是羊水进入母体循环后，引起母体对胎儿抗原产生的一系列变态反应，故有人建议可将羊水栓塞命名为"妊娠过敏反应综合征"。羊水栓塞的发病率为4/10万~6/10万，虽然发病率极低，但病死率极高。

第三节 弥散性血管内凝血的分期与分型

一、弥散性血管内凝血的分期

DIC 的发生、发展是一个动态过程。虽然 DIC 发生的起始环节不同，但都有共同的病理生理特征，血液首先发生高凝状态，以广泛的微血栓形成为特征，然后转入低凝状态及纤溶亢进，从而导致多发性出血。DIC 的不同阶段，其临床表现也可不同。因此，DIC 分期有利于对 DIC 进行动态观察并采取有效的治疗手段。

根据急性 DIC 典型的病理过程，DIC 一般可分为高凝期、消耗性低凝期和继发性纤溶亢进期 3 期，如表 12–2 所示。

表 12-2　弥散性血管内凝血（DIC）的分期

	高凝期	消耗性低凝期	继发性纤溶亢进期
发生机制	促凝物质入血；凝血酶被激活	凝血因子和血小板被大量消耗；继发纤溶亢进	纤溶酶原被激活，生成大量的纤维蛋白降解产物（FDP）
临床特点	微血栓广泛形成；血液高凝状态	出血倾向	明显的出血症状、休克和器官功能衰竭
实验室检查	血小板黏附性增加；凝血和复钙时间缩短	外周血小板计数 $< 100 \times 10^9/L$；血浆纤维蛋白原减少；出血、凝血、复钙时间延长	凝血酶原时间延长 $> 25s$；血浆鱼精蛋白副凝试验（3P 试验）阳性

高凝期：DIC 的起始环节，凝血系统首先被激活，血液中凝血酶大量形成。尽管纤溶系统也可同时启动，但是，因凝血过程有一系列正反馈放大作用，进展很快，而纤溶过程进展相对较慢，故 DIC 早期以血液凝固性异常升高为主，并发生广泛的微血栓形成。如果在高凝期不能及时祛除病因和阻断凝血酶的作用，广泛微血栓的形成必然消耗大量的凝血因子和血小板，导致 DIC 进入消耗性低凝期，此期患者出现明显出血倾向。继发性纤溶亢进期和消耗性低凝期可以同时存在或部分重叠或者交叉。因此，在 DIC 后期，由于凝血功能明显减弱，而抗凝作用明显增强，以及纤溶系统的激活，导致血液凝固性严重障碍，此期出血十分明显，呈现多发性出血。

二、弥散性血管内凝血的分型

（一）根据 DIC 发生的快慢分型

1. **急性型**　DIC 可在 1～2 天内发生，主要表现为休克和出血，病情恶化迅速，实验室检查结果显著异常。常见于各种严重感染、血型不合的输血、严重创伤、移植后急性排斥反应等。急性型约占 DIC 的 61%，急性 DIC 死亡率高达 50%～60%，严重威胁患者生命。

2. **亚急性型**　DIC 的发生在数天之内形成，表现介于急性型和慢性型之间，常见于恶性肿瘤转移、宫内死胎等患者。亚急性型约占 DIC 的 19%。

3. **慢性型**　常见于恶性肿瘤、慢性溶血性贫血、胶原病、慢性肝病等。由于机体的代偿及健全的单核吞噬细胞系统，所以各种异常表现均不明显。DIC 的发生时间较长，可达数日。临床上表现不明显或者轻微，诊断困难。常常以某脏器功能不全为主要表现，或仅有实验室检查异常。此类 DIC 往往在尸解后作组织病理学检查时才被发现。慢性型 DIC 约占 20%。此型 DIC 在一定条件下可转化为急性型。

（二）按机体的代偿情况分型

根据 DIC 发生后机体凝血物质的消耗与代偿生成之间的对比关系，可将 DIC 分为代偿型、失代偿型和过度代偿型。

1. **代偿型**　主要见于轻症 DIC。凝血因子和血小板的消耗与机体的代偿生成之间呈平衡状态。患者几乎没有临床症状，实验室检查也无明显异常。

2. **失代偿型**　主要见于急性 DIC。凝血因子和血小板的消耗多于机体的代偿生成。

3. **过度代偿型**　主要见于慢性 DIC 或恢复期 DIC。机体代偿生成的凝血因子和血小板多于消耗。

第四节　影响弥散性血管内凝血发生发展的因素

在 DIC 发生过程中，病因是决定因素。而在病因作用于机体的前提下，促进 DIC 的发生、发展的因素，就是 DIC 的诱因，诱因影响 DIC 进展的速度及严重程度，在临床上应该高度重视。

一、血液的高凝状态

妊娠第 3 周开始，孕妇血液中血小板及多种凝血因子（F I 、F II 、F V 、F VII 、F IX 、F X 、F XII ）均增多；而具有抗凝作用及纤溶活性的物质（如 AT- III 、PAs）减少；来自胎盘的纤溶酶原激活物抑制物（plasminogen activator inhibitors, PAI）增多。妊娠 4 个月以后，孕妇血液开始逐渐趋向高凝状态，到妊娠末期最为明显。如果发生羊水栓塞、胎盘早剥、宫内死胎等产科意外时，易发生 DIC。

机体酸中毒，一方面可导致内皮细胞损伤，启动凝血系统，血小板聚集性增强，进而导致血液呈高凝状态。另一方面由于血液 pH 降低，使凝血因子的酶活性增高，肝素的抗凝活性减弱，因此酸中毒也可促进 DIC 的发生。

二、肝功能严重受损

肝脏除了具有合成凝血酶原、纤维蛋白原、凝血因子（如 F V 、F VIII 、F IX 、F X ）等功能外，还可灭活、活化凝血因子（如 F IX 、F X 、F XII 等）。此外，一些抗凝物质，如纤溶酶原、蛋白 C 等也在肝脏合成。肝功能严重受损时，如急性重型肝炎、重症病毒性肝炎等，体内的凝血、抗凝血及纤溶系统的平衡状态会发生紊乱，从而促进 DIC 的发生。另外，急性重症肝炎时，大量坏死肝细胞可释放 TF，易引起 DIC 的发生。

三、单核吞噬细胞系统功能受损

单核吞噬细胞具有清除血中的凝血酶、纤维蛋白、纤溶酶、内毒素等促凝物质的功能。但这一功能在吞噬大量坏死组织、细菌或内毒素后，以及酮症酸中毒时吞噬大量脂质后可被"封闭"，从而促进 DIC 发生。如全身性 Schwatzman 反应时，由于第一次注射小剂量内毒素，使单核吞噬细胞系统功能"封闭"，而当第二次注入内毒素时，则可引起 DIC 的发生。

严重肝病、脾切除术后、多种慢性病、长期使用肾上腺皮质激素等，均可使单核吞噬细胞系统功能严重障碍并降低其处理、清除已经激活的凝血因子的能力，从而诱发 DIC。

四、微循环障碍

休克状态下的严重微循环障碍常有血液淤滞、血细胞聚集，由此而导致的内皮细胞缺氧、酸中毒等，均可启动内源性凝血系统；巨大血管瘤时，由于微血管中血流缓慢，以及伴有的内皮细胞损伤等也可促进 DIC 的发生；低血容量时，由于肝、肾血液灌流减少，使其对凝血和纤溶产物的稀释和清除受阻，亦可促使 DIC 的发生。

五、其他因素

临床上不恰当应用纤溶抑制剂（如 6- 氨基己酸）等药物，过度抑制纤溶系统，造成血液黏度增高，也可促进 DIC 的发生；此外，实验证明，大量的 α 受体激动剂可使微血管收缩、微循环障碍，并且凝血因子和血小板处于易激活状态，AT-Ⅲ抗凝作用减弱，也有利于 DIC 的发生。

第五节　弥散性血管内凝血时机体功能代谢的变化

一、出血

血栓形成是 DIC 的基本病理变化，但不易被及时发现。临床上，出血常是 DIC 患者最初和最常见的临床表现。据统计，DIC 出血的发生率为 85% ~ 100%。临床最常见的是皮肤黏膜自发性出血，如皮肤瘀点、瘀斑，以及牙龈和鼻黏膜出血，甚至皮肤大片紫癜及皮肤黏膜坏死，偶见皮下血肿等。也可出现自发性内脏大出血，如呕血和黑便、咯血、血尿、阴道出血及颅内出血等。有时出血表现比较隐蔽，如伤口或注射部位渗血不止等。

DIC 出血的特点可以归纳为：不易用原发病来解释；多部位同时出现出血；常同时伴有休克、栓塞、溶血等 DIC 的其他表现；用一般止血药物治疗无效，往往需要用肝素抗凝结合补充凝血因子、血小板等综合治疗。

引起出血的机制有以下几个方面：

（一）血小板减少和凝血因子的消耗

由于广泛微血栓的形成，导致血小板和凝血因子大量消耗，加上肝和骨髓的代偿功能跟不上，所以血液由高凝转入低凝而引起出血。

（二）继发纤溶亢进

DIC 后期，纤溶酶原受因子Ⅻa、凝血酶及纤溶酶原活化素作用而激活，纤溶酶是活性较强的蛋白酶，使已形成的纤维蛋白被降解，导致出血。还可水解凝血因子，如凝血酶、FⅤ、FⅧ、FⅫ等。

（三）纤维蛋白降解产物的形成

纤维蛋白原及纤维蛋白在纤溶酶的作用下水解，生成各种分子量大小不等的蛋白质组分和多肽物质，统称纤维蛋白（原）降解产物（fibrin/fibrinogen degradation products, FDP/FgDP）。包括较大的 X 和 Y 片段、较小的 D 和 E 片段及小肽 A、B 等。①X、Y、D 片段均可妨碍纤维蛋白单体聚合；②Y、E片段有抗凝血酶的作用；③多数碎片可与血小板膜结合，降低血小板的黏附、聚集、释放等功能；④增加血管壁的通透性，使血浆渗出。FDP可阻止纤维蛋白单体聚合，拮抗凝血酶及抑制血小板聚集具有强烈的抗凝作用，血中FDP增加，患者的出血症状加重。

各种FDP片段在DIC的诊断中具有重要意义，其中主要有3P试验和D-二聚体试验。

1. 3P试验　即血浆鱼精蛋白副凝试验（plasma protamine paracoagulation，3P试验），其原理是，DIC患者血浆中的FDP可与纤维蛋白单体结合形成可溶性纤维蛋白复合物，从而阻断纤维蛋白单体之间的聚集。当把鱼精蛋白加入患者血浆后，其可与FDP结合，使血浆中原与FDP结合的纤维蛋白单体分离出来并彼此聚集而凝固，形成肉眼可见的絮状沉淀物，称为3P试验阳性。这种不需凝血酶的作用而引起的凝集反应称为副凝试验。正常人血浆3P试验为阴性。但在DIC晚期，当纤溶系统过度激活、血浆中FgDP的大分子成分被完全分解为小分子物质时，纤维蛋白单体明显减少，3P试验有可能反而转为阴性。

2. D-二聚体试验　D-二聚体（D-dimer, DD）是纤溶酶分解纤维蛋白的产物，由于它是交联纤维蛋白降解的特异产物，因此，只有在继发性纤溶亢进时，血液中才会出现D-二聚体。所以，它的升高特异性地提示患者体内存在继发性纤溶亢进。

（四）微血管损伤

DIC时，各种原因引起的缺氧、缺血、酸中毒，以及细胞因子和自由基、广泛微血栓的形成等作用均可造成微血管壁损伤、通透性的增高，甚至坏死，这也是导致DIC出血的一个重要原因。当纤溶酶（PLn）将血栓溶解而使血流再灌注时，容易造成出血。

案例分析12-1

患者为产妇产后大出血，且该产妇出现持续性阴道出血，血液不凝，同时还出现全身多部位出血病灶；在静脉穿刺中还有短时针眼频频栓塞现象。根据患者的病史及临床表现，该患者极有可能发生了DIC。

二、器官功能障碍

DIC的高凝期，广泛的微血栓形成。如果微血栓不能及时溶解，就会因缺血缺氧导致受累脏器实质细胞的损伤，出现不同程度的功能障碍。如果合并严重出血或休克，更容易造成器官功能障碍。常见受累器官有：

1. 肾脏　最易受损。肾内DIC可引起肾皮质坏死和急性肾功能不全，临床上可出现少尿或无尿、血尿、蛋白尿和氮质血症等。

2. 肺脏　肺内DIC如发生较慢，则可出现呼吸增强或呼吸困难、肺水肿或肺出血，严重时可引起呼吸衰竭；如肺内微血栓发生急骤且广泛，则可引起死亡。

3. 脑　轻者可引起脑组织多发性小灶性坏死，临床上可出现谵妄、惊厥或嗜睡等；严重时可昏迷或死亡。

4. 心脏　如果血栓发生在冠状动脉分支，则可引起心肌缺血、梗死，临床上可表现为心力衰竭或心源性休克。

5. 胃肠　DIC时，胃肠黏膜可出现广泛的小灶性溃疡，导致恶心、呕吐、腹泻或消化道出血。

6. **内分泌腺**　DIC 可引起急性肾上腺坏死，造成急性肾上腺皮质功能衰竭，称华 -佛综合征（Waterhouse-Friderichsen syndrome）。若引起垂体坏死，可导致希恩综合征（Sheehan syndrome）。

📎 **知识链接 12-2**

　　希恩综合征（Sheehan syndrome）是指由于产后大出血，尤其是伴有长时间的失血性休克，使垂体前叶组织缺氧、变性坏死，继而纤维化，最终导致垂体功能减退，使垂体前叶及其所支配的靶器官（肾上腺、甲状腺、性腺等）分泌的各种激素显著减少，从而导致靶器官功能过早减退的一种内分泌疾病。如果缺血严重而持久，则可同时累及神经垂体，从而并发尿崩症综合征。

---

7. **表浅部位**　栓塞发生于体表皮肤及黏膜时，表现为四肢末端发绀、疼痛，严重者可在血栓周围形成皮肤的缺血性坏死。

　　在 DIC 患者中，多器官功能障碍综合征是死亡的主要原因。

三、休克

　　DIC 特别是急性 DIC 常伴发休克或者加重休克，发生率为 50%～80%，休克也可伴发 DIC。二者互为因果，形成恶性循环。DIC 易发生休克的原因是，广泛微血栓的形成，使循环通路受阻，直接引起组织灌流不足，回心血量减少，从而导致低血压休克；广泛或严重出血，引起血容量减少，血压下降；纤维蛋白原降解产物能够增强组胺和激肽的作用，从而加重微血管扩张并使其通透性升高，导致外周阻力下降，有效血容量减少，促使休克发生；DIC 时，心肌由于缺血、缺氧或受毒素作用，收缩力减弱，可导致心排血量明显下降，这也是引起休克的重要机制。

　　DIC 所致休克常常具有以下特点：

1. 起病急骤，为一过性或持续性血压下降，且无明确的休克原因。
2. 早期即出现肾、肺、大脑等器官的功能不全。
3. 休克程度与出血量常不成比例。
4. 常规抗休克治疗无效。顽固性休克是病情严重、预后不良的征兆。

案例分析 12-1

　　患者产后出血，出血量约为 1 000ml，面色苍白，四肢湿冷，血压 76/52mmHg，心率 160 次 /min，呼吸 28 次 /min。根据病情，判断患者发生了 DIC 并发失血性休克。急性 DIC 常伴有休克，休克晚期又易形成 DIC，二者往往互为因果，形成恶性循环。DIC 发生休克的主要机制为：①DIC 时广泛微血栓形成阻塞微循环，造成回心血量不足，广泛或严重出血，使循环血量减少。②心肌缺血缺氧，收缩力减弱，导致心排血量明显下降。③DIC 时激肽、补体系统的激活和 FDP 的增多，都会引起微动脉、毛细血管前括约肌舒张，微血管壁通透性增加，造成外周阻力下降，血管容积增大，有效循环血量不足。④DIC 患者广泛出血引起血容量减少，微循环障碍，引起休克。

案例分析 12-2

该患者为痢疾杆菌引起的中毒性菌痢，痢疾杆菌属于革兰氏阴性菌，释放内毒素。严重的感染性疾病是引起 DC 发生的第一位原因，其中革兰氏阴性细菌产生的内毒素起重要作用，内毒素引起 DIC 发生的机制如下：

（1）内毒素表面带有负电荷，可通过表面接触而直接激活凝血因子Ⅻ。

（2）使血管内皮细胞受损，一方面使基底膜胶原暴露，通过接触而激活凝血因子Ⅻ，启动内源性凝血系统；另一方面使组织因子（凝血因子Ⅲ）暴露或表达增加，启动外源性凝血系统。

（3）造成中性粒细胞、血小板及其他组织损伤，释放Ⅲ因子及激活血小板。

（4）激活补体而促进凝血系统的激活。

（5）损害单核吞噬细胞系统功能，促使 DIC 发生。

（6）引起内毒素休克，导致微循环障碍。

（7）抑制血管内皮合成和释放纤溶酶原激活物，使纤溶过程减弱。

四、微血管病性溶血性贫血

DIC 时可伴发一种特殊类型的贫血，称为微血管病性溶血性贫血。这种贫血除了具有溶血性贫血的一般特性之外，外周血涂片中可出现一些呈盔甲形、葫芦形、星形、新月形、多角形、小球形等形态特殊的红细胞及红细胞碎片，这些红细胞碎片也称为裂体细胞。它的出现有助于 DIC 的诊断。

DIC 时红细胞碎片的产生主要是纤维蛋白网和红细胞之间互相作用的结果。由于微血管里有广泛的纤维蛋白性微血栓形成，当循环中的红细胞流经由纤维蛋白丝构成的网孔时，会粘着或挂在纤维蛋白丝上，再加上血流的不断冲击，而引起红细胞破裂。除机械作用外，某些 DIC 的病因也能使红细胞变形性下降、脆性增高，当红细胞受到纤维蛋白网和血流冲击等作用时很容易破碎，从而引起溶血。

值得注意的是，微血管病性溶血还可出现于急性肾衰竭、恶性高血压、广泛性恶性肿瘤转移和血栓性血小板减少性紫癜等疾病中。将上述 DIC 功能代谢的变化归纳为图 12-4 所示。

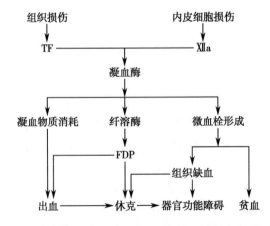

图 12-4　弥散性血管内凝血（DIC）的主要临床表现及机制

TF. 组织因子；FDP. 纤维蛋白降解产物。

第六节　弥散性血管内凝血的诊断及防治原则

一、实验室诊断的病理生理基础

DIC 的诊断比较复杂，目前主要是根据病史、临床表现、实验室检查和抗凝治疗效果等综合判断。其中，实验室指标十分重要。主要的检验结果如下：

1. **血小板计数减少到 100×10^9/L 以下或进行性下降**　由血小板破坏过多和血小板聚集引起。

2. **血浆纤维蛋白原含量 < 1.5g/L 或进行性下降**　由于广泛微血栓的形成和纤溶系统活性的增强，大量纤维蛋白原被消耗而使其含量下降。

3. **血浆鱼精蛋白副凝试验阳性，或血浆 FDP > 20mg/L，或 D- 二聚体水平升高或阳性**　3P 试验阳性提示血中 FDP 含量增高，而 DD 的升高则提示存在继发性纤溶亢进。

4. **凝血酶原时间（prothrombin time, PT）延长 3 秒以上**　PT 是指在血浆中加入组织凝血激酶，使凝血酶原转变成凝血酶，从而引起血液凝固所需的时间。DIC 时由于凝血因子被大量消耗，而使凝血酶原时间延长。

5. **凝血酶时间（thrombin time, TT）延长**　TT 是指用一定量凝血酶使待测血浆凝固所需要的时间。DIC 患者中因肝素样抗凝物质增多或出现大量的具有抑制凝血酶作用的 FgDP/FDP 成分，使其 TT 较正常人明显延长。上述检查中，同时具有 3 项以上者即为异常。

案例分析 12-1

患者有易引起 DIC 的基础疾病——产后大出血存在。并且产妇表现为持续性阴道出血、血液不凝等 DIC 的临床表现。为进一步明确诊断，可考虑进行下列实验室检查：①血小板计数；②血浆纤维蛋白原含量测定；③3P 试验、D- 二聚体试验或血浆 FDP 检测；④凝血酶原时间测定等。

二、弥散性血管内凝血的防治原则

DIC 的发生发展是非常复杂的，因此 DIC 的防治应采取综合措施，主要的防治原则如下：

1. **病因学防治**　预防和消除引起 DIC 的病因和诱因，是防治 DIC 的根本措施。例如，及时有效地控制感染、切除肿瘤、取出死胎和抢救休克等，对防治 DIC 均起决定性作用。因此，防治原发病是预防和治疗 DIC 首先要采取的措施。

2. **发病学防治**　重建凝血与抗凝血（含纤溶）间的动态平衡。DIC 时凝血系统和纤溶系统的变化往往交错在一起，但是，凝血亢进是其基本发病机制，故主要应采用肝素、AT-Ⅲ 等抗凝血药物治疗，抗凝是 DIC 的主要治疗手段之一。在使用肝素治疗基础上，可根据实验室检查结果补充凝血因子和血小板。如病程进入纤溶亢进期，可谨慎应用纤溶抑制剂。有人认为纤溶抑制药物与肝素合并使用，效果更好。

3. **改善微循环**　改善微循环，及时纠正微循环障碍，疏通有微血栓阻塞的微循环，增加重要脏器和组织微循环的血液灌流量，减少血小板和红细胞凝集。具体包括补充血容量、解除血管痉挛、早期应用肝素抗凝防止新的微血栓形成、应用抑制血小板黏附和聚集功能的药物（如双嘧达莫、阿司匹林等），以及酌情使用溶栓剂（如蝮蛇抗栓酶、尿激酶）等。溶栓疗法应是最后考虑采取的措施。

4. 保护重要器官功能 多器官功能障碍是 DIC 致死的主要原因之一，故对 DIC 防治应当注意重要器官的功能保护。必要时用人工辅助装置，如血液透析、人工心肺机等。

【本章小结】

DIC 是临床常见的病理过程，其是在某些致病因子的作用下，凝血因子和血小板被激活，大量促凝物质入血，引起以凝血功能障碍为主要特征的症状，微循环中广泛的微血栓形成消耗了大量凝血因子和血小板，然后血液转入低凝状态，同时引起继发性纤维蛋白溶解亢进，导致出血、休克、器官功能障碍和贫血等临床表现的病理过程。

感染性疾病是 DIC 最常见的病因，其次为恶性肿瘤、妇产科疾病、创伤和大手术等。DIC 主要的发病机制包括组织因子（TF）大量释放，启动外源性凝血系统；血管内皮细胞损伤，凝血及抗凝血功能失调；血细胞的大量破坏，血小板被激活；促凝物质入血等。凝血酶及纤溶酶先后大量形成是 DIC 发病机制中的两大关键因素。DIC 分为高凝期、消耗性低凝期、继发性纤溶亢进期；影响 DIC 发生发展的因素包括血液高凝状态、肝功能严重障碍、单核吞噬细胞系统功能障碍、微循环障碍等。

【复习思考题】

1. 试述 DIC 患者发生出血的机制？
2. 影响 DIC 发生发展的因素有哪些？
3. DIC 时机体有哪些功能和代谢的变化？
4. DIC 可引起什么贫血？并说明其机制。
5. 引起 DIC 发生的常见疾病有哪些？

（王晓杨）

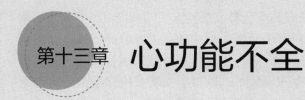

第十三章　心功能不全

【学习目标】

掌握：心力衰竭的概念；心力衰竭的基本病因；心肌收缩功能降低的基本机制；心功能不全时临床表现的病理生理基础。

熟悉：心力衰竭的诱因；机体的代偿反应及机制；心室舒张功能异常的机制。

了解：心力衰竭的分类；心功能不全的防治原则。

【案例导入】

案例 13-1

刘某，男，38 岁，因"活动后心悸、气促 8 年，下肢水肿反复发作 2 年，咳嗽 1 个月，3 天前加重"入院。患者 8 年前劳动后感到头晕、心悸、气短，休息后好转，且逐年加重。曾去医院治疗，诊断为"风心病"。近 2 年，常感到前胸部发闷，夜里常不能平卧，并逐渐出现下肢水肿。近 1 个月，伴咳嗽和咳少量粉红色泡沫痰，胸闷，3 天前因感冒上述症状加重而入院。

体检：体温 37.8℃，呼吸 26 次/min，脉搏 140 次/min，血压 110/80mmHg，半卧位，口唇发绀，面部及下肢水肿，颈静脉怒张。两肺呼吸音粗，有散在干啰音，肺底闻及湿啰音。心界向两侧扩大，心音低钝，心尖区可闻及收缩期吹风样杂音和舒张中期隆隆样杂音，肺动脉瓣区第二音亢进。腹软，肝在肋下 3cm，有压痛，肝-颈静脉反流征阳性。

实验室检查：血沉 60mm/h，Hb 100g/L，RBC 3.4×10^{12}/L，WBC 8×10^9/L，中性粒细胞百分比 56%，抗"O" 625U，血 Na^+ 123mmol/L，K^+ 3.8mmol/L，其余化验正常。心电图：窦性心动过速，P 波增宽，右室肥大。胸片：心影增大，心脏呈梨形；两肺纹理增多。入院后积极抗感染治疗，给予吸氧、强心、利尿、血管扩张剂及纠正水、电解质代谢紊乱等措施，病情逐渐地得到控制。

问题：

1. 请问患者发生心力衰竭的原因、诱因和类型，其发生机制如何？
2. 患者呼吸困难的表现形式属于哪一种，发生机制如何？
3. 患者出现了哪些水、电解质代谢异常，解释其发生机制。

心脏的主要生理功能是泵出足够的血液到达全身组织器官，以满足组织细胞的代谢需求。生理情况下，心脏泵血随机体代谢需求而发生相应变化，可以满足机体在静息和运动时的需要。心功能不全（cardiac insufficiency）是指各种致病因素引起心脏结构和功能改变，使心脏泵血功能降低或充盈功能低下，以至不能满足机体组织细胞代谢需要的病理生理过程，在临床上可表现为心排血量减少和呼吸困难、水肿及静脉压增高等静脉淤血综合征，又称为心力衰竭（heart failure）。以往认为心脏泵血功能受损后由完全代偿直到失代偿的全过程称为心功能不全，而心力衰竭属于心功能不全的失代偿阶段。

某些病因引起的心功能不全往往呈慢性经过，此时由于心排血量的降低和静脉回流不相适应，引起钠、水潴留和血容量增加，出现心腔扩大、静脉淤血和组织水肿的临床表现，称充血性心力衰竭（congestive heart failure）。

📎 **知识链接 13-1**

心力衰竭的病理生理学演变简史

1. **心肾学说（后向衰竭与前向衰竭学说）**　该学说形成于20世纪40至60年代。早在1832年James Hope就提出了后向衰竭学说，认为心排血量下降可引起心脏后方静脉和毛细血管血流淤滞、肾代偿性钠、水潴留，最终导致水肿。20世纪80年代，Mackenzie提出前向衰竭学说，认为心力衰竭是由于心泵功能降低，以至于不能满足机体需要，导致机体乏力和水肿。这一学说推动了洋地黄和利尿剂广泛的临床应用，并取得显著疗效。

2. **血流动力学学说**　形成于20世纪60至80年代，认为心力衰竭不仅仅是心肌收缩功能降低的结果，更重要的是由于外周动、静脉血管收缩引起心脏前、后负荷增大，导致心肌氧耗增加，使心力衰竭恶化。基于此，应用血管扩张剂降低心脏前、后负荷，取得了短期血流动力学的改善，但是长期应用反而增加患者死亡率。

3. **神经激素学说**　以往认为交感神经兴奋是心功能不全机体重要的代偿机制，而β受体阻滞剂对心肌有负性肌力作用，为避免心力衰竭恶化而禁用或慎用。形成于20世纪80至90年代的神经激素学说认为，神经内分泌的过度激活不仅使血流动力学紊乱，而且对心肌有直接毒性作用，可促进心力衰竭的进展。在该学说指导下，血管紧张素转化酶抑制剂（angiotension conversing enzyme inhibitor, ACEI）临床应用取得了良好疗效。同时，合理应用β受体阻滞剂能有效减轻心力衰竭症状，降低病死率。

4. **心室重塑学说**　20世纪90年代中期以后，随着免疫组化及分子生物技术的应用，认识到心室重塑是心力衰竭发生的基本机制之一。心力衰竭时，器官水平的变化包括心室腔扩大、室壁变薄或肥大，以及心室几何结构改变。微观变化包括心肌坏死与凋亡、胚胎基因再表达、心肌细胞长/宽比例增加，以及细胞外基质胶原沉积和纤维化。合理的治疗可以缓解，甚至逆转心室重塑进展。

第一节 概述

一、原因

多种原因可以引起心功能不全，主要病因可归纳为心肌收缩功能降低、心脏负荷过度、心室舒张及充盈受限（表 13-1）。

表 13-1 心功能不全的常见病因

心肌收缩功能降低	心室舒张及充盈受限	容量负荷过重	压力负荷过重
心肌缺血	左心室肥厚	瓣膜关闭不全	高血压
心肌梗死	限制性心肌病	动－静脉瘘	主动脉缩窄
心肌炎	心室纤维化	室间隔缺损	主动脉瓣狭窄
心肌中毒		严重贫血	肺动脉高压
扩张型心肌病		甲状腺功能亢进	肺动脉瓣狭窄
			肺源性心脏病

（一）心肌收缩功能降低

病因导致心肌本身的结构或代谢损害，使心肌收缩功能降低，如心肌梗死、心肌炎及心肌病时，心肌细胞出现变性、坏死及组织纤维化；冠状动脉粥样硬化、严重贫血、维生素 B_1 缺乏时，心肌缺血、缺氧和能量代谢障碍，导致心肌收缩功能障碍。

（二）心脏负荷过重

心脏负荷分为容量负荷和压力负荷。

1. 容量负荷过度 容量负荷（volume load）又称前负荷（preload），指心室收缩前所承受的负荷，相当于心室舒张末期容积。左心室容量负荷过度主要见于主动脉瓣或二尖瓣关闭不全；右心室容量负荷过度主要见于室间隔缺损、肺动脉瓣或三尖瓣关闭不全时；严重贫血、维生素 B_1 缺乏、甲状腺功能亢进及动－静脉瘘等高动力循环状态时，左、右心室容量负荷均增加。

2. 压力负荷过度 压力负荷（pressure load）又称后负荷（afterload），指心室射血所要克服的阻力，即心室收缩时所承受的阻力负荷。左心室压力负荷过度主要见于高血压、主动脉缩窄、主动脉瓣狭窄等；右心室压力负荷过度主要见于肺动脉高压、肺动脉瓣狭窄、肺梗死及慢性阻塞性肺疾病等。

（三）心室舒张及充盈受限

指在静脉回心血量无明显减少的条件下，因心脏本身病变导致心室舒张和充盈功能低下。如心肌缺血可因能量不足引起主动性舒张功能障碍。左心室肥厚、纤维化和限制性心肌病使心肌顺应性减退，心室舒张期充盈减少。二尖瓣狭窄可致左心室充盈减少及肺循环淤血；三尖瓣狭窄可致右心室充盈减少及体循环淤血。急性心包炎可因心包腔内炎性渗出物限制心室舒张，慢性缩窄性心包炎可因瘢痕粘连和钙化使心包伸缩性下降，这些都使心室充盈受限，导致心排血量减少。

二、诱因

各种病因引起的心功能不全患者，大多可通过机体的代偿调节，使心功能维持在相对正常状态而不表现出明显的心力衰竭症状和体征。通常在心脏负荷加重、心肌耗氧量增加或供血、供氧减少时可促进心力衰竭的发生，称诱因。据统计，心力衰竭的发生，50%～90%是在一定诱因作用下引起。常见的诱因有以下几点：

（一）感染

各种感染，特别是呼吸道感染，是心力衰竭最常见的诱因。其诱发心力衰竭的主要机制为：①伴发热时，交感神经兴奋，机体代谢率增加，可加重心脏负荷；②心率加快，心肌耗氧量增加，同时舒张期缩短，使心肌供血、供氧减少；③某些病原微生物及其产物可直接损伤心肌细胞；④呼吸道感染时，由于气体交换障碍，引起缺氧，致肺血管阻力升高，加重右心负荷。

（二）水、电解质代谢及酸碱平衡紊乱

如酸中毒和高钾血症可直接或间接影响心肌舒缩功能，同时造成心律失常，诱发心力衰竭。

（三）心律失常

快速型心律失常如心房纤颤、室性心动过速、室性纤颤等，也是心力衰竭的常见诱因。因为心率增快可使：①心肌耗氧量增加；②舒张期缩短，冠状动脉血流不足，使心肌处于缺血、缺氧状态；③房室协调性紊乱，导致心室充盈不足，射血功能障碍。心律失常既可以是心力衰竭的基本病因，也可以促进心功能不全从代偿期发展为失代偿期，诱发心力衰竭。

（四）妊娠与分娩

孕妇在妊娠期血容量可增加20%以上，同时心率加快、心排血量增多，致使机体处于高动力循环状态，心脏负荷加重。分娩时，疼痛刺激和精神紧张等因素兴奋交感-肾上腺髓质系统，一方面可增加静脉回流血量，使心脏前负荷增加；另一方面外周阻力血管收缩，加重心脏的后负荷；同时心率加快导致耗氧增多、冠状动脉血流不足，也可诱发心力衰竭。

（五）其他

除上述常见诱因外，过度劳累、紧张、情绪激动、气温变化、输液输血过多过快、贫血、洋地黄中毒、创伤和手术等均可加重心脏负荷，或加重心肌缺血、缺氧而诱发心力衰竭。

三、分类

（一）根据心力衰竭的发生速度分类

1. **急性心力衰竭（acute heart failure）** 起病急，发展迅速，心排血量急剧减少，机体来不及充分代偿，常可导致心源性休克。常见于急性心肌梗死、严重心肌炎等。

2. **慢性心力衰竭（chronic heart failure）** 起病缓慢，经较长时间的心功能代偿后才发生，常表现为充血性心力衰竭。常见于高血压病、肺源性心脏病、心脏瓣膜病等。

（二）根据心力衰竭的发病部位分类

1. **左心衰竭（left heart failure）** 主要是由左室受损或负荷过度导致心肌泵血功能

障碍，心排血量降低，常出现肺循环淤血和肺水肿。常见于冠心病、高血压病、二尖瓣关闭不全、心肌病等。

2. **右心衰竭**（right heart failure） 常见于慢性阻塞性肺疾患、肺动脉瓣狭窄等，此时右心泵血功能障碍，可导致体循环淤血和静脉压升高，并常伴有下肢水肿甚至全身性水肿。

3. **全心衰竭**（whole heart failure） 某些疾病常同时累及左右心室而引起全心衰竭，如严重心肌炎、风湿性心脏病、重度贫血等。全心衰竭也可继发于一侧心力衰竭，如左心衰竭时，肺循环压力增高，右心后负荷过重发生右心衰竭；右心衰竭时，肺循环的血流量减少，以致左心不能充盈、冠状动脉血流减少、左心受损，发生左心衰竭。

（三）根据心排血量的高低分类

1. **低输出量性心力衰竭**（low output heart failure） 心排血量低于正常水平，常见于冠心病、高血压病、心肌病、心脏瓣膜病等引起的心力衰竭。

2. **高输出量性心力衰竭**（high output heart failure） 心力衰竭时心排血量较发病前（心功能不全代偿阶段）有所下降，但其值仍高于或不低于正常群体的平均水平，称高输出量性心力衰竭。常继发于代谢增高或心脏后负荷降低的疾病，如甲状腺功能亢进、严重贫血、维生素 B_1 缺乏和动静脉瘘等，机体处于高动力循环状态，血容量扩大，静脉回流增加，心脏过度充盈，心排血量相应增多，心脏负荷显著增大，使心肌能量供应相对不足，容易发生心力衰竭。

（四）根据心力衰竭时心肌收缩与舒张功能的障碍分类

1. **收缩性心力衰竭**（systolic heart failure） 指因心肌收缩功能障碍引起的心力衰竭，常见于高血压心脏病、冠心病等，主要由心肌变性、坏死、凋亡所致。

2. **舒张性心力衰竭**（diastolic heart failure） 指因心肌舒张功能障碍引起的心力衰竭，二尖瓣或三尖瓣狭窄、缩窄性心包炎、肥大性心肌病、心肌缺血等均可使心肌舒张功能受损。临床上发生心力衰竭时，心肌收缩和舒张功能障碍多同时并存。

📎 **知识链接 13-2**

心力衰竭的其他分类方法

1. **依据心力衰竭症状严重程度分类** 纽约心脏学会（The New York Heart Association, NYHA）在 1928 年提出，按患者胜任体力活动的能力，结合临床表现，将心脏功能分为四级。此方案至今仍然被广泛采纳。①心功能 I 级（心功能代偿期）：有导致心功能障碍的病因存在，日常体力活动不引起心力衰竭的临床表现。②心功能 II 级（轻度心力衰竭）：体力活动轻度受限，一般活动可引起乏力、心悸、呼吸困难等心力衰竭症状，休息后症状消失。③心功能 III 级（中度心力衰竭）：体力活动明显受限，轻度活动即出现乏力、心悸、呼吸困难等症状，休息后症状减轻但不能完全消失。④心功能 IV 级（重度心力衰竭）：体力活动重度受限，安静休息时仍有心力衰竭症状。该分类方法简便易行，但其主要凭患者的主观陈述，有时症状与客观检查之间有较大差距。另外，该分类未能反映出慢性心力衰竭的渐进性发展过程。

2. 依据心力衰竭发展过程分类 2001 年美国心脏病学会（The American College of Cardiology, ACC）与美国心脏协会（American Heart Association, AHA）联合提出心力衰竭新分期方法，该分期法旨在补充 NYHA 心功能分级，强调心力衰竭的演变和发展过程。①A 级：心力衰竭高危患者，但尚无心脏结构或功能异常，也无心力衰竭症状。如患有冠心病、动脉粥样硬化、高血压、糖尿病等，经检查无心脏结构异常。②B 级：存在结构性心脏病变，但无心力衰竭的症状。包括左室肥厚或纤维病变、扩张或收缩能力降低、无症状心脏瓣膜病、既往心肌梗死。③C 级：存在结构性心脏病变，曾有或现有心力衰竭的症状。如因左室舒缩功能下降导致的呼吸困难或乏力，或既往出现过心力衰竭症状经治疗已无症状。④D 级：需要特殊干预治疗的顽固性心力衰竭晚期。包括最大药物剂量治疗下，静息仍有明显症状患者，因心力衰竭反复入院或不能安全出院患者，准备接受心脏移植的住院患者。

第二节 心功能不全时机体的代偿

由于心脏有强大的储备能力和各种完善的代偿功能，当心脏负荷增加或心肌受损导致心排血减少时，机体可动员心力储备和多种代偿功能，提高心排血量以满足机体的代谢需要，这一过程称代偿过程。如通过代偿，心排血量满足机体的代谢需要，患者可不出现心力衰竭的表现，此为完全代偿；若心排血量仅能满足机体在静息状态下的代谢需要，患者有轻度的心力衰竭表现，称不完全代偿；严重时，心排血量甚至不能满足机体在静息状态下的代谢需要，患者有明显的心力衰竭症状，此为失代偿，是心功能不全的终末阶段。

代偿的方式为机体首先出现神经–体液的适应性变化，以调节血流动力学改变。以此为基础，机体通过心脏本身及心脏以外的多种代偿方式进行代偿，以缓解心排血量的不足。

一、神经–体液调节机制

心肌损伤发生初期，循环或组织中即有儿茶酚胺、血管紧张素Ⅱ、醛固酮、内皮素等神经–体液因子的含量或活性增高。早期可迅速启动机体的功能性代偿，对于维持心脏泵血功能、血流动力学稳态及重要器官的血流灌注具有重要作用。神经–体液机制的激活是机体全部代偿适应反应的基础，也是心力衰竭逐步发展、加重的主要机制，长期神经–体液调节机制失衡可加重心肌损伤，造成心泵血功能降低及心功能不全的进展。

1. 交感神经系统激活 心功能不全时，心排血量降低可导致交感神经兴奋，使血浆中儿茶酚胺浓度升高，早期可使心率加快、心肌收缩性增强、心排血量增加；同时，儿茶酚胺通过引起腹腔内脏等阻力血管收缩以维持动脉血压，保证重要器官的血流灌注。

长期过度交感神经激活、外周血管阻力持续增加会对机体造成不利的影响，如心脏后负荷加重，内脏供血不足致其代谢、功能及结构改变。

知识链接 13-3

交感－肾上腺髓质系统过度激活对心泵功能的不利影响

交感神经系统过度激活会对心泵功能产生许多不利效应：①心肌耗氧量增加，舒张期缩短，可能减少冠脉灌流量；②引起全身血管广泛收缩，心脏前、后负荷增大；③过量儿茶酚胺使心肌细胞膜离子转运异常，易诱发心律失常；④激活肾素－血管紧张素－醛固酮系统，引起钠、水潴留，增大心脏负荷；⑤持续增高的去甲肾上腺素（NE）和血管紧张素Ⅱ（angiotension Ⅱ，Ang Ⅱ）促进心室重塑；⑥外周血管收缩导致组织低灌流，可引起皮肤苍白、骨骼肌疲劳、尿量减少等低心排血量综合征。尤其是，交感神经系统持续过度兴奋使心室重塑不断加重，促进慢性心功能不全的进展。近年来，依照循证医学原则设计的多项临床治疗试验已证实，运用β受体阻滞剂，可减轻心功能不全持续交感神经系统过度兴奋的不良影响，取得良好的长期治疗效果。2016 年欧洲心脏病协会心力衰竭指南已经将β受体阻滞剂推荐为治疗心功能不全的一线药物。

---

2. 肾素－血管紧张素－醛固酮系统激活 心排血量降低可激活肾素－血管紧张素－醛固酮系统（renin-angiotensin-aldosterone system, RAAS）。血管紧张素Ⅱ具有强大的缩血管作用及与去甲肾上腺素的协同作用；醛固酮增加可促进远曲小管和集合管上皮细胞对钠、水的重吸收，而对血流动力学稳态产生明显影响。另外，血管紧张素Ⅱ可促进心肌和非心肌细胞肥大或增殖；醛固酮还可作用于心脏成纤维细胞，促进胶原合成和心室纤维化，激活心肌重塑。

知识链接 13-4

针对肾素－血管紧张素－醛固酮系统过度激活对心功能不全的不利影响，如何选择相应的药物治疗？

肾素－血管紧张素－醛固酮系统过度激活的不利影响：引起钠、水潴留及血管收缩，造成心脏负荷增加。尤其是，血管紧张素Ⅱ及醛固酮与去甲肾上腺素共同作用，使心室重塑不断加重，促进慢性心功能不全的进展。因此，抑制肾素－血管紧张素－醛固酮系统持续过度激活成为慢性心功能不全治疗的新方向。20 世纪 90 年代，由 Marc A Pfeffer 领衔的一项临床研究证实，使用卡托普利（Captopril），一种血管紧张素转换酶抑制剂（angiotension conversing enzyme inhibitor, ACEI），可显著提高心肌梗死后左心功能不全患者生存率。血管紧张素转换酶抑制剂可通过减少血管紧张素Ⅱ及醛固酮分泌而抑制心室重塑。多项临床治疗试验已经证实，应用血管紧张素转换酶抑制剂可以显著改善心力衰竭患者症状及生存率。因此，2016 年欧洲心脏病协会心力衰竭指南也已经将血管紧张素转换酶抑制剂同β受体阻滞剂一起推荐为治疗心功能不全的一线用药。

知识链接 13-5

钠尿肽系统激活及其他体液因素在心功能不全时的变化

心功能不全时，心房肌主要合成和分泌心房钠尿肽（atrial natriuretic peptide, ANP），心室肌主要合成和分泌 B 型钠尿肽（B-type natriuretic peptide, BNP）。BNP 是由 136 个氨基酸残基组成的 B 型钠尿肽原，转录表达后被蛋白酶在 N 端切掉 26 个氨基酸残基的片段，在分泌入血的过程中被蛋白酶继续降解成由 32 个氨基酸残基组成的具有生物活性的 BNP 和由 76 个氨基酸残基组成的无生物活性的 N 末端 B 型钠尿肽原（N-terminal pro-B-type natriuretic peptide, NT-proBNP）。NT-proBNP 比 BNP 具有更长的半衰期及更高的稳定性，其浓度可更好地反映短时间内新合成分泌的 BNP。钠尿肽具有利钠排尿、扩张血管和拮抗肾素及醛固酮的作用。生理情况下，循环血中可检测到少量 ANP 和 BNP/NT-proBNP。心功能不全时，心肌细胞受到牵拉刺激会分泌大量 ANP 和 BNP/NT-proBNP 入血，血浆 ANP 和 BNP/NT-proBNP 含量升高，并与心功能分级呈显著正相关。ANP 因其过短的半衰期（2～5min）无法应用于临床检测，但是其降解产物——中间肽 MR-proANP（midregional pro-atrial natriuretic peptide）稳定性好。因此，目前动态监测血中 NT-proBNP 及 MR-proANP 浓度已成为心功能不全诊断和鉴别诊断、风险分层以及预后评估的重要生化指标。

心功能不全可引起心肌组织中多种体液因子的变化。这些活性物质可分为两大类。一类为缩血管类活性物质，如抗利尿激素（antidiuretic Hormone, ADH）、内皮素（endothelin, ET）和神经肽 Y 等，具有调控血管收缩、促进水钠潴留和促生长等功能。另一类为扩血管类活性物质，如心房钠尿肽、B 型钠尿肽、肾上腺髓质素（adrenomedulla）、PGE_2、PGI_2 和 NO 等，具有扩张血管、促进水钠排出和抑制生长等功能。心肌中这些活性物质的相对平衡状态，调控心功能代偿与失代偿状态的转换。心功能不全激活心肌组织中缩血管类活性物质高表达是一种自身代偿性反应，但其持续过度增高会加重心脏负荷，并促进过度心肌重构，对心功能产生不利影响。在缩血管类活性物质表达上调的同时，又激活了扩血管类活性物质的表达上调，这是机体的一种负反馈调控。在心功能不全早期，心肌中缩血管类物质轻度表达增高，通过扩血管类物质表达上调基本可抑制其对心脏的不利作用，则心泵功能可较长时间维持在代偿状态。反之，若在心功能不全较重时，心肌中缩血管类物质持续过度表达，远超过扩血管类物质表达量，则心肌重构不断加重，心功能障碍不断发展，终将导致心力衰竭。心功能不全还可激活肿瘤坏死因子（TNF-α）和转化生长因子（TGF-β）等细胞因子的释放，这些因素都在不同程度上参与了心功能不全的代偿及失代偿过程。

二、心脏本身的代偿反应

（一）心率加快

心率加快是心功能不全时的一种快速代偿反应。启动机制是：①心排血量减少导致动脉血压下降，主动脉弓和颈动脉窦压力感受器传入冲动减少，致使心脏迷走神经紧张性减弱，心脏交感神经紧张性增强；②慢性心功能不全时，因心排血量减少，心室舒张末期容积增大，心房淤血，容量感受器因重塑而敏感性下降，引起交感神经兴奋；③缺氧刺激，兴奋呼吸中枢，间接兴奋交感神经，使心率加快。

心率加快在一定范围内可提高心排血量，对维持动脉血压，保证心、脑的灌流有积极意义，但这种代偿是有限度的，而且很不经济。当心率过快时（成人＞180次/min），因增加心肌耗氧、明显缩短心脏舒张期，不但减少冠脉灌流量，使心肌缺血、缺氧加重，而且减少心室充盈量，所以心排血量反而下降。

（二）心脏紧张源性扩张

心力衰竭时心脏的扩张分两种类型，一种是起代偿作用的扩张，即紧张源性扩张，另一种是代偿失调后出现的扩张，即肌源性扩张。

根据 Frank-Starling 定律，在一定范围内，心肌收缩力与心搏出量随着心肌纤维初长度或心室舒张末期容积的增加而增加。随着肌节长度增加，收缩力逐渐增强，当心肌肌节的初长度等于 2.2μm 时，粗、细肌丝处于最佳重叠状态，有效横桥数量最多，心肌收缩力最大。当心肌受损或负荷过度时，由于：①心排血量降低，心室收缩期射血量减少，导致心室舒张末期容积增加；②神经－体液调节机制激活，引起容量血管收缩及钠、水潴留，回心血量增加，心室前负荷增加，导致心肌纤维初长度增加（肌节初长度不超过 2.2μm），心肌收缩力增强，代偿性增加每搏输出量，这种伴有心肌收缩力增强的心腔扩大称为心脏紧张源性扩张（cardiac tonogenic dilation）。紧张源性扩张是心脏对急性血流动力学变化的一种重要代偿方式，但其代偿能力有限，当心室舒张末期容积或压力过高时，心肌纤维初长度过长（肌节初长度超过 2.2μm 时，收缩力反而明显下降，导致心排血量降低而转为失代偿，这种心肌拉长不伴有收缩力增强的心脏扩张称肌源性扩张（myogenic dialtion）。

（三）心肌收缩性增强

心肌收缩性是指不依赖于心脏前、后负荷变化的心肌本身的收缩特性，其主要受神经－体液因素的调节。心功能受损时，由于交感－肾上腺髓质系统兴奋，儿茶酚胺增加，通过激活 β 受体，增加细胞质 cAMP 浓度，导致心肌胞质 Ca^{2+} 浓度升高而发挥正性变力作用。在心脏泵血功能损害的急性期，心肌收缩性增强对于维持心排血量和血流动力学稳态十分重要。慢性心功能不全时，心肌 β 受体减敏，血浆中虽存在大量儿茶酚胺，但正性变力作用显著减弱。

（四）心室重塑

心室重塑（ventricular remodeling）是心肌损伤或者负荷增加时，通过改变心室结构、代谢及功能而发生的慢性适应性代偿反应。

心脏由心肌细胞、非心肌细胞（包括成纤维细胞、血管平滑肌细胞、内皮细胞等）及细胞外基质组成。近年的研究表明，心脏的结构性适应不仅有量的增加，即心肌肥大（myocardial hypertrophy），还伴随质的变化，即细胞表型（phenotype）改变。除心肌细胞外，非心肌细胞及细胞外基质也会发生明显的变化。

1. 心肌细胞重塑 心肌细胞重塑包括心肌肥大和心肌细胞表型改变。

（1）心肌肥大：是指心肌细胞体积增大，即直径增宽、长度增加；器官水平上表现为心脏重量增加，是心脏在长期负荷过度的情况下逐渐发展起来的一种慢性代偿措施。心肌肥大达到一定程度（成人心脏重量超过 500g，或左室超过 200g），心肌细胞也可有数量的增多。多种原因可致心肌肥大。当部分心室壁心肌丧失时，健存心肌可发生反应性心肌肥大（reactive hypertrophy）；长期的心室负荷过重引起的心肌肥大，按照负荷原因和心肌反应形式不同可分为向心性肥大和离心性肥大两种基本类型。①向心性肥大（concentric hypertrophy）主要是由于心脏长期压力负荷过度所致，由于收缩期室壁张力持续增加，使心肌肌节并联性增生，心肌纤维增粗，心室壁显著增厚而没有明显的心腔扩大，室壁厚度与心腔半径的比值大于正常，常见于高血压心脏病及主动脉瓣狭窄；②离心性肥大（eccentric hypertrophy）指心脏在长期过度容量负荷作用下，舒张期室壁张力持续增加，导致心肌肌节串联性增生，心肌纤维长度增加，心腔容积显著扩大与室壁轻度增厚并存，室壁厚度与心腔半径的比值等于或小于正常，常见于二尖瓣或主动脉瓣关闭不全。

心肌肥大时，室壁增厚，可通过降低心室壁张力而减少心肌的耗氧量，有助于减轻心肌负担，使心脏在较长时间内能维持机体对心排血量的需求而不致发生心力衰竭。心肌肥大时，单位重量心肌的收缩力减弱，但由于整个心脏的重量增加，所以心脏总的收缩力是增强的。心肌肥大代偿作用缓慢、持久，是心脏长期负荷过度时的一种重要的慢性代偿机制。

（2）心肌细胞表型改变：指在引起心肌肥大的机械信号和化学信号刺激下，成年心肌中处于静止状态的胎儿期基因表达被激活，合成胎儿型蛋白质；而某些功能基因表达受抑制，或发生同工型蛋白转换使细胞表型改变。表型转变的心肌在细胞膜、线粒体、肌质网、肌原纤维及细胞骨架等方面均与正常心肌有差异，因而其代谢与功能均发生变化。转型的心肌由于分泌活动增强，还通过分泌细胞因子和局部激素，进一步促进细胞生长、增殖、凋亡及表型改变。

重塑心肌的代偿作用也有一定的限度。当慢性心力衰竭发展至一定程度时，过度肥大的心肌可因不同程度的缺血、缺氧，能量代谢障碍，心肌舒缩性减弱等使心功能由代偿转为失代偿，最终发展成心力衰竭。

2. 非心肌细胞及细胞外基质的变化　心室重塑时，血管紧张素Ⅱ、去甲肾上腺素和醛固酮等可促进非心肌细胞活化或增殖，分泌大量不同类型的胶原等细胞外基质，同时又合成降解胶原的基质金属蛋白酶及其抑制剂，通过对胶原合成与降解的调控，使胶原网络的生化组成和空间结构都发生改变。重塑早期，Ⅲ型胶原增多较明显，这有利于肥大心肌肌束重排及心室结构性扩张。重塑后期，常以粗大的Ⅰ型胶原增多为主，这可提高心肌的抗张强度。但是不适当的非心肌细胞增殖及基质重构，如Ⅰ型胶原/Ⅲ型胶原比值增大，可使心肌僵硬度增加，顺应性下降，影响心肌的舒张及收缩功能。

三、心脏以外的代偿反应

心脏以外的代偿调节是由心功能不全所致的组织灌流量降低引发的一系列继发性代偿变化，包括血液、神经－体液系统的代偿及组织摄氧和利用氧的能力加强等。

（一）血容量增加

慢性心功能不全时机体血容量增加，进而使静脉回流及心排血量增加，是慢性心功能不全的主要代偿方式之一。血容量增加的机制有以下两点。

1. 降低肾小球滤过率　肾小球滤过率降低是肾血流量减少的结果，机制为：①心功能不全时，心排血量降低和动脉血压下降，引起肾血流减少，可致肾小球滤过率降低；②动脉血压下降可兴奋交感神经，肾动脉收缩，肾小球滤过率进一步降低；③交感神经兴奋和肾血流减少通过刺激近球细胞激活肾素－血管紧张素－醛固酮系统，血管紧张素Ⅱ可使肾动脉收缩；④肾缺血导致肾合成的扩血管物质 PGE_2 减少。

2. 肾小管重吸收，钠、水增加　①交感神经兴奋及血管紧张素Ⅱ增多时，大量血液从皮质肾单位流向髓质肾单位，引起肾血流重新分布，使钠、水重吸收增加；②交感神经兴奋时，肾小球滤过率因出球小动脉收缩明显而相对增大，使血液中非胶体成分滤出增多，肾小管周围毛细血管内血液胶体渗透压升高，流体静压下降，故近曲小管钠、水重吸收增加；③ RAAS 激活，醛固酮释放增加，同时抗利尿激素（antidiuretic hormone, ADH）可因肝清除不足而作用增强，促进远曲小管和集合管对钠、水重吸收增多；④心房钠尿肽（atrial natriuretic peptide, ANP）和 PGE_2 等抑制钠、水重吸收的物质减少。

通过上述机制增加血容量，有利于提高心排血量和维持动脉血压，但长期过度的血容量增加可加重心脏负担，使心排血量下降而加重心力衰竭。

（二）血流重分布

心功能不全引起有效循环血量减少时，交感－肾上腺髓质系统兴奋使儿茶酚胺等缩血管物质释放增加，由于各器官对儿茶酚胺的反应不同，其血管收缩强度也不同。其中，腹腔脏器、皮肤、骨髓肌的血管收缩，血流量减少，有利于保障心、脑的血液供应，在全身循环血量减少的情况下仍然得到比较充分的保证。但是，若周围器官长期供血不足，亦可导致该脏器功能障碍。另外，外周血管长期收缩，也会导致心脏后负荷增加而使心排血量减少。

（三）红细胞增多

心功能不全时，体循环淤血和血流速度减慢，循环时间延长，可引起循环性缺氧；肺淤血、水肿又可引起乏氧性缺氧。缺氧刺激肾间质细胞合成、分泌促红细胞生成素增加，促进骨髓造血功能，使红细胞数和血红蛋白含量增加，血液的携氧能力增强，有助于改善组织的供氧。但红细胞过多，可增加血液黏滞性，加重心脏后负荷。

（四）组织细胞摄氧、用氧能力增强

心功能不全时，低灌注导致周围组织的供氧减少，组织细胞通过自身功能、代谢与结构的调整来加以代偿，使组织利用氧的能力增强。例如，慢性缺氧时细胞线粒体数量增多、表面积增大、细胞色素氧化酶活性增强等这些变化可改善细胞的内呼吸功能；细胞内磷酸果糖激酶活性增强，可以使细胞从糖酵解中获得能量补充；肌肉中的肌红蛋白含量增多，可改善肌肉组织对氧的储存和利用。

综上所述，心功能不全时，机体可以动用心脏本身和心脏外的多种代偿机制进行代偿，并且这种代偿贯穿于心功能不全的整个过程（图 13-1）。一般而言，在心脏泵血功能受损急性期，神经－体液调节机制激活，通过加快心率、增加心肌收缩性、增加外周阻力以维持血压和器官血流灌注。同时迅速启动心室重塑，随着代偿性心肌肥大，心功能维持于相对正常的水平。但心室重塑仍在缓慢而隐匿地进行着，其不良反应日益明显，终将进入心功能不全失代偿期。心功能不全时机体的代偿至关重要，它决定心力衰竭是否发生，以及发病的快慢和程度。严重心功能受损时，如急性大面积心肌梗死、严重心肌炎、急性心脏压塞，由于起病急，心肌受损严重，机体来不及充分动员代偿机制，患者常在短时间内陷入严重的心力衰竭状态。相反，对于起病缓慢的慢性心功能受损，如高血压病和心脏瓣膜病等，机体可充分调动各种适应性代偿调节机制，患者在发生心力衰竭之前往往可经历数月、数年甚至更长时间的代偿期。

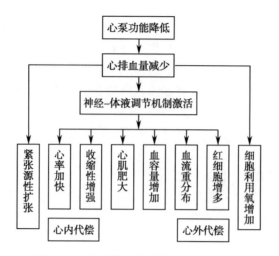

图13-1 心功能不全时机体的代偿反应

第三节 心功能不全的发生机制

心功能不全的发生机制较复杂，迄今尚未完全阐明。目前认为，心功能不全的发生、发展是多种机制共同作用的结果。不同原因所致的心功能不全及心功能不全发展的不同阶段参与作用的机制不完全相同，其最终的结果是引起心肌舒缩功能障碍。

心肌舒缩的基本单位是肌节，主要由粗肌丝和细肌丝组成。粗肌丝的主要成分是肌球蛋白（myosin），分子量约500kD，全长约150nm，它的一端游离形成横桥（cross-bridge），其顶端呈球状膨大，具有ATP酶活性，可分解ATP，供肌丝滑动所需。细肌丝的主要成分是肌动蛋白（actin），分子量47kD，呈球形，互相串联成双螺旋的细长纤维状，其上有可与肌球蛋白的横桥可逆结合的作用点。肌球蛋白和肌动蛋白直接参与心肌的舒缩，称收缩蛋白。此外，细肌丝上串联成细长螺旋状的向肌球蛋白（tropomyosin），嵌在肌动蛋白双螺旋之间的沟槽内，另每间隔40nm处附有一个肌钙蛋白（troponin）复合体，向肌球蛋白和肌钙蛋白参与收缩蛋白舒缩活动的调节，称调节蛋白。

心肌细胞兴奋时，细胞外的Ca^{2+}顺离子浓度差内流至胞质，进一步激活肌质网内存储的Ca^{2+}释放，使胞质的Ca^{2+}浓度迅速上升并与肌钙蛋白相结合。当Ca^{2+}浓度从10^{-7}mol/L升至10^{-5}mol/L时，向肌球蛋白旋转到肌动蛋白的两条螺旋的深沟中，肌动蛋白的作用点暴露，与肌球蛋白头部接触形成横桥，同时Ca^{2+}激活肌球蛋白头部的ATP酶，水解ATP释放能量，启动肌球蛋白头部定向偏转，使肌动蛋白向肌节中央滑行，致肌节缩短，发生心肌收缩（图13-2）。

心肌复极化时，肌质网通过钙泵从胞质中把Ca^{2+}摄取回来，同时部分Ca^{2+}被排至细胞外，胞质内的Ca^{2+}浓度迅速降低，即胞质内Ca^{2+}复位。当胞质内Ca^{2+}降到10^{-7}mol/L时，Ca^{2+}与肌钙蛋白解离，向肌球蛋白从肌动蛋白螺旋深沟中转移出来，恢复到原来的位置，于是肌动蛋白上的作用点又重新被掩盖；与此同时，ATP释放能量拆除横桥，肌球蛋白和肌动蛋白重新分离，肌动蛋白向外滑行，肌节恢复原长，心肌舒张。

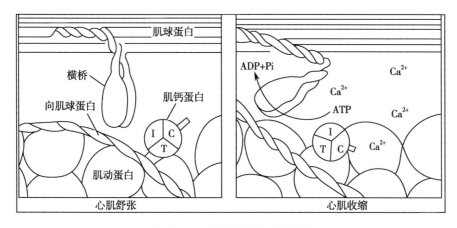

图 13-2　心肌舒缩的分子基础

一、心肌收缩功能减弱

多数心功能不全都是由心肌收缩功能障碍引起。心肌收缩功能是决定心排血量最重要的一个因素，下列机制可导致心肌收缩功能下降而引起心功能不全。

1.　**收缩相关蛋白质破坏**　心肌细胞死亡导致与心肌收缩有关的蛋白质被破坏，心肌收缩力随之降低。心肌细胞死亡包括坏死与凋亡两种形式。①心肌细胞坏死：各种损伤性因素如严重的心肌缺血、缺氧、感染、中毒等可造成大量心肌纤维变性、坏死，心肌细胞线粒体肿胀，嵴断裂和氧化磷酸化有关的酶活性下降，坏死灶周围出现中性粒细胞浸润；溶酶体破裂，大量溶酶，特别是蛋白水解酶释放引起坏死细胞自溶，使与心肌收缩性相关的蛋白质被大量破坏，心肌收缩功能严重受损。在临床上，引起心肌细胞坏死最常见的原因是急性心肌梗死，当心肌梗死面积达左室面积的 23% 时，便可发生急性心力衰竭，若超过左室的 40%，可导致心源性休克。②心肌细胞凋亡：在心功能不全的发生、发展过程中出现的许多病理因素，如氧化应激、压力或容量负荷过重、某些细胞因子（如 TNF-α）缺血及缺氧，以及神经 – 内分泌失调都可诱导心肌细胞凋亡。心肌细胞凋亡是慢性缺血性及老年心功能不全患者心肌细胞数量减少的常见原因。

> **知识链接 13-6**
>
> 近年来，人们认识到营养缺乏、缺血、缺氧、缺血再灌注损伤及心力衰竭可诱发细胞自噬（autophagy）增强。自噬是溶酶体对细胞内的部分细胞质、细胞器等进行降解过程的统称。其细胞形态学最主要特征为胞内出现大量双层膜样自吞噬泡结构。启动自噬机制可清除胞内受损线粒体，避免凋亡因子释放，可一定程度上避免细胞发生凋亡和坏死。自噬虽然是细胞处于各种不良环境时为维持自身稳态启动的一种生存机制，但是持续的自噬也可产生不利影响，比如引起心肌细胞死亡并促进心力衰竭的进展。心肌缺血、缺氧时，自噬对心肌细胞具有损伤作用还是保护作用，目前仍然不够明确。

2. 心肌能量代谢障碍 心肌收缩是一个主动耗能的过程，心肌细胞的能量代谢分为能量产生、储存和利用 3 个阶段。凡是干扰能量代谢的因素，都可使心肌收缩功能减弱。

（1）心肌能量生成障碍：心脏活动所需的能量几乎全部来自心肌细胞有氧氧化产生的 ATP，临床上引起心肌能量生成障碍最常见的原因是心肌缺血、缺氧（如缺血性心脏病、严重贫血、过度心肌肥大等）。缺血、缺氧使上述物质的氧化发生障碍，ATP 的产生可迅速减少。心肌缺血严重时，不但有氧代谢障碍，还可因大量乳酸堆积和其他代谢产物蓄积，使细胞损伤并加重代谢障碍，而致能量生成进一步减少。此外，维生素 B_1 缺乏引起的丙酮酸氧化脱羧障碍，也可使 ATP 生成减少。

能量生成障碍可通过以下几个方面导致心肌收缩功能降低：①ATP 缺乏使肌球蛋白头部的 ATP 酶水解 ATP，将化学能转为供肌丝滑动的机械能减少，导致心肌收缩性减弱；②ATP 缺乏使肌质网和胞膜 Ca^{2+} 转运障碍，引起 Ca^{2+} 分布异常，导致 Ca^{2+} 与肌钙蛋白的结合、解离发生异常，影响心肌收缩；③ATP 缺乏使大量钠、水进入细胞引起细胞水肿并波及线粒体，导致线粒体通透性改变；大量 Ca^{2+} 进入线粒体与其中磷酸盐形成不溶性的钙盐，沉积在线粒体的基质中，影响线粒体的功能，使 ATP 生成进一步减少；④ATP 缺乏使收缩蛋白、调节蛋白等功能蛋白质合成下降，直接影响心肌的收缩功能。

（2）心肌能量储存障碍：当心肌线粒体产生大量 ATP 时，在肌酸磷酸激酶（creatine phosphate kinase, CK）的催化下，ATP 中的高能磷酸键转移至肌酸生成磷酸肌酸（creatine phosphate, CP），以胞质磷酸肌酸形式存储高能磷酸键。心肌过度肥大时，肌酸磷酸激酶发生同工型转换，导致肌酸磷酸激酶活性下降，因此，磷酸肌酸含量减少。

（3）心肌能量利用障碍：最常见原因是心脏长期负荷过重而引起心肌过度肥大。心肌肥大由代偿转为失代偿时，心肌肌球蛋白头部 ATP 酶的活性下降，即使心肌 ATP 含量正常，该酶也不能正常利用（水解）ATP，将化学能转为机械能供肌丝滑动。目前认为，肌球蛋白 ATP 酶活性下降的原因是该酶的肽链结构发生变异，由原来高活性的 V_1 型 ATP 酶（由 α、α 两条肽链组成）逐步转变为低活性的 V_3 型 ATP 酶（由 β、β 两条肽链组成）。

3. 心肌兴奋-收缩耦联障碍 心肌细胞在 Ca^{2+} 的参与下，通过心肌收缩蛋白和调节蛋白的变化，改变肌节的长度，形成心肌细胞的收缩和舒张，即心肌兴奋-收缩耦联过程。凡影响胞质内 Ca^{2+} 浓度升高或 Ca^{2+} 与肌钙蛋白结合的因素，均可影响心肌的收缩功能。心肌病、心肌肥大、酸中毒等都可因 Ca^{2+} 转运异常导致心肌兴奋-收缩耦联障碍的发生，进而引起心肌收缩功能减弱。心肌兴奋收缩耦联障碍可由以下因素引起。

（1）肌质网摄取、储存和释放 Ca^{2+} 障碍：在生理条件下，肌质网通过对 Ca^{2+} 的摄取、储存和释放 3 个环节调节细胞内 Ca^{2+} 浓度。上述任一环节发生障碍时，都将影响兴奋-收缩耦联过程，使心肌收缩功能下降，从而导致心功能不全的发生。其机制是：①心肌缺血、缺氧，ATP 供应不足导致肌质网 Ca^{2+}-ATP 酶的活性降低，使肌质网摄取和储存 Ca^{2+} 的量均减少，使心肌收缩性降低；②酸中毒时，由于 Ca^{2+} 与肌质网中的钙结合蛋白结合更为牢固，引起 Ca^{2+} 释放障碍，影响心肌收缩性；③肥大心肌肌质网钙泵的 Ca^{2+}-ATP 酶含量或活性降低，心肌复极化时肌质网对 Ca^{2+} 的摄取减少，使肌质网内的 Ca^{2+} 储存减少。

（2）胞外 Ca^{2+} 内流障碍：胞外 Ca^{2+} 内流不仅可以直接提高 Ca^{2+} 浓度，还可诱发肌质网释放 Ca^{2+}。长期心脏负荷过重，心肌缺血、缺氧时，都会出现细胞外 Ca^{2+} 内流障碍，其机制为：①酸中毒时 H^+ 浓度增高可降低 β 受体的敏感性；②心肌内去甲肾上腺素含量下降（合成减少，消耗增多）；③过度肥大的心肌细胞上 β 受体密度相对减少。以上机制均可使细胞膜钙通道开放减少，导致 Ca^{2+} 内流受阻。此外，高钾血症时，K^+ 可阻止 Ca^{2+} 的内流。

（3）肌钙蛋白与 Ca^{2+} 结合障碍：酸中毒时，H^+ 与 Ca^{2+} 竞争肌钙蛋白的结合位点，而且 H^+ 与肌钙蛋白的亲和力远较 Ca^{2+} 大，使肌动蛋白作用位点不能暴露，肌球 – 肌动蛋白复合体（横桥）无法形成，从而影响兴奋 – 收缩耦联。

二、心肌舒张功能障碍

心肌舒张性是指心肌舒张期肌张力下降和伸长的能力，它决定心室舒张时心室容积扩大的程度和速度，心脏舒张功能正常是保证心室有足够血液充盈的基本因素。绝大多数心力衰竭患者均有心肌舒张功能障碍，其可能的机制有：①钙离子复位延缓，常见于心肌缺血、缺氧所致的心力衰竭，由于 ATP 供应不足和 Ca^{2+}-ATP 酶活性下降，肌质网钙泵重新摄取胞质中的 Ca^{2+} 和细胞膜，将胞质中的 Ca^{2+} 排出细胞的速度变慢，心肌细胞胞质内 Ca^{2+} 在收缩后不能迅速下降到与肌钙蛋白脱离的水平，从而引起心肌舒张功能降低，导致心室舒张迟缓；②肌球 – 肌动蛋白复合体解离障碍，心力衰竭时由于 Ca^{2+} 与肌钙蛋白亲和力增加及 ATP 缺乏，使肌球 – 肌动蛋白复合体解离困难，心肌处于不同程度的收缩状态，影响心室舒张充盈；③心室舒张势能减少，心室舒张势能来自心室的收缩。心室收缩末期由于心室几何结构的变化，可产生一种促使心室复位的舒张势能。此外，心室舒张期冠状动脉的充盈、灌注也是促进心室舒张的一个重要因素，因此，心肌肥大、冠状动脉狭窄、室壁张力过大及心室内压过高均可引起心室舒张势能下降，影响心室舒张；④心室顺应性下降，心室顺应性指心室在单位压力变化下所引起的容积改变，心肌肥大引起的室壁增厚和心肌炎、水肿、纤维化及间质增生等均可引起心室顺应性下降，导致心室舒张功能障碍。由于心室顺应性下降，心室的扩张充盈受到限制，导致心搏出量减少；由于左室舒张末期容积扩大时，左室舒张末期的压力进一步增大，肺静脉压随之上升，从而出现肺淤血、肺水肿等左心衰竭的临床表现。因此，心室顺应性下降可诱发或加重心力衰竭。

三、心脏各部位舒缩活动不协调

正常情况下，心脏各部位，左、右心之间，房、室之间，心室本身各区域的舒缩活动处于高度协调状态，一旦这种协调性被破坏，将出现心泵功能紊乱，导致心排血量下降。破坏心脏舒缩活动协调性最常见的原因是心律失常。此外，急性心肌梗死时病变区和非病变区的心肌在兴奋性、自律性、传导性、收缩性方面发生差异，在此基础上可引起心律失常，使心脏各部位舒缩活动的协调性遭到破坏，导致心排血量明显下降。舒缩的不协调大致有以下几种形式：①部分心肌舒缩性减弱；②部分心肌丧失舒缩性；③部分心肌收缩时膨出或舒张时内陷；④心脏各部分舒缩不同步。

总之，心脏泵功能的维持中，心肌的收缩性、心肌的舒张性及各部分心肌舒缩的协调性是既密切相关，又相互影响的复杂的过程。由于原发病病因不同，引起心力衰竭的基本机制也不同。还应当强调指出，临床上心力衰竭的发生、发展，往往是多种机制共同作用的结果（图 13–3）。

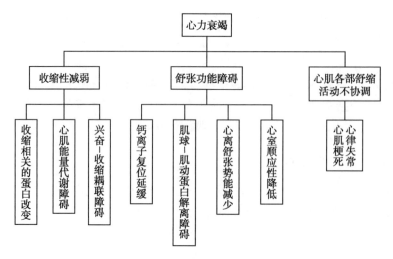

图 13-3　心力衰竭的发生机制

第四节　心功能不全时临床表现的病理生理基础

心功能不全时，心脏泵血功能障碍及神经体液调节机制过度激活可引起血流动力学紊乱，主要以心排血量减少及肺循环或体循环静脉淤血为特征，表现出相应的临床症状。

一、心排血量减少

心排血量随组织细胞代谢的需要而增加的能力称为心力储备（cardiac reserve, CR），亦称泵功能储备，它反映心脏的代偿能力。心力储备降低是心力衰竭时机体最早出现的改变。由心肌收缩性降低和心室负荷过重引起的收缩性心功能不全主要表现为心排血量减少的综合征。

（一）泵血功能降低及常用指标

1. **心排血量减少和心脏指数降低**　心脏指数（cardiac index, CI）是心排血量经单位体表面积标准化后的心泵血功能指标，正常值为 2.5 ~ 3.5L/（min·m^2）。心功能不全时心脏指数多低于 2.2L/（min·m^2）。

2. **射血分数降低**　射血分数（ejection fraction, EF）是指每搏输出量与心室舒张末期容积的比值，正常左室射血分数为 55% ~ 65%，它是反映心室收缩功能的常用指标。心功能不全时，每搏输出量减少，左心室舒张末期容积增大，引起左室射血分数降低。

3. **心肌最大收缩速率减低**　心肌最大收缩速率（Vmax）是指负荷为 0 时的心肌最大收缩速度，它能准确反映心肌的收缩特性。

4. **肺毛细血管楔压和中心静脉压增高**　肺毛细血管楔压（pulmonary capillary wedge pressure, PCWP）可反映左心功能。左心衰竭时，由于肺循环淤血、水肿，肺毛细血管楔压可升高。中心静脉压（central venous pressure, CVP）可反映右房压，并可估计右室舒张末期压力。右心衰竭时，中心静脉压升高，但伴有心源性休克时，回心血量减少，中心静脉压可不升高，甚至降低。

知识链接 13-7

一般认为，左心室射血分数（ejection fraction, EF）大于 50%～55% 时，左室收缩功能基本正常；射血分数 40%～55% 时，收缩功能轻度受损；射血分数 30%～40% 时，收缩功能中度受损；小于 30% 收缩功能严重受损。需要注意的是，不是所有的心力衰竭患者，左室射血分数都下降。临床流行病学调查发现，随着人口老龄化和人类疾病谱的演化，射血分数保留型心力衰竭已经占到心力衰竭总数的 50% 以上。其常见的基础疾病有高血压、糖尿病、冠心病和心房颤动等，这类心力衰竭常伴有心肌肥厚、缺血及间质纤维化，可导致心室舒张时间延长、心肌僵硬度增加。心肌舒张功能发生障碍时，心室舒张末容积减小，虽然每搏输出量降低，但是每搏输出量占心室舒张末容积的百分比，即射血分数，可以不降低，或降低不多。因此，通常的观点认为舒张功能异常是其中主要的原因，并常常将射血分数保留型心力衰竭称之为舒张性心力衰竭。2016 年欧洲心力衰竭指南根据左室射血分数将心力衰竭分成 3 种类型：射血分数降低型心力衰竭（HFrEF，左室 EF < 40%）、射血分数中间型心力衰竭（HFmrEF，左室 EF 在 40%～49% 之间）、射血分数保留型心力衰竭（HFpEF，左室 EF ≥ 50%）。

（二）低排血量综合征

在心功能不全代偿期，尽管心排血量尚可维持在正常或接近正常的水平，但心脏储备功能已经下降。当致病因素（如心肌缺血）使心肌损伤继续加重，或心脏负荷突然增加（如过度劳累、受凉）时，心脏储备功能严重下降，心排血量明显下降，引起神经 - 体液调节系统过度激活，致各器官血流重分布，机体出现一系列外周血液灌流不足的症状与体征。

1. **皮肤苍白或发绀** 由于心排血量不足，交感神经兴奋，使皮肤血管收缩，患者皮肤苍白，皮温降低，出冷汗。合并缺氧时，可出现发绀。

2. **疲乏无力、失眠、嗜睡** 心力衰竭时心排血量下降使骨骼肌供血减少，能量代谢降低，不能为骨骼肌活动提供充分的能量。轻度心力衰竭时，机体可通过血流重分布效应使脑血流量仍保持在正常水平，但病情加重或代偿失调后，脑血流量开始下降，脑组织供氧不足，导致中枢神经系统功能紊乱。患者可出现头痛、失眠、烦躁不安、眩晕等症状，严重时可有嗜睡，甚至昏迷。

3. **尿量减少** 心力衰竭时，由于心排血量降低、交感神经兴奋，使肾动脉收缩，肾血流量减少，肾小球滤过率下降，同时肾小管重吸收功能增强，患者出现尿量减少。

4. **动脉血压变化** 血压变化取决于心功能不全的发生速度和严重程度。急性、严重心力衰竭（如急性心肌梗死、心肌炎等）时，心排血量在短时间内急剧降低，动脉血压随之下降，组织灌流量急剧减少，可发生心源性休克。患者可表现为面色苍白、四肢厥冷、血压下降等。但慢性心力衰竭时，机体可通过各种代偿使外周血管收缩、心率加快及血容量增多等，来维持动脉血压在正常范围，甚至升高。

二、静脉淤血

（一）肺循环淤血

肺循环淤血常由左心衰竭引起，由于左心收缩功能减弱、负荷过重或顺应性降低，引起左心室舒张末期压力升高，左心房压力升高，肺静脉血液回流受阻，肺循环毛细血管流体静压升高，引起肺淤血，主要表现为各种类型的呼吸困难及肺水肿。

1. 呼吸困难　肺淤血、水肿时，①肺通气和换气功能障碍，动脉血氧分压降低，反射性兴奋呼吸中枢，使呼吸加深、加快，造成气急；②肺顺应性降低，要吸入同等量的空气，必须增加呼吸肌做功，故患者感到呼吸费力；③肺毛细血管压力增高和间质水肿，刺激毛细血管旁感受器（J-感受器）引起反射性浅快呼吸；④支气管黏膜充血、肿胀，使气道阻力增加，患者感到呼吸费力。

根据心力衰竭的严重程度，呼吸困难可表现为不同的形式。

（1）劳力性呼吸困难（dyspnea on exertion）：患者仅在体力活动时出现呼吸困难，休息后消失，为左心衰竭最早的表现。这是由于体力活动时机体需氧量增加，且回心血量增多，加重肺淤血所致。

（2）端坐呼吸（orthopnea）：重症心力衰竭患者，在安静状态下也感到呼吸困难，平卧位时尤为明显，故需被迫采取端坐位或半卧位以减轻呼吸困难的程度。其发生机制为：①端坐位时下肢血液回流减少，肺淤血减轻；②端坐时膈肌下移，胸腔容积增大，可增加肺活量，减轻呼吸困难；③端坐位可减少下肢水肿液的吸收，减轻肺淤血。

（3）夜间阵发性呼吸困难（paroxysmal nocturnal dyspnea）：患者夜间入睡后因突感气闷而惊醒，立即坐起，在咳嗽、气喘后逐渐缓解，是左心衰竭的典型表现。其机制是：①卧位入睡后下半身静脉回流增多，水肿液吸收入血也增多，加重肺淤血；②入睡后迷走神经兴奋性升高，使支气管收缩，气道阻力增大；③入睡后神经反射敏感性降低，只有当肺淤血比较严重，动脉血氧分压降低到一定程度时，方能刺激呼吸中枢，使患者突然被惊醒。若患者气促咳嗽时伴有哮鸣音，则称心源性哮喘（cardiac asthma）。

2. 肺水肿　严重急性左心衰竭或慢性心功能不全失代偿时，均可出现急性肺水肿。患者出现发绀、气促、端坐呼吸、咳嗽、咳粉红色泡沫痰等，双肺听诊可闻及湿啰音。肺水肿的发生是由肺毛细血管内压力升高、肺毛细血管壁通透性增大、血浆渗出到肺间质与肺泡而引起。

（二）体循环淤血

体循环淤血常见于右心衰竭及全心衰竭。由于右心房内压增高，导致体循环静脉回流受阻，主要表现为体循环静脉系统过度充盈，压力增高，内脏器官淤血、水肿等。

1. 静脉淤血和静脉压升高　因右室舒张末压力升高，上下腔静脉回流受阻，钠、水潴留及容量血管收缩，引起体静脉淤血及过度充盈，体静脉压升高，患者可出现颈静脉充盈或怒张。按压肝脏后颈静脉异常充盈，称为肝颈静脉反流征（abdominal-jugular reflux）阳性。

2. 水肿　体循环淤血和钠、水潴留可导致毛细血管流体静压升高，组织液的生成大于回流，引起心性水肿的发生。根据水肿液的分布不同，可表现为皮下水肿、腹水、胸腔积液等。心性水肿以受重力影响最大的部位（低垂部位）出现最早或最显著。

3. 肝大及肝功能异常 右心衰竭时，由于右房压升高和静脉系统淤血，使肝静脉压上升，肝小叶中央区淤血，肝窦扩张、出血及周围水肿，导致肝大。增大的肝牵张肝包膜会引起疼痛，触摸时会引起明显的压痛。长期肝淤血可导致肝功能异常，甚至可导致心源性肝硬化。由于有肝细胞的变性坏死，患者可出现转氨酶水平升高及黄疸。

案例分析 13-1

原因：风湿性心脏病致二尖瓣狭窄合并关闭不全。诱因：呼吸道感染。类型：左心衰竭逐渐发展为全心衰竭。机制：二尖瓣关闭不全致左心室排血量下降及容量负荷增加，二尖瓣狭窄致左心房压力负荷增加的同时致左心室舒张期充盈受限，心排血量下降，左房压增高致肺循环压力增高，引起肺淤血，所以患者早期主要表现为劳力性呼吸困难等左心衰的临床表现。

随病程进展，患者左房压增高致肺动脉高压，可引起右心后负荷增加，右心肥大，逐渐发展为右心衰竭，因而近两年出现了颈外静脉怒张，肝 – 颈静脉反流征阳性等以体循环静脉压升高为特征的右心衰竭。呼吸道感染诱发心力衰竭的发生，主要机制：内毒素可直接损伤心肌细胞；心室负荷加重，心肌耗氧量增加；舒张期缩短，使心肌供血、供氧减少；肺淤血水肿致缺氧，引起肺动脉收缩，加重右心后负荷。由于左心衰竭加重，导致肺淤血、水肿加重，患者由劳力性呼吸困难逐渐发展为夜间阵发性呼吸困难。患者水、电解质代谢紊乱的表现为水肿、低钠血症。可能机制：静脉压增高；交感神经兴奋导致肾血管收缩、肾血流下降及肾素 – 血管紧张素 – 醛固酮系统激活等，可致钠水重吸收增加；抗利尿激素分泌增加；低蛋白血症；低盐饮食及利尿剂的使用。

第五节　心功能不全的防治原则

一、防治原发病和消除诱因

心力衰竭的病因治疗在心力衰竭的预防中占有重要的地位。若对引起心力衰竭的原发病能采取积极治疗措施，则可明显地改善预后。如做冠状动脉搭桥术来解除冠状动脉狭窄、堵塞，用药物控制严重的高血压等。由于大多数急性心力衰竭的发作都有诱因，所以及时控制和消除其不良作用也可减轻症状，控制病情，如控制感染，避免过度紧张劳累，合理补液，纠正水、电解质代谢和酸碱平衡紊乱等。

二、改善心肌的收缩和舒张功能

对于因心肌收缩性减弱所致的心力衰竭，可选用正性肌力药物如洋地黄类来提高心肌收缩性，增加心排血量，进而缓解静脉淤血；对于因心肌舒张功能障碍所致的心力衰竭，可合理选用钙通道阻滞剂，通过降低胞质内 Ca^{2+} 浓度，改善心肌的舒缩性能。

三、减轻心脏的前负荷和后负荷

1. 调整前负荷 心力衰竭时，心脏前负荷可高可低（急性心力衰竭时，心脏前负荷可降低），应该把前负荷调整到适宜的程度。前负荷过高者，应限制钠盐摄入，也可用扩张静脉血管的药物如硝酸甘油等以减少回心血量。前负荷过低者，在严密监测中心静脉压或肺毛细血管楔压的情况下，可补充血容量，有利于心排血量增加。

2. 降低心脏后负荷　心力衰竭时，由于交感神经兴奋和大量血管活性物质分泌，导致血管收缩，外周阻力增加，心脏后负荷增大。合理选用动脉血管扩张药如肼屈嗪、血管紧张素转换酶抑制剂（angiotension conversing enzyme inhibitor, ACEI）、钙通道阻滞剂等可降低心脏后负荷。

四、纠正水、电解质代谢及酸碱平衡紊乱

适当应用利尿剂，限制水、盐的摄入，可以减轻钠、水潴留。同时，在治疗心力衰竭的过程中，还要密切注意防止低钾血症及各类酸碱平衡紊乱的发生。

五、干预心室重塑

神经 – 体液系统功能紊乱在心室重塑和心功能不全的发生和发展中起重要作用。血管紧张素转换酶抑制剂、血管紧张素受体阻滞剂（angiotension receptor blocker, ARB）、β 受体阻滞剂（beta blocker）及醛固酮拮抗剂螺内酯等药物的应用，可抑制心室重塑的发展，在改善症状提高生存质量的同时，降低心功能不全患者病死率。

知识链接 13-8

心功能不全防治新方法

1. **基因治疗**　心功能不全发展过程存在多类基因表达异常，这些基因编码与心肌收缩、代谢及生长等相关的蛋白。如肌球蛋白重链异构体 α-MHC 转变为 β-MHC，在心肌肥大中发挥重要作用的活化 T 细胞核因子（nuclear factor of activated T cells, NFAT）和肌细胞增强子 -2（myocyte enhancer factor 2, MEF2）的表达上调。从基因表达水平加以矫正，可能对恢复心肌舒缩功能，抑制心室重塑有一定作用。目前研究认为，成熟心肌细胞能够重新进入有丝分裂周期，这为心功能不全基因治疗的可能性提供了理论依据。

2. **干细胞治疗**　心肌前体细胞的成功分离以及通过诱导多能干细胞（induced pluripotent stem cells, iPS）可定向分化为心肌前体细胞为心功能不全的干细胞治疗奠定了技术基础。干细胞疗法作为一种组织细胞修复方式，被认为有希望应用于心功能不全的临床治疗，并改善患者心脏功能，然而其有效性和安全性尚未明确。

【本章小结】

在各种致病因素作用下，心脏的舒缩功能发生障碍，使心排血量绝对或相对减少，即泵血功能降低，以致不能满足组织代谢需求的病理生理过程或综合征称心功能不全，心力衰竭　是心功能不全的失代偿阶段。心功能不全时，机体可通过心脏本身及心脏以外的多种方式进行代偿。神经 – 体液调节机制激活是心功能减退时调节心脏本身及心脏以外代偿与适应的基本机制，也是导致心力衰竭发生、发展的关键途径。当心肌受损或负荷过度时，可通过心肌结构损伤、心肌能量代谢障碍和兴奋 – 收缩耦联障碍降低心肌收缩及舒张

功能，以及心脏各部位舒缩活动不协调等机制而造成心泵功能降低。心力衰竭时，由于心排血量严重不足，可引起组织器官灌流不足和静脉淤血，表现出呼吸困难、水肿及静脉压升高等静脉淤血和心排血量减少的综合征。

【复习思考题】

1. 严重维生素 B_1 缺乏为什么可以导致心力衰竭？

2. 试述心功能不全时心脏的代偿反应。

3. 试述心肌梗死引起心力衰竭的发病机制。

4. 酸中毒引起心肌兴奋 – 收缩耦联障碍的机制是什么？

5. 试述心功能不全时 Ca^{2+} 转运、结合与分布异常对心肌兴奋 – 收缩耦联的影响。

6. 试述心脏舒张功能障碍造成心力衰竭的机制。

7. 右心衰竭引起体循环淤血的主要表现有哪些？

（徐　军　杨　柳）

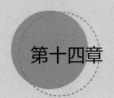

第十四章 肺功能不全

【学习目标】

掌握：呼吸衰竭的概念、病因和发病机制；

熟悉：呼吸衰竭时机体的代谢和各系统功能的变化；

了解：呼吸衰竭的防治原则。

【案例导入】

案例 14-1

患者，男，67 岁，因反复咳嗽、咳痰、气促 20 余年，加重伴发热 3 天入院。患者 20 年前开始出现反复咳嗽、咳痰，秋冬季节发作较频，多次住院治疗，诊断为慢性支气管炎，给予抗感染、祛痰、平喘治疗后症状缓解。10 年前开始出现劳动后气促，不能进行体力劳动，休息后缓解，逐渐加重，4 年前出现静息时也感气促，服用氨茶碱可减轻症状。3 天前受凉后出现咳嗽、咳黄痰，喘憋明显，夜间不能平卧，伴发热，T 38.7℃，在外院输液，治疗不详，效果差，为进一步诊治来我院。

入院时查体：T 38.5℃、P 90 次 /min、R 26 次 /min、BP 145/90mmHg。神志清楚，精神差，营养欠佳。脸色潮红，口唇发绀；颈软，气管居中，颈静脉怒张。桶状胸，双肺叩诊过清音，肺下界下移，两肺呼吸音低，呼气延长，双肺广泛干、湿啰音。心率 90 次 /min，心音低，律齐，剑突下心搏明显，三尖瓣听诊区可闻及吹风样收缩期杂音。腹平软，无压痛，肝右肋下 2cm，质中，肝 - 颈静脉回流征（＋），脾未及，移动性浊音（－）。双下肢凹陷性水肿，指端发绀，可见杵状指。

实验室检查：血常规 WBC 11.2×10^9/L，中性粒细胞百分比 73.6%，淋巴细胞百分比 17.4%。心电图：肺型 P 波，右心室肥厚，顺钟向转位。X 线片：双肺透光度增强，左下肺有片状炎症阴影。右心室增大，肺动脉段凸出。血气分析：pH 7.42，PaO_2 50mmHg，$PaCO_2$ 63mmHg，HCO_3^- 33.7mmol/L，SaO_2 89%。

初步诊断：1. 慢性支气管炎急性加重期

2. 阻塞性肺气肿

3. 慢性肺源性心脏病

问题：

1. 该患者发生了哪种类型的呼吸衰竭？机制如何？

2. 该患者慢性肺源性心脏病的表现有哪些？发生机制是什么？

3. 该患者发生何种类型的酸碱平衡紊乱？

第一节 概述

机体与外界环境之间的气体交换过程称为呼吸。呼吸过程由三个既相互衔接又同步进行的环节来完成。①外呼吸：即肺毛细血管血液与外界环境之间的气体交换，包括肺通气（肺与外界环境之间的气体交换）和肺换气（肺泡与肺毛细血管血液之间的气体交换）两个过程；②气体运输：即机体通过血液循环把肺摄取的氧运送到组织细胞，又把组织细胞产生的 CO_2 运送到肺的过程；③内呼吸：即组织毛细血管血液与组织、细胞之间的气体交换过程及细胞内生物氧化过程。

肺的主要功能是进行外呼吸，通过外呼吸功能从外界空气中摄取氧，满足机体的组织代谢需要，并排出代谢过程中产生的 CO_2，维持动脉血氧分压（PaO_2）和 CO_2 分压（$PaCO_2$）在正常范围内。正常人在静息时，PaO_2 为 80～100mmHg（10.7～13.3kPa），PaO_2 随年龄及所处海拔高度而异。成年人在海平面时的正常范围为 PaO_2=（100–0.33×年龄）±5mmHg；$PaCO_2$ 正常值为 36～44mmHg（4.8～5.9kPa），极少受年龄的影响。

肺不仅是个呼吸器官，还具有非呼吸功能，即防御、免疫、代谢、分泌等功能。在某些疾病过程中肺的上述功能如发生变化，将引发一系列功能、代谢的变化，严重时将危及生命活动。本章主要介绍肺外呼吸功能严重障碍所引起的呼吸衰竭。

案例 14-2

患者，男，35 岁，特发性肺间质纤维化患者，因气短入院。体检：T 36.7℃、P 105 次/min、R 59 次/min。呼吸急促，鼻翼翕动，发绀，两肺底有湿啰音，血气分析：pH 7.49，$PaCO_2$ 32.5mmHg，PaO_2 58mmHg。

问题：

1. 该患者发生了哪种类型的呼吸衰竭？机制如何？

2. 该患者为什么呼吸急促？

3. 该患者发生了哪种类型的酸碱平衡紊乱？

一、概念

由于各种原因引起的外呼吸功能障碍，以致动脉血氧分压低于正常，伴有或不伴有 CO_2 分压增高的综合征，称为呼吸功能不全（respiratory insufficiency）。呼吸功能不全包括了外呼吸功能障碍从轻到重的全过程，呼吸衰竭（respiratory failure）是呼吸功能不全的严重阶段。

通常把在海平面正常大气压、静息状态、呼吸空气条件下，$PaO_2 < 60mmHg$（8kPa），$PaCO_2 > 50mmHg$（6.67kPa）作为判断呼吸衰竭的标准。但是静息时正常人的 PaO_2 随年龄的增大而降低，并受到海拔高度的影响，因此判断呼吸衰竭的 PaO_2 界限当随年龄而异。

二、分类

呼吸衰竭在临床上有多种分类法。①根据血气变化不同，可将呼吸衰竭分为低氧血症型（Ⅰ型）和高碳酸血症型（Ⅱ型）。Ⅰ型呼吸衰竭仅有 PaO_2 降低，$PaCO_2$ 一般不增高；Ⅱ型呼吸衰竭既有 PaO_2 下降又伴有 $PaCO_2$ 增高。②根据发生速度，分为急性和慢性呼吸衰竭。急性呼吸衰竭在几分钟至几天内很快发生，机体的代偿反应往往不能充分发挥，危害较重。慢性呼吸衰竭发生缓慢，持续时间较长，虽然有缺氧或 CO_2 潴留，但是在早期或轻症时机体一般可以代偿，故病情相对较轻，当代偿失调时，可出现严重的病理生理变化。③根据原发病变部位，分为中枢性和外周性呼吸衰竭。前者由中枢神经系统（特别是呼吸中枢）受损或抑制所引起，后者主要由呼吸器官本身疾患引起。④根据发病机制分为通气障碍型和换气障碍型呼吸衰竭。通气障碍型通常表现为Ⅱ型呼吸衰竭，换气障碍型通常为Ⅰ型呼吸衰竭。

案例分析 14-1

该患者发生了Ⅱ型呼吸衰竭。

1. 该患者为慢性支气管炎患者，存在外呼吸功能障碍，同时该患者 PaO_2 50mmHg，低于 60mmHg，该患者发生了呼吸衰竭。

2. 患者 $PaCO_2$ 63mmHg，高于 50mmHg，属于Ⅱ型呼吸衰竭。

案例分析 14-2

该患者发生了Ⅰ型呼吸衰竭。

1. 特发性肺间质纤维化系指原因不明的下呼吸道弥漫性炎症性疾病，该患者存在外呼吸功能障碍，同时 PaO_2 58mmHg，低于 60mmHg，该患者发生了呼吸衰竭。

2. 患者 $PaCO_2$ 32.5mmHg，低于 50mmHg，属于Ⅰ型呼吸衰竭。

第二节　病因与发病机制

呼吸衰竭是外呼吸功能障碍引起的临床综合征。外呼吸功能包括肺通气和肺换气两个基本环节，各种病因主要通过通气障碍和换气障碍而导致呼吸衰竭。

一、肺通气功能障碍

肺通气是指通过呼吸运动使肺泡气与外界气体交换的过程。肺通气是在呼吸中枢的调控下，通过呼吸肌的收缩和舒张，使胸廓和肺做节律性扩张和回缩实现的。正常成人安静时肺通气量约为 6L/min，包括有效肺泡通气量和无效腔量，其中无效腔量约占 30%，肺泡通气量约为 4L/min。肺泡通气量为有效通气量，当肺通气功能障碍使肺泡通气不足可致呼吸衰竭的发生。肺通气功能障碍包括限制性通气不足和阻塞性通气不足。

（一）限制性通气不足

限制性通气不足（restrictive hypoventilation）是指吸气时肺泡的扩张受限所引起的肺泡通气不足。正常时肺扩张为主动运动，有赖于呼吸中枢发送冲动、神经的传导、吸气肌的收缩、横膈的下降、胸廓的扩大以及肺泡的扩张。正常平静时呼气运动则为肺泡弹性回缩和胸廓借重力作用复位的被动过程。主动过程较被动过程更易受损，故限制性通气不足主要是肺的扩张受限。其主要原因有：

1. **呼吸中枢抑制** 见于中枢的器质性病变（如脑外伤、脑血管意外、炎症、肿瘤等）；镇静剂、麻醉药等药物的抑制；严重的缺氧或 CO_2 过高。

2. **周围神经 - 肌肉的病变** 如重症肌无力、多发性神经根炎等造成冲动传递障碍，以及长时间呼吸运动增强使呼吸肌疲劳可导致呼吸动力减弱而引起呼吸衰竭。

3. **胸廓及胸膜腔疾患** 见于外伤、手术创伤、畸形或胸膜粘连增厚、大量胸腔积液、气胸、多发性肋骨骨折等影响胸廓活动和肺脏扩张。

4. **肺的顺应性降低** 肺顺应性取决于肺的容量、肺的弹性和肺泡表面活性物质。肺的顺应性降低见于：①肺容量减少，如肺叶（段）切除、肺不张、肺实变等；②肺弹性阻力增加，如肺纤维化、肺水肿、肺淤血等疾患；③肺泡表面活性物质减少：见于肺泡Ⅱ型上皮细胞受损或水肿液、炎性渗出液等稀释表面活性物质，以及过度通气导致其消耗过多等。

> 🔗 **知识链接 14-1**
>
> 肺泡表面活性物质是由肺泡Ⅱ型上皮细胞分泌的，其主要成分是二棕榈酰卵磷脂，以单层分子垂直排列于肺泡液 - 气界面，有降低肺泡表面张力、保持肺泡稳定性、防止肺泡萎陷和肺水肿的作用。新生儿呼吸窘迫综合征主要就是由于缺乏肺泡表面活性物质所引起，导致肺泡进行性萎陷，患儿于生后 4 ~ 12 小时内出现进行性呼吸困难、呻吟、发绀、吸气三四征，严重者发生呼吸衰竭。

（二）阻塞性通气不足

阻塞性通气不足（obstructive hypoventilation）是由于呼吸道狭窄或阻塞使呼吸道阻力增加而引起的通气不足。呼吸道阻力是气体进出呼吸道时，气体分子之间和气体与呼吸道内壁之间发生摩擦而发生的。影响呼吸道阻力的因素有气道内径、长度和形态，气流速度的形式，以及气体的密度和黏度等。其中最重要的是气道内径，如果气道长度、气体的密度和黏度、单位时间的气体流量不变，则气道内径越小和形态越不规则，呼吸道阻力就越大。造成气道阻塞的原因，主要是在管壁中、管壁内或管周围有压迫，按发生部位不同，可分为：

> 🔗 **知识链接 14-2**
>
> 气道内径是影响气道阻力的重要因素，气道阻力与气道半径的 4 次方成反比关系，气道内径缩小时，气道阻力将显著增加。气道内径还受到跨壁压的影响。跨壁压是指呼吸道内外的压力差。呼吸道内压力高，则跨壁压大，气道管径被动扩大，气道阻力变小；反之则气道阻力增大。

1. **上呼吸道阻塞** 又称中央性气道阻塞，阻塞通常发生在气管分叉处以上。见于异物吸入、肿瘤压迫、喉头水肿等。此类阻塞，因阻塞发生在胸内或胸外，患者的表现不一样。①阻塞位于胸外：吸气时气体流经病灶引起压力降低，可使气道内压明显低于大气压，导致气道狭窄加重；呼气时则因气道内压大于大气压而使阻塞减轻，故患者表现为吸气性呼吸困难，出现"三凹征"（即胸骨上窝、锁骨上窝、肋间隙凹陷）。②阻塞位于胸内：吸气时由于胸膜腔内压降低使气道内压大于胸膜腔内压，故使阻塞减轻；用力呼气时由于胸膜腔内压升高而压迫气道，使气道狭窄加重，患者表现为呼气性呼吸困难，呼气相延长而缓慢、呼气费力（图14-1）。

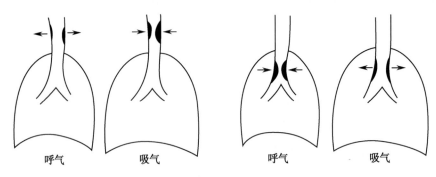

图14-1 不同部位气道阻塞呼吸困难的特征

> **知识链接 14-3**
>
> 急性呼吸道异物堵塞后可致患者无法进行呼吸，故可因缺氧而意外死亡。海姆立克急救法，是一名叫海姆立克的医生发明的、一种专门抢救急性呼吸道被异物阻塞从而引起呼吸困难的方法，是目前世界上公认有效的抢救方法之一。其原理主要是冲击患者的上腹部，令腹部的膈肌迅速上抬，胸腔的压力突然增加，从而给气道一股向外的冲击力，可以促使梗死到气道的异物排出。

2. **下呼吸道阻塞** 又称外周气道阻塞，阻塞发生在气管分叉处以下。见于支气管哮喘、慢性支气管炎和慢性阻塞性肺气肿等一类的慢性阻塞性肺疾患。因小气道（内径在2mm以下）的口径小，管壁薄，没有软骨支持，在以细支气管病变为主的慢性阻塞性肺疾患中，小气道容易发生狭窄或阻塞，在吸气时，随着胸廓和肺泡的扩张，细支气管受周围弹性组织牵引而相应扩张，空气较容易通过狭窄部位进入肺泡；但当呼气时，细支气管因胸膜腔内压增加和周围弹性组织对管壁牵引减弱缩小，使原来狭窄部位进一步变窄，因而产生呼气性呼吸困难，特别是在用力呼气时，胸膜腔内压增加压迫小气道，可使肺底部小气道过早闭合，患者主要表现为呼气性呼吸困难。其机制为：用力呼气时胸膜腔内压和气道内压均高于大气压，在呼出气道上，压力由小气道至中央气道逐渐下降，通常将气道内压与胸膜腔内压相等的气道部位称为"等压点"（equal pressure point）。等压点下游端（通向鼻腔的一端）的气道内压低于胸膜腔内压，气道可能被压缩。正常人气道的等压点位于有软骨环支撑的大气道，即使气道外压力大于大气压，也不会使大气道闭合。慢性支气管炎时，因炎性充血、渗出液、炎性细胞浸润及成纤维细胞增生等而引起小气道管壁增厚狭窄和阻塞，患者在用力呼气时，气体通过阻塞部位形成的压差较大，使阻塞部位以下的气道压低于正常，以致等压点由大气道上移至无软骨支撑的小气道，在用力呼气时小气道外的压力大于小气道内的压力，使气道阻塞加重，甚至使小气道闭合，患者出现严重的呼气性呼吸困难（图 14-2）。

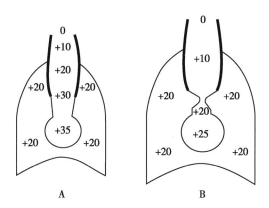

图 14-2　气道等压点上移与气道闭合

A. 正常人等压点位于有软骨的细支气管，故用力呼气不会引起气道闭合；B. 肺气肿患者由于肺泡弹性降低引起肺泡内压降低，从而导致等压点上移至无软骨的小气道，用力呼气可使小气道闭合。

（三）肺通气不足时的血气变化

无论是限制性或是阻塞性通气不足，肺泡通气量均减少，使肺泡气氧分压（P_AO_2）下降和肺泡气 CO_2 分压（P_ACO_2）升高，因而流经肺泡毛细血管的血液不能充分动脉化，导致 PaO_2 降低和 $PaCO_2$ 升高。同时，因肺泡通气不足使呼吸肌做功加强，O_2 的消耗量和 CO_2 的生成量也随之增多，进一步加重了 PaO_2 降低和 $PaCO_2$ 升高。因此，肺通气功能障碍引起的呼吸衰竭为低氧血症伴高碳酸血症型，即 II 型呼吸衰竭。

二、肺换气功能障碍

肺换气是指肺泡气与血液之间进行气体交换的过程。肺换气功能障碍包括弥散障碍、肺泡通气血流比例失调及解剖分流增加。

（一）弥散障碍

肺泡气与肺泡毛细血管中血液之间进行气体交换是一个物理弥散过程。气体弥散速度与肺泡膜两侧气体分压差、肺泡膜的面积与厚度以及气体的分子量和溶解度有关。弥散障碍（diffusion impairment）主要是由于肺泡膜弥散面积减少或肺泡膜厚度增加和弥散时间缩短所引起的。

1. 肺泡膜面积减少　正常人呼吸膜面积为 $60 \sim 100m^2$，静息呼吸时参与气体交换的面积为 $35 \sim 40m^2$，运动时可增加到 $60m^2$ 左右。由于储备量大，只有当肺泡膜面积减少一半以上时，才会发生换气功能障碍，常见于肺叶切除、肺实变、肺不张、肺气肿等肺容量减少的疾患。

2. 肺泡膜厚度增加　肺泡与毛细血管之间的气体交换是通过肺泡膜来实现的。肺泡膜由毛细血管内皮细胞层、基膜层、组织间隙层、肺泡上皮基膜层、肺泡上皮、液体分子层（含肺泡表面活性物质）共 6 层组成，但其平均厚度不到 1μm，故正常时气体交换很快（图 14-3）。当肺水肿、肺纤维化、肺透明膜形成、肺纤维化及肺泡毛细血管扩张时，可因弥散距离增宽使弥散速度减慢。

3. 弥散时间缩短 正常静息时，血液流经肺泡毛细血管的时间约为 0.75 秒，由于弥散距离很短，只需 0.25 秒血液氧分压就可升至肺泡气氧分压水平。肺泡膜面积减少和膜增厚的患者，虽然弥散速度减慢，一般在静息时气体交换仍可在正常的接触时间（0.75 秒）内达到血气与肺泡气的平衡，而不致发生血气的异常（图 14-4）。当毛细血管的数目随着肺泡壁的大量破坏，如肺气肿或肺组织切除而减少后，全部的右心排血量都需要从余下的毛细血管中流过，因而血流加快，红细胞从毛细血管经过的时间缩短，尤其在运动时更短，当流过的时间达不到 0.3 秒时，弥散量即将下降。

弥散障碍时，主要是 O_2 由肺泡弥散到血液的过程受阻，故 PaO_2 降低，肺泡气 PO_2 与 PaO_2 分压差增大。但 $PaCO_2$ 可正常，因 CO_2 的溶解度大，其弥散系数比 O_2 的弥散系数大 20 倍，故其排出所受影响较小，甚至可以由于缺 O_2 反射性地使呼吸加深加快，而使 CO_2 排出增多，因而 $PaCO_2$ 反而降低。由此可见，单纯因弥散障碍引起的呼吸衰竭多

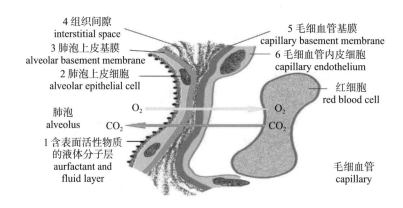

图 14-3 肺泡膜结构示意图

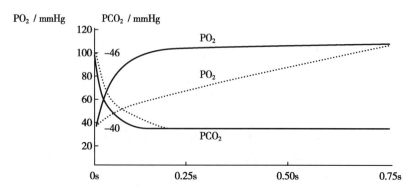

图 14-4 血液通过肺泡毛细血管时的血气变化

实线代表正常人，虚线代表肺泡膜增厚患者。

属于低氧血症型呼吸衰竭（即 I 型呼吸衰竭）。

（二）肺泡通气与血流比例失调

肺泡与血液之间的气体交换，不仅与呼吸膜的面积和厚度有关，而且还取决于肺泡通气量和通过肺泡壁毛细血管的血流量之间的比例。正常人平静呼吸时，平均肺泡通气量（$\dot{V}_A$）约为 4L/min，肺血流量（$\dot{Q}$）约为 5L/min，二者比值（$\dot{V}_A/\dot{Q}$）约为 0.8。直立位时由于重力作用肺泡通气量与血流量自上而下递增，尤其血流量上下差别更大，因此 $\dot{V}_A/\dot{Q}$ 比值在肺尖部大而在肺底部小。生理情况下通气/血流不协调加上小量的解剖分流是 PaO_2 比 P_AO_2 稍低的原因。

肺部病变时常由于通气分布不均或血流分布不均以致肺泡通气与血流比例失调（ventilation-perfusion imbalance），虽然经过代偿肺泡总通气量仍可正常甚至大于正常，肺血流量也可正常，全肺的 $\dot{V}_A/\dot{Q}$ 比值也保持于 0.8 左右，但由于肺泡 $\dot{V}_A/\dot{Q}$ 比例失调，不能有效地换气，仍可发生呼吸衰竭，这是肺部疾病引起呼吸衰竭最常见的机制。

肺泡通气与血流比例失调可分为以下两种类型：

1. **部分肺泡通气不足**　支气管哮喘、慢性支气管炎、阻塞性肺气肿等引起的气道阻塞，肺纤维化、肺水肿、肺炎、肺不张等引起的限制性通气不足，由于肺的各部分病变轻重不一，病变较重的部位，肺泡通气量减少，而血流未相应减少，甚至还可因炎性充血使血流量增多，使 $\dot{V}_A/\dot{Q}$ 小于 0.8，流经该部分肺泡的静脉血未经充分动脉化便掺入到动脉血内，结果使 PaO_2 降低，这种情况类似动-静脉短路，故称功能性分流（functional shunt），又称静脉血掺杂（venous admixture）。正常成人由于肺内通气分布不均匀形成的功能性分流约占肺血流量的 3%。慢性阻塞性肺疾患严重时，功能性分流可增加到占肺血流量的 30%~50%，从而严重地影响换气功能。

部分肺泡通气不足时，病变部位肺泡的 $\dot{V}_A/\dot{Q}$ 降低，流经此处的静脉血不能充分动脉化，其氧分压与氧含量降低而 CO_2 分压与 CO_2 含量则升高。这种血气变化可引起代偿性呼吸运动增强和总通气量增加，使无通气障碍或通气障碍较轻的肺泡通气量增加，以致该部分肺泡的 $\dot{V}_A/\dot{Q}$ 升高，流经这部分肺泡的血液 PO_2 增高、PCO_2 下降。来自 $\dot{V}_A/\dot{Q}$ 降低区与 $\dot{V}_A/\dot{Q}$ 增高区的血液混合而成的动脉血的氧含量和氧分压是降低的，CO_2 分压和含量则可正常或因代偿性通气过度而低于正常（表 14-1）。

表 14-1　部分肺泡通气不足时的血气变化

	病肺	健肺	全肺
$\dot{V}_A/\dot{Q}$	< 0.8	> 0.8	=0.8, > 0.8, < 0.8
PaO_2	↓↓	↑↑	↓
CaO_2	↓↓	↑	↓
$PaCO_2$	↑↑	↓↓	N
$CaCO_2$	↑↑	↓↓	N

注：N 表示正常。

2. 部分肺泡血流不足 肺栓塞、DIC、肺动脉炎、肺血管收缩等，可造成部分肺泡血流减少甚至缺失，如通气未相应减少便可导致肺泡$\dot{V}_A/\dot{Q}$比值增高大于0.8，由于吸入的空气很少参与气体交换，类似于生理性无效腔，故称无效腔样通气（dead space like ventilation）。

部分肺泡血流不足时，病变区肺泡$\dot{V}_A/\dot{Q}$升高，流经的血液PaO_2显著升高；而健肺却因血流量增加而使其$\dot{V}_A/\dot{Q}$低于正常，这部分血液不能充分动脉化，其氧分压与氧含量显著降低，CO_2分压与含量明显增高。最终混合而成的动脉血只有PaO_2降低，$PaCO_2$的变化则取决于代偿性呼吸增强的程度，可以降低、正常或升高（表14-2）。

表14-2 部分肺泡血流不足时的血气变化

	病肺	健肺	全肺
$\dot{V}_A/\dot{Q}$	< 0.8	> 0.8	=0.8, > 0.8, < 0.8
PaO_2	↑↑	↓↓	↓
CaO_2	↑	↓↓	↓
$PaCO_2$	↓↓	↑↑	N
$CaCO_2$	↓↓	↑↑	N

肺泡通气与血流比例失调时，一般只有PaO_2降低，不伴有$PaCO_2$的增高。因为在生理范围内，血液CO_2含量与其分压呈直线关系。尽管病变严重部位通气不足和有动静脉分流，但病变较轻或没有病变的肺泡，可通过代偿性通气增加，使CO_2排出量增加，结果$PaCO_2$可不升高，甚至因过度通气，反而引起低碳酸血症。只有当肺的病变很广泛时，代偿功能不足，才会发生高碳酸血症（图14-5）。

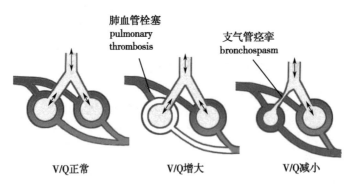

图14-5 肺泡通气与血流比例失调示意图

（三）解剖分流增加

生理情况下，来自支气管静脉、纵隔静脉的血液未经肺泡毛细血管直接流入肺静脉汇入左心，这些解剖分流的血流量占心排血量的2%～3%。支气管扩张、支气管癌时，支气管循环血管扩大增多；肺小血管收缩或栓塞使肺动脉压增高，导致肺动-静脉吻合支开放，如合并肺源性心脏病右心衰竭，由于右心房压增高，支气管静脉回流受阻，使较多静脉血通过吻合支流入肺静脉等，都可增加解剖分流量，导致呼吸衰竭。

肺的严重病变，如肺实变和肺不张等，使该部分肺泡完全失去通气功能，但仍有血流，流经的血液完全未进行气体交换而掺入动脉血，类似解剖分流，所以称为真性分流（true shunt）。吸入纯氧可有效地提高功能性分流的 PaO_2，而对真性分流的 PaO_2 则无明显作用，用这种方法可鉴别功能性分流与真性分流。

案例分析 14-1

该患者发生 II 型呼吸衰竭的病因是慢性支气管炎和阻塞性肺气肿，主要发病机制包括阻塞性通气不足、限制性通气不足、弥散障碍和通气血流比例失调。严重慢性支气管炎、阻塞性肺气肿患者由于存在着广泛的、严重的支气管和肺泡损害，在造成严重的肺换气功能障碍的同时，还严重影响到了肺通气功能障碍，在两者的共同作用下，不仅使 PaO_2 降低，还造成 CO_2 排出受阻，使 $PaCO_2$ 升高，发生 II 型呼吸衰竭。

第三节　急性呼吸窘迫综合征、慢性阻塞性肺疾病与呼吸衰竭

在呼吸衰竭的发病机制中，单纯通气不足，单纯弥散障碍，单纯肺内分流增加或单纯无效腔增加的情况较少见，往往是几个因素同时存在或相继发生作用。例如在急性呼吸窘迫综合征时，既有由肺不张引起的肺内分流，有微血栓形成和肺血管收缩引起的无效腔样通气，还有由肺水肿引起的气体弥散功能障碍等。

一、急性呼吸窘迫综合征与呼吸衰竭

急性呼吸窘迫综合征（acute respiratory distress syndrome, ARDS）是由急性肺泡 – 毛细血管膜损伤引起的急性肺损伤（acute lung injury, ALI）发展到严重阶段发生的急性呼吸衰竭。临床上以进行的呼吸困难、发绀、低氧血症为特征。

（一）急性肺损伤的病因

急性肺损伤的原因很多，它们均可引起肺泡 – 毛细血管膜损伤。有些原因可直接损伤肺，见于①化学性因素，如吸入毒气、烟雾、胃内容物及溺水等；②物理性因素，如严重创伤、车祸等引起肺挫伤及放射线损伤等；③生物性因素，如严重肺部感染（细菌性、病毒性或真菌性）等。有些全身性病理过程也可引起肺损伤，如休克、大面积烧伤、败血症、DIC 或某些治疗措施（血液透析、体外循环）等。

（二）急性肺损伤的发生机制

急性肺损伤的发生机制复杂，至今尚未完全阐明。目前认为，主要是由致病因子的直接作用和中性粒细胞和血小板激活间接引起肺损伤。

1. 病因的直接损伤　化学性因素和物理性因素可直接作用于肺泡 – 毛细血管膜，进而引起肺损伤。

2. 肺内中性粒细胞大量聚集与激活　生物性因素和全身性病理过程主要通过激活白细胞、巨噬细胞和血小板间接引起肺损伤。大量的中性粒细胞在趋化因子如肿瘤坏死因子

α（TNF-α）、白细胞介素 -8（IL-8）、脂多糖（LPS）、补体 5α（C5α）、白三烯 B₄（LTB₄）血栓素 A₂（TXA₂）、血小板活化因子（PAF）、纤维蛋白降解产物（FDP 等）作用下聚集于肺、黏附于肺泡毛细血管内皮，释放氧自由基、蛋白酶和炎症介质等，导致肺泡 – 毛细血管膜损伤，通透性增高及微血栓形成。

（三）急性肺损伤引起呼吸衰竭的机制

1. 肺泡通气 - 血流比例失调　由于 II 型肺泡上皮细胞受损致表面活性物质的生成减少，肺泡水肿使表面活性物质被稀释和破坏，和肺泡过度通气引起的表面活性物质消耗，以致肺泡表面张力升高，肺顺应性降低，导致肺不张，由此形成功能性分流和真性分流。中性粒细胞等释出的白三烯等炎症介质使支气管收缩，和水肿液堵塞小气道，也可造成肺通气障碍而形成功能性分流。肺毛细血管破坏致微血栓形成，血管活性物质引起不均匀的肺血管收缩、以及肺间质水肿对血管的压迫，不仅可增加肺血管阻力使肺动脉压升高，尚可增加无效腔样通气。因此，肺泡通气 – 血流比例失调是 ARDS 患者发生呼吸衰竭最主要的机制。

2. 弥散障碍　由于肺泡 – 毛细血管膜的损伤及炎症介质的作用，使肺泡上皮和毛细血管内皮通透性增高，引起渗透性肺水肿及肺透明膜形成，导致气体弥散障碍。

肺泡通气 – 血流比例失调为 ARDS 患者发生呼吸衰竭的主要机制，由于肺总通气量一般不减少，故 ARDS 患者通常为 I 型呼吸衰竭；极端严重者，由于肺部病变广泛、肺总通气量减少，可发展为 II 型呼吸衰竭。（图 14-6）

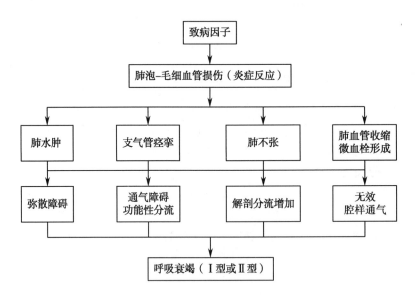

图 14-6　ARDS 患者呼吸衰竭发病机制示意图

二、慢性阻塞性肺疾病与呼吸衰竭

慢性阻塞性肺疾病（chronic obstructive pulmonary disease, COPD）是指由慢性支气管炎和肺气肿引起的慢性气道阻塞，简称"慢阻肺"。其共同特征是管径小于 2mm 的小气道阻塞和阻力增高，临床表现为起病缓慢、病程较长，慢性咳嗽、咳痰、气短或呼吸困难，早期仅于劳累时出现，后逐渐加重，以致日常活动甚至休息时也感气短。

（一）COPD 的病因

COPD 呈缓慢进行性发展，严重影响患者的劳动能力和生活质量，可能与肺部对有害气体或有害颗粒的异常炎症反应有关。①吸烟：吸烟为 COPD 的重要发病因素。吸烟者肺功能异常率较高，孕期妇女吸烟可能会影响胎儿肺的生长及在子宫内的发育；②大气污染：大气中的刺激气体及有害气体如雾霾、氯气、二氧化氮、二氧化硫等对支气管黏膜造成损伤，刺激支气管黏膜，使气道清除功能遭受损害，为细菌入侵创造条件；③职业性粉尘和化学物质：如某些特殊物质、刺激性物质、有机粉尘的浓度过大或接触时间较久，能使气道的反应性增加；④感染：呼吸道感染是 COPD 发病和加剧的重要因素，如肺炎链球菌、流感嗜血杆菌、乙型流感病毒、腺病毒等细菌和病毒的感染等；⑤其他因素：如年龄、自主神经功能失调、营养缺乏、遗传等。

（二）COPD 引起呼吸衰竭的机制

COPD 是引起慢性呼吸衰竭（chronic respiratory failure）最常见的原因。其机制主要有：①阻塞性通气障碍：因炎性细胞浸润、充血、水肿，黏液腺及杯状细胞增殖、肉芽组织增生引起的支气管壁肿胀；气道高反应性、炎症介质作用引起的支气管痉挛；黏液分泌多、纤毛细胞损伤引起的支气管腔堵塞；小气道阻塞、肺泡弹性回缩力降低引起的气道等压点上移。②限制性通气障碍：因 II 型上皮细胞受损及表面活性物质消耗过多引起的肺泡表面活性物质减少，使肺的顺应性降低；因营养不良、缺氧、酸中毒、呼吸肌疲劳引起的呼吸肌收缩无力。③弥散障碍：因肺泡壁损伤引起的肺泡膜面积减少和肺水肿及肺泡膜炎性增厚致肺泡膜增厚，弥散时间延长。④肺泡通气－血流比例失调：因气道阻塞不均引起的部分肺泡低通气，因微血栓形成引起的部分肺泡低血流。在严重的慢性阻塞性肺疾病引起呼吸衰竭的发病机制中，既有肺通气功能障碍（阻塞性通气障碍和限制性通气障碍），又有肺换气功能障碍（弥散障碍和肺泡通气－血流比例失调），它们在共同造成 PaO_2 降低的同时，由于 CO_2 的排出受阻，使血液中的 $PaCO_2$ 升高，从而容易导致 II 型呼吸衰竭。

案例分析 14-1

该患者有慢性阻塞性肺疾病，包括慢性支气管炎和阻塞性肺气肿，在感染后急性加重。

1. 病史与症状 反复咳嗽、咳痰，劳动后气促加重，不能进行体力劳动，秋冬季发作频繁；

2. 体征 脸色潮红，口唇发绀；桶状胸，双肺叩诊过清音，肺下界下移，两肺呼吸音低，呼气延长，双肺闻及广泛干、湿啰音。

3. 实验室和其他检查 心电图：肺型 P 波，右心室肥厚，顺钟向转位。X 线片：双肺透光度增强，左下肺有片状炎症阴影。右心室增大，肺动脉段凸出。血气分析：pH 7.42，PaO_2 50mmHg，$PaCO_2$ 63mmHg，HCO_3^- 33.7mmol/L，SaO_2 89%。

以上诊断依据均说明该患者发生慢性阻塞性肺疾病。

第四节　呼吸衰竭时机体的功能和代谢变化

呼吸衰竭时发生的低氧血症和高碳酸血症可影响全身各系统的代谢和功能，首先是引起一系列代偿适应性反应，以改善组织的供氧，维持内环境的稳定。如机体代偿不全，则可出现严重的功能代谢紊乱。

一、酸碱平衡及电解质代谢紊乱

呼吸衰竭时外呼吸功能障碍可引起代谢性酸中毒、呼吸性酸中毒、呼吸性碱中毒和代谢性碱中毒，多为混合性酸碱失衡。

（一）代谢性酸中毒

Ⅰ型和Ⅱ型呼吸衰竭时均有低氧血症，因缺氧无氧代谢加强，乳酸等酸性产物增多，因此均可引起代谢性酸中毒。此外，呼吸衰竭时可能出现肾功能不全，肾排酸保碱功能降低，以及继发感染、休克等均可导致代谢性酸中毒。此时血液电解质主要变化有：①血清钾浓度增高，由于酸中毒可使细胞内 K^+ 外移及肾小管排 K^+ 减少，导致高血钾；②血清氯浓度增高，代谢性酸中毒时由于 HCO_3^- 降低，可使肾排 Cl^- 减少，故血氯增高。

（二）呼吸性酸中毒

Ⅱ型呼吸衰竭时，大量 CO_2 潴留可引起呼吸性酸中毒，此时，可有高血钾和低血氯。但当呼吸性酸中毒合并代谢性酸中毒时，血 Cl^- 可正常。

案例分析 14-1

该患者发生呼吸性酸中毒。慢性支气管炎、阻塞性肺气肿患者，气促，pH 7.42，$PaCO_2$ 63mmHg。结合呼吸衰竭时的血气变化机制，分析该患者发生呼吸性酸中毒的机制。

（三）呼吸性碱中毒

Ⅰ型呼吸衰竭时，因缺氧引起肺过度通气，可发生呼吸性碱中毒，此时患者可出现血钾降低，血氯增高。

案例分析 14-2

该患者发生呼吸性碱中毒。特发性肺间质纤维化患者，pH 7.49，$PaCO_2$ 32.5mmHg。结合呼吸衰竭时的血气变化机制，分析该患者发生呼吸性碱中毒的机制。

（四）代谢性碱中毒

多为医源性，由治疗不当如纠酸补碱过多或呼吸机使用不当，过度通气所致。此时，患者可出现血钾降低、血氯升高。

二、呼吸系统变化

呼吸衰竭时呼吸系统的变化主要表现为由低氧血症和高碳酸血症引起的呼吸中枢兴

奋性的改变，及由此所引起的呼吸强度、频率、节律的变化。PaO_2 在 60mmHg（8kPa）至 30mmHg（4kPa）区间，低氧血症主要显示对颈动脉体和主动脉体化学感受器的刺激作用，反射性增强呼吸运动。但缺氧对呼吸中枢的直接作用则主要为抑制作用，当 PaO_2 < 30mmHg 时，抑制作用开始占主导，可大于反射性兴奋作用而使呼吸抑制，甚至出现呼吸停止。$PaCO_2$ 升高主要作用于中枢化学感受器，使呼吸中枢兴奋，引起呼吸加深加快。但当 $PaCO_2$ 超过 80mmHg（10.7kPa）时，反而会抑制呼吸中枢。$PaCO_2$ 升高对呼吸的兴奋作用强大而迅速，但却不持久。慢性 Ⅱ 型呼吸衰竭的患者由于长时间的高碳酸血症，中枢化学感受器对 $PaCO_2$ 升高的感受性将显著下降，此时呼吸运动的代偿性增强主要依靠低氧血症对血管的化学感受器的刺激得以维持，若给此类患者吸入高浓度 O_2，迅速改善其低氧血症，则低氧对化学感受器的刺激减弱甚至消失，通气强度将减小，CO_2 潴留将会更加严重，甚至引起呼吸停止。因此，慢性 Ⅱ 型呼吸衰竭患者的吸氧浓度通常不宜超过 30%。

呼吸衰竭患者呼吸运动的变化，还与原发病有关。不同病因所致的呼吸衰竭，呼吸运动的变化也有差别。如中枢性呼吸衰竭时呼吸浅而慢，可出现潮式呼吸、间隙呼吸、抽泣样呼吸、叹气样呼吸等节律紊乱。在肺顺应性降低所致限制性通气障碍的疾病，因牵张感受器或肺毛细血管旁感受器（juxtapulmonary capillary receptor, J 感受器）受刺激而反射性地引起呼吸运动变浅变快。阻塞性通气障碍时，由于气流受阻，呼吸运动加深，由于阻塞部位不同，表现为吸气性呼吸困难或呼气性呼吸困难。

呼吸衰竭对呼吸系统自身的另一个影响表现为呼吸肌疲劳。慢性呼吸衰竭患者存在长时间增强的呼吸运动，使呼吸肌耗氧增加；加上血氧供应不足，可导致呼吸肌收缩力减弱；且长期疾病导致的营养不良将引起骨骼肌的消耗、萎缩，包括呼吸肌也会逐渐变薄、消瘦，肌力下降而导致呼吸肌疲劳。呼吸肌疲劳使呼吸肌收缩力减弱，呼吸变浅而快，肺泡通气量减少，可加重呼吸衰竭。

案例分析 14-2

患者出现呼吸急促的机制如下：

（1）肺顺应性降低，牵张感受器或肺泡毛细血管旁 J 感受器受刺激而反射性呼吸运动变浅变快。

（2）PaO_2 低于 60mmHg 时，通过颈动脉体和主动脉体化学感受器，反射性引起呼吸中枢兴奋。

三、循环系统变化

低氧血症与高碳酸血症对心血管的影响相似，两者具有协同作用。其直接作用是抑制心肌活动并使血管扩张，但轻度的 PaO_2 降低和 $PaCO_2$ 升高可通过反射机制兴奋心血管运动中枢，使心率加快，心肌收缩力加强，外周血管收缩，血压升高，加之呼吸运动增强使静脉回流增加，心排血量增加。严重缺氧和 CO_2 潴留抑制心血管中枢，导致血压下降，心肌收缩力减弱和心律失常等。

慢性阻塞性肺气肿患者常因呼吸衰竭并发肺源性心脏病，发生右心衰竭。其主要发病机制是：①肺动脉高压　缺氧和 CO_2 潴留所致血中 H^+ 含量升高使肺小动脉收缩，肺动脉压升高，从而增加右心后负荷；②肺小动脉长期收缩可引起肺血管壁平滑肌细胞和成纤维细胞肥大和增生，胶原蛋白和弹性蛋白合成增加，导致肺动脉管壁增厚和硬化，管腔变窄，形成慢性肺动脉高压；③长期缺氧引起的代偿性时红细胞增多，可使血液黏度增加，增加肺血流的阻力而加重右心后负荷；④缺氧、CO_2 潴留、酸中毒及电解质紊乱可直接损伤心肌，使心肌收缩性降低；⑤呼吸困难时，用力呼气使胸膜腔内压异常增高，心脏受压，影响心脏的舒张功能；用力吸气则胸膜腔内压异常降低，即心脏外面的负压增大，可增加右心收缩的负荷，促使右心衰竭。

呼吸衰竭引起的低氧血症、酸中毒、血黏度增高和胸膜腔内压改变等因素也同样累及左心，使心脏的总体功能降低和心力储备减弱。

案例分析 14-1

该患者有肺源性心脏病，右心衰竭。

（1）病史　该患者患有慢性支气管炎，阻塞性肺气肿。

（2）体征　颈静脉怒张，肝 – 颈静脉回流征（+）；P 90 次 /min，心音低，律齐，剑突下心搏明显，三尖瓣听诊区可闻及吹风样收缩期杂音；肝右肋下 2cm；双下肢凹陷性水肿；指端发绀，杵状指。

（3）辅助检查　心电图：肺型 P 波，右心室肥厚，顺钟向转位。X 线胸片；右心室增大，肺动脉段凸出。

四、中枢神经系统变化

中枢神经系统对缺氧最敏感，当 PaO_2 降至 60mmHg（8kPa）时，可出现智力和视力轻度减退。如 PaO_2 迅速降至 40mmHg（5.33kPa）以下就会引起一系列神经精神症状，如头痛、不安、定向与记忆障碍、精神错乱、嗜睡，以致惊厥和昏迷。PaO_2 低于 20mmHg（2.67kPa）时，几分钟就可造成神经细胞的不可逆性损害。当 $PaCO_2 > 80$mmHg（10.7kPa）时，可引起烦躁不安、精神错乱、言语不清、嗜睡、昏迷、扑翼样震颤、抽搐及呼吸抑制等表现，临床上称为 CO_2 麻醉（carbon dioxide narcosis）。

呼吸衰竭引起的脑功能障碍称为肺性脑病（pulmonary encephalopathy）。其发生机制尚未完全阐明，认为与下列因素有关：

（一）缺氧和酸中毒对脑血管的影响

1. 缺氧和酸中毒都使脑血管扩张，尤其是在呼吸性酸中毒时，高浓度的 CO_2 能显著扩张血管，使脑血流增加。实验发现，$PaCO_2$ 升高 10mmHg（1.33kPa）可使脑血流量增加约 50%。由于脑血管扩张，脑血流增加而导致颅内压升高，出现头痛、呕吐等症状。

2. 缺氧和酸中毒损伤脑血管内皮，既可使脑血管通透性增加，导致脑间质水肿；也可引起脑血管内凝血而加重脑病。

3. 缺氧导致脑细胞 ATP 生成减少，细胞膜 Na^+-K^+ 泵功能障碍，使细胞内 Na^+、水增多而形成脑水肿。脑水肿、脑充血均可引起颅内压升高，压迫脑血管，加重脑缺氧，并形成恶性循环，严重时可导致脑疝形成。

（二）缺氧和酸中毒对脑细胞的影响

缺氧时，脑细胞 ATP 生成不足，一方面可直接引起脑功能障碍，另一方面可引起脑

细胞膜 Na^+ 泵功能障碍，使细胞内 Na^+、水增多，形成脑细胞水肿，导致颅内压增高。缺氧和 CO_2 潴留均可导致酸中毒，但高碳酸血症时脑组织的酸中毒比脑外更为严重。因为 CO_2 易于进入脑内，而血液中的 HCO_3^- 则不易透过血脑屏障进入脑脊液，所以，正常脑脊液的 pH 就较血液低（7.33 ~ 7.40），其缓冲能力也较血液弱。呼吸衰竭时脑脊液的 pH 变化比血液更为明显。当脑脊液 pH < 7.25 时，脑电波变慢，pH < 6.8 时，脑的电活动可完全停止。神经细胞内酸中毒一方面可增加脑内谷氨酸脱羧酶活性，使 γ- 氨基丁酸生成增多，导致中枢抑制；另一方面可增强磷脂酶活性，分解膜磷脂使溶酶体酶释放，引起神经细胞和组织的损伤。

五、泌尿系统变化

呼吸衰竭对肾脏的损害主要是引起功能性肾衰竭。轻者出现蛋白尿和管型，严重者可有少尿、氮质血症和代谢性酸中毒。肾形态学变化不明显，呼吸功能好转后，肾功能可迅速恢复正常。肾衰竭的发生是由于缺氧和高碳酸血症通过交感神经反射性地使肾血管收缩，肾血流量严重减少所致。

六、消化系统变化

呼吸衰竭时的缺氧可引起胃肠血管收缩，使胃肠道血供减少，胃肠黏膜的屏障功能降低；CO_2 潴留可增强胃壁细胞碳酸酐酶活性，使胃酸分泌增多，严重者可出现胃肠黏膜糜烂、坏死、溃疡和出血等病变。

第五节　呼吸衰竭的防治原则

呼吸衰竭发生时，应当在保持呼吸道通畅的基础上改善通气，纠正缺氧、CO_2 潴留和代谢功能紊乱，防治多器官功能衰竭，加强一般支持治疗以及重要脏器功能的监测与支持。

一、防治原发病和诱因

呼吸衰竭的病因很多，应针对不同病因采取适当的治疗措施。呼吸系统感染引起分泌物增多，阻塞呼吸道，是呼吸衰竭的常见诱因，应积极抗感染治疗。

案例分析 14-1
给予抗感染、祛痰、平喘、氨茶碱等治疗。

二、改善肺通气

尤其是 II 型呼吸衰竭的患者必须增加肺泡通气量，并保证呼吸道的通畅。常用的方法有：①清除呼吸道分泌物，解除支气管痉挛，控制呼吸道感染；②必要时使用呼吸兴奋剂、建立人工气道和给予机械通气；③注意营养，呼吸困难的患者可因长期用力呼吸造成呼吸肌疲劳，从而加重肺泡通气不足，加强营养可增强呼吸肌功能。

三、合理给氧

呼吸衰竭必定存在缺氧，应争取尽快将 PaO_2 提高上去。I 型呼吸衰竭只有缺氧而无 CO_2 潴留，可吸入较高浓度的氧，但一般不超过 50%；II 型呼吸衰竭应低流量（1~2L/min）、低浓度（30%）、持续给氧，使 PaO_2 上升到 60mmHg（8kPa）即可，以免缺氧完全纠正后，由高碳酸血症引起的呼吸抑制，进而使病情加重和恶化。给氧过程中如呼吸困难缓解、心率恢复正常，表示给氧有效。若呼吸过缓或意识障碍加深，须警惕 CO_2 潴留加重，应给予呼吸兴奋剂或辅助呼吸。

四、防治并发症

注意及时纠正水、电解质和酸碱失衡，防治并发症，控制感染，保护重要器官的功能。注意加强身心护理，尤其是对气管切开和机械通气的患者更应加强心理支持，减轻患者心理负担，配合治疗，促使呼吸功能的恢复。

知识链接 14-4

新型冠状病毒肺炎（corona virus disease 2019, COVID-19），简称"新冠肺炎"，是指 2019 新型冠状病毒感染导致的肺炎。新冠肺炎的传播途径主要有直接传播、气溶胶传播和接触传播。直接传播是指患者喷嚏、咳嗽、说话的飞沫，呼出的气体近距离直接吸入导致的感染；气溶胶传播是指飞沫混合在空气中，形成气溶胶，吸入后导致感染；接触传播是指飞沫沉积在物品表面，接触污染手后，再接触口腔、鼻腔、眼睛等黏膜，导致感染。新冠肺炎的患者以发热、乏力、干咳为主要表现，鼻塞、流涕等上呼吸道症状少见，会出现缺氧状态，约半数患者多在一周后出现呼吸困难，严重者快速进展为急性呼吸窘迫综合征、脓毒症休克、难以纠正的代谢性酸中毒和出凝血功能障碍。

【本章小结】

呼吸衰竭是由于各种原因引起的外呼吸功能严重障碍，以致机体在静息状态吸入空气的情况下，PaO_2 低于 60mmHg（8kPa），伴有或不伴有 $PaCO_2$ 升高 50mmHg（6.67kPa）的综合征。呼吸衰竭必定有 PaO_2 降低。根据发病机制不同，呼吸衰竭分为低氧血症型（I 型）和高碳酸血症型（II 型）。呼吸衰竭的发病机制有肺通气功能障碍和肺换气功能障碍。肺通气功能障碍包括限制性通气不足和阻塞性通气不足两种情况，容易导致 II 型呼吸衰竭的发生。肺换气功能障碍包括弥散障碍、肺泡通气 – 血流比例失调（功能性分流和无效腔样通气）及解剖分流增加。呼吸衰竭发生的低氧血症和高碳酸血症可引发酸碱失衡和电解质代谢紊乱，及呼吸系统、循环系统、中枢神经系统、泌尿系统及消化系统等损伤，严重时可危及患者的生命。

【复习思考题】

1. 什么是呼吸衰竭？其发病机制有哪些？
2. 试述肺通气功能障碍的类型及常见病因？

3. 导致气体弥散障碍的因素有哪些？

4. 肺泡通气 – 血流比例失调有哪些表现形式？

5. 肺泡总通气不足和部分肺泡通气不足引起的血气变化有何不同，为什么？

6. 什么是肺性脑病？试述其发病机制？

7. 呼吸衰竭患者可发生哪些酸碱平衡紊乱？其产生机制是什么？

（苏　娟）

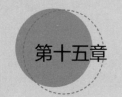

第十五章 肝功能不全

【学习目标】

掌握： 肝功能不全、肝功能衰竭、肝性脑病、肝肾综合征及肝性黄疸的概念；肝性脑病的发生机制。

熟悉： 肝功能不全的主要表现；肝性脑病的诱因及防治原则，肝肾综合征的发生机制；肝性黄疸的分类及发生机制。

了解： 肝功能不全的病因及分类；肝性脑病的分类及分期；肝肾综合征的分类及防治原则；黄疸对机体的影响。

【案例导入】

案例 15-1

患者，男性，60 岁。3 日前突然发生便血，伴有头晕、乏力、血压下降、腹部肿胀、尿量减少。私人诊所给予利尿剂治疗，尿量增加，但乏力加重。1 日前，出现神志恍惚，烦躁不安，随地便溺，言语不清。3 小时前，出现昏睡，唤之能醒。患者 20 年前患有乙型肝炎，治疗后好转。1 年前 CT 检查提示肝硬化、腹腔积液。无高血压和消化性溃疡病史。

查体：慢性病容，步履失衡，嗜睡状态，皮肤黄染，颈部及前胸多处蜘蛛痣，可见肝掌和腹壁静脉曲张。心肺无异常，肝未触及，脾大，质硬。腹部移动性浊音阳性，双手有扑翼样震颤。

实验室检查：血 pH 7.75，血钾 2.7mmol/L，血胆红素 37.3mmol/L，谷丙转氨酶 1 120U/L，血氨 120mmol/L。

问题：

（1）患者发生了什么病理生理学变化？依据是什么？

（2）患者出现神志恍惚、昏睡等的可能诱因是什么？

第一节　概述

肝脏是人体内最大的实质器官，也是最大的腺体，具有多种复杂的生理功能。参与体内的物质代谢过程、生物转化及解毒、凝血物质的生成和清除、胆汁的生成与排泄、调节血液循环及参与免疫反应等。肝脏具有肝动脉和门静脉双重血供系统，具有很强的再生及代偿储备能力。因此，轻微或局部的病变通常不能在肝功能检查中反映出来，只有在病变严重或弥漫的时候才能表现出明显的肝功能障碍。

一、概念

肝功能不全（hepatic insufficiency）是指肝脏受到各种致病因素作用后，其代谢、解毒、分泌、合成、免疫等功能异常改变，机体出现黄疸、出血、感染、肾功能障碍及肝性脑病等一系列变化的临床综合征。肝功能衰竭（hepatic failure）通常是指肝功能不全的晚期阶段，患者的主要表现是肝性脑病（hepatic encephalopathy）和肝肾综合征（hepatic insufficiency）。

二、病因

引起肝功能不全的原因很多，可概括为以下几类：

1. **生物因素**　感染细菌、病毒、寄生虫（血吸虫、华支睾吸虫、阿米巴）等均可造成肝脏损害。其中肝炎病毒感染是肝功能不全的最常见病因，目前已经发现七种肝炎病毒，我国是病毒性肝炎的高发区。其中研究最多、发病率最高的由乙型肝炎病毒引起的乙型肝炎。

案例分析 15-1

患者 20 年前患有乙型肝炎，治疗后好转。1 年前 CT 检查提示肝硬化、腹腔积液。乙型肝炎是肝功能不全的最常见病因，实验室检查提示患者由肝炎发展为慢性肝功能不全、肝硬化。

2. **化学因素**　肝脏在药物代谢过程中具有十分重要的作用，有些药物本身或其代谢产物对肝脏有明显的毒性作用，可引起肝损伤和病变，如氯丙嗪、异烟肼、某些磺胺药物和抗生素等。有些工业毒物，例如四氯化碳、氯仿、苯胺、磷等也可引起肝损害。乙醇是最常见致肝损伤的化学性因素之一，长期大量饮酒可通过乙醇及代谢中间产物（乙醛、乙酸）引起肝脏严重的代谢障碍和结构改变。

3. **免疫因素**　机体的免疫功能状态，对肝病的发生发展起着非常重要的作用。肝病可以引起免疫反应异常，免疫反应异常又是引起肝损害的原因之一。例如：乙型肝炎病毒引起的体液免疫和细胞免疫激活可促进肝病的发生、发展。自身免疫性肝炎是机体自身免疫反应过度造成肝组织的损害；原发性胆汁性肝硬化，也可能是一种自身免疫性疾病。

4. **营养因素**　缺乏胆碱、甲硫氨酸时，可以引起肝脂肪变性。一般来说，单纯营养缺乏不能导致肝病的发生，但可起到促进和加速的作用。另外，随食物一起摄入的毒物（如亚硝酸盐、黄曲霉菌素）等也可促进肝病的发生。近年来随着人们生活水平的不断提高，由于营养过剩，使脂肪在体内过多的堆积而发生超重和肥胖，也是造成脂肪肝不可忽视的原因之一。

5. **遗传因素**　某些肝病是由于遗传缺陷而引起。如由于肝脏不能合成铜蓝蛋白，使铜代谢发生障碍而引起的肝豆状核变性；又如原发性血红蛋白沉着病，含铁血黄素在肝内沉积而导致肝纤维化。

三、分类

根据病情的发展经过，肝功能不全一般可分为急性和慢性两种类型。

1. **急性肝功能不全** 起病急，进展快，死亡率高。发病数小时后出现黄疸，很快进入昏迷状态，有出血倾向，常伴有肝性肾衰竭。

2. **慢性肝功能不全** 病程长，进展缓慢，多表现为迁延性过程。患者发生昏迷常有诱因存在，如上消化道出血、碱中毒、严重感染、服用镇静安眠药物等。经及时合理治疗可获得缓解。

第二节　肝功能不全时机体的功能和代谢变化

肝细胞受损后，可出现肝功能障碍，主要表现有：

一、物质代谢障碍

（一）糖代谢障碍

肝功能障碍时，患者常表现为低血糖及糖耐量降低。肝脏在糖代谢中具有合成、贮藏及分解糖原的作用，对维持血糖浓度的相对恒定起重要作用。当肝细胞发生弥漫性的严重损害时，由于肝糖原合成障碍及贮存减少，可导致低血糖。另外，因糖原合成障碍，患者在饱餐后可出现持续时间较长的血糖升高，即糖耐量降低。

（二）蛋白质代谢障碍

肝脏是蛋白质合成的主要场所，尤其是白蛋白合成。肝功能障碍时主要表现为血浆白蛋白和蛋白质代谢产物的含量改变。血浆白蛋白合成减少，一方面使血浆胶体渗透压下降，导致肝性水肿；另一方面使白蛋白担负的物质运输功能受到影响。

（三）脂类代谢障碍

肝脏是脂类代谢的重要场所，在脂类的消化、吸收、运输、分解与合成等过程中均发挥重要的作用。肝功能障碍时，可因磷脂和脂蛋白生成减少致肝内脂肪输出障碍而引起脂肪肝；胆汁的分泌减少可妨碍脂类物质的消化和吸收；肝胆系统疾病可引起胆固醇的形成、固化及排泄障碍。

（四）维生素代谢障碍

肝脏在维生素的吸收、储存和转化方面起着重要的作用。脂溶性维生素的吸收需要有胆汁酸盐的协助，维生素 A、D、E、K 等主要储存在肝脏，肝脏还参与多种维生素的代谢过程。因此，肝功能不全时，维生素代谢障碍比较常见，可出现夜盲症、出血倾向及骨质疏松等。

二、水、电解质代谢紊乱

（一）肝性水肿

慢性肝功能障碍及肝硬化的患者可出现腹腔内漏出液积聚过多，即肝性水肿。早期主要表现为腹水形成，随着病情的进一步进展，可出现尿量减少，下肢水肿。肝性水肿是临床较为常见的肝病晚期症状，主要发生机制有：

1. **门静脉高压**　肝硬化时，一方面肝内纤维组织增生和假小叶形成可压迫门静脉分支；另一方面，肝动脉和门静脉之间形成异常吻合支，都可使门静脉压力增高，从而使肠系膜毛细血管内液体漏入腹腔增多，产生腹水。

2. **血浆胶体渗透压降低**　由于肝功能障碍引起低白蛋白血症，造成血管内外液体交换失衡，促进腹水形成。

3. **淋巴循环障碍**　肝硬化时，进入肝组织间隙的血浆成分增多超出了淋巴回流的能力，这些液体可从肝表面流入腹腔，形成腹水。

4. **水钠潴留**　是引起肝性腹水形成的全身性因素。主要原因是由于肾小球滤过率下降并伴有某些激素（如醛固酮、心房钠尿肽等）分泌异常改变所致。

（二）低钾血症

严重肝功能不全患者易发生低钾血症，主要原因是由于食欲缺乏、厌食等导致钾的摄入不足，以及醛固酮增多经尿排钾增加所致。血钾降低细胞外氢离子进入细胞内，可引起低钾性代谢性碱中毒。

（三）低钠血症

水钠潴留是引起稀释性低钠血症的重要原因，与抗利尿激素的分泌增多和灭活障碍以及肾小管重吸收水增加有关。长期使用利尿剂或大量放腹水，导致钠丢失；长期低盐饮食或食欲不佳、腹泻、呕吐导致钠的摄入不足，也是引起低钠血症的原因。

（四）碱中毒

肝功能不全时可发生各种类型酸碱平衡紊乱，其中最常见的是呼吸性碱中毒，其次是代谢性碱中毒。肝功能不全时，常常合并低氧血症、贫血及高氨血症，这些因素均可导致过度的换气，从而引起呼吸性碱中毒。代谢性碱中毒发生的原因主要是尿素合成障碍，使血氨升高有关；此外，医源性利尿剂应用不当以及低钾血症也可导致代谢性碱中毒。

三、胆汁代谢障碍

胆红素的摄取、运载、酯化、排泄及胆汁酸的代谢过程均由肝细胞来完成。当肝细胞受损后，可引起高胆红素血症（hyperbilirubinemia）和肝内胆汁淤积（intrahepatic cholestasis）。患者巩膜和皮肤出现黄染，由于胆汁淤积，进入小肠内的胆汁减少，引起脂肪和脂溶性维生素吸收不良，肠道菌群紊乱，肠内细菌繁殖加快，使肠源性的内毒素增多，促进内毒素血症发生。

四、凝血功能障碍

肝脏是绝大多数凝血因子（如凝血因子Ⅱ、Ⅶ、Ⅸ、Ⅹ）、重要的抗凝物质（如蛋白C、抗凝血酶Ⅲ）、纤溶系统蛋白（如纤溶酶原、抗纤溶酶）合成的场所，也是许多活性因子及相应抑制剂的灭活场所，因此肝功能障碍时可引起凝血与抗凝平衡紊乱，导致出血倾向或者出血。在临床上多表现为肝病患者自发性地出血，如皮下瘀斑、鼻出血等，严重肝病还可诱发 DIC。

五、生物转化功能障碍

肝脏是人体重要的解毒器官，机体代谢过程中产生的有毒物质（如氨、胺类、酚类等），以及直接来自体外的药物、毒物，随血液进入肝脏后，在肝细胞中经生物转化作用，最终随尿或胆汁排出体外。另外，许多激素的分解代谢和灭活也在肝脏中进行，如雌激素、抗利尿激素、醛固酮等。当肝受损害后，上述激素灭活障碍，患者出现相应的临床症状。

六、免疫功能障碍

肝脏的免疫功能主要是通过肝的非实质细胞（Kupffer 细胞）来实现，Kupffer 细胞在吞噬和清除来自肠道的异物、病毒、细菌等方面起着重要作用，并参与机体的免疫防御。当肝损伤时，会影响 Kupffer 细胞的正常功能，从而导致肠源性内毒素血症的发生。除此之外，肝的非实质细胞，如肝星形细胞、肝窦内皮细胞和肝相关淋巴细胞等还可导致肝纤维化、微循环功能障碍、免疫功能异常等，加重肝细胞的损害和肝功能障碍。

第三节　肝性脑病

一、概念、分类和分期

（一）概念

肝性脑病（hepatic encephalopathy）是指排除已知脑病的前提下，继发于急性肝衰竭或严重慢性肝实质病变的神经精神综合征。以意识障碍为主要表现，最终出现昏迷，是各种严重肝病的并发症或终末期表现。

肝性脑病多因严重肝病所致，最常见为晚期肝硬化，其次为急性或亚急性重型肝炎（重型病毒性肝炎、中毒）、肝癌晚期、严重胆道疾病，以及一部分门－体静脉分流术后等。上述情况造成的肝功能严重损害和门－体分流是导致肝性脑病的重要原因。

（二）分类

肝性脑病的分类方法有很多种，比如根据发病的速度可分为急性、亚急性和慢性肝性脑病。根据毒性物质的来源又可分为内源性和外源性肝性脑病。

内源性肝性脑病是指肝细胞广泛损伤或坏死，毒物进入肝后得不到解毒而进入体循环，由此引起的肝性脑病，常见于重型病毒性肝炎或严重急性肝中毒，发病多无诱因，血氨可升高或不升高，预后极差。外源性肝性脑病是指肠源性毒物绕过肝或通过门－体分流直接进入体循环而引起的肝性脑病，见于门脉性肝硬化、晚期血吸虫病性肝硬化及门－体吻合术后的患者。起病较缓慢，病程较长，常在一定诱因（如进食大量蛋白质或消化道出血等）作用下发生，可反复发作，一般有血氨升高，近期预后较好。

1998 年在维也纳召开的第 11 届世界胃肠病大会，对肝性脑病的定义、命名、诊断和定量标准等方面达成了最新的专家共识，对肝性脑病的分类见表 15–1。

表 15–1　肝性脑病的类型

类型	特征
A（急性）	急性肝衰竭相关肝性脑病
B（旁路）	单纯门体分流相关肝性脑病，无明确肝细胞损害

续表

类型	特征
C（肝硬化）	肝硬化伴门静脉高压和 / 或门体分流相关的肝性脑病
亚类：	
发作型	诱因型；自发型；复发型
持续型	轻型；重型；治疗依赖型
轻微型（亚临床肝性脑病）	

（三）分期

肝性脑病患者的临床表现包括从轻度的精神、神经症状，到陷入深度昏迷的整个过程。在临床上按意识障碍的程度、神经系统症状可分为四期：

一期：又称前驱期，患者有轻微的精神症状（如欣快、淡漠、注意力不集中、易激惹或烦躁不安等）。

二期：又称昏迷前期，患者出现性格、行为异常（如定向障碍、理解力减退等）及肌张力增高、扑翼样震颤。

三期：即昏睡期，患者多以昏睡和严重精神错乱为主，可出现肌张力明显增高、扑翼样震颤。

四期：又称昏迷期，此期患者完全丧失神志，不能唤醒，完全昏迷，一切反应消失，可有阵发性抽搐。

案例分析 15-1

根据病史，患者服利尿剂后，乏力加重。1 日前，出现神志恍惚，烦躁不安，随地便溺，言语不清。3 小时前，出现昏睡，唤之能醒。查体：步履失衡，嗜睡状态，颈部及前胸多处蜘蛛痣，双手有扑翼样震颤。说明患者由肝功能不全进展为肝性脑病。

二、发生机制

肝性脑病时，体内的功能代谢紊乱是多方面的。肝性脑病的发生，也是多种因素综合作用的结果。普遍认为，严重肝功能障碍和门体静脉之间侧支循环是形成肝性脑病发生的病理生理基础，但具体机制仍不完全清楚。目前提出多种学说解释肝性脑病的发病机制，现简述如下：

（一）氨中毒学说

临床上约 80% 的肝硬化和肝性脑病患者可检测到血氨增高，经降血氨治疗后，其肝性脑病的症状明显得到缓解，表明血氨增高对肝性脑病的发生发展起着十分重要的作用。正常人体内氨的生成和清除保持着动态的平衡，严重肝脏疾病时，由于氨的生成增多、清除不足，引起血氨增高，发生氨中毒（ammonia intoxication）。增多的血氨可通过血脑屏障进入脑内，干扰脑细胞的代谢和功能，导致肝性脑病的发生。

1. 正常时氨的来源 血氨主要来源于肠道，正常时，肠道每天产氨约 4.0g 左右。食入的蛋白质分解为氨基酸后，在肠道细菌释放的氨基酸氧化酶作用下分解产氨；经肠 – 肝循环弥散入肠腔的尿素，在细菌产生的尿素酶作用下也可产生氨。

肾脏也可产生少量的氨。存在于肾小管上皮细胞内的谷氨酰胺酶可分解谷氨酰胺为谷氨酸和氨。尿液的 pH 偏低时，小管上皮细胞向管腔内分泌氨增多，后者与 H^+ 结合形成 NH_4^+，随尿液排出；也有部分氨弥散入血。

此外，组织器官（如肌肉、肺、脑、肾等）中的氨基酸经脱氨基作用，或腺苷酸分解也可产生少量氨。

2. **氨的清除**　血氨的主要清除途径是在肝内经鸟氨酸循环合成尿素，经肾脏排出体外。体内 2 分子氨在肝内通过鸟氨酸循环生成尿素的过程中，在有关酶的作用下生成 1 分子尿素，同时消耗 4 分子 ATP（图 15–1）。部分氨与谷氨酸形成谷氨酰胺。

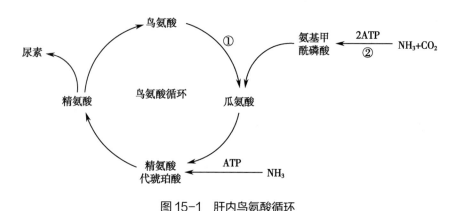

图 15-1　肝内鸟氨酸循环

①鸟氨酸氨基甲酰转移酶；②氨基甲酰磷酸合成酶。

3. 血氨增高的原因

（1）氨清除不足：这是血氨升高的主要原因。肝功能严重障碍时，由于机体代谢障碍，ATP 供给不足，同时肝内酶系统严重受损，结果导致鸟氨酸循环障碍，尿素合成能力降低，使得组织代谢过程中形成的氨及肠道吸收的氨在肝内合成尿素减少，血氨升高。此外，肝硬化时，由于门静脉高压，门 – 体静脉侧支循环形成，来自肠道的氨通过分流绕过肝脏，直接进入体循环，使血氨升高。

（2）氨的产生增多：肝功能障碍时有许多使氨产生过多的因素。①肝硬化时，由于门静脉高压、胃肠道黏膜淤血、水肿，或因胆汁分泌减少，消化吸收功能减弱，细菌生长活跃，肠道内含氮物质经细菌分解产氨增多；②肝功能不全患者常见上消化道出血，血液中的蛋白质在肠道内细菌作用下可产生大量氨；③严重肝病常合并肾功能不全而发生氮质血症，使尿素弥散入肠腔增多，在肠道细菌尿素酶作用下，分解产氨增多；④肝性脑病患者常出现烦躁不安和抽搐，肌肉中的腺苷酸分解代谢加强，因而使氨产生增加。

此外，肠道和尿液 pH 升高也是导致血氨升高的重要因素。肝功能不全时，常常因过度通气引起呼吸性碱中毒，或因呕吐、腹泻、利尿过度和钾摄入不足引起低钾性碱中毒，肠道内 pH 增高，肠道氨吸收增加，血氨升高。肾小管上皮向管腔分泌的 H^+ 会减少，这

样随尿排出的 NH_4^+ 的量明显降低，而弥散进入血液的 NH_3 增加，血氨升高。

📎 **知识链接 15-1**

pH 与血氨变化的关系

一般来说，氨通常以两种形式存在，即氨分子（NH_3）和氨离子（NH_4^+）。当肠道 pH 值较低时，肠道内的 NH_3 与 H^+ 结合形成不易被吸收的 NH_4^+，而随粪便排出体外。实验证明，当结肠 pH 值降至 5.0 以下时，不但不再从肠腔吸收氨，反而可向肠道内排氨，此种情况称为酸透析。同样，当尿液中 pH 值偏低时，进入肾小管腔内的氨与 H^+ 结合，形成 NH_4^+，并随着尿液排出体外。若尿中 H^+ 减少，则氨会弥散入血增加。

---

4. 氨对脑的毒性作用 增多的血氨可通过血脑屏障进入脑内，干扰脑细胞的代谢和功能，产生神经毒性作用。一些病因可使血脑屏障通透性增加，即使血氨浓度并不高，但氨入脑增加，这可以为临床上部分血氨不高的患者仍然发生肝性脑病做出一定的解释。就目前所知，可能通过下列几个环节干扰脑细胞代谢：

（1）氨干扰脑组织的能量代谢：大脑皮质是人类精神和意识活动的高级中枢，皮质细胞本身的代谢和功能正常是保持意识清醒和精神正常的基本条件。脑细胞的能量主要来自葡萄糖的氧化，氨干扰脑的能量代谢，主要通过干扰葡萄糖生物氧化的正常进行。可能机制有：①抑制丙酮酸脱氢酶活性，妨碍丙酮酸氧化脱羧过程，从而影响乙酰辅酶 A 生成，并使柠檬酸生成不足，干扰了三羧酸循环，使能量生成减少。②氨与三羧酸循环的中间产物 α- 酮戊二酸结合形成谷氨酸，导致 α- 酮戊二酸被大量消耗，三羧酸循环不能正常进行，ATP 生成减少。③在谷氨酸形成中有大量还原型辅酶Ⅰ（NADH）被消耗，妨碍了呼吸链中的递氢过程，使 ATP 生成减少。④谷氨酸在谷氨酰胺合成酶及 ATP 参与下，再与氨结合，形成谷氨酰胺，又大量消耗 ATP。（图 15-2）

（2）氨影响脑内神经递质的平衡：①兴奋性神经递质减少，乙酰胆碱是脑内重要的兴奋性神经递质，高浓度氨抑制丙酮酸的氧化脱羧过程，使乙酰辅酶 A 生成减少，从而影响乙酰胆碱的合成。氨与脑中谷氨酸结合形成谷氨酰胺，使脑内兴奋性递质谷氨酸减少。②抑制性神经递质增加，氨与脑中谷氨酸结合形成谷氨酰胺，因而抑制性递质谷氨酰胺增多。氨对 γ- 氨基丁酸转氨酶有抑制作用，使 γ- 氨基丁酸不能转化为琥珀酸而进入三羧酸循环，结果抑制性神经递质 γ- 氨基丁酸在脑内蓄积（图 15-2）。

（3）对神经细胞膜的抑制作用：氨抑制神经细胞膜上 Na^+-K^+-ATP 酶的活性，同时又与 K^+ 竞争性通过细胞膜，以致影响 Na^+、K^+ 在神经细胞膜内的正常分布，从而不能维持正常的电位变化和兴奋功能。

氨中毒学说是肝性脑病发生机制的中心学说。但是血氨升高不能完全解释肝性脑病的发病，部分病例血氨并不升高；有的病情也不与血氨变化平行。因此，氨中毒学说不是肝性脑病发生的唯一机制。

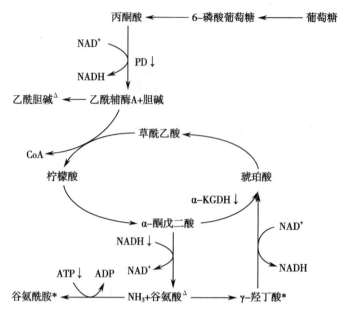

图 15-2　氨对脑内神经递质和代谢功能的影响

PD：丙酮酸脱氢酶；α-KGDH：α-酮戊二酸脱氢酶；

Δ：兴奋性递质；*：抑制性递质；↓：抑制或减少。

📎 **知识链接 15-2**

氨与星形胶质细胞

　　星形胶质细胞是脑内唯一能合成谷氨酰胺的细胞，在脑内的清除主要靠星形胶质细胞内的谷氨酰胺合成酶的作用与谷氨酸合成谷酰胺。肝功能不全时，增多的血氨可通过血-脑屏障进入脑内星形胶质细胞，并与谷氨酸合成谷氨酰胺。谷氨酰胺具有渗透分子作用，细胞内谷氨酰胺增多可继发细胞内水分积聚，引起星形胶质细胞水肿。因此，脑内谷氨酰胺蓄积可能是高氨时脑水肿发生的主要机制之一。有研究发现氨的聚集能引起星形胶质细胞水通道蛋白（aquaporin, AQP）4 表达，AQP4 可能与高血氨状态下的星形胶质细胞的水肿有关。有发现谷氨酰胺能诱导星形胶质细胞线粒体通透性改变，造成线粒体功能损害，从而出现中枢神经系统功能紊乱。

（二）假性神经递质学说

　　20 世纪 70 年代，胺类递质紊乱在肝性脑病中的作用引起了学者们的重视，提出了假性神经递质学说。即严重肝病时，假性神经递质在脑干网状结构中堆积，使神经冲动的传递发生障碍，引起神经系统的功能障碍。

　　1. 正常神经递质的生成　生理情况下，食物中的芳香族氨基酸，如苯丙氨酸及酪氨酸，在肠道（主要为结肠）细菌脱羧酶的作用下生成苯乙胺和酪胺。这些胺类经门静脉吸收入肝后，大部分经肝细胞单胺氧化酶的分解而被清除。

　　也有极少量胺类进入中枢神经系统。在中枢、交感神经末梢及肾上腺髓质中，酪氨酸先经酪氨酸羟化酶的作用生成多巴；然后在多巴脱羧酶的作用下形成多巴胺；多巴胺进入突触囊泡内经 β- 羟化酶作用合成去甲肾上腺素。多巴胺与去甲肾上腺素作用于儿茶酚胺神经元，参与脑干网状上行激动系统信息的传递，来调节情绪、行为和运动的协调性。

2. 假性神经递质的产生 当肝功能不全时，肝内单胺氧化酶活性降低，不能有效地将苯乙胺、酪胺等胺类清除；或者由于门 – 体分流存在，这些胺类直接由门静脉进入体循环，均可使其血中浓度增高。尤其当门静脉高压时，由于肠道淤血，消化功能降低，使肠内蛋白腐败分解增强，有大量苯乙胺、酪胺在血中蓄积并通过血脑屏障进入中枢神经系统。在脑内，苯乙胺和酪胺分别经非特异性 β- 羟化酶的作用后，转变为苯乙醇胺（phenylethanolamine）和羟苯乙醇胺（octopamine）（图 15–3）。这两种物质的化学结构与脑干网状结构中的正常神经递质去甲肾上腺素、多巴胺相似，因而也能被儿茶酚胺神经元摄取、储存和释放，竞争性地取代了去甲肾上腺素和多巴胺，但生理作用却较去甲肾上腺素和多巴胺低，故被称为假性神经递质（false neurotransmitter）（图 15–4）。

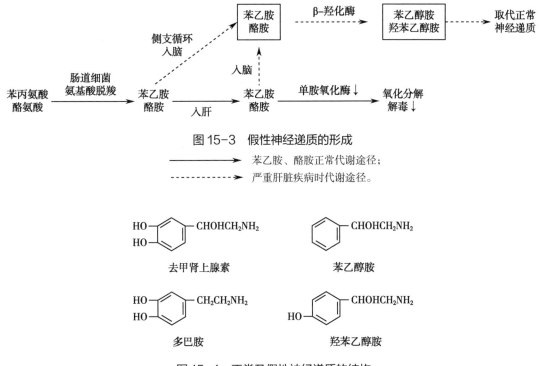

图 15-3　假性神经递质的形成
───────▶ 苯乙胺、酪胺正常代谢途径；
---------▶ 严重肝脏疾病时代谢途径。

图 15-4　正常及假性神经递质的结构

3. 假性神经递质的毒性作用 脑干网状结构位于中枢神经中轴，对维持大脑皮质的兴奋性，使机体处于觉醒状态有重要作用。去甲肾上腺素和多巴胺是脑干网状结构上行激动系统中重要的神经递质。当假性神经递质增多后，可竞争性地取代正常神经递质，致使脑干网状结构上行激动系统功能障碍，机体不能保持清醒状态而出现意识模糊、昏睡，甚至昏迷。

脑内的多巴胺主要在黑质产生，是调节肢体精细运动的锥体外系的主要神经递质，当假性神经递质取代多巴胺后，使肢体出现运动协调性障碍，临床上患者可出现不自主运动、扑翼样震颤等。

假性神经递质学说也具有一定的片面性，不能完全解释肝性脑病的发生，因此有学者提出了血浆氨基酸失衡学说。

（三）血浆氨基酸失衡学说

正常体内氨基酸的合成与分解处于动态平衡。正常血浆中，支链氨基酸（branch-chain amino acid, BCAA）例如缬氨酸、亮氨酸和异亮氨酸，与芳香族氨基酸（aromatic amino acid, AAA），例如苯丙氨酸、酪氨酸和色氨酸的浓度比值为 $3.0 \sim 3.5:1$。肝功能严重障碍时，血中氨基酸，尤其是 BCAA 和 AAA 的动态平衡发生紊乱，二者比值降到 $0.6 \sim 1.2:1$，是导致肝性脑病的重要原因之一。

1. **血浆氨基酸失衡的原因**　严重肝损害时，肝脏对胰岛素和胰高血糖素的灭活作用减弱，胰岛素和胰高血糖素的含量升高，后者升高更为显著，因此分解代谢增强，大量芳香族氨基酸释放入血；而肝脏对其分解能力减低，使 AAA 含量增加。另外一方面，肝功能不全时，患者血中胰岛素浓度升高，促进肌肉和脂肪组织对支链氨基酸的摄取和分解，使血中 BCAA 浓度降低。

2. **血浆氨基酸的失衡与肝性脑病**　生理情况下，芳香族氨基酸与支链氨基酸都是电中性的氨基酸，借助同一载体转运而通过血脑屏障，在通过血脑屏障时两者之间发生竞争。当支链氨基酸降低时，芳香氨基酸可竞争性地进入脑组织增加。当进入脑内的苯丙氨酸、酪氨酸过多时，苯丙氨酸可抑制酪氨酸氢化酶的活性，使正常神经递质多巴胺与去甲肾上腺素生成减少。同时，增多的苯丙氨酸、酪氨酸在羟化酶作用下生成苯乙醇胺和羟苯乙醇胺。进入脑内的色氨酸在羟化酶和脱羧酶的作用下，生成大量的 5- 羟色胺（5-HT）。5-HT 是中枢神经系统中重要的抑制性神经递质，能抑制酪氨酸转变为多巴胺。同时 5-HT 也可作为假性神经递质被肾上腺素能神经元摄取、储存、释放，从而干扰脑细胞的功能。

由此可见，氨基酸失衡学说实际上是假性神经递质学说的补充和发展。

（四）γ- 氨基丁酸学说

在正常情况下，γ- 氨基丁酸（γ-aminobutyric acid, GABA）可分别存在于血中和脑内。血 GABA 主要来自肠道，是谷氨酸经肠道细菌脱羧酶催化形成，可被肠壁吸收经门静脉进入肝内，在肝细胞内进行进一步的代谢、清除。血中的 GABA 通常不能穿过血脑屏障。而脑中的 GABA 主要由谷氨酸在突触前神经元的谷氨酸脱羧酶作用下形成，并在中枢神经系统内分解。

1. GABA 增多的原因：当肝功能衰竭时，由于肝对 GABA 的摄取和降解减少，将会使血中 GABA 浓度增高；另一方面，肝功能衰竭时血脑屏障的通透性会增强，因此，增多的 GABA 可大量进入中枢神经系统。导致神经元突触后膜上的 GABA 受体增加并与之结合，发挥其中枢抑制作用，导致肝性脑病的发生。

2. GABA 的毒性作用：GABA 是中枢神经系统中的主要抑制性神经递质，与突触后神经元的特异性 GABA 受体结合。引起氯离子通道开放，氯离子进入神经细胞内增多，使神经细胞膜的静息电位处于超极化状态，从而引起突触后的抑制作用，导致肝性脑病。

📎 知识链接 15-3

GABA 受体

突触后神经膜表面上的 GABA 受体是由超分子复合物组成，包括 GABA 受体、苯二氮䓬（benzodiazepine, BZ）受体、巴比妥类受体和氯离子转运通道。三种受体的配体，即 GABA、BZ（如地西泮）、巴比妥类与相应的受体结合时，引起氯离子通道开放，增加氯离子内流，从而发挥其生物学效应。三种配体彼此有协同性非竞争性结合位点，已证实 GABA 可引起 BZ 和巴比妥类药物的催眠作用，而地西泮和巴比妥类药物则能增强 GABA 的效应，由此可以解释临床上应用地西泮和巴比妥类药物能诱发肝性脑病的原因。

（五）其他神经毒质的作用

有学者提出还有一些神经毒质也参与肝性脑病的发病。其中主要有硫醇、脂肪酸等。如硫醇可抑制尿素合成而干扰氨的解毒，抑制线粒体的呼吸过程，抑制脑内 Na^+- K^+- ATP 酶的活性；短链脂肪酸可干扰膜离子转运，影响神经冲动的传导；锰中毒可导致星形胶质细胞病变，影响谷氨酸摄取等；酪氨酸的降解产物酚类，色氨酸的产物等与肝性脑病的发生也有一定关系。

肝性脑病的发病机制较为复杂，并非单一因素所致。随着研究的深入，各因素之间的内在联系及相互作用得以揭示，氨中毒学说已成为解释肝性脑病发生机制的中心环节。值得注意的是，对不同类型的肝性脑病要做具体分析，研究其发生发展规律，从而制定出相应的治疗措施。

三、影响因素

（一）氨的负荷增加

1. **上消化道出血**　多由食管下段静脉丛曲张破裂所致，血液中的蛋白质经肠内细菌作用产生大量的氨，致使血氨升高；同时，出血还使血容量减少，导致肝、脑、肾缺血和缺氧而加重器官功能损害；肾功能不全促进尿素肠肝循环增加，肠道产氨增多易诱发肝性脑病。

2. **感染**　当机体被感染时，由于细菌及其毒素侵入肝，进一步加重了肝细胞的变性、坏死及肝功能减退；感染引起的发热又可使组织蛋白分解增强，引起产氨增多和血浆氨基酸失衡，从而诱发肝性脑病。

3. **碱中毒**　肝功能不全时，可能由于血氨增多刺激呼吸中枢，使呼吸中枢兴奋，通气量增加，出现呼吸性碱中毒。输入过多库存血，其中含柠檬酸盐的抗凝剂，经代谢可产生 HCO_3^-，引起代谢性碱中毒；过度利尿引起血容量降低与肾前性肾衰竭，产生低钾性碱中毒，均促使肝性脑病的发生。

4. **其他**　如进食过多蛋白质、便秘等使氨的产生和吸收增多，也可诱发肝性脑病。

（二）血脑屏障通透性增强

实验证明，缺血、缺氧、感染、大量饮酒、硫醇、脂肪酸等都会使血脑屏障通透性增加，正常时不能进入脑内的物质如 GABA 得以进入脑组织，诱发肝性脑病。

（三）脑的敏感性增强

严重肝病患者的脑组织对脑性毒物与一些诱发因素的敏感性增高，因而易于发病。因此当使用止痛、镇静、麻醉等药物时，易诱发肝性脑病。

案例分析 15-1

根据病史，患者服用利尿剂后，乏力加重。继而出现神志恍惚，昏睡，腱反射亢进，肌张力增强，双手有扑翼样震颤等。说明患者肝性脑病的诱因是利尿后大量氢离子排出体外，从而引起代谢性碱中毒，促使患者体内血氨浓度升高，诱发肝性脑病。

四、防治原则

（一）防止或消除诱因

临床上有些诱因是可避免或可以治疗的，因此清除和预防诱因，避免肝性脑病的发生和进一步发展很重要。主要的措施有：

1. 严格限制蛋白质摄入量（一般每天不超过 40g），同时应输注葡萄糖液以保证供能，减少组织蛋白分解。

2. 严禁摄入粗糙质硬食物，以免食管下段曲张静脉破裂出血，对已有食管下段曲张静脉破裂出血者，应迅速止血并清除肠道积血。

3. 防治便秘，减少肠道有害物质吸收，必要时可通过导泻或灌肠以清洁肠道，泻药或灌肠剂应避免碱性药物。

4. 防治碱中毒，及时纠正低钾血症、低钠血症、脱水、缺氧及低血容量等的发生。

5. 避免使用催眠、麻醉、镇静药，如病情需要仅用最低量，并警惕其蓄积中毒。

（二）降低血氨

临床上常用精氨酸、谷氨酸来降低血氨。谷氨酸的作用在于可结合氨生成谷氨酰胺，精氨酸的作用则在于维持鸟氨酸循环，促进尿素合成，但效果均不理想。口服或鼻饲非吸收性抗生素（如新霉素）可抑制肠道细菌过度生长而减少氨生成。口服乳果糖酸化肠道，减少肠道氨的产生，还可吸引血中氨向肠道扩散（酸透析），有利于铵盐随粪便排出。预防水、电解质酸碱平衡紊乱，特别注意纠正碱中毒。口服新霉素等抑制肠道细菌繁殖，减少产氨。

（三）其他治疗

1. **氨基酸混合液**　含有高支链氨基酸、低芳香族氨基酸再加精氨酸的混合液，以矫正肝性脑病时血浆氨基酸的失衡。

2. **左旋多巴**　左旋多巴是脑合成正常神经递质的原料，且易通过血脑屏障入脑，有助于儿茶酚胺类递质多巴胺、去甲肾上腺素的生成，可竞争性取代神经末梢突触中的假性神经递质，可明显改善肝性脑病的症状。

3. **其他**　可以给予患者保护脑细胞的药物，使用渗透性利尿剂减轻脑水肿等。

4. **肝移植**　相信随着肝移植技术的成熟，将会为终末期肝病合并肝性脑病患者带来生机。

第四节 肝肾综合征

一、概念、病因和分型

肝肾综合征（hepatorenal symdrome, HRS）是指肝硬化失代偿期或者急性重症肝炎时，继发于肝功能衰竭基础上的可逆性功能性肾衰竭。急性重症肝炎有时可引起急性肾小管坏死，也属于肝肾综合征。

根据肾损害和功能障碍的特点，肝肾综合征可分为两型：

1. **肝性功能性肾衰竭** 指发病初期肾脏无器质性变化，但肾血流量明显减少，肾小球滤过率降低，而肾小管功能正常。多见于肝硬化晚期患者和少数急性重型肝炎患者，临床可见黄疸、肝脾大、低蛋白血症及门静脉高压等症状，晚期会出现严重的少尿和进行性高血压。

2. **肝性器质性肾衰竭** 多见于急性肾衰竭，如急性重型肝炎时伴发的急性肾小管坏死，失代偿性肝硬化患者因消化道出血发生休克导致的急性肾小管坏死等，也属肝肾综合征。其发病机制可能与肠源性内毒素血症有关。

二、发生机制

肝肾综合征的发生机制较为复杂，可能与以下因素有关：

（一）有效循环血量减少

严重肝功能不全患者常因大量腹水形成、胃肠道出血、利尿及腹腔快速抽放腹水、感染等造成有效循环血量减少，肾灌注量减少，肾小球滤过率下降。

（二）肾血管收缩

1. **交感－肾上腺髓质系统兴奋** 一方面与肝功能障碍时腹水形成、胃肠出血、利尿及腹腔放液引起的低血容量有关；另一方面，肝硬化患者大多有门静脉高压，从而使大量血液淤积在门脉所属的内脏血管床内，引起有效循环血量减少。有效循环血量减少可反射性引起交感－肾上腺髓质系统兴奋性增强，儿茶酚胺分泌增多，肾血管收缩，肾血流减少，肾小球滤过率下降。

2. **肾素血管紧张素－醛固酮系统兴奋** 肝硬化患者血容量减少也可引起肾素血管紧张素－醛固酮系统（RAAS）兴奋；肝硬化时肝脏对肾素、醛固酮的灭活减少，使肾素水平明显升高，引起肾血管收缩。

3. **激肽释放酶－激肽系统活性降低** 研究发现，严重肝硬化患者血浆和尿中具有舒张肾血管作用的缓激肽分泌减少，而具有强烈收缩血管的血管紧张素活性增强。所以，扩血管力量减弱，缩血管力量增强，引起肾血管收缩。

4. **前列腺素与血栓素 A_2 平衡失调** 肾脏正常时可产生一组具有多种生理活性的物质如前列腺素（PG），其中 PGE_2、PGI_2、PGA_2 具有扩张血管的作用，而血栓素 A_2（TXA_2）和 PGF 则可收缩血管。肝硬化患者 PG 代谢异常，当缩血管物质多于扩血管物质时，引起肾血管收缩。另外，严重肝病时，肝脏对 LTC_4、LT 等白三烯的摄取、灭活及排泄减少，血中 LT 增多。肾脏分布有丰富的 LT 受体，因此，可发生血管收缩。

5. **内毒素血症** 肝功能障碍时，从肠道吸收的内毒素不能在肝内被清除而进入血液，引起内毒素血症。研究证实，内毒素血症在功能性肾衰竭的发病机制中具有重要作用。有学者认为，因内毒素的拟交感神经作用和使肾素－血管紧张素活性加强的作用，而引起肾血管收缩，进一步造成肾缺血。

6. **假性神经递质蓄积**　肝性脑病时，在脑神经细胞内可合成大量假性神经递质，同样在胃肠道也可合成一定的胺类物质，这些假性神经递质取代了外周交感神经末梢的去甲肾上腺素，使血流重新分布，从而引起肾血流量减少。

总之，重症肝病患者由于门静脉高压，导致外周血管床扩张，加之腹水等原因引起有效循环血量减少，因而激活交感－肾上腺髓质系统、RAAS 等，使肾血管收缩、肾血流减少、肾小球滤过率降低，直接导致 HRS 的发生发展。

三、防治原则

1. 积极治疗原发病，改善肝功能。
2. 针对功能性肾功能障碍的发生机制，选择合适的血管活性药物，降低肾血管阻力，改善肾血流。
3. 积极纠正水、电解质和酸碱平衡紊乱。当出现氮质血症、高钾血症和酸中毒时，高糖、低盐、高热量饮食，严格控制蛋白质摄入量。病情严重者应用透析治疗。
4. 肝移植　是永久和较有效的治疗措施。

第五节　肝性黄疸

一、概念、病因和分型

黄疸（jaundice）是指血清胆红素浓度增高引起的巩膜、皮肤、黏膜、大部分内脏器官和组织以及某些体液的黄染。根据病变发生的部位，可将黄疸分为肝前性、肝性和肝后性三类。本节重点介绍肝性黄疸。

肝性黄疸（hepatic jaundice）指在一定病因作用下，肝细胞受损及胆汁淤滞引起胆红素的摄取、运载、酯化和排泄障碍所引起的黄疸。

根据发病机制不同，肝性黄疸可分为三种类型：①肝细胞性黄疸（kepatocellular jaundice）是指因肝细胞受损而发生的黄疸；②肝内胆汁淤滞性黄疸（intrahepatic cholestatic jaundice）是指肝细胞内、毛细胆管甚至肝脏中较大胆管内发生胆汁淤滞所引起的黄疸，或称肝内胆道梗阻性黄疸（intrahepatic biliary obstractive jaundice）。常见于某些药物作用或病毒感染肝内胆管形成泥沙样结石、原发性胆汁性肝硬化及原发性硬化性胆管炎等；③体质性黄疸（constitutional jaundice）是指肝细胞对胆红素代谢存在先天性缺陷，使胆红素的摄取、运载、酯化及排泄发生障碍，从而使酯型和 / 或非酯型胆红素在血中滞留而发生的黄疸。临床上有非酯型高胆红素血症（包括 Gilbert 综合征、Crigler-Najjar 综合征等）及酯型高胆红素血症（包括 Dubin-johnson 综合征及 Rotor 综合征）。

二、发生机制

不同原因引起的黄疸，其发生机制是不同的；即使是同一病因引起的，因病变的严重程度不同或者发生发展的不同时期，其发生概率也不完全相同。本节仅从肝脏对胆红素处理障碍阐述肝性黄疸的发生机制。

（一）胆红素的正常代谢

1. **胆红素的来源**　正常人每天形成的胆红素主要来源：①衰老红细胞的血红蛋白；②旁路性胆红素，包括肌红蛋白、细胞色素及骨髓中无效造血时的原料血红蛋白分解产生的胆红素。正常人血清胆红素浓度为 5.13～18.8μmol/L。

2. **胆红素在血中的运输**　衰老的红细胞被单核吞噬细胞系统吞噬后，其中的血红蛋白可脱去珠蛋白生成血红素，在酶的催化下被还原为胆红素。此种胆红素未经肝脏处理酯化，故称为非酯型胆红素（nonesterified bilirubin）；在血清胆红素定性试验中呈间接反应，故又称间接胆红素。非酯型胆红素呈脂溶性，对细胞具有毒性作用。此种复合体不能穿过肾小球基底膜，故不能在尿中出现。

3. **肝脏对胆红素的处理**　胆红素经血液运送到肝脏后，在肝细胞内进行复杂的变化，这些变化包括肝细胞对胆红素的摄取、酯化和排泌。

（1）摄取：非酯型胆红素随血液循环运行到达肝脏后，脱去白蛋白经微毛进入肝细胞内，并与肝细胞内载体蛋白相结合。肝内载体蛋白有两种：胆红素载体 Y 蛋白及胆红素载体 Z 蛋白，以前者为主。

（2）酯化：在肝细胞内与载体蛋白相结合的胆红素被运送到滑面内质网，由胆红素葡糖醛酸基转移酶（BGT）催化，与葡糖醛酸结合而生成胆红素葡萄糖酸酯，酯化后的胆红素称为酯型胆红素（esterified bilirubin）。在血清胆红素定性试验中呈直接反应，故又称为直接胆红素。酯型胆红素呈水溶性，可以透过肾小球基底膜，当血中浓度超过肾阈时即可由尿排出，酯型红素对细胞无毒性作用。

（3）排泌：酯型胆红素一旦形成，即由肝细胞经高尔基复合体等细胞器定向分泌到毛细胆管，成为胆汁成分。

4. **胆红素在肠道的转化**　酯型胆红素随胆汁排入肠道后，在肠道细菌作用下还原成为无色的胆素原（包括尿胆原和粪胆原）。大部分胆素原在肠道下段与空气接触后进一步氧化为粪胆素，使粪便呈黄色，并随粪便排出体外；小部分胆素原被肠道吸收经门静脉回到肝脏，其中大部分经肝细胞酯化后再排入肠腔，称为胆素原的肝肠循环。极少量胆素原进入体循环，经肾随尿排出，遇空气氧化成尿胆素。尿胆素原、尿胆素和尿胆红素在临床上被称为"尿三胆"。

（二）肝性黄疸的发生机制

1. **肝细胞性黄疸**　肝细胞受损时，对胆红素的摄取、酯化以至排泌都受到影响，但排泌是一个限速步骤，最易发生障碍。由于肝细胞对酯型胆红素排泌障碍，大量酯型胆红素反流入血，所以血清中酯型胆红素浓度增高。肝细胞性黄疸时，血清中非酯型胆红素也常增多，其机制可能是：①酯型胆红素的排泄障碍，可反馈性抑制 BCT 活性和肝细胞对非酯型胆红素的摄取；②肝细胞受损时，溶酶体释放的 β- 葡萄糖苷酸酶将酯型胆红素水解成非酯型胆红素，后者可反流入血。

由于血清中酯型和非酯型胆红素均增多，故胆红素定性试验呈双相反应阳性。酯型胆红素能溶于水，可经肾排出，所以尿中出现胆红素。由于酯型胆红素入肠减少，肠内尿胆原、尿胆素的形成也因而减少，故粪色可能稍淡。由肠道重吸收的尿胆原虽减少，但因肝细胞功能障碍，因而摄取并重新向肠道排泄尿胆原的能力减弱，因此有较多的尿胆原通过肾而随尿排出，尿中尿胆原增多。

2. 肝内胆汁淤滞性黄疸　其发生机制尚无定论，可能与下列变化有关：①肝细胞膜的流动性降低、膜上的载体和酶蛋白功能减退，抑制了胆汁酸盐向毛细胆管的排泄；②细胞质微丝的功能障碍。细胞松弛素 B 可使微丝解聚，使毛细胆管紧张度消失，发生扩张，不能正常地收缩，从而导致胆汁的淤滞；③毛细胆管质膜和紧密连接通透性增高，具有渗透活性的胆汁酸盐从胆汁向肝血窦反流。

3. 体质性黄疸　Dubin-johnson 综合征及 Rotor 综合征属于酯型胆红素增高的体质性黄疸，是两种相似的家族性或遗传性疾病。

（1）Dubin-johnson 综合征：又称慢性特发性黄疸，其发病机制在于肝细胞对某些阴离子（如酯型胆红素、口服胆囊造影剂等）的排泄有选择性障碍，而对另一些阴离子（如胆汁酸）的排泄功能却保持正常，血中多为酯型胆红素。肝脏常为黑色外观，这是因为患者肝细胞中蓄积一种棕黑色色素颗粒（肾上腺素代谢产物），肝细胞排泄障碍所致。

（2）Rotor 综合征：又称慢性家族性非溶血性黄疸，其与 Dubin-johnson 综合征十分相似，都属于常染色体隐性遗传病，区别主要在于本病肝细胞内无黑色素积聚，口服胆囊造影剂后胆囊显影正常。

三、黄疸对机体的影响

（一）非酯型胆红素的影响

非酯型胆红素对脑组织、细胞有较强的毒性作用，其机制可能是干扰脑细胞内氧化磷酸化过程，从而阻断脑的能量供应，妨碍神经细胞的正常功能。新生儿血脑屏障尚未发育成熟，或发生窒息、缺氧等使血脑屏障开放，血中非酯型胆红素可通过血脑屏障进入脑组织，与脑神经核（特别是大脑基底核）的酯类结合引起神经细胞变性、坏死，并将神经核染成黄色。临床上出现肌肉抽搐、全身痉挛、锥体外系运动障碍等神经症状，患儿往往出现肢体瘫痪、智力减退等后遗症，甚至出现死亡，这就是核黄疸（kernicterus），或称为胆红素性脑病（bilirubin encephalopathy）。其发病机制尚未完全明确，可能与新生儿血中游离胆红素浓度增高、血脑屏障的可复性开放、脑细胞缺乏 Y 蛋白及非酯型胆红素对许多 NAD 依赖性脱氢酶的抑制作用等因素有关。

（二）胆汁入肠的障碍

肝内胆汁淤滞性黄疸时，由于胆汁淤滞不能进入肠道，脂肪的消化、吸收都将发生障碍，可以引起脂肪痢；同时，脂溶性维生素如维生素 A、维生素 D、维生素 E、维生素 K 等亦不能正常被吸收，因此引起凝血时间延长等变化。

（三）胆汁成分的毒性作用

肝内胆汁淤滞或肝外胆道梗阻性黄疸时，由于胆汁成分逆流入血，胆汁酸盐刺激皮肤感觉神经末梢，可以引起皮肤瘙痒；刺激神经系统，可以引起兴奋后抑制如抑郁、软弱等。胆汁酸盐还可引起心动过缓严重时可使动脉血压降低。

四、防治原则

肝性黄疸多伴有肝细胞损伤，因此防治原则以祛除肝损害的病因和诱因，恢复肝脏功能及保持肝内胆汁排泄通畅为主。

1. 治疗肝脏损伤，保护肝脏功能，恢复肝脏对胆红素的摄取、酯化及排泄作用。

2. 药物治疗　目前临床上可使用西药如白蛋白、苯巴比妥、微生态制剂、转氨酶诱导剂等；以及中医中药如方剂、针灸、灌肠治疗等。

3. 光疗　主要可降低血清中非酯型胆红素含量，尤其多用于新生儿黄疸，需依据一定的指南进行。光疗时可同时结合药物治疗。

4. 外科治疗　有严重胆道狭窄或梗阻者需要外科治疗。

【本章小结】

肝功能不全是指肝脏受到各种致病因素作用后，其代谢、分泌、合成、解毒、免疫、凝血等功能严重障碍，并出现一系列功能、代谢和结构变化的临床综合征。肝功能不全晚期称为肝衰竭，患者常会出现一系列神经精神症状，即肝性脑病，也常常出现肾功能障碍的临床表现，即肝肾综合征。目前对肝性脑病的发病机制未完全阐明，但认为和氨中毒、假性神经递质、氨基酸失衡及 GABA 升高等有关。肝肾综合征也是肝衰竭的一个严重的并发症，其发生机制与肝功能障碍导致的有效循环血量减少、调节肾血管舒缩活动的因素改变以及肾结构受损有关。肝性黄疸指在一定病因作用下，肝细胞受损及胆汁淤滞引起胆红素的摄取、运载、酯化和排泄障碍所引起的黄疸。根据发病机制不同，可分为肝细胞性黄疸、肝内胆汁淤滞性黄疸，体质性黄疸三种类型。

【复习思考题】

1. 肝性脑病患者为什么会有血氨增高？

2. 简述氨对脑的毒性作用。

3. 什么是假性神经递质是怎样产生的？如何促进肝性脑病的发生？

4. 试述氨基酸失衡学说在肝性脑病发生中的作用。

5. 试述肝性功能性肾衰竭的发生机制。

6. 试述肝细胞性黄疸血清、尿和粪中胆色素变化特点。

（郝　雷）

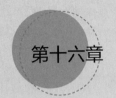

第十六章 肾功能不全

【学习目标】

掌握：急性肾衰竭的概念（少尿型）、发病机制、临床过程与表现；慢性肾衰竭的概念、发展进程与发病机制（三个相关学说）、对机体的影响。

熟悉：肾功能不全的原因和基本环节，急性肾衰竭原因与分类，慢性肾衰竭的病因；尿毒症的概念、主要临床表现和发病机制。

了解：急、慢性肾衰竭的防治原则。

【案例导入】

案例 16-1

患者，男性，36 岁，因车祸致右腿严重挤压伤而急诊入院。

体格检查：患者神志清楚、表情淡漠，血压 62/40mmHg，脉搏 105 次/min，伤腿发冷，发绀，自腹股沟以下开始向远端肿胀。膀胱导尿导出 250ml。入院后急查血清 K^+ 5.4mmol/L。立即静脉补液和甘露醇治疗，血压升至 110/70mmHg，但仍无尿。复查血 K^+ 为 8.6mmol/L，心电图显示：P 波消失，QRS 综合波变宽，心室节律不整。决定立即行右大腿截肢术。入院 72 小时，患者排尿总量为 250ml，呈酱油色，内含肌红蛋白。在以后的 20 天内完全无尿，持续腹膜透析。因透析继发腹膜炎，右下肢残余部分坏死。入院第 21 天，发生胃肠道出血，血小板计数为 50×10^9/L，血浆纤维蛋白原 1.2g/L，凝血时间显著延长，FDP 阳性。测 BUN 17.9mmol/L，血清肌酐 389μmol/L，血 K^+ 为 6.7mmol/L，pH 7.19，$PaCO_2$ 30mmHg，HCO_3^- 10.5mmol/L。尿中有蛋白和颗粒、细胞管型。虽经多方治疗，但患者一直少尿或无尿，于入院 36 天死亡。

问题：

1. 该患者急诊入院体检时有何异常发现？

2. 什么是急性肾衰竭的常见病因？本病例发生急性肾衰竭的原因是什么？患者发生了何种类型的急性肾衰竭？

3. 该患者发生急性肾衰竭的主要机制有哪些？

4. 依据哪些症状和实验室检测指标可判断该患者发生了急性肾衰竭？如何解释这些临床表现出现的机制？

案例16-2

患者，女性，22岁，因精神不振、嗜睡1个月，呕吐、尿少、面部水肿两周而入院。患者于10年前感冒、发热、咽痛后出现尿频、尿急、排尿烧灼感，持续半年多，未曾治疗。4年前发现多尿、夜尿、烦渴。尿中有蛋白、红细胞、管型等，并经常出现鼻出血、消瘦、疲乏、无力。上述症状日渐加重，曾于1年前住院检查，诊断为"慢性肾盂肾炎""肾功能不全"。治疗好转后出院。近2周来病情加重，活动后气短、心慌，伴恶心呕吐，精神疲乏，嗜睡，来院就诊。

体检：患者极度衰弱，苍白，消瘦，精神萎靡，反应迟钝，但意识清楚，查体合作。面部轻度水肿，皮肤、黏膜未见出血点。体温37.5℃。血压150/115mmHg，脉搏96次/min，心界向左扩大，心前区可闻Ⅲ级吹风样收缩期杂音。双肺呼吸音清，肝轻度肿大，有触痛。腹软，移动性浊音阴性，左下腹有轻度压痛。双侧肾区有叩击痛。无病理反射。

实验室检查：RBC 2.55×10^{12}/L，Hb 73g/L，WBC 9.3×10^9/L，中性粒细胞86%，淋巴细胞14%，血细胞比容22%，NPN 191.3mmol/L（268mg%），肌酐1 387.9μmol/L（15.7mg%），磷3.07mmol/L（9.5mg%），K^+ 5.0mmol/L，Cl^- 78mmol/L，Na^+ 117mol/L。

肾功能检查：尿比重固定在1.008～1.010，尿蛋白+++，尿中有多数脓细胞、白细胞及管型。

X线显示全身骨质脱钙，骨板几乎消失，多数骨呈骨膜下吸收现象。骨盆和两腿血管显示钙质沉着，未见病理性骨折。

入院后，虽经积极治疗，但效果不佳，且病情继续恶化，曾多次发生齿龈及鼻出血。在住院第26天时，血压升至250/130mmHg，NPN为202.7mmol/L（284mg%），肌酐1 405.11μmol/L（16.8mg%），并有数次癫痫样痉挛发作，随后进入昏迷，于住院第32天死亡。

问题：

1. 讨论该患者发生慢性肾衰竭的原因和发展经过。
2. 该患者有哪些主要的临床表现？其发生机制是什么？
3. 有哪些方面证明该患者发生了慢性肾衰竭？

第一节 概述

肾脏是人体重要的生命器官，具有诸多生理功能：①排泄功能，排出体内代谢产物、药物和毒物；②调节功能，调节水、电解质、渗透压和酸碱平衡以及维持血压，保持机体内环境的恒定；③内分泌功能，产生肾素、促红细胞生成素、1,25-（OH）$_2$-D_3和前列腺素，灭活甲状旁腺激素和促胃液素，因而又与机体许多功能代谢活动密切相关。

一、肾功能不全及肾衰竭的概念

当各种病因引起肾功能严重障碍时，会出现多种代谢产物、药物和毒物在体内蓄积，水、电解质和酸碱平衡紊乱，以及肾脏内分泌功能障碍，从而出现一系列症状和体征，这种临床综合征称为肾功能不全（renal insufficiency）。肾衰竭（renal failure）与肾功能不全本质相同，只是在程度上有所区别。前者是指肾功能不全的晚期，后者则包括病情由轻到重的全过程。但在实际临床应用中，这两者又往往属同一概念而不见加以区别。

二、肾功能不全的分类

根据病因与发病的急缓，可将肾功能不全分为急性和慢性两类。急性肾功能不全（acute renal insufficiency）是指各种病因引起双侧肾脏在短期内泌尿功能急剧降低，导致机体内环境出现严重紊乱的病理过程。慢性肾功能不全（chronic renal insufficiency）是指各种疾病导致肾单位进行性破坏，使得肾脏泌尿和内分泌等功能均出现严重障碍，从而导致机体内环境紊乱，内分泌活动异常，最终致多器官功能失调的一种病理过程。二者之间的区别并不仅仅是简单的由急性到慢性的病程改变的结果，而在病因、发病机制、临床表现乃至预后等方面都有显著差异。一般而言，急性肾功能不全是因为机体来不及代偿适应，代谢产物在体内骤然堆积而导致的严重后果。然而，多数急性肾功能不全乃至衰竭是可逆的，这与慢性肾功能不全的不可逆有显著差异。无论是急性还是慢性肾功能不全发展到严重阶段时，均以尿毒症（uremia）告终。因此，尿毒症可视为肾衰竭的最终表现。

三、肾功能不全的病因

肾功能不全的病因十分复杂，大致可归纳以分别为损害肾小球、肾小管、肾间质及肾血管为主等几类疾病。

（一）损害肾小球为主的疾病

这类疾病可分为原发性和继发性两种。原发性肾小球疾病指原发于肾的独立性疾病，如增生性肾小球肾炎和膜性肾小球肾炎等；继发性肾小球病变则是其他疾病引起的，或肾脏病变只是全身疾病的一部分，如狼疮性肾炎、过敏性紫癜性肾炎以及血管疾病和代谢性疾病所致的肾小球病变等。

（二）损害肾小管为主的疾病

以急性肾小管坏死为代表，可由持续缺血性或肾毒性损害引起。

（三）损害肾间质为主的疾病

属于这类疾病的是间质性肾炎，如肾盂肾炎、免疫相关性间质性肾炎、药物性间质性肾炎和肿瘤相关性间质性肾炎等。

（四）损害肾血管为主的疾病

各种原因引起的肾动脉或其分支的狭窄，以动脉粥样硬化、肌纤维增生最常见，糖尿病性肾病、非特异性动脉炎及肾血管内血栓形成或栓塞，可引起肾皮质缺血或坏死。

四、肾功能不全的基本发病环节

肾小球滤过、肾小管的重吸收以及肾脏的内分泌与生物代谢活动是肾脏发挥其排泄与调节作用的基本环节，其中任何环节出现障碍都可导致肾功能不全的发生，因而其基本发病环节包括肾小球滤过功能障碍、肾小管功能障碍和肾脏内分泌功能障碍。

（一）肾小球滤过功能障碍

正常情况下，成人肾小球每天通过超滤可形成约 180L 的超滤液（125ml/min），其中 99% 又被重吸收入血。肾小球仅允许水和小分子物质自由通过，正常情况下一般不伴有血浆蛋白等大分子物质的丢失，表现为选择性滤过功能。肾小球滤过率（glomerular filtration rate, GFR）下降和 / 或肾小球滤过膜通透性发生改变，均可导致肾小球滤过功能障碍。

1. 肾小球滤过率降低 肾小球滤过率是衡量肾脏滤过功能的主要指标，肾小球滤过率受肾血流量、肾小球有效滤过压及肾小球滤过膜的面积和通透性等因素的影响。因此，肾小球滤过率下降主要见于以下情况：

（1）肾血流量减少：正常成人两肾共重仅 300g 左右，但其血灌流量却高达心排血量的 20%~30%，即两侧肾脏的血液灌流量约为 1 200ml/min。实验证明，当动脉血压波动在 80~180mmHg 时，通过肾脏的自身调节，肾血流量仍可维持相对恒定。但当动脉压低于 80mmHg（例如在休克时）或肾血管收缩时，肾脏血液灌流量即明显减少，因而可使肾小球滤过率减少，并可使肾小管因缺血缺氧而发生变性、坏死，从而加重肾功能不全的发展。

（2）肾小球有效滤过压降低：肾小球有效滤过压 = 肾小球毛细血管血压 –（肾小球囊内压 + 血浆胶体渗透压）。当失血、脱水等原因引起休克时，全身平均动脉压急剧下降，肾小球毛细血管血压也随之下降，此时肾小球有效滤过压降低并导致肾小球滤过率减少。此外，肾小球入球及出球小动脉的舒缩状态，也会影响肾小球有效滤过压及肾小球滤过率。当入球小动脉舒张或出球小动脉收缩时，可提高肾小球毛细血管血压，使肾小球滤过率增高；反之，当入球小动脉收缩或出球小动脉舒张时，便会降低肾小球毛细血管血压使肾小球滤过率降低。

一般情况下，肾小球囊内压比较恒定，但在尿路梗阻、肾小管阻塞以及肾间质水肿压迫肾小管时，囊内压继发性升高，使得肾小球有效滤过压降低，原尿减少。

血浆胶体渗透压的变化对肾小球有效滤过压的影响并不明显。这是因为血浆胶体渗透压下降后，组织间液的生成增多，导致有效循环血量减少，进而通过激活肾素 – 血管紧张素系统使肾脏入球小动脉收缩，肾小球毛细血管血压亦下降。可见在血浆胶体渗透压下降时，肾小球有效滤过压不会发生明显改变。但大量输入生理盐水，引起循环血量增多和血浆胶体渗透压下降时，则会造成肾小球有效滤过压及肾小球滤过率增高，出现利尿效应。

（3）肾小球滤过膜面积减少：成人两肾共约有 200 万个肾单位，肾小球毛细血管总面积接近 1.6m²，因而肾脏具有强大的储备功能。即使一侧的肾脏因病变丧失功能或被切除，健侧肾可以代偿其功能。在大鼠实验中，切除两肾的 3/4 后，动物仍能维持泌尿功能。然而当肾小球遭到广泛破坏时，可导致肾小球滤过面积极度减少和肾小球滤过率显著下降，结果出现肾功能不全。

2. 肾小球滤过膜通透性的改变 肾小球滤过膜由 3 层结构组成，从内到外分别为毛细血管内皮细胞、基底膜和肾小球囊脏层上皮细胞（足细胞）。内皮细胞间有 500~1 000A 的小孔，基底膜为连续无孔的致密结构，足细胞具有相互交叉的足突。基底膜和足突之间的细长缝隙覆有一层含黏多糖并带负电荷的薄膜。某一物质能否经肾小球滤过，不仅取决于该物质的分子量，而且还与该物质所携带的电荷有关。因为肾小球滤过膜表面覆盖一层带负电荷的黏多糖，所以带负电荷的分子如白蛋白因受静电排斥作用，正常时滤过极少。在病理情况下，如炎症、缺氧和免疫损害等因素的作用，可使滤过膜的完整性被破坏或负电荷减少，导致肾小球滤过膜的通透性增加，血浆蛋白滤过增多而出现蛋白尿，甚至出现血尿。

（二）肾小管功能障碍

肾小管的重吸收、分泌和排泄功能对维持内环境稳定起着重要的调节作用。在缺血、缺氧、感染及毒物作用下，肾小管上皮细胞出现变性坏死，从而导致肾小管功能障碍。此外，醛固酮、抗利尿激素（antidiuretic hormone, ADH）、心房钠尿肽及甲状旁腺激素等体液调节因素的作用也可使肾小管功能发生改变。由于肾小管各段的结构和功能不同，各段受损时所出现的功能障碍亦各异。

1. **近曲小管功能障碍**　水、葡萄糖、磷酸盐、氨基酸、蛋白质、钠、钾等经肾小球滤过后，绝大部分由近曲小管重吸收。因此，近曲小管重吸收功能障碍可导致肾性糖尿、磷酸盐尿、氨基酸尿、蛋白尿以及因碳酸氢盐重吸收障碍所引起的近曲小管性酸中毒。此外，近曲小管具有排泄功能，能排泄对氨马尿酸、酚红、青霉素以及某些泌尿系造影剂等。近曲小管排泄功能障碍时，可造成上述物质在体内潴留。

2. **髓袢功能障碍**　当原尿流经髓袢升支粗段及其相邻部分的远曲小管时，Na^+ 和 Cl^- 被肾小管上皮细胞主动重吸收。由于此处肾小管上皮细胞对水的通透性低，因此原尿逐渐转变为低渗，而肾髓质间质则呈高渗状态，且越到髓质深部，高渗程度越高。此高渗状态是引起尿液浓缩的重要生理条件。髓袢功能障碍可致钠、水平衡失调，高渗状态被破坏，可出现多尿、低渗尿或等渗尿。

3. **远曲小管和集合管功能障碍**　远曲小管在醛固酮的作用下，具有重吸收 Na^+ 和分泌 H^+、K^+ 和 NH_3 的功能。远曲小管功能障碍可导致钠、钾代谢障碍和酸碱平衡紊乱。集合管在功能上和远曲小管密切联系。它在尿生成过程中，特别在尿浓缩过程中起着重要作用，ADH 能增加远曲小管和集合管对水的重吸收。集合管的病变或抗利尿激素分泌释放不足，造成集合管对水的通透性降低，尿液浓缩功能可显著下降，引起多尿甚至出现肾性尿崩症。

（三）肾脏内分泌功能障碍

肾脏可以合成、分泌、激活或降解多种激素和生物活性物质，在血压、水、电解质平衡、红细胞生成以及钙磷代谢等调节中起重要作用。肾脏受损可以影响其内分泌功能，并引起机体出现一系列功能代谢紊乱，如高血压、贫血和骨营养不良等。

1. **肾素（renin）分泌增多**　肾素由肾小球球旁细胞合成和分泌，它是一种蛋白水解酶，能催化血浆中的血管紧张素原生成血管紧张素 I，再经转化酶作用而生成血管紧张素 II，后者在氨基肽酶作用下，分解而形成血管紧张素 III。血管紧张素 II、III 具有收缩血管和促进醛固酮分泌的作用。

肾素的分泌受入球小动脉壁牵张感受器、致密斑（肾内钠感受器）和交感神经 3 个方面的共同调节。全身平均动脉压降低、低钠血症、脱水、肾动脉狭窄、交感神经兴奋等，均可引起肾素释放增多，肾素 – 血管紧张素 – 醛固酮系统（renin-angiotensin-aldosterone system, RAAS）活性增强，从而提高平均动脉血压，促进水钠潴留，具有代偿意义。但如果血管紧张素形成过多，作用时间持续过久，则可因肾血管过度收缩而使肾血流量和肾小球滤过率显著减少；肾素 – 血管紧张素系统活性增强，可引起肾性高血压；醛固酮分泌过多，可造成体内水钠潴留。

2. 肾激肽释放酶－激肽系统（renal kallikrein kinin system, RKKS）**功能障碍**肾脏（尤其皮质近曲小管细胞）富含激肽释放酶，可催化血浆 α_2 球蛋白（激肽原）生成激肽。激肽可对抗血管紧张素的作用、扩张血管、降低外周阻力和促进肾小管钠水的排出，同时还可作用于肾髓质乳头部的间质细胞，使后者释放前列腺素。如果 RKKS 发生障碍，则易促进高血压的发生。

3. 前列腺素（prostaglandin, PG）**合成不足**　肾脏产生的 PG 主要有 PGE_2、PGI_2 和 PGF_2，主要来自髓质乳头部的间质细胞和髓质集合管上皮细胞。PGE_2 和 PGI_2 具有扩张血管和利尿利钠作用，因而是很强的降压物质。因此有人认为肾内 PG 形成不足可能是肾性高血压的重要发病环节。

4. 促红细胞生成素（erythropoietin）**生成不足**　促红细胞生成素是主要由肾脏产生的一种多肽类激素，具有促进骨髓造血干细胞分化成原红细胞，加速幼红细胞增殖分化，促进血红蛋白合成等作用。慢性肾病患者，由于肾组织进行性破坏，促红细胞生成素明显减少，出现肾性贫血。但在两侧肾脏切除后依赖透析疗法生存的患者，其血红蛋白浓度仍可保持在 10% 左右。因此有人认为，肾脏以外的组织也可产生促红细胞生成素。

5. $1,25\text{-}(OH)_2\text{-}D_3$（1, 25-dihydroxy vitaminD$_3$）**减少**　维生素 D_3 本身不具生物学活性，它必须先在肝细胞微粒体内经 25-羟化酶的作用形成 $25\text{-}(OH)\text{-}D_3$ 后，再由肾皮质细胞线粒体的 $1\text{-}\alpha$ 羟化酶催化为 $1,25\text{-}(OH)_2\text{-}D_3$。$1,25\text{-}(OH)_2\text{-}D_3$ 进入血液循环后，作用于远隔靶组织而显示其生理功能，例如促进肠道对钙、磷的吸收，促进成骨作用等。因此可以把肾脏形成 $1,25\text{-}(OH)_2\text{-}D_3$ 看成是肾脏的内分泌功能。肾严重病变时由于 $1\text{-}\alpha$ 羟化酶缺乏，妨碍 $1,25\text{-}(OH)_2\text{-}D_3$ 的形成，使钙在肠内吸收明显减少，因而可发生低钙血症，而且这种低钙血症用维生素 D 治疗并无效果。肾脏生成 $1,25\text{-}(OH)_2\text{-}D_3$ 减少也是诱发肾性骨营养不良的重要原因。

此外，肾脏还可灭活促胃液素和甲状旁腺素（parathyroid hormone, PTH）。PTH 具有溶骨和促进肾脏排磷的作用。慢性肾衰竭时，易发生消化性溃疡和骨营养不良，与这两种激素灭活减少密切相关。

第二节　急性肾衰竭

一、概念、分类与病因

急性肾衰竭（acute renal failure, ARF）是各种原因引起肾脏泌尿功能急剧障碍，导致机体内环境严重紊乱的临床综合征，临床主要表现为水中毒、氮质血症、高钾血症和代谢性酸中毒，并常伴有少尿（成人每日尿量 < 400ml）或无尿（成人每日尿量 < 100ml），即少尿型急性肾衰竭。少数患者尿量并不减少，但肾脏排泄功能障碍，氮质血症明显，称为非少尿型急性肾衰竭。少尿型急性肾衰竭或非少尿型急性肾衰竭，肾小球滤过率均明显降低，所以肾小球滤过率降低往往被认为是急性肾衰竭发病的中心环节。急性肾衰竭是临床较为常见的一种危重症，病情凶险，但若得到及时诊治，大多数急性肾衰竭患者的肾功能可恢复正常。

多种病因均有可能导致急性肾衰竭，一般根据发病原因将急性肾衰竭分为肾前性、肾性和肾后性三大类。然而这种划分并非绝对性的，因为无论肾前性还是肾后性损伤，如果持续较久或者比较严重，均可最终转为肾性肾衰竭。

（一）肾前性急性肾衰竭

肾前性肾衰竭（prerenal failure）是由于肾脏血液灌流量急剧减少所致，肾脏本身无器质性病变，一旦肾灌流量恢复，则肾功能迅速恢复。因此又称之为功能性肾衰竭或肾前性氮质血症，常见于各型休克的早期。此时有效循环血量减少和血压降低除直接导致肾血流量减少外，还通过交感－肾上腺髓质系统和肾素－血管紧张素系统使肾小动脉收缩，从而进一步降低肾灌流量和有效滤过压，故肾小球滤过率显著减少，因而尿量显著减少，出现氮质血症。但若肾缺血持续过久就会引起肾脏器质性损害，从而导致肾性急性肾衰竭。

（二）肾性急性肾衰竭

肾性肾衰竭（intrarenal failure）是由于肾脏器质性病变所致，又称为器质性肾衰竭。肾性肾衰竭是临床上常见的危重症，根据损伤的组织学部位又可分为：肾小球、肾间质、肾血管和肾小管损伤，其中急性肾小管坏死（acute tubular necrosis, ATN）是导致肾性急性肾衰竭最主要的原因，约占 2/3 以上。肾性肾衰竭的主要病因如下：

1. 肾小球、肾间质和肾血管疾患　可见于急性肾小球肾炎、过敏性紫癜性肾炎、狼疮性肾炎和多发性结节性动脉炎等引起的肾小球损伤；急性间质性肾炎、巨细胞病毒感染及药物过敏等导致的肾间质损伤；肾小球毛细血管血栓形成和微血管闭塞等微血管疾病，以及肾动脉狭窄和肾动脉粥样栓塞等大血管病变。

2. 急性肾小管坏死　急性肾小管坏死的常见原因有以下两类：

（1）肾缺血和再灌注损伤　多见于各种原因引起的休克未得到及时有效的救治或休克好转后的再灌注损伤。此时严重的血压下降和持续性的肾小动脉强烈收缩，引起肾小管缺血性损害，甚至发生坏死，即由功能性肾衰竭转为器质性肾衰竭。在已经出现肾小管器质性病变后，即使纠正血容量并使血压恢复正常，也不能使肾脏泌尿功能迅速恢复。患者尿中含有蛋白质和红、白细胞，以及各种管型。尿钠浓度可升至 40~70mmol/L 或更高，说明肾小管已受损而致保钠功能减退。

（2）肾中毒　引起肾中毒的毒物可概括为外源性肾毒物和内源性肾毒物两大类。常见的外源性肾毒物包括：①药物，如氨基苷类抗生素、磺胺类药物等，静脉注射或者口服某些造影剂也可直接损伤肾小管；②重金属，如汞、铋、砷、铅、锑等化合物；③有机溶剂，如四氯化碳、乙二醇和甲醇等；④生物毒素，如生鱼胆、蜂毒、蛇毒等。内源性肾毒物主要包括肌红蛋白、血红蛋白和尿酸等。如输血时血型不合或疟疾等引起的溶血，挤压综合征等严重创伤引起的横纹肌溶解症，过度运动、中暑等引起的非创伤性横纹肌溶解症，从红细胞和肌肉分别释出的血红蛋白和肌红蛋白，经肾小球滤过而形成肾小管色素管型，堵塞并损害肾小管引起 ATN。

在许多病理条件下，肾缺血与肾毒物经常同时或相继发生作用。例如在肾毒物作用时，肾内可出现局部血管痉挛而致肾缺血；反之，肾缺血也常伴有毒性代谢产物的堆积。一般认为肾缺血时再加上肾毒物的作用，最易引起急性肾衰竭。

（三）肾后性急性肾衰竭

肾后性急性肾衰竭（postrenal failure）是由肾以下尿路梗阻引起的急性肾衰竭。由于肾有强大的代偿功能，膀胱以上的梗阻一定是双侧完全性梗阻，见于结石、肿瘤或坏死组织引起的输尿管内梗阻；肿瘤、粘连和纤维化引起的输尿管外梗阻。膀胱以下梗阻见于前列腺肥大、盆腔肿瘤等压迫。

尿路梗阻引起肾盂积水、肾间质压力升高，肾小球囊内压升高，使肾小球有效滤过压下降，直接影响肾小球滤过率。肾后性急性肾衰竭早期并无肾的器质性损害，解除梗阻，肾泌尿功能迅速恢复，故又称为肾后性氮质血症。

> **◎知识链接 16-1**
>
> 　　挤压综合征是指人体四肢或躯干等肌肉丰富的部位遭受重物如石块、土方等长时间的挤压，在挤压解除后出现身体一系列的病理生理改变。挤压综合征多发生于房屋倒塌、工程塌方、交通事故等意外伤害中。在战争、发生强烈地震等严重灾害时可大量出现。此外，该病还可见于昏迷及手术患者，因肢体长时间被固定体位自压所致。临床上主要表现为以肢体肿胀、肌红蛋白尿、高血钾为特点的急性肾衰竭。如不及时处理，后果常较为严重，甚至导致患者死亡。

案例分析 16-1

（1）患者入院检查时发现：表情淡漠，血压 62/40mmHg，脉搏 105 次/min，伤腿发冷，发绀，自腹股沟以下开始向远端肿胀。膀胱导尿导出 250ml，血清 K^+ 5.4mmol/L。

（2）急性肾衰竭的常见原因有：①肾血流量下降，肾脏低灌流导致的肾缺血；②外源性和内源性毒物导致的肾中毒；③肾脏疾病引起的肾实质损伤以及各种尿路阻塞等。

本病例导致急性肾衰竭的主要原因有：①严重创伤和失血导致的循环血量急剧下降，肾血流量减少，导致肾缺血；②患者右腿发生严重挤压伤，尿呈酱油色，内含肌红蛋白。说明肌肉组织严重损伤后，内源性毒物肌红蛋白大量释放入血，导致肾小管损伤；③该患者同时存在肾缺血和肾毒物的作用，二者的损伤作用相互促进，导致该患者迅速发生急性肾衰竭。

（3）该患者急性肾衰竭的类型是肾性急性肾衰竭。

二、发生机制

急性肾衰竭的发病机制十分复杂，至今尚未被完全阐明。各种原因引起的急性肾衰竭，虽发病机制的主导环节不尽相同，但其发病的关键仍是肾小球滤过率的降低所致的少尿或无尿。以下主要围绕急性肾小管坏死引起的急性肾衰竭，而且主要针对其少尿型的发病机制进行阐述。

（一）肾血管及血流动力学异常

尽管 ATN 是导致肾性急性肾衰竭最主要的直接原因，但 GFR 降低仍被公认为是肾功能障碍和内环境持续紊乱的中心。临床和动物实验均表明，在急性肾衰竭初期存在着肾血流量减少和肾内血液分布异常，而且肾缺血程度与形态学损害及功能障碍之间存在着平行关系。故而认为肾血管及血流动力学异常是 ARF 初期 GFR 降低和少尿的主要机制。

1. 肾灌注压降低　一般情况下，动脉血压低于 80mmHg 时，肾血流的自身调节不能代偿有效循环血量的减少，肾灌流量明显减少，GFR 降低。

2. 肾血管收缩　肾皮质血管收缩的机制主要与下述因素有关：

（1）交感－肾上腺髓质系统兴奋：在急性肾小管坏死时，有效循环血量减少或毒物的作用可使交感－肾上腺髓质系统兴奋，血中儿茶酚胺增高，通过刺激 α-肾上腺素受体使肾血管收缩，肾血流减少，GFR 降低。

（2）肾素－血管紧张素系统激活：有效循环血量减少，肾灌流量也随之减少，同时交感神经兴奋，可刺激肾小球球旁细胞释放肾素，继而血管紧张素Ⅱ生成增多，导致肾小球入球小动脉及出球小动脉收缩。

（3）肾内收缩及舒张因子释放失衡：肾缺血或中毒时肾血管内皮细胞受损，可导致血管内皮源性收缩因子（如内皮素）分泌增多而血管内皮源性舒张因子（如一氧化氮）释放减少。此外，急性肾衰竭时，肾内前列腺素生成减少。收缩与舒张因子生成与释放失衡可加强肾血管的持续收缩，故而肾小球滤过率下降。

3. 肾毛细血管内皮细胞肿胀　肾血管内皮细胞肿胀是急性肾衰竭时常见的细胞损伤之一。无论内皮细胞的结构损伤，还是其功能受损均促进急性肾衰竭发生与发展。肾缺血、缺氧及肾中毒时，肾脏细胞代谢受影响，ATP 生成不足，Na^+-K^+-APT 酶活性下降，导致细胞内水钠潴留，细胞水肿。随着细胞水肿的发生，细胞膜通透性改变，大量的 Ca^{2+} 涌入细胞内；同时，Ca^{2+}-ATP 酶活性减弱也使肌质网摄取 Ca^{2+} 受限以及细胞内钙泵出减少，引起细胞胞浆内游离钙增加。细胞内游离 Ca^{2+} 增加又可妨碍线粒体的氧化磷酸化功能，使 ATP 生成更加减少，从而形成恶性循环最终导致细胞死亡。肾细胞的水肿，特别是肾毛细血管内皮细胞肿胀，使得血管管腔变窄，血流阻力增加，肾血流减少。

4. 肾血管内凝血　急性肾衰竭患者血液黏滞度升高，血和尿中纤维蛋白降解产物（FDP）增多，部分患者甚至出现毛细血管内凝血，此种变化应与内皮细胞受损激发血小板聚集与微血栓形成有关。而抗凝剂的应用对某些急性肾衰竭患者有一定疗效。以上提示肾内 DIC 可能在急性肾衰竭的发病机制中起一定作用。

（二）肾小管损伤

急性肾衰竭时，肾小管细胞可因缺血、缺血后再灌注、毒物以及缺血与中毒共同作用引起损伤。肾缺血和肾中毒对肾小管上皮细胞的损伤多表现为细胞功能紊乱而不是坏死。如果细胞坏死或出现形态结构病理改变，表明损伤已十分严重。由于肾小管细胞的功能活动依赖细胞能量代谢系统及膜转运系统的完整性，因此，肾小管细胞损伤的机制也主要是细胞能量代谢和膜转运系统功能变化，包括 ATP 产生减少、Na^+、K^+-ATP 酶活性降低，自由基产生增加与清除减少以及细胞内游离钙增高等。此外，在急性肾衰竭研究领域，炎性反应在细胞损伤中的作用近年来也引起了相当的重视。尤其在肾缺血再灌注损伤过程中，肾小管上皮细胞和肾实质细胞产生的各种炎性因子和活性氧可致中性粒细胞激活并聚集在损伤部位而加重细胞损伤。肾小管细胞的严重损伤和坏死脱落可致肾小管阻塞、原尿回漏和管－球反馈机制失调。

1. 肾小管阻塞　异型输血、挤压伤综合征等引起 ATN 时，在病理组织切片中可见有坏死脱落的上皮细胞碎片、肌红蛋白和血红蛋白等所形成的管型阻塞肾小管。肾小管阻塞后，可使阻塞部位上段的管腔内压升高，进而使囊内压增高，GFR 减少；同时，管腔的阻塞也使原尿不易通过，导致少尿的发生。目前一般认为，肾小管阻塞是某些急性肾衰竭持续少尿时导致 GFR 减少的重要因素。

2. 原尿回漏　将 ^{14}C-菊粉直接注入因缺血或因肾动脉内注射硝酸氧铀而受损的大鼠一

侧肾脏的肾小管腔后，可在对侧肾脏生成的尿液内发现有大量放射性菊粉排出。该实验证实受损肾脏的肾小管上皮细胞有较高的通透性，因而菊粉得以通过回漏而进入全身血液循环，并被对侧肾脏排出。持续性肾缺血或肾毒物引起肾小管上皮坏死并进而导致急性肾衰竭时，肾小管管腔内原尿向肾间质的回漏，一方面可直接使尿量减少，另一方面又通过形成肾间质水肿而压迫肾小管和阻碍原尿通过，其结果是肾小球囊内压增高，GFR 进一步减少。

3. 管-球反馈机制失调 管–球反馈是肾血流量和肾小球滤过率自身调节的重要机制之一。当肾血流量和肾小球滤过率增加时，到达远曲小管致密斑的小管液的流量增加，致密斑发出信息，使肾血流量和肾小球滤过率恢复至正常；反之，当流经致密斑的小管液流量下降时，致密斑发出信息，使肾血流量和肾小球滤过率增加至正常水平。一般来说，肾小管液流量与 NaCl 含量成正比。在 ATN 时，近曲小管的重吸收功能下降，使远曲小管内液中的 NaCl 浓度升高，即流经致密斑部位 NaCl 含量升高，致密斑发出信息刺激颗粒细胞释放肾素，导致局部生成血管紧张素 II，血管紧张素 II 引起入球小动脉收缩，口径缩小，阻力增加，从而使肾血流量和肾小球滤过率恢复至原来水平。

（三）肾小球滤过系数降低

肾小球滤过率的大小不仅取决于肾小球的有效滤过压，与肾小球滤过系数也密切相关。肾小球滤过率 = 滤过系数 × 有效滤过压。肾小球滤过系数代表肾小球的通透能力，它与肾小球滤过膜的通透性和总面积有关。肾缺血和肾中毒时的肾小球滤过系数明显下降，也是肾小球滤过率降低的机制之一。肾小球滤过系数的降低与肾小球毛细血管内皮细胞肿胀，足细胞的足突结构变化，滤过膜上窗孔大小、密度减少有密切关系。

总之，肾缺血和肾中毒等因素导致的肾血管及血流动力学改变、肾小管损伤和肾小球滤过系数下降，是 ATN 引起的少尿型急性肾衰竭的主要发病机制。

案例分析 16-1

该患者发生急性肾衰竭的主要机制有：

（1）血流减少（肾缺血）：①肾灌注压下降，患者入院时血压 62/40mmHg（< 80mmHg），肾血流失去自身调节功能，肾血流灌注压降低，肾血流量显著减少，肾小球滤过率降低；②肾血管收缩，患者入院时处于休克状态，肾血管收缩，肾血流量减少，肾小球有效滤过压下降，肾小球滤过率下降，导致少尿和无尿；③肾血管阻塞，该患者经静脉补液和甘露醇治疗后，血压升至 110/70mmHg，外周循环好转，但仍无尿，提示可能在休克复苏后的再灌注过程中产生大量氧自由基，损伤血管内皮细胞，使内皮细胞肿胀，血管管腔变窄，以及肾缺血缺氧亦使肾血管内皮细胞膜钠泵运转障碍，导致肾血管内皮细胞肿胀，阻塞肾血管。

（2）肾小管阻塞和原尿回漏：①该患者发生严重挤压伤，横纹肌大量溶解释放肌红蛋白，肌红蛋白沉积于肾小管后，导致肾小管上皮细胞损伤脱落。脱落的细胞和沉积的肌红蛋白在肾小管内形成各种管型，阻塞肾小管管腔，导致有效滤过压降低，肾小球滤过率减少，出现少尿或无尿；②该患者由于肾缺血，肾灌流显著减少，肾小球滤过率降低，更加有利于管型的形成和肾小管阻塞，导致肾小球滤过率进一步减少，加重 ARF。

（3）肾细胞损伤：该患者发生休克导致肾缺血，以及肌红蛋白导致肾中毒时，引起线粒体功能障碍，ATP 合成减少；肾缺血以及再灌注损伤时自由基产生增多和清除减少，导致肾脏各种细胞成分的损伤。

三、机体的功能和代谢变化

急性肾衰竭根据发病后尿量是否减少，可分为少尿型与非少尿型两种。

（一）少尿型急性肾衰竭

少尿型急性肾衰竭根据发病过程一般可分为少尿期、移行期、多尿期和恢复期。

1. 少尿期 发病后迅速出现少尿，并伴有严重内环境紊乱。少尿期可持续数天到数周，这是病情最危重的阶段，少尿期持续时间愈长，病情愈重，预后愈差。其主要的功能和代谢变化如下：

（1）尿的改变：

1）少尿或无尿：患者尿量迅速减少，多数出现少尿，其发生机理与肾血流减少、肾小管损伤和肾小球滤过系数下降等因素的综合作用有关。

2）低比重尿：尿比重低，常固定于 1.010~1.020。此是由于肾小管损伤所造成的原尿浓缩稀释功能障碍所致。

3）尿钠高：肾小管对钠的重吸收障碍，致尿钠含量高（＞40mmol/L）。

4）血尿、蛋白尿、管型尿：由于肾小球滤过障碍和肾小管受损，尿中可出现红细胞、白细胞、蛋白质等；尿沉渣检查可见透明、颗粒和细胞管型。

功能性急性肾衰竭，由于肾小管功能未受损，其少尿的发生主要是由于肾小球滤过率显著降低所致，而肾性急性肾衰竭则同时有肾小球和肾小管功能障碍，两者不仅在少尿的发生机制上不同，而且尿液的成分也有区别（表16-1）。鉴别功能性与器质性急性肾衰竭，对于临床指导治疗和判断预后都有重要意义。

表16-1 功能性与器质性急性肾衰竭少尿期尿液变化的比较

	功能性 ARF（肾前性 ARF）	器质性 ARF（肾性 ARF）
尿比重	＞1.020	＜1.015
尿渗透压（mOsm/L）	＞500	＜350
尿钠含量（mmol/L）	＜20	＞40
尿／血肌酐比值	＞40∶1	＜20∶1
尿蛋白	阴性或微量	＋~＋＋＋＋
尿沉渣镜检	基本正常	各种管型、红白细胞及变性上皮细胞

（2）水中毒：发生急性肾衰竭时，由于①少尿；②体内分解代谢加强，内生水增多；③摄入或输入水分过多等原因，均可引起体内水潴留，并导致稀释性低钠血症，水分向细胞内转移引起细胞水肿。严重时可出现心功能不全、肺水肿和脑水肿而成为急性肾衰竭的重要死因之一。因此，应严密观察和记录出入水量，控制输液量和速度，"量出为入"。

（3）高钾血症：这是急性肾衰竭少尿期最危险的变化。其主要原因可以是：①少尿或无尿，使尿钾排出显著减少；②组织损伤，细胞分解代谢增强，释放大量钾至细胞外液；

③酸中毒时，H^+从细胞外液进入细胞，而K^+则从细胞内逸出至细胞外液等；④摄入含钾量高的食物、或服用含钾或保钾药物，输入库存血液等；⑤低钠血症，使远曲小管的钾钠交换减少。高钾血症可引起心脏传导阻滞和心律失常，严重时可导致心室纤维颤动或心脏停搏，成为急性肾衰竭患者在少尿期死亡的主要原因。

（4）代谢性酸中毒：急性肾衰竭少尿期的代谢性酸中毒具有进行性、不易纠正的特点。其主要发生原因是：①肾小球滤过率降低，使酸性代谢产物滤过减少而在体内蓄积；②肾小管分泌H^+和NH_3能力降低，使碳酸氢钠重吸收减少；③分解代谢增强，体内固定酸产生增多。酸中毒可抑制心血管系统和中枢神经系统功能，影响体内多种酶的活性，并促进高钾血症的发生。

（5）氮质血症：由于肾脏泌尿功能障碍和体内蛋白质分解增加（如感染、中毒、组织严重创伤等），体内蛋白质代谢产物不能充分排出，引起血中的尿素、尿酸和肌酐等非蛋白氮含量大幅度增高，称为氮质血症。正常成人血中非蛋白氮（NPN）含量为14.3～25mmol/L（20～35mg/dl），包括尿素、肌酐、尿酸、氨基酸肽类、胍类等，其中血液尿素氮（BUN）为3.57～7.14mmol/L（10～20mg/dl），约占50%。急性肾衰竭少尿期，氮质血症进行性加重，严重时可引起机体的自身中毒而发生尿毒症。

案例分析 16-1

从该患者的临床表现和实验室检查指标，可判断其发生了急性肾衰竭，并出现了相应的功能代谢改变，具体分析如下：

（1）尿的变化：该患者入院时和治疗的过程中，一直是少尿，后发展为无尿；尿中有蛋白和颗粒、细胞管型等；

（2）高钾血症：患者入院和随后的治疗过程中，血钾均高于正常，一度曾高至8.6mmol/L；

（3）代谢性酸中毒：pH 7.19，$PaCO_2$ 30mmHg，HCO_3^- 10.5mmol/L。

（4）氮质血症：BUN 17.9mmol/L，血清肌酐389μmol/L。

2. 移行期 当患者的尿量增加到每日大于400ml时标志着已度过最危险的少尿期进入移行期，提示肾小管上皮细胞开始修复再生，是肾功能开始好转的信号。移行期时，由于肾功能的修复刚刚开始，肾的排泄能力仍低于正常，因此，氮质血症、高钾血症和酸中毒等内环境紊乱仍有可能继续存在。

3. 多尿期 移行期后，每日尿量逐渐增多至3 000ml或更多，一般而言，少尿期体内蓄积的水分和尿素氮等代谢产物越多，多尿期尿量也越多。

多尿的发生机制是：①肾血流和肾小球滤过功能逐渐恢复正常；②肾间质水肿消退，肾小管内管型被冲走，肾小管阻塞解除；③肾小管上皮得到修复，原尿回漏逐步消除，但新生的上皮功能尚不成熟，重吸收钠、水的功能仍然低下，小管液不能被充分浓缩；④少尿期中潴留在血中的尿素等代谢产物开始经肾小球大量滤出，从而增加小管液的渗透压，产生渗透性利尿。

多尿期早期阶段内环境紊乱仍持续存在，此后，随着尿量继续增加，水肿消退，尿素氮等指标开始趋于正常。但肾小管功能仍未完全恢复，患者又可因多尿导致脱水、低钠血症、低钾血症及低镁血症等水、电解质紊乱。而且多尿期患者的抵抗力及适应能力明显低于正常，因而易合并感染和其他系统器官的功能障碍，甚至死亡。

多尿期约持续 1~2 周后病程进入恢复期。

4. 恢复期　多尿期与恢复期之间一般没有明显的界线。多尿期后期，患者尿量恢复正常，肾功能已能满足机体排泄代谢终产物及调节内环境稳定等生理需要，患者能生活自理和参加一般劳动，但其肾功能完全恢复正常仍需数月乃至更长时间。对于多数患者来说，急性肾衰竭是一个自限性的病理过程，一旦病因除去，则坏死的肾小管上皮可通过修复再生而痊愈，是有可能逆转的器官衰竭。但少数患者由于肾小管上皮细胞破坏严重，可转变为慢性肾衰竭。

（二）非少尿型急性肾衰竭

非少尿型急性肾衰竭系指患者在进行性氮质血症期内每日尿量持续在 400ml 以上，甚至可达 1 000~2 000ml。可能由于肾内病变较轻，非少尿型急性肾衰竭临床表现一般较轻，病程较短，并发症少，预后较好。其主要特点是：①尿量不减少，可在 400ml/d ~ 1 000ml/d 左右；②尿比重低而固定，尿钠含量也低；③有氮质血症。其发生机制可能是肾小球滤过率的下降已足以引起氮质血症，但程度不如少尿型严重；肾小管损害较轻，部分功能尚存，主要表现为尿浓缩功能障碍。少尿型和非少尿型急性肾衰竭可相互转化，近年报道非少尿型有增多趋势。

四、防治原则

（一）合理用药，以避免毒性物质对肾脏的损害作用

（二）积极抢救危重患者，预防休克的发生

如已发生休克伴有功能性急性肾衰竭时，应及时采用抗休克措施，迅速恢复有效循环血量，使肾血流量和肾小球滤过率恢复正常，以利肾功能的恢复。如通过尿液分析，发现患者已发生急性肾小管坏死所致的急性肾衰竭时，应按急性肾衰竭的治疗原则进行处理。

（三）采取综合治疗措施

1. 适当输入液体，以维持体内水电解质平衡　在少尿期应严重控制液体输入量，以防水中毒的发生。在多尿期，除注意补液外，还应注意补钠、补钾、以防脱水、低钠血症和低钾血症的发生。

2. 处理高钾血症　高钾血症是威胁生命的变化，应进行紧急处理，治疗原则详见高钾血症。

3. 纠正代谢性酸中毒

4. 控制氮质血症　如：①滴注葡萄糖以减轻蛋白质的分解代谢；②静脉内缓慢滴注必需氨基酸，以促进蛋白质的合成，降低尿素氮上升的速度，并加速肾小管上皮的再生；③采用透析疗法以排除非蛋白氮等。

5. 积极抗感染　此时应选用合适的药物和剂量，以免加重肾中毒。

6. 透析治疗　包括血液透析和腹膜透析。其原理是通过透析作用，使半透膜两侧溶液中的小分子物质如尿素、葡萄糖、电解质、H^+ 等进行交换，以矫正水、电解质、酸碱平衡紊乱和降低尿素氮。透析疗法已广泛应用于急性肾衰竭，取得了较好的疗效。

第三节　慢性肾衰竭

一、概念、病因

各种慢性肾脏疾病引起肾单位慢性进行性、不可逆性破坏，以致残存的肾单位不足以充分排除代谢废物和维持内环境恒定，导致水、电解质和酸碱平衡紊乱，代谢产物在体内积聚，以及肾内分泌功能障碍，并伴有一系列临床症状的病理过程，称为慢性肾衰竭（chronic renal failure, CRF）。慢性肾衰竭是常见的临床综合征，其发展呈渐进性，病程迁延日久，病情复杂，常以尿毒症为结局而导致死亡。

凡能引起肾实质渐进性破坏的疾患，均可引起慢性肾衰竭。既往认为以慢性肾小球肾炎为最为常见（占 50% ~ 60%），近年资料表明：糖尿病肾病（diabetic nephropathy）和高血压肾病（hypertensive nephropathy, HTN）是进行性肾脏疾病发病率增加的重要原因。常见的病因可分为以下几类：

1. **肾脏疾患**　慢性肾小球肾炎、慢性肾盂肾炎、肾结核、肾肿瘤、多囊肾、全身性红斑狼疮等。

2. **继发性肾病**　糖尿病肾病、高血压肾病、结节性动脉周围炎、淀粉样变性病等。

3. **尿路慢性阻塞**　尿路结石、前列腺肥大等。

4. **其他**　药物性肾损害、肾外伤等。

案例分析 16-2
该患者的病因是慢性肾盂肾炎。

二、发展过程

慢性肾衰竭是一切进展性肾疾患的最后结局。由于肾脏具有强大的代偿储备能力，引起慢性肾衰竭的各种疾病并非突然导致肾功能障碍，而是一个缓慢而渐进的发展过程，最终出现一个共同环节——大量肾单位破坏而丧失功能，残存的有功能的肾单位显著减少，以致出现一些共同的临床表现，即慢性肾衰竭。

根据病变发展和肾功能损害程度，可将慢性肾衰竭分为以下 4 个期：

（一）肾储备功能降低期（代偿期）

由于肾脏具有强大的代偿贮备能力，在慢性肾疾患的开始阶段，由于肾实质破坏尚不严重，未受损的肾单位尚能代偿已受损肾单位的功能，因此，肾泌尿功能基本正常，能维持内环境的稳定，无临床症状。内生肌酐清除率（肾脏单位时间能将多少容积血浆中的内生肌酐清除出去，临床常用其来代表肾小球滤过率）在正常值的 30% 以上，血液生化指标无异常。但肾脏储备能力降低，在应激作用下，如感染和水、钠、钾负荷突然增加时，会出现内环境紊乱。

（二）肾功能不全期

由于肾实质的进一步受损，肾单位损伤超过 50%，肾脏已不能维持内环境的稳定，肾脏浓缩功能减退，可出现多尿、夜尿、轻度氮质血症和贫血等，但症状一般较轻。内生肌酐清除率降至正常的 25% ~ 30%。在感染，手术等应激情况下，肾功能即明显恶化，临床症状加重。

（三）肾衰竭期

内生肌酐清除率降至正常的 20%～25%。有明显的临床表现，包括较重的氮质血症、酸中毒、高磷血症、低钙血症、严重贫血、多尿、夜尿等，并伴有头痛、恶心、乏力等部分尿毒症中毒的症状。

（四）尿毒症期

内生肌酐清除率降至正常的 20% 以下，有明显的水、电解质和酸碱平衡紊乱以及多系统功能障碍。临床上出现一系列尿毒症中毒症状。

内生肌酐清除率基本上可以反映肾小球滤过率。图 16-1 表示内生肌酐清除率与临床表现的关系。由此可见，慢性肾衰竭患者的临床症状与肾小球滤过率减少的程度，亦即肾单位破坏的程度相关。临床上，不同病因的慢性肾衰竭患者，在肾功能失代偿后，虽然发展的趋势相同，但其发展速度略有差异，一般认为糖尿病肾病时间最短，肾小球肾炎次之。

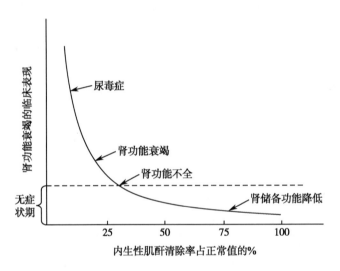

图 16-1　慢性肾功能不全的临床表现与肾功能的关系

> **知识链接 16-2**
>
> 2002 年美国肾脏病基金会定义了慢性肾脏病（chronic kidney disease, CKD）。CKD 是指肾脏损害和 / 或 GFR 下降 < 60ml/（min·1.73m^2）持续 3 个月以上，其中肾脏损害是指肾脏结构和功能异常，包括肾脏影像学检查异常、肾脏病理形态学异常、血和 / 或尿成分异常。目前国际公认的 CKD 分期依据美国肾脏病基金会制定的指南分为 5 期（表 16-2），该分期方法将 GFR 正常（≥ 90ml/min），但伴有肾损害表现（蛋白尿、镜下血尿）的定义为 CKD 1 期，有助于早期识别和防治 CKD；同时将终末期肾病（end stage renal disease, ESRD）的诊断放宽到 GFR < 15ml/min 亦有助于晚期 CRF 及时诊治。CRF 主要为 CKD 4～5 期。

表 16-2　CKD 的分期

分期	描述	GFR/$\left[\text{ml}\cdot(\text{min}\cdot1.73\text{m}^2)^{-1}\right]$
1	肾损伤（蛋白尿、镜下血尿），GFR 正常或增加	≥ 90
2	肾损伤（蛋白尿、镜下血尿），GFR 轻度降低	60 ~ 89
3	肾功能不全，GFR 中度降低	30 ~ 59
4	肾衰竭，GFR 严重降低	15 ~ 29
5	肾衰竭及 ESRD	< 15 或透析

注：CKD. 慢性肾脏病；GFR. 肾小球滤过率；ESRD. 终末期肾病。

三、发生机制

慢性肾衰竭的发病机制非常复杂，迄今尚无一种理论或学说能完全阐述清楚。目前认为，慢性肾衰竭进行性发展过程中有多种病理生理过程参与，这一系列过程相互作用，共同发展，导致肾单位不断损伤，肾功能进行性减退，最终发展为终末期肾衰竭。

（一）原发病的作用

各种慢性肾脏疾病和继发于全身性疾病的肾损伤导致肾单位被破坏、使其功能丧失的机制不尽相同，有些疾病以肾小球损伤为主，而有些疾病则以肾小管和肾间质破坏为主。主要包括：①炎症反应：如慢性肾小球肾炎、慢性肾盂肾炎、肾结核等；②缺血：如肾小动脉硬化症、结节性动脉周围炎等；③免疫反应：如膜性肾小球肾炎、肾毒性血清性肾炎、系统性红斑狼疮等；④尿路梗阻：如尿路结石、前列腺肥大等；⑤大分子沉积：如淀粉样变性等。

（二）继发性进行性肾小球硬化

大量研究表明，导致慢性肾衰竭的各种原发病造成肾单位破坏，肾功能损伤到达一定程度后，即使原发病因祛除，病情仍然进展，这表明继发性机制在后续损伤中占有重要地位。目前认为，继发性进行性肾小球硬化是导致继发性肾单位丧失的重要因素，其发生主要与以下机制有关：

1. 健全肾单位血流动力学的改变　19 世纪 60 年代初，Bricker 提出了健存肾单位假说。在慢性肾脏疾病时，许多肾单位不断遭受破坏而丧失其功能，残存的部分肾单位轻度受损或仍属正常，称之为健存肾单位，这些肾单位要加倍地工作以进行代偿来满足机体的需要。随着疾病的进一步发展，肾单位不断遭受损害，使丧失功能的肾单位逐渐增多，而健存肾单位则逐渐减少，健存肾单位/受损肾单位的比值逐渐变小。当健存肾单位少到不足以维持正常的泌尿功能时，机体就出现内环境紊乱，患者即表现出慢性肾衰竭的临床症状。

1972 年 Bricker 在健存肾单位学说的基础上又提出了矫枉失衡学说。该学说认为，由于肾小球滤过率下降，造成体内代谢失衡，为了适应和矫正这种失衡，体内出现一些变化，变化和矫正的结果，又出现新的不平衡，这就是矫枉失衡学说的中心论点。例如慢性肾衰竭时的钙磷代谢障碍，就是矫枉失衡所引起的。具体来讲，当肾功能障碍时，肾单位进行性减少，肾小球滤过率降低，以致某一溶质（如磷）的滤过减少，因而血中此溶质含量增高。机体此时的适应性反应是血液中有一种相应的体液因子（如甲状旁腺素，PTH）便会增高，以抑制健存肾单位的肾小管对该溶质的重吸收，使之随尿排出相应增多，从而血浆该溶质的水平不致升高。显然这种适应性反应具有稳定内环境，起到"矫正"的作用；但是，这种体液因子的增多，却会对机体其他生理功能产生不良影响（如 PTH 的溶骨作用），从而使内环境进一步紊乱，出现"失衡"，使肾衰竭进一步加剧。

健存肾单位学说重在强调原发性疾病进行性破坏肾单位对慢性肾衰竭发生发展的作用，而忽略了代偿反应过度对肾单位的破坏和对肾功能的影响。1982 年 Brenner 和 Bricker 等又提出了肾小球过度滤过学说。他们提出，当部分肾单位功能丧失后，健存肾单位血流量增加和肾小球毛细血管血压升高（肾小球高灌注），从而使单个健存肾小球的滤过率增加，这是一种适应性或代偿的表现，借以维持机体的生命活动需要。但长期过度负荷，可导致肾小球毛细血管发生一系列损害，在动物实验可观察到有微血栓形成、微血管瘤形成、系膜基质增加、内皮下透明样变等病理变化，其结局是肾小球发生纤维化和硬化。肾小球硬化和废弃后，剩余肾单位单个肾小球滤过率进一步升高，使健存肾小球走向硬化，形成恶性循环，如此肾小球硬化不断增加，总的肾小球滤过率不断下降，以致最后全部肾小球废弃，促进肾衰竭的发生。应当指出，肾小球纤维化和硬化在进行性肾单位损害中占重要地位，但除肾小球本身外，肾功能的损害也与肾小管、肾间质的损伤有很大关系，这方面已引起人们的重视。

应当指出，健存肾单位学说是矫枉失衡学说的基础，而肾小球过度滤过学说又是矫枉失衡学说的补充与发展，三者相互联系。在慢性肾衰竭的进程中可能三种机制都参与作用，也可能以某种为主。

2. 系膜细胞增殖和细胞外基质产生增多　肾小球系膜细胞是产生和分泌细胞外基质的主要细胞之一，而系膜细胞增殖及系膜基质增多和聚集则是肾小球硬化机制的关键。体内外多种物质包括内毒素、免疫复合物、糖基化终末产物、各种炎性介质和细胞因子等均可致肾小球系膜细胞增殖并释放多种细胞因子，使得细胞外基质产生增加并沉积，从而导致肾小球纤维化和硬化。

当各种原发性病理损伤致部分肾小球受损、功能性肾单位减少时，可引起肾小球发生一系列代偿性改变，其中包括系膜细胞增殖及细胞外基质合成代谢加强等。这种肾小球系膜细胞代偿性增殖及细胞外基质增加又会造成另一部分肾小球损害、功能性肾单位进一步减少及"残存"功能性肾小球的进一步代偿，形成恶性循环，最终导致肾小球硬化的肾脏病理改变。

（三）肾小管-间质损伤

肾小管–间质损伤与慢性肾衰竭发生发展密切相关。有学者提出了肾小管细胞和间质细胞损伤假说。残存肾单位的肾小管，尤其是近端肾小管，在慢性肾衰竭时发生代谢亢进，细胞内钙含量增多，自由基产生增多，导致肾小管和间质细胞的损伤。肾小管–间质的纤维化均伴有肾小管的萎缩，因此，肾小管–间质的纤维化是慢性肾衰竭的主要原因。因为：①间质的纤维化和肾小管萎缩可导致球后毛细血管的阻塞，毛细血管流量减少，肾小球滤过率降低；②肾小管萎缩导致无小管肾小球形成，血流不经滤过直接经静脉回流，使肾小球滤过率进一步下降。

四、机体的功能和代谢变化

（一）尿的变化

1. 尿量的改变 慢性肾衰竭的早期，患者常出现多尿、夜尿。但在晚期，由于肾单位大量破坏，肾小球滤过率极度减少，则出现少尿。

（1）多尿：成人24h尿量超过2 000ml 称为多尿。多尿是慢性肾衰竭较常见的变化。一般24h尿量常在2 000～3 000ml之间，很少超过期3 000ml。发生多尿的机制主要是由于尿液未经浓缩或浓缩不足所致，具体如下：①原尿流速快，就健存肾单位而言，由于代偿作用而加强工作，肾血流也集中在这些肾单位，使这些肾单位的肾小球滤过率增高，滤过的原尿量超过正常。原尿量增大，流经肾小管时的流速增快，与肾小管接触时间缩短，肾小管来不及充分重吸收，因而使终尿增多；②渗透性利尿，滤出的原尿中溶质（如尿素）含量高，产生渗透性利尿；③尿浓缩功能降低，在肾小管髓祥功能受损时，由于 Cl⁻ 的主动吸收减少，使髓质的高渗环境形成障碍，因而尿的浓缩功能降低。

慢性肾衰竭时，多尿的发生具有一定的代偿意义，在一定程度上排出部分代谢产物，因此患者在相当长的一段时间内不出现明显的内环境紊乱，但这种代偿是有限的，虽然单个健存肾单位过度滤过，但由于滤过面积减少，原尿的总量少于正常，不足以充分排出体内的代谢产物。多尿是未经浓缩或浓缩不足所致，这种多尿的尿液的"质量"是低的，在多尿出现的同时，仍有血中非蛋白氮的不断升高。

（2）夜尿：正常成人每日尿量约为1 500ml，白天尿量约占总量的2/3，夜间尿量占1/3。慢性肾衰竭患者，早期即有夜间排尿增多症状，往往超500ml，甚至夜间尿量与白天尿量相近或超过白天尿量，这种情况称为夜尿。夜尿发生机制尚不清楚。

（3）少尿：在慢性肾衰竭的晚期，肾单位大量破坏，尽管单个健存肾单位尿液生成仍多，但由于肾单位极度减少，每日终尿总量可少于400ml而出现少尿。

2. 尿渗透压的变化 慢性肾衰竭早期，肾浓缩功能降低而稀释功能正常，因而出现低比重尿或低渗尿。随着病情发展，肾脏浓缩及稀释功能均发生障碍，终尿的渗透压接近血浆渗透压，尿比重常固定在1.008～1.012，称为等渗尿。

3. 尿成分变化

（1）蛋白尿（proteinuria）：正常尿液中存在着微量蛋白，包括来源于血浆和尿路分泌的，一般低于150mg/24h。很多肾疾患可使肾小球滤过膜通透性增强，致使肾小球滤出蛋白增多；或肾小球滤过功能正常，但因肾小管上皮细胞受损，使滤过的蛋白重吸收减少；或两者兼而有之，因此可出现蛋白尿。蛋白尿的程度与肾功能受损严重程度成正相关。临床研究表明，微量蛋白尿对于早期肾脏疾病的诊断具有重要参考价值，例如对糖尿病肾病及高血压肾损害的早期诊断。

（2）血尿：尿沉渣镜检每高倍镜视野红细胞超过3个，称为血尿。若出血量达到或超过1ml/L，则出现肉眼血尿。慢性肾衰竭时，由于肾小球基底膜断裂，红细胞通过该裂缝时受血管内压力而受损，受损的红细胞随后通过肾小管各段又受不同渗透压的作用，表现出变形红细胞血尿。

（3）管型尿：尿液中出现管型表示蛋白质在肾小管内凝固，其形成与尿液酸碱度、尿蛋白的性质和浓度及尿量密切相关。慢性肾衰竭时，肾小管内可形成各种管型，随尿排出，其中以颗粒管型最为常见。

（二）氮质血症

慢性肾衰竭时，由于肾小球滤过率降低，含氮的代谢终产物如尿素、肌酐和尿酸在体内蓄积，因而血中非蛋白氮的含量升高（＞28.6mmol/L），即为氮质血症。慢性肾衰竭早期，由于健存肾单位的代偿作用，血中NPN升高不明显，只有当摄入蛋白质增加或体内分解代谢增强时，NPN才会明显升高。但发展到晚期，由于肾单位的大量破坏和肾小球滤过率的降低，血中NPN可明显升高而出现氮质血症。

1. 血浆尿素氮 慢性肾衰竭患者血浆尿素氮的浓度与肾小球滤过率的变化密切相关。在早期，当肾小球滤过率减少到正常值的40%以前，血浆尿素氮浓度虽有缓慢地升高，但仍在正常范围内。当肾小球滤过率降到正常值的20%以下时，血浆尿素氮可高达71.4mmol/L以上。由此可见，血浆尿素氮浓度的变化并不能平行地反映肾功能的变化，它只在较晚期才能较明显地反映肾功能的损害程度，不是反映肾小球滤过功能的敏感指标。此外，血浆尿素氮水平受蛋白质摄入量、组织分解及肝脏功能等因素的影响，因此在应用其判断肾小球滤过功能时，应结合临床具体情况加以分析。

2. 血浆肌酐 血浆肌酐是人体肌肉代谢的产物，其浓度主要取决于肌肉磷酸肌酸所产生的肌酐量和肾小球的滤过功能，而与外源性的蛋白摄入量的多少无关。它比血浆尿素氮能更准确地反映肾实质受损情况，但灵敏性仍不够，因为一般情况下，肾小球滤过率降低到正常值的50%之前，血清肌酐可正常。临床上常采用内生肌酐清除率来判断病情的严重程度，因为内生肌酐清除率（尿中肌酐浓度 × 每分钟尿量 / 血肌酐含量）与肾小球滤过率的变化具有平行关系。

3. 血浆尿酸 慢性肾衰竭患者血尿酸也可升高。当肾小球滤过率降至约15ml/min时，血浆尿酸就持续升高。但与尿素和肌酐相比，血浆尿酸浓度的升高并不明显。这主要与远曲小管分泌尿酸代偿性增加和肠道内尿酸分解加强有关。

（三）水、电解质和酸碱平衡紊乱

慢性肾衰竭时可发生明显水、电解质及酸碱平衡失调，代谢产物部分蓄积于体内不能排出，造成机体内环境严重紊乱，它是导致慢性肾衰竭患者死亡的重要原因。

1. 水代谢障碍 慢性肾衰竭时，水代谢障碍的特点是肾脏对水负荷变化的调节适应能力减退，不能承受水负荷的突然变化。当水的摄入量增加时，可因不能相应地增加排泄而发生水潴留，引起肺水肿、脑水肿和心力衰竭；当严格限制水摄入时，则又可因为不能减少水的排泄而发生脱水、出现血容量减少和血压降低等，使病情进一步恶化，这是由于肾脏对尿的浓缩与稀释能力降低所致。

2. 钠代谢障碍 慢性肾衰竭时的钠代谢障碍，一方面可继发于水代谢障碍而表现为血钠过高或过低，另一方面钠代谢异常本身又常合并水代谢异常。如过多地限制钠的摄入，则易引起钠随尿丢失过多而导致低钠血症；反之，当钠摄入过多时，因肾小球滤过率已降低，则易造成水钠潴留，从而引起心力衰竭等一系列严重后果。

慢性肾衰竭患者失钠的机制，可能是由于：①尿中溶质（如尿素）增多而产生渗透性利尿；②残存肾单位的尿流速加快，妨碍了肾小管的重吸收，③体内甲基胍的蓄积，可抑制肾小管对钠的重吸收；④呕吐、腹泻等消化道失钠增多。

3. 钾代谢障碍 慢性肾衰竭的患者只要尿量不减少，血钾在很长一段时间内维持正常水平。这是因为此时肾小球滤过率虽已降低，但由于醛固酮分泌增多和肾小管上皮细胞 Na^+-K^+-ATP 酶活性增强，远曲小管代偿性分泌的钾也增多，故血钾得以维持正常。但在下列情况下可发生低钾血症：①厌食而摄入饮食不足；②呕吐、腹泻使钾丢失过多；③长期应用排钾类利尿剂，使尿钾排出增多。

慢性肾功能衰患者较少出现高钾血症，但在晚期也可发生，原因是：①晚期因尿量减少，钾随尿排出减少；②长期应用保钾类利尿剂；③酸中毒；④感染等使分解代谢增强；⑤溶血；⑥含钾饮食或药物摄入过多。

高钾血症和低钾血症均可影响神经肌肉的应激性，并可导致严重的心律失常，甚至心脏骤停。

4. 镁代谢障碍　慢性肾衰竭伴有少尿时，镁排出障碍，加之酸中毒和组织破坏使细胞内镁外逸导致高镁血症。若同时用硫酸镁降低血压或导泻，更易造成高镁血症。严重高镁血症，可导致反射消失、呼吸肌麻痹、神志昏迷、心搏停止等后果。

5. 钙磷代谢障碍　慢性肾衰竭时，钙磷代谢障碍主要表现为血磷升高，血钙降低及骨质营养不良。

（1）高磷血症：慢性肾衰竭早期，尽管肾小球滤过率逐渐下降，但血磷并无明显升高。这是因为在肾小球滤过率下降时血磷暂时上升而使血钙降低，血钙降低刺激甲状旁腺，引起继发性 PTH 分泌增多。后者可抑制肾小管对磷的重吸收，使磷排出增多。随着慢性肾衰竭病情的进展，肾小球滤过率极度降低，继发性 PTH 分泌增多已不能使磷充分排出，故血磷水平显著升高，血钙仍较低。PTH 的增多又加强溶骨活性，使骨磷释放进一步增加，从而形成恶性循环，导致血磷水平不断上升。并且由于 PTH 的溶骨作用，增加了骨质脱钙，从而引起肾性骨营养不良。

（2）低钙血症：慢性肾衰竭出现低血钙的原因是：①血浆钙磷乘积为一常数，当血磷浓度升高时，必然导致血钙降低；②肾功能减退时，$1,25$-$(OH)_2$-D_3 的生成减少，从而影响肠道对钙的吸收；③血磷增高时，磷从肠道排出增多，在肠内与食物中的钙结合成难溶解的磷酸钙排出，妨碍钙的吸收；④血磷升高刺激甲状旁腺 C 细胞分泌降钙素，抑制肠道对钙的吸收，促使血钙降低；⑤尿毒症时，体内某些毒性物质的滞留使小肠黏膜受损，钙的吸收因而减少。

慢性肾衰竭患者血钙下降但很少出现手足搐搦，这是因为患者常年伴有酸中毒，使血中结合钙趋于解离，故而游离钙浓度得以维持。同时，H^+ 离子对神经肌肉的应激性具有直接抑制作用，因此在纠正酸中毒时要注意防止低钙血症引起的手足搐搦。

6. 代谢性酸中毒　酸碱平衡紊乱是慢性肾衰竭进展中常见的内环境紊乱，尤以代谢性酸中毒最为常见。在肾功能代偿期，由于肾小球滤过率（$> 25\%$）尚在正常范围内，固定酸尚能经肾小球滤过而不至于发生潴留，因而只出现轻度代谢性酸中毒，这主要是肾小管上皮细胞 H^+ 分泌减少所致。晚期由于受损肾单位增多，肾小球滤过率显著下降，可出现明显的代谢性酸中毒，这是因为：①肾小球滤过率下降，使硫酸、磷酸等酸性产物滤过减少；②肾小管排氢和碳酸氢盐的重吸收减少；③肾小管上皮细胞产 NH_3 减少。

酸中毒除对神经和心血管系统有抑制作用外，尚可影响体内许多代谢酶活性，并使细胞内钾外逸和骨盐溶解。

（四）肾性骨营养不良

肾性骨营养不良亦称肾性骨病，是指慢性肾衰竭时，由于钙磷代谢障碍及继发性甲状旁腺功能亢进、维生素 D_3 活化障碍、酸中毒和铝积聚等所引起的骨病，包括儿童的肾性佝偻病、成人的骨质软化、纤维性骨炎、骨质疏松和骨囊性纤维化等。发生机制与下列因素有关：

1. 高磷低钙血症与继发性甲状旁腺功能亢进　如前所述，慢性肾衰竭患者由于高血磷导致血钙水平下降，后者刺激甲状旁腺引起继发性甲状旁腺功能亢进，分泌大量 PTH，致使骨质疏松，同时局部钙化而形成局部钙结节。

2. 维生素 D_3 活化障碍　$1,25\text{-}(OH)_2\text{-}D_3$ 具有促进肠钙吸收和骨盐沉积的作用。慢性肾衰竭时，由于 $25\text{-}(OH)_2\text{-}D_3$ 活化成 $1,25\text{-}(OH)_2\text{-}D_3$ 能力降低，使活性维生素 D_3 生成减少，导致骨盐沉积障碍而引起骨软化症；同时，肠钙吸收减少，出现低钙血症和骨质钙化障碍，并加重继发性甲状旁腺功能亢进从而出现肾性骨营养不良。

3. 酸中毒　慢性肾衰竭时多伴有持续的代谢性酸中毒。酸中毒可使：①骨动员加强，促进骨盐溶解，引起骨质脱钙；②干扰 $1,25\text{-}(OH)_2\text{-}D_3$ 合成；③干扰肠钙吸收，致肾性骨营养不良。

4. 铝积聚　铝是体内的微量元素，正常时摄入人体的铝主要由肾脏排出。肾衰患者易发生铝中毒，主要由于一方面铝通过肾脏排出减少，另一方面血液透析时铝可跨膜转移到血中使血铝升高。铝不仅沉积于肾基质，也可沉积于成骨细胞线粒体内，抑制成骨细胞增生和胶原蛋白合成，抑制羟磷灰石结晶形成，阻碍骨矿化作用。另外，铝性骨病的发生也与铝在甲状旁腺中的聚积有关。

（五）肾性高血压

临床上习惯把因肾实质病变引起的高血压称为肾性高血压，慢性肾衰竭患者多伴有高血压症状，其发生机制与下列因素有关：

1. 水钠潴留　慢性肾衰竭时，当于肾脏排钠、水功能降低，可出现水钠潴留，从而引起血容量增加和心排血量增多，导致血压升高，这种情况称为钠依赖性高血压。慢性肾衰竭患者的血压升高约 80%～90% 都是由水钠潴留引起的，对这种患者限制钠盐的摄入，可收到较好效果。

2. 肾素分泌增多　慢性肾小球肾炎、肾动脉硬化症等引起的慢性肾衰竭常伴有肾素‐血管紧张素‐醛固酮系统活性增高。血管紧张素Ⅱ可直接收缩小动脉，使外周阻力升高，而醛固酮分泌增多又可导致水钠潴留，因而引起血压升高。这种情况称为肾素依赖性高血压。对此类患者限制钠盐摄入和应用利尿剂，不能收到良好的降压效果。只有采用药物疗法等减轻肾素‐血管紧张素系统的活性，消除血管紧张素Ⅱ对血管的作用，才有明显的降压作用。

3. 肾脏降压物质生成减少　当肾髓质受到破坏，其间质细胞分泌 PGE_2、PGA_2 等降压物质减少，也是引起肾性高血压的原因之一。另外，实验证实肾脏激肽产生减少与肾功能受损的程度密切相关，肾功能严重破坏，致使激肽产生减少，其降压作用减弱，也可促成肾性高血压的发生。而肾脏 NO 合成减少在肾性高血压中的作用也逐渐受到重视。因此，肾性高血压的发生是水钠潴留和外周血管阻力增高共同作用的结果。

（六）出血倾向

有 17%～20% 的慢性肾衰竭患者在疾病过程中存在出血现象，多表现为鼻出血、月经过多、胃肠道出血和创伤后出血过多。患者血小板总数正常或略减少，其寿命也正常，多数学者认为，出血是由于血小板功能异常而非数量减少所致。血小板功能异常表现为：①血小板的黏附性降低，且与血清肌酐浓度有相关性；②血小板在 ADP 作用下的聚集功能减弱；③某些毒性物质（如胍基琥珀酸）抑制血小板第三因子（磷脂，是 IX、X、凝血酶原活化的场所）的释放，因而凝血酶原激活物生成减少。由于血小板的这些功能障碍，致出血时间明显延长。这种血小板功能异常在经过透析疗法后可以得到纠正。

（七）肾性贫血

大多数慢性肾衰竭患者经常伴有贫血，它是慢性肾衰竭的重要表现之一，且贫血程度与肾功能损害程度往往一致。其发生机制如下：

1. 促红细胞生成素生成减少　慢性肾衰竭时，由于肾实质破坏，促红细胞生成素产生减少，从而使骨髓干细胞形成红细胞受到抑制，红细胞生成减少。

2. 体内潴留的毒物抑制红细胞生成　如甲基胍对红细胞生成具有抑制作用。

3. 红细胞破坏增加　慢性肾衰竭晚期患者红细胞寿命缩短。其主要原因是体内潴留的毒物作用于红细胞膜，使膜上的 ATP 酶活性下降，钠泵能量供应不足，以致红细胞内 Na^+ 增加，细胞内含水量随之增加，红细胞脆性加大，因而易于破坏。此外，因肾血管内常有纤维蛋白沉着，妨碍红细胞在血管内流动，致使红细胞易于受到机械损伤而破裂。

4. 铁的再利用障碍　严重肾衰竭患者血清铁浓度和铁结合力均降低，但单核吞噬细胞系统内的铁储量正常，这是由于铁从单核吞噬细胞系统释放受阻所致。此外慢性肾衰竭时肠道对铁的吸收也减少。

5. 出血　慢性肾衰竭患者常有出血倾向与出血，因而可加重贫血。

案例分析 16-2

该患者存在的机体功能代谢改变如下：

（1）尿的变化：多尿、夜尿，尿中有蛋白、红细胞、管型等。

（2）氮质血症：NPN：202.7mmol/L（284mg%），肌酐：1 405.11μmol/L（16.8mg%）。

（3）水、电解质代谢紊乱：眼睑、面部、下肢水肿；低钠血症（Na^+ 117mmol/L），血磷增高（3.07mmol/L），血氯降低（Cl^- 78mmol/L）。

（4）肾性高血压：血压 250/130mmHg。

（5）肾性骨营养不良：X 线显示全身骨质脱钙，骨板几乎消失，多数骨呈骨膜下吸收现象，骨盆和两腿血管显示钙质沉着。

（6）出现倾向：多次发生齿龈及鼻出血。

（7）肾性贫血：RBC 2.55×10^{12}/L，Hb 73g/L，血细胞比容 22%。

第四节　尿毒症

一、概念

尿毒症是急性和慢性肾衰竭发展的最严重和最后阶段。各种原因引起的急性和慢性肾衰竭的晚期，除引起体内水、电解质、酸碱平衡紊乱和肾脏内分泌功能失调外，还由于代谢产物和毒性物质大量蓄积而引起一系列全身性自体中毒症状，称为尿毒症（uremia）。近年来，我国由糖尿病和高血压病引起的尿毒症死亡率有日益增多的趋势。

二、发生机制

尿毒症是一个非常复杂的病理过程，其发病机理尚不十分清楚，除与水、电解质、酸碱平衡紊乱及某些内分泌功能障碍有关外，还与毒性物质在血中的蓄积有关。目前认为，尿毒症的发病可能是多种因素综合作用的结果。研究发现，尿毒症患者血浆中有上百种代谢产物或毒性物质，其中相当一部分已证明可以引起某些尿毒症症状，或单独、或联合，在尿毒症临床综合征的发病中起重要作用。

（一）尿毒症毒素来源

尿毒症毒素可能来自多方面，而且种类繁多，但其主要来源则是蛋白质代谢产物，包括：①正常代谢产物在体内蓄积而产生毒性作用，如尿素、胍、多胺等；②外源性毒物未经机体解毒、排泄而引起毒性作用，如铝的潴留等；③毒性物质经机体代谢分解，产生新的毒性物质；④正常生理活性物质浓度持续升高，如血浆 PTH 含量升高等。

（二）尿毒症毒素分类

按分子量大小，可将尿毒症毒素分为：

1. **小分子毒素**　分子量小于 500，如尿素、肌酐、胍类、胺类等。

2. **中分子毒素**　分子量 500~5 000，是一组复杂的化合物，包括正常代谢产物蓄积、细胞裂解产物等。

3. **大分子毒素**　主要是体内的某些激素在血中浓度异常升高，如 PTH、生长激素等。

（三）几种常见的尿毒症毒素

1. **甲状旁腺激素**　1977 年有人提出甲状旁腺激素是引起尿毒症的主要毒素。尿毒症时出现的许多症状和体征均与 PTH 含量增加密切相关。几乎所有尿毒症患者都因有继发性甲状旁腺功能亢进所致的 PTH 分泌增多，其对机体的影响常见于以下几个方面：①可引起肾性骨营养不良；②可引起皮肤瘙痒，切除甲状旁腺后，症状即可减轻；③ PTH 增多刺激促胃液素释放，后者刺激胃酸分泌，促使溃疡形成；④血浆中 PTH 持久异常增高，可促进钙进入神经膜细胞或进入轴突，造成周围神经损害，它还能破坏血脑屏障的完整性，使钙进入脑细胞。PTH 与铝在脑中沉积相关，后者可致尿毒症痴呆；⑤软组织坏死是尿毒症严重而危及生命的病变，且只能在甲状旁腺次全切除术后方可治愈；⑥可增加蛋白质的分解代谢，从而使含氮物质在体内蓄积；⑦还可引起高脂血症与贫血等。

2. **胍类化合物**　胍类化合物是体内精氨酸的代谢产物。正常情况下精氨酸主要在肝通过鸟氨酸循环不断生成尿素、胍乙酸和肌酐。尿毒症时，肌酐在体内蓄积，上述反应不能正常进行，精氨酸通过另一途径转变为甲基胍和胍基琥珀酸。

（1）甲基胍：甲基胍是胍类中毒性最强的小分子毒素，由精氨酸的代谢产物——肌酐转变而来。正常人血浆中甲基胍含量甚微，尿毒症时可高达正常值的 80 倍以上，给动物注射大剂量甲基胍，可使动物发生呕吐、腹泻、肌肉痉挛、嗜睡等尿毒症症状。甲基胍可使红细胞寿命缩短，且具有溶血作用，故与贫血发生有关。

（2）胍基琥珀酸：尿毒症时，胍基琥珀酸来源主要有两条途径：①精氨酸和天冬氨酸（正常时为精氨酸和甘氨酸）的转脒基作用；②精氨酸代琥珀酸的异常裂解。胍基琥珀酸的毒性较甲基胍弱。尿毒症时，血中胍基琥珀酸浓度增高，可引起抽搐、心动过速、溶血与血小板减少，且可抑制血小板第三因子，引起出血。此外，胍基琥珀酸可抑制脑组织的转酮醇酶的活性，可影响脑细胞功能，引起脑病变。

3. **尿素** 尿素是体内最主要的含氮代谢产物。通过实验，使血液中尿素浓度维持在 107.1mmol/L 以上时，可引起厌食、头痛、恶心、呕吐、糖耐量降低和出血倾向等症状。体外实验表明，尿素可抑制单胺氧化酶、黄嘌呤氧化酶以及 ADP 对血小板释放第三因子的激活作用。近年来，证实尿素的毒性作用与其代谢产物——氰酸盐有关。氰酸盐与蛋白质作用后产生氨基甲酰衍生物，当其在血中浓度升高时，可抑制酶的活性。突触膜蛋白发生氨基甲酰化后，高级神经中枢的整合功能可受损，产生疲乏、头痛、嗜睡等症状。因此，尿素虽不是强烈毒性作用的尿毒症毒素，但它在尿毒症的发病机制中仍有较重要的作用。

4. **胺类** 胺类包括脂肪族胺、芳香族胺和多胺。脂肪族胺可引起肌阵挛、扑翼样震颤和溶血，还可抑制某些酶活性。芳香族胺（苯丙胺、酪胺）对脑组织氧化作用、琥珀酸氧化过程以及多巴羧化酶活性均有抑制作用。多胺（精胺、腐胺与尸胺）可引起厌食、恶心、呕吐和蛋白尿，并能促进红细胞溶解，抑制促红细胞生成素的生成，抑制 Na^+-K^+-ATP 酶和 Mg^{2+}-ATP 酶的活性，增加微血管的通透性，促进尿毒症时肺水肿、腹水和脑水肿的发生。

5. **中分子毒性物质** 中分子毒性物质是指分子量在 500～5 000D 的一类物质。其化学本质还未确定，它包括正常代谢产物、细胞代谢紊乱产生的多肽、细胞或细菌的裂解产物等。

高浓度中分子物质可引起周围神经病变、中枢神经病变、红细胞生长受抑制、降低胰岛素与脂蛋白酶活性、血小板功能受损、细胞免疫功能低下，性功能障碍和内分泌腺萎缩等。

6. **其他** 实验证明，肌酐可引起溶血、嗜睡；尿酸高者易并发心包炎；酚类可引起动物昏迷，并抑制血小板第三因子活性和血小板聚集，故酚类可能是导致尿毒症时出血倾向的原因之一。

综上所述，尿毒症的临床表现甚为复杂，难以用一种毒物的作用来解释，很可能是各种毒性物质和代谢障碍等综合作用的结果。

三、机体的功能和代谢变化

尿毒症症状可分为急、慢性两大类。急性尿毒症症状是指发病急、可致命的一些症状，如尿毒症所致中枢神经损害、心血管系统损害（心力衰竭、尿毒症性心包炎）、高钾血症、出血倾向、消化系统症状（呕吐、腹泻等）和呼吸系统的改变（肺水肿，尿毒症性肺炎）等，用透析治疗常能得到纠正。慢性尿毒症症状是指肾小球滤过率低于 30% 以下出现的一些非致命的症状，如泌尿功能的改变（少尿、无尿、等渗尿）、贫血、肾性骨营养不良、性功能障碍、高血压、尿毒症末梢神经损害（感觉异常、皮肤瘙痒症等）及心血管系统损害（尿毒症性心肌病、动脉硬化性疾病）的症状，经透析治疗往往不能纠正。

在尿毒症时，除泌尿功能障碍，水、电解质和酸碱平衡紊乱、氮质血症、贫血、出血倾向和高血压等进一步加重外，还出现各系统的功能障碍和物质代谢紊乱。有人形象地将它称为"集各系统症状于一身的综合征"。

（一）神经系统

有资料报道，尿毒症患者中出现神经系统症状者高达 86%。主要表现为两种形式：

1. 尿毒症性脑病　中枢神经系统早期受累的表现为大脑抑制，开始有淡漠、疲乏、记忆力减退等；病情加重时出现记忆力、判断力、定向力和计算力障碍，并出现呆滞、幻觉、共济失调和意识障碍；最后可有嗜睡、谵妄、扑翼样震颤和昏迷。

尿毒症性脑病的发生机制尚不十分清楚，可能与下列因素有关：①某些毒性物质（如胍类）蓄积，使 Na^+-K^+-ATP 酶活性降低，能量代谢障碍，脑细胞膜通透性增高，造成脑细胞内钠含量增加，产生脑水肿；②肾性高血压所致的脑血管痉挛加重脑缺血缺氧；③电解质和酸碱平衡紊乱，如低钠血症、高镁血症和酸中毒等。

2. 周围神经病变　常见下肢疼痛、灼痛和痛觉过敏，运动后消失，故患者常活动腿。进一步发展则有肢体无力、步态不稳、腱反射减弱或消失，最后可发生麻痹。其发生机制可能是：①尿毒症患者血中胍基琥珀酸或甲状旁腺激素增多，抑制神经组织中的转酮醇酶，髓鞘发生变性；②低钠血症常可引起神经系统的脱髓鞘病变；③高镁血症时神经传导速度减慢。

（二）心血管系统

约有 50% 慢性肾衰竭和尿毒症患者死于充血性心力衰竭和心律失常。

尿毒症患者常可并发急性肺水肿，轻度发作时表现为活动时呼吸困难，重度时则表现为端坐呼吸、咯血、咳痰。主要发病原因是尿毒症期常有明显的钠、水潴留、高血压及重度贫血、高血钾、低血钙、酸中毒等也起一定的作用。此外，患者若伴有冠心病或动静脉瘘分流过量时，易导致左心衰竭。

尿毒症时某些毒物对心肌的损害以及继发性甲状旁腺功能亢进，对心肌细胞内线粒体代谢的影响，促使尿毒症性心肌病的出现。临床主要表现为心脏扩大、舒张期奔马律、低血压及心律不齐等。

尿毒症晚期可出现尿毒症性心包炎，发生率为 40%～50%，多为纤维素性心包炎。临床上可表现发热、胸痛、低血压、心包摩擦音及心影扩大。其发生可能是尿毒症毒性物质直接刺激心包所致。

长期透析存活的尿毒症患者中动脉粥样硬化的发生率较高，其主要与脂质代谢异常、钙磷代谢失调及高血压有关。动脉粥样硬化是长期透析患者的主要死亡原因之一。

（三）呼吸系统

尿毒症时的酸中毒使呼吸加深加快，严重时由于呼吸中枢兴奋性降低，可出现潮式呼吸或深而慢的 Kussmaul 呼吸。患者呼出气体有氨味，这是由于尿素经唾液酶分解成氨所致。尿毒症时还可使肺活量及气体弥散容量减少而造成低氧血症。由于肺内静水压增高，加上体内毒性物质增加肺毛细血管的通透性，故容易引起肺水肿，导致"尿毒症肺"。这在透析疗法尚未普及前，其发生率高达 40%～62%。

尿毒症患者常于肺泡隔上出现转移性钙化灶，可能与甲状旁腺功能亢进和磷酸钙在肺组织内沉积有关。大约有 20% 患者有纤维素性胸膜炎，这可能是尿素刺激所致。另外，心力衰竭及肺部感染常可引起胸膜腔积液。

（四）消化系统

消化道症状是尿毒症最早、最突出的症状，可出现食欲缺乏、味觉障碍、恶心、呕吐、腹泻、呕血、便血等。尸体解剖可见从鼻咽部到直肠黏膜有不同程度的充血、水肿、溃疡、出血和组织坏死。这些病变的发生机制在于：由于氮质血症，患者向消化道排出的尿素增多，尿素受到唾液尿素酶和肠内细菌尿素酶的作用发生分解而生成氨，氨刺激消化道黏膜而引起假膜性炎或溃疡性炎，其中以尿毒症性胃炎和肠炎比较多见。溃疡的形成，除因尿素分解产氨引起炎症和黏膜屏障功能降低外，还与血中促胃液素含量增多有关。因继发性甲状旁腺功能亢进时，甲状旁腺激素可直接刺激促胃液素释放增多，而且肾实质的破坏又使促胃液素降解减少，因而血中促胃液素含量增多，从而刺激胃酸分泌，促使溃疡形成。

（五）内分泌系统

除肾脏内分泌功能发生障碍外，还可出现体内其他内分泌紊乱，如继发性甲状旁腺功能亢进、促胃液素分泌增多和相对的甲状腺功能减退等。

性功能障碍是尿毒症患者的一个常见的临床表现。患者可有性欲低下、睾丸萎缩、精子生成减少、闭经或月经失调、不孕等。患者血中性激素水平如睾酮、雌激素及黄体酮等均有不同程度的变化，其机制尚不清楚。

（六）免疫系统

60% 以上尿毒症患者常有严重感染，并为其主要死亡原因之一。这可能是免疫功能低下的缘故，患者易患流行性感冒、结核及病毒性肝炎等，此外其恶性肿瘤的发生率亦明显高于一般人群，移植排斥反应也明显低下。主要表现为细胞免疫功能受到明显抑制，血中中性粒细胞吞噬和杀菌能力减弱，淋巴细胞转化试验受抑，T 淋巴细胞数减少，NK 细胞功能低下等。这可能与尿毒症体内毒性物质对淋巴细胞分化和成熟有抑制作用或对淋巴细胞有毒性作用有关。

（七）皮肤改变

尿毒症患者面色苍白或呈黄褐色，分别因贫血和黑色素增加所致。皮肤瘙痒与继发性甲状旁腺功能亢进释放的 PTH 和尿毒症毒素沉积于皮肤有关。尿毒症时，尿素随汗液排出，形成细小的白色结晶，称为尿素霜。

（八）代谢紊乱

1. **糖代谢**　约 50% ~ 75% 的尿毒症患者糖耐量降低，表现为轻型糖尿病曲线，但空腹血糖正常，亦无糖尿。其主要原因可能是尿毒症毒素的作用使胰腺 β 细胞释放胰岛素减少以及外周组织对胰岛素的反应性降低。

2. **蛋白质代谢**　尿毒症时，机体蛋白质合成障碍，分解增加。加之患者厌食、恶心、呕吐使蛋白质摄入不足，往往出现负氮平衡和低蛋白血症。其特点是血清白蛋白和运铁蛋白减少，必需氨基酸水平降低。

3. **脂肪代谢**　尿毒症患者血清甘油三酯增高，这是由于胰岛素拮抗物质使肝脏合成甘油三酯增加，或脂蛋白酶活性降低使甘油三酯清除率降低的缘故。长期高脂血症，可促使动脉粥样硬化发生发展。

四、防治原则

（一）治疗原发病

某些原发病经过适当治疗后，可使肾功能改善，防止肾实质的继续破坏。例如肾结石、肾结核、活动期肾盂肾炎等经治疗后，可使肾功能得到改善，从而使病情缓解。

（二）祛除加重肾负荷的因素

控制感染，减轻高血压、心力衰竭与急性应激（创伤、手术等），避免使用收缩血管药物和肾毒性药物，限制蛋白摄入，控制血脂水平，及时纠正水、电解质和酸碱平衡紊乱。使用重组人促红细胞生成素，逆转肾性贫血等。

（三）饮食控制与营养疗法

饮食控制与营养疗法是非透析治疗最基本、最有效的措施。其关键在于蛋白质摄入量及成分的控制，要求采取优质低蛋白高热量饮食，保证足够的能量供给，减少蛋白质分解。其他方面还包括磷、嘌呤及脂质摄入的控制。

（四）透析疗法

血液透析疗法（人工肾）是根据膜平衡原理，将患者血液通过半透膜与含一定化学成分的透析液相接触，两侧可透过半透膜的分子做跨膜移动，达到动态平衡，从而使尿毒症患者体内的毒素和蓄积的代谢产物得以清除，并可补充体内所需的物质。

腹膜透析的基本原理与血液透析相似，只是所利用的透析膜是腹膜，其效果逊于血液透析。长期腹膜透析可导致腹膜的硬化。以上两种方法均可提高患者生存质量，延长患者生命。

（五）肾移植

肾移植是当代器官移植领域中数量最多、效果最好的一项移植技术，也已成为当今临床治疗终末期肾脏疾病的最有效方法。但目前仍存在供体来源困难、移植物被排斥及患者感染的问题。随着医疗技术不断提高，有效免疫抑制剂的应用，以及异种器官移植研究的进展，将会对肾移植工作起到很大的推动作用。

【本章小结】

肾功能不全主要讨论急、慢性肾衰竭及尿毒症的概念，病因与分类，发病过程、机制与相关学说，对机体的影响和临床表现及防治原则。其中急、慢性肾衰竭的病因、发病过程和机制较为复杂，是本章的重要内容，需要结合临床案例方能较好掌握。

【复习思考题】

1. 试述急性肾衰竭的发生机制。
2. 分析急性肾衰竭少尿期时机体的功能和代谢变化及其机制。
3. 试述慢性肾衰竭的临床发展进程及发病机制。
4. 分析肾性高血压的发生机制。
5. 简述肾性贫血的发生机制。
6. 试述急、慢性肾衰竭的防治原则，二者有何异同？

（金可可）

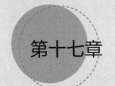

第十七章　脑功能不全

【学习目标】

掌握：认知障碍和意识障碍的概念、病因和发病机制。

熟悉：脑功能不全的特点，认知障碍和意识障碍的临床表现。

了解：认知障碍和意识障碍的脑结构基础及其防治原则。

【案例导入】

案例 17-1

患者，男，5岁，入院前当天因"食用不洁食物"后出现腹痛、脓血便伴高热、头痛、烦躁、阵发性抽搐，并出现昏迷。

体格检查：T 39.8℃，P 130 次/min，R 40 次/min，BP 45/20mmHg。入院时神志不清，四肢发凉。双眼球向左上阵发性凝视，瞳孔等大、正圆，对光反射迟钝。口唇轻度发绀。双肺呼吸音粗糙，可闻及大量痰鸣音。

实验室检查：外周血白细胞计数 13.5×10^9/L，中性粒细胞百分比75%，淋巴细胞百分比25%。大便培养有痢疾杆菌生长。腰穿除压力升高外，余无异常。

诊断：中毒性菌痢。

经吸氧、静脉补液、扩血管等抗休克治疗，并纠正酸中毒，同时静滴抗生素、甘露醇等，体温渐降，抽搐停止。在血压平稳后，加用脑活素、胞磷胆碱。在第4日，神志转清，但对叫问缄默不语，对他人的言语能理解。最后，综合诊断为中毒性菌痢合并运动性失语。继续用抗生素、能量合剂、脑活素、胞磷胆碱及高压氧治疗，言语逐渐恢复，住院1个月，痊愈出院。

问题：

（1）患儿脑功能障碍有哪些表现？其原因和机制是什么？

（2）患儿体内出现了哪些病理过程？

（3）总结救治患儿过程中的主要治疗措施？

脑是中枢神经系统的高级部位，调控着人体各个系统、器官的功能，参与学习、记忆、分析、意识、行为等高级神经活动。脑功能障碍对人的精神、情感、行为、意识会产生不同程度的影响，同时会导致机体其他脏器功能障碍。

第一节 概述

一、脑的结构、代谢与功能特征

脑位于颅腔内，颅骨一方面对脑起保护作用，另一方面，对脑组织的限制，这也是颅内高压和脑疝形成的结构基础。脑组织由神经元（neuron）和神经胶质细胞（neuroglial cell）组成。神经元具有接受、整合和传递信息的功能，是神经系统的基本结构和功能单位，脑的活动主要是由一系列神经元的活动来实现的；神经胶质细胞是脑的重要组成部分，对神经元有支持、营养、绝缘、保护和修复等作用，并参与血脑屏障的构成。脑的血液供应来自成对的颈内动脉和椎动脉，两者借交通支互相吻合，形成大脑动脉环，有调节脑血液供应的平衡作用。血液中的物质进入脑组织首先要通过血脑屏障，血脑屏障由毛细血管内皮细胞、基膜、神经胶质突起组成。凡是与蛋白质结合的物质基本上不能通过血脑屏障，脂溶性强的物质可快速通过血脑屏障，而脂溶性弱或非脂溶性物质则进入脑组织极慢或完全不能进入。人类的长期生产劳动和社会实践，不仅产生了高级的感觉和运动中枢，而且大脑还成为语言文字、学习记忆、思维意识、认知情感等精神活动的结构基础。

脑是体内能量代谢最活跃的器官，血流量与耗氧量大。正常情况下，葡萄糖是脑组织的主要能源物质，脑所需的能量几乎全部来自葡萄糖的氧化，但由于脑内氧及葡萄糖的贮存量很少，故需不断地从血液中摄取。各种损伤因素均可通过影响脑的能量代谢而导致脑的结构和功能异常。

二、脑功能不全的概念、病因

脑功能不全（Brain insufficiency）是指由于各种病因引起的脑对机体各器官系统功能活动的调节和感觉、运动异常，及语言文字、学习记忆、思维意识、认知情感等脑高级功能异常的临床综合征。

脑功能不全的病因较多，主要病因有：①脑外伤，如脑震荡、脑挫裂伤、颅内血肿等；②感染，如细菌、病毒、寄生虫感染等；③中毒，如重金属中毒、有机磷中毒、化学毒气中毒等。④心血管疾病，如高血压、心脏病、脑血栓形成、脑出血等；⑤脑肿瘤，如胶质细胞瘤、脑膜瘤、血管性肿瘤、转移癌等；⑥其他，如持续高热、脑水肿、麻醉药大量使用、酸中毒等。

三、脑功能不全的临床表现

由于脑结构复杂，调控多种功能，因此，脑功能不全时的表现多种多样，常见的表现：

1．头痛（headache） 头痛是很常见的症状，由于病因和作用部位不同，可表现为胀痛、跳痛、钻痛、割痛、剧痛、隐隐作痛等。

2．抽搐（twitch） 患者在发作时常有意识障碍，感到身体某部麻木、眼前闪光、怪味、语言不利等。

3．瘫痪（paralysis） 常见于脑外伤、脑血管疾病等。脑部病损广泛，危及两侧运动区皮质或皮质脊髓束时，出现脑性四肢瘫。

4．麻木（numb） 感觉减退、感觉缺失、感觉异常等。

5．**眩晕**（dizziness） 患者感觉有自身旋转或转动（主观性旋转）、外界旋转或移动（客观性眩晕）的感觉。

6．**晕厥**（syncope） 由于一过性广泛脑供血不足，导致大脑皮质高度抑制而突然发生短暂的意识丧失。轻者眩晕、恶心、躯体无力，重者常突然意识丧失，全身肌紧张度消失，跌倒在地。

7．**其他** 由于脑神经损伤引起的咀嚼无力、口眼歪斜、耳聋、耳鸣、失语、大小便失禁、意识障碍、精神障碍、昏睡、昏迷等。

四、脑功能不全的表现特点

由于脑的结构和功能的复杂性，脑功能不全的主要特点有：①病因的多样性：由脑本身的损伤引起或由脑以外的器官组织功能不全所引起。②病情的复杂性：相同的疾病，病程缓急或部位不同常引起不同的后果。如急性脑功能不全常导致意识障碍，而慢性脑功能不全的后果则是认知障碍。③症状的多样性：相同的病变发生在不同的部位，可出现不同的症状。如小脑梗死导致小脑性共济失调，而脑干梗死引起呼吸和心血管运动中枢的损伤。④体征的繁杂性：并非所有定位体征均指示存在相应的病灶，如结核性脑膜炎引起颅内压显著增高时所出现一侧或两侧展神经麻痹，通常是颅内压增高引起的假性定位体征。⑤疾病的难治性：神经元的无再生能力，一旦受损往往很难恢复。

一般来说，脑功能不全的最主要表现是认知障碍或意识障碍。急性脑功能不全常导致意识障碍，而慢性脑功能不全的后果则是认知功能的损伤。本章重点介绍认知障碍和意识障碍。

第二节 认知障碍

认知（cognition）是机体认识和获取知识的智能加工过程，是脑的高级功能，包括学习、记忆、语言、思维、精神、情感、时间空间及人物定向能力等一系列心理和社会行为。认知障碍（cognitive disorder）又称认知缺陷，指与学习记忆及思维判断有关的大脑高级智能加工过程出现异常，从而引起严重的学习、记忆障碍，同时伴有失语、失用、失认或失行等改变的病理过程，严重时可导致痴呆（dementia）。认知的结构基础是大脑皮质，任何引起大脑皮质功能和结构异常的因素均可导致认知障碍。由于大脑的功能复杂，且认知障碍的不同类型互相影响，如患者若有注意力和记忆方面的缺陷，就会出现解决问题的障碍。因此，认知障碍是脑疾病诊断和治疗中最困难的问题之一，而学习记忆功能障碍是认知障碍最重要的表现形式。

一、认知的脑结构基础

认知的结构基础是大脑皮质。大脑皮质由主区（primary cortex）和辅助区（associated cortex）组成，主区负责对事物的观察、分析与判断，以及对躯体运动的协调，辅助区对主区的行为和智能进行高层次整合。Brodmann 根据形态学特征将大脑皮质分为 52 个功能区（图 17-1），并提出每个功能区分别执行不同的生理功能。额叶皮质区负责自主运动、书写、记忆、创造性思维、判断、社会责任感等复杂的智力活动，并且主要参与情节记忆相关信息的采集、编码、检索和回忆。该区损伤将导致中枢性偏瘫（4 区）、失写症

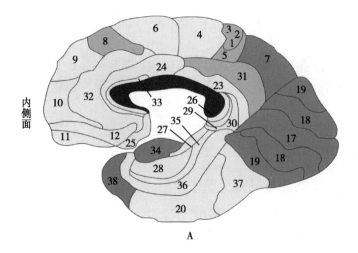

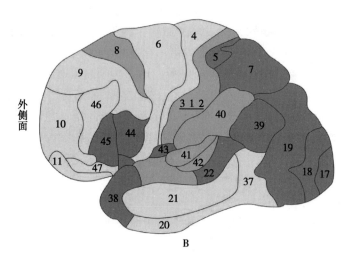

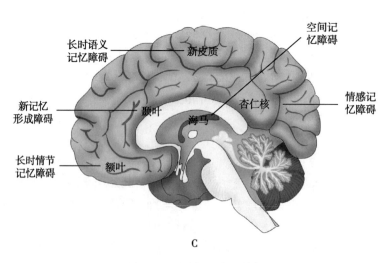

图 17-1 脑功能分区示意图

A. 外侧面；B. 内侧面；C. 各脑区损伤的认知障碍。

（6区）、额叶性痴呆（9区和12区）、运动性失语症（44区和45区）等。顶叶皮质区的主要功能是对感觉信息的高级加工和整合，其损伤导致对侧感觉障碍（1区~3区）、感觉性失读症（39区：患者无构语障碍，但不能理解书写的文字）、触觉缺失（40区）等。优势侧顶叶损伤通常导致单侧或双侧身体失认和空间定位障碍。颞叶的主要功能是处理听觉信息，其损伤会导致听觉障碍（41区和42区），而听觉辅助皮质（22区）的功能帮助对声音的理解，该区损伤将导致感觉性（Wernicke's）失语症，患者不能正确使用语言，词不达意；颞叶的海马和蓝斑参与记忆加工，损伤时分别引起空间或情感记忆障碍。杏仁核是情绪学习和记忆的重要结构，其损伤主要引起情感记忆障碍。枕叶含有原始视觉皮质（17区），枕叶的主要功能是感知和接受视觉刺激，该区损伤引起视野缺陷；视觉联络皮质（18区和19区）包绕视皮质，能整合视觉信息和内容，其损伤将导致个体不能识别物体，不理解物体的用途或生命的形式（如不能区别猫和狗）。

二、认知障碍的临床表现

认知障碍的表现形式多种多样，既可单独出现，但大多同时存在。

（一）学习、记忆障碍

学习（learning）是机体不断接受环境变化而获得新的行为习惯或经验的过程，即获得外界信息的神经过程。记忆（memory）是机体将获得的行为习惯或经验贮存一定时期的能力，即信息获得、贮存与巩固、再现和读出的神经过程。在大脑皮质不同部位受损伤时，可出现不同类型的记忆障碍，如颞叶海马区受损主要引起空间记忆障碍，蓝斑、杏仁核区受损主要引起情感记忆障碍等。记忆障碍有多种分类方法，如根据保持时间长短分为瞬时记忆、短期记忆和长期记忆障碍；根据内容分为形象记忆、动作记忆、情感记忆和抽象记忆障碍；根据遗忘方向分为顺行性遗忘症和逆行性遗忘症；根据特征分为记忆增强、记忆减退、遗忘、错构、虚构和似曾相识症等。

（二）失语

失语（aphasia）是指后天获得性的、由于大脑损伤所致的语言理解和表达能力障碍。大脑皮质一定区域的损伤，可引起不同的失语：①流畅失语症（fluent aphasia），由Wernicke区受损所致，有两种表现形式，一是患者说话正常，但有时会说话过多，言语杂乱，不能理解他人言语和文字的含义；二是传导失语症，患者说话正常，也能理解别人的讲话，但组织不好或想不起来部分词。②运动性失语症（motor aphasia），中央前回底部前方的Broca三角区（44区）受损，患者可听懂他人的谈话、看懂文字，但自己不会说话，不能口语表达自己的思想，与发音有关的肌肉无麻痹，也称表达性失语症。③失写症（agraphia），额中回后部近中央前回的手部代表区受损，患者会说话、能听懂别人说话、看懂文字，但不会手写，手部的其他运动无障碍。④感觉性失语症（sensory aphasia），颞上回后部受损，患者可讲话及书写，也能看懂文字，但听不懂他人的谈话。⑤失读症（alexia），角回受损，患者看不懂文字的含义。此外，左颞极（38区）损害，患者不能回忆起某些地名和人名，但回忆动词和形容词的能力正常。

案例分析 17-1

中毒性菌痢：认知障碍主要表现为运动性失语。

（三）失认

失认（agnosia）是指脑损伤时，患者在无视觉、听觉、触觉、智能及意识障碍的情况下，不能通过某一种感觉辨认以往熟悉的事物，但能通过其他感觉途径进行辨识。失认包括视觉性失认、听觉性失认、触觉性失认和身体体位失认。例如，视觉性失认患者看到熟悉的面孔时认不出是什么人，当被辨识的人一开口说话时，患者便会立即认出是谁；听觉性失认患者能听到各种声音，能听到各种声音，但不能识别声音的种类，表现为闭目后不能识别熟悉的歌声、动物叫声等；触觉失认患者触觉、温度觉、本体感觉及注意力均正常，但闭目后不能触摸识别原已熟悉的物品等。

（四）失用

失用（apraxia）是指脑部疾病时，患者在无任何运动或感觉障碍，也无意识及智能障碍的情况下，不能正确地使用肢体完成原先已习惯的动作。如不能按要求做伸舌、洗脸、刷牙、梳头、划火柴和开锁等简单动作，但患者在不经意的情况下却能自发地做这些动作。一般认为，左侧缘上回是运用功能的皮质代表区，由该处发出的纤维至同侧中央前回，再经胼胝体而到达右侧中央前回。因此，左侧顶叶缘上回病变可产生双侧失用症，从左侧缘上回至同侧中央前回间的病变可引起右侧肢体失用，胼胝体前部或右侧皮质下白质损伤时可引起左侧肢体失用。

（五）痴呆

痴呆（dementia）是认知障碍最严重的表现形式，是慢性脑功能不全时产生的获得性智能障碍综合征。具有以下至少三项损害：语言、记忆、视空间能力、情感、人格和其他认知功能（如计算力和抽象判断力）障碍。临床上，痴呆发展过程可分为三期：①早期痴呆，症状轻微，表现为近期记忆障碍，注意力不集中，兴趣和积极性减退，学习知识和掌握新技能的能力下降，有多疑和固执等；②中期痴呆，智能减退显著，有明显的认知功能障碍，表现为近事遗忘严重，远事遗忘也常受影响，出现定向力、计算力和理解判断力障碍，患者生活自理能力降低，情绪不稳定、注意力涣散、行为异常，也可出现幻觉和妄想等；③晚期痴呆，智能严重损害，表现为严重的记忆障碍和计算力障碍，日夜节律紊乱、失语、失认，日常生活不能自理，大小便失禁等。最终，痴呆患者常死于全身系统的并发症，如肺部和尿路感染、压疮及全身脏器功能衰竭等。

（六）其他精神、神经活动的改变

患者常表现为语多唠叨、情绪多变、焦虑、抑郁、激动、欣快等表现。

三、认知障碍的原因及发生机制

认知是大脑皮质功能活动的反映，任何直接或间接导致大脑皮质结构和功能损伤的因素均可引起认知障碍。

（一）认知障碍的原因

认知是大脑皮质功能活动的反映，任何直接或间接导致大脑皮质结构和功能损伤的因素均可引起认知障碍。

1. **脑外伤**　常见的脑外伤有脑挫裂伤、颅内血肿等，对学习、记忆产生不同程度的影响。轻度患者，无症状或症状轻微，常有失眠、健忘，可数日后恢复；中度患者，出现短暂意识丧失和近事遗忘；重度患者，常有较长时间昏迷，清醒后患者出现学习记忆严重障碍，甚至智力丧失。不同部位颅脑外伤患者表现出不同的认知障碍特点，如左侧半球损伤患者在定向和思维障碍上明显重于右侧，双侧大脑半球或弥漫性脑损伤患者认知障碍更为明显。

2. **脑缺血性损伤**　缺血性脑血管病以及血液循环障碍引起的脑低血流灌注造成脑组织损害，从而引起认知障碍，甚至痴呆，称为血管性痴呆（vascular dementia, VD）。随着人口老龄化发展，我国脑血管病的发病率增高，血管性痴呆的患者人数明显上升，已严重危害人类健康。

3. **神经退行性疾病**　神经退行性疾病（neurodegenerative disease）是以脑和脊髓的神经元及其髓鞘丧失为主要特征的疾病。临床上，阿尔茨海默病（Alzheimer disease, AD）是引起认知障碍最常见的神经退行性疾病，其病理特征是大脑皮质和海马区域出现老年斑（senile plaque）和神经原纤维缠结（neurofibrillary tangle），其临床特征是进行性认知障碍，严重时会导致痴呆。另外，神经退行性疾病如帕金森病（Parkinson disease, PD）等也出现认知障碍。

📎 **知识链接 17-1**

发现"阿尔茨海默病"的故事

　　1901 年 11 月，德国医生阿洛伊斯·阿尔茨海默（Alois Alzheimer）（1864—1915）在德国法兰克福精神病院收治了一名叫奥古斯特·德特尔（Auguste Deter）的 51 岁女性患者。该患者的症状为短期记忆力下降、失语、方向性差、有听觉幻觉、妄想偏执，且患有进展性的神经精神障碍。Alzheimer 深感好奇，因为这种认知退化以往都在更年老的患者身上出现，而 Auguste 发病时仅 40 多岁。1906 年 4 月，Auguste 死于严重的感染。Alzheimer 医生用 Nissl 染色法对 Auguste 的大脑切片进行染色，发现 Auguste 的脑切片有两个病理特征：淀粉样斑块（Amyloid plaques）和神经纤维缠结（Neurofibrillary tangles）。1906 年，Alzheimer 医生在"第 37 届德国西南部精神病学家会议"上，首次公开了他对"早老性痴呆"（presenile dementia）的发现。1910 年，克雷佩林（Kraepelin）在他的第 8 版精神病学中，首次用阿尔茨海默病（Alzheimer Disease, AD）描述了这种疾病，从此，阿尔茨海默病就被一直沿用至今。

---

4. **脑老化**　一般随着年龄增高到 60 岁以后，认知功能会下降，如帕金森病患者黑质多巴胺能神经元、纹状体多巴胺递质含量自 30 岁以后逐年减少。其主要机制是：①老年人脑的血液供应减少，合成和分解代谢及对毒素的清除能力降低；②脑组织中多种神经递质发生变化，如胆碱能神经元的丧失或破坏，使乙酰胆碱的合成、储存、释放发生障碍，神经递质不能正常传递；③一些理化因素（温度、射线、乙醇等）、病原微生物等均可诱导神经元凋亡。

5. **慢性全身性疾病**　许多慢性全身性疾病，如高血压、糖尿病、慢性阻塞性肺疾病、慢性肝性脑病等，均可出现认知障碍。此外，整体功能水平降低，如老年人听力下降使其与外界环境的接触及对外刺激的加工减少，降低了老年人对外界环境的认知能力。

6．**精神、心理活动异常**　动物实验证明，愉快、多彩的生活环境能促进动物大脑皮质的增长，使脑重量增加。相反，不良的精神、心理因素，如惊恐、抑郁等可诱发认知障碍。近年来，利用电子计算机断层扫描（CT）与磁共振（MRI）对精神活动失调患者的脑成像研究发现，社会心理功能减退患者的有关脑区皮质萎缩。

7．**其他**　受教育程度、社会地位、经济生活状况、性别等均对认知能力有一定程度的影响。受教育年限少、社会地位低，经济生活状况较差的群体，认知功能减退程度较高。女性认知功能障碍的发生率高于男性，这可能与雌激素水平的变化有关。

（二）认知障碍的发生机制

认知障碍的发病机制较为复杂。学习记忆是认知的基础，学习记忆障碍是认知障碍最重要的表现形式，故下面主要阐述学习记忆障碍的发生机制。

1．**脑组织调节分子及其受体异常**　包括神经递质及其受体异常、神经肽异常、神经营养因子缺乏、雌激素水平异常等。

（1）神经递质及其受体异常：神经递质或受体的结构、功能改变使神经元之间的信息传递异常，能导致不同类型和不同程度的认知障碍。如乙酰胆碱、去甲肾上腺素、多巴胺、γ-氨基丁酸等递质和受体的异常在多种原因引起的学习记忆障碍中发挥作用。

乙酰胆碱（acetylcholine, ACh）是与学习记忆和认知功能最密切的神经递质之一。乙酰胆碱由乙酰辅酶A和胆碱在胆碱乙酰转移酶的作用下生成，贮存于胆碱能神经纤维末梢的突触小泡内，在神经冲动传到神经末梢后，突触小泡中的乙酰胆碱通过胞吐方式释放到突触间隙中。临床资料表明，脑震荡患者出现学习记忆障碍的同时，基底前脑胆碱能神经元明显减少；阿尔茨海默病患者在早期便有Meynert基底区胆碱能神经元减少，导致皮质胆碱乙酰转移酶活性和乙酰胆碱含量显著降低，是AD患者记忆障碍的机制之一。血管性痴呆患者脑脊液中乙酰胆碱含量的下降程度与血管性痴呆的评分呈显著正相关。以上资料表明，受损脑区乙酰胆碱含量降低是引起学习记忆障碍的重要机制之一。

去甲肾上腺素（norepinephrine, NE）是多巴胺经β-羟化酶作用生成的产物，其过多释放可损害学习记忆功能。脑内去甲肾上腺素通过α_1、α_2和β受体发挥调节作用。在正常警醒状态时，脑组织含有适量去甲肾上腺素，α_2受体功能占优势，维持正常的认知功能，如学习记忆功能。在应激状态下产生大量去甲肾上腺素，α_1受体功能占优势，从而使长期处于应激状态的个体出现认知障碍，尤其更易出现学习记忆障碍。

多巴胺（dopamine）是中枢神经系统中重要的儿茶酚胺类神经递质，是以酪氨酸为底物，在酪氨酸羟化酶（tyrosine hydroxylase）和多巴脱羧酶（dopamine decarboxylase）的作用下合成的。研究发现，脑内多巴胺含量显著降低可导致动物智能减退，敲除多巴胺D1A受体基因的小鼠空间学习出现障碍。帕金森病（PD）患者黑质多巴胺能神经元减少，酪氨酸羟化酶和多巴脱羧酶活性及纹状体多巴胺含量明显下降。铅是一种神经毒素，其影响突触前多巴胺的合成和释放、降低突触小泡中多巴胺的储存量和释放量，从而引起学习记忆功能障碍。

知识链接 17-2

世界帕金森病日

从 1997 年开始，将每年的 4 月 11 日被确定为"世界帕金森病日"（World Parkinson's Disease Day）。这一天是帕金森病的发现者——英国内科医生詹姆斯·帕金森博士（James Parkinson）（1755—1824）的生日。帕金森病（Parkinson disease, PD）是一种常见的神经功能障碍疾病，主要影响中老年人，多在 60 岁以后发病。其症状表现为静止时手、头或嘴不自主地震颤，肌肉僵直、运动缓慢以及姿势平衡障碍等，导致生活不能自理。最早系统描述这种疾病的是英国内科医生詹姆斯·帕金森博士。每年 4 月 11 日，世界卫生组织与各国政府部门、国际和地区医学团体合作，举办"帕金森病"主题活动，共同推动帕金森病的研究与治疗。

另外，γ- 氨基丁酸是中枢神经系统中重要的抑制性神经递质，其过多释放可损害学习记忆功能，如抑制长时程增强的产生等。

（2）神经肽异常：神经肽（neuropeptide）是生物体内的一类生物活性多肽，具有神经递质的特征，如精氨酸加压素、牛长抑素、神经肽 Y、P 物质等神经肽，参与学习记忆过程。

精氨酸加压素又称血管升压素、抗利尿激素，有增强记忆、减少遗忘的作用。研究显示，在脑缺血后，出现学习记忆障碍的大鼠不同脑区，如海马、纹状体、颞叶和丘脑等部位，精氨酸加压素水平显著降低。尤其是海马内精氨酸加压素含量降低，在学习记忆障碍的发生上起重要作用。

生长抑素参与学习和记忆过程，在大脑皮质、海马、基底节和下丘脑的含量最高。脑缺血时，可损伤生长抑素免疫反应阳性的细胞及其投射纤维，同时使生长抑素含量下降，其下降程度与学习记忆障碍程度密切相关。

神经肽 Y 是中枢神经系统中含量最丰富的多肽之一，其功能是促进记忆的巩固和再现。在海马中主要存在 Y_1、Y_2 和 Y_5 受体，以 Y_2 受体表达最丰富。研究表明，在学习记忆损害的疾病中，神经肽 Y 免疫阳性神经元含量明显下降，给予神经肽 Y 可改善由乙酰胆碱拮抗剂东莨菪碱或蛋白质合成抑制剂茴香毒素所致的遗忘症。

P 物质是脑内重要的生物活性肽，其与学习记忆功能有关。如帕金森病患者脑苍白球和黑质中 P 物质水平下降；封闭大鼠纹状体边缘区内的 P 物质受体后，学习记忆能力显著下降。

（3）神经营养因子缺乏：神经元和胶质细胞可合成、分泌大量的神经营养因子，如神经生长因子（neurogrowth factor, NGF）、睫状神经因子（ciliary neurotrophic factor, CNTF）、脑源性神经因子（brain-derived neurotrophic factor, BDNF）和胶质源性神经因子（glia-derived neurotrophic factor, GDNF）等，其主要功能是促进神经系统的生长发育，保护并修复受损的神经元，以及促进认知和记忆能力。在多种神经退行性疾病中，均发现有神经营养因子含量的改变，例如，阿尔茨海默病患者黑质 NGF、BDNF 和 GDNF 的含量明显降低。大鼠前脑缺血后应用 BDNF 治疗，其空间辨别等学习记忆能力显著改善。

（4）雌激素水平异常：雌激素水平高低会影响女性的学习记忆能力。实验表明，雌激素对胆碱能神经元有保护作用，能诱导海马产生新的突触和树突，且能增加神经生长因子及其受体的表达等。生理性增龄或某些病因引起的雌激素水平降低可造成学习记忆障碍。

2. 蛋白质代谢异常 包括蛋白质修饰异常、蛋白质合成受阻等。

（1）蛋白质修饰异常：蛋白质的异常修饰导致其结构异常、功能降低或丧失。蛋白质磷酸化失衡可导致短期记忆障碍。蛋白质磷酸化是指在蛋白质激酶催化下把 ATP 或 GTP γ 位的磷酸基转移到底物蛋白质氨基酸残基（丝氨酸、苏氨酸）上的过程。蛋白质磷酸化是一种比较普遍的翻译后修饰现象，可以调节离子通道开关的大小和快慢、调节神经递质释放的速度、改变细胞内某些酶和调控分子的活性，从而影响细胞的各种功能。研究表明，海马内注射特定蛋白质磷酸化的抑制剂，可选择性地抑制短期记忆，但不影响长期记忆。组蛋白是细胞核中与 DNA 结合的碱性蛋白质的总称。组蛋白的翻译后修饰包括甲基化、去甲基化、乙酰化、泛素化和磷酸化等。研究显示，组蛋白过度去甲基化与小鼠记忆功能障碍有关，而抑制去甲基化酶的活性则可改善小鼠的学习记忆能力。

（2）蛋白质合成受阻：长期记忆的形成需要新蛋白的合成，故新蛋白质合成受阻可导致长期记忆障碍。实验证实，cAMP 反应元件结合蛋白（cAMP responsive element binding protein, CREB）在学习记忆过程中发挥重要的作用。长期记忆的机制是突触受到反复刺激后，蛋白激酶 A 和丝裂原活化蛋白激酶被激活，转移到细胞核，激活 CREB-1 和 CREB-2，细胞核释放 mRNA 引起蛋白质的合成和新突触的形成，最终形成长期记忆。研究表明，小鼠敲除 CREB 基因可出现长期记忆障碍和神经元退行性变性，基因敲除、转录和 / 或翻译抑制剂等阻碍新蛋白合成的因素均可影响长期记忆的形成。

3. 脑组织蛋白质异常聚集 脑组织中蛋白质异常聚集与基因变异、蛋白质合成后的异常修饰等因素有关。蛋白质异常聚集可引起神经元的退行性变性，进而引起神经功能障碍或细胞死亡，导致认知障碍。

（1）基因变异引起的蛋白异常聚集：以阿尔茨海默病最常见，其受损脑区的 Aβ- 淀粉肽（Aβ-amyloid peptides）的异常聚集形成老年斑，老年斑中心部分是淀粉样物质沉淀，其主要成分是 Aβ- 淀粉肽，周围被营养不良性肥大的轴突、神经纤维网细丝、星形胶质细胞和小胶质细胞的突起包裹。Aβ- 淀粉肽由 Aβ- 淀粉肽前体蛋白（amyloid precursor protein, APP）降解而成，低浓度的 Aβ- 淀粉肽有营养神经和促进神经突起生长的作用，而高浓度的 Aβ- 淀粉肽对神经元有毒性作用。某些基因的异常可促进 Aβ- 淀粉肽的过度生成和沉积，如 APP 基因、早老蛋白 -1（presenilin-1, PS-1）基因、早老蛋白 -2（presenilin-2, PS-2）基因的异常等。另外，载脂蛋白 E（apolipoprotein E, ApoE）等位基因和 α-2 巨球蛋白（α-2 macroglobulin, α-2M）基因的异常则可影响 Aβ- 淀粉肽的代谢和清除，促进 Aβ- 淀粉肽沉积于突触等部位。大量 Aβ- 淀粉肽的异常聚集和沉积可导致神经元损伤和死亡，从而引起学习记忆障碍，其机制是：①是直接的细胞毒性，如破坏细胞内 Ca^{2+} 稳态、促进自由基生成、使 tau 蛋白过度磷酸化等；②是放大各种伤害性刺激如低血糖、兴奋性氨基酸的毒性作用、自由基的损伤效应等。

（2）蛋白质异常修饰引起的蛋白异常聚集：阿尔茨海默病时，脑内 tau 蛋白可被异常磷酸化、糖基化和泛素化修饰。特别是 tau 蛋白的过度磷酸化可导致 tau 蛋白从微管上解离并互相聚集。由可溶性变为不溶性的 tau 蛋白，形成神经原纤维缠结，沉积在神经元细胞体以及轴突和树突内，从而使细胞骨架受到损害，干扰细胞的轴浆转运，影响神经末梢和突触传递系统的结构和功能，导致突触丧失及神经元退行性病变，最终可使细胞死亡。此外，过度磷酸化的 tau 蛋白可与正常 tau 蛋白竞争性结合微管蛋白，阻断微管蛋白的组装，使微管解体及细胞骨架破坏。导致突触丧失及神经元退行性改变。

4. 脑缺血缺氧性损伤 大脑皮质缺血缺氧性损伤是各种认知障碍的常见病因。其发生机制可能与下述因素有关。

（1）能量衰竭和酸中毒：在缺血、缺氧状态下，细胞的能量代谢从有氧氧化转为无氧酵解，致使细胞内 ATP 生成明显减少，能量缺乏；同时无氧酵解产生大量乳酸，造成代谢性酸中毒，使细胞膜 Na^+-K^+-ATP 酶活性降低，细胞内 K^+ 大量外流，同时 Na^+、Cl^-、Ca^{2+} 大量流入细胞内引起细胞损伤；乳酸堆积还可造成神经胶质细胞和内皮细胞的水肿，加重缺血性损伤。

（2）自由基损伤：脑缺血时，自由基增多是引起脑损伤的重要原因。如缺血区脑细胞线粒体内 Ca^{2+} 增多，三羧酸循环发生障碍，导致电子传递异常从而促进氧自由基生成，并漏出线粒体。另外，脑缺血时，因一氧化氮（nitric oxide）生成增多，可导致过氧亚硝基等氮氧自由基增多。

（3）细胞内 Ca^{2+} 超载：脑缺血时，加速神经元膜去极化，启动电压依赖性钙通道，使 Ca^{2+} 内流加速；同时，细胞膜去极化引起兴奋性递质（如谷氨酸）的释放并激活 NMDA 受体，使受体操纵性钙通道开放，Ca^{2+} 大量内流，引起神经元 Ca^{2+} 超载导致细胞损伤甚至死亡，其机制是：①大量 Ca^{2+} 沉积于线粒体，干扰氧化磷酸化过程，使能量产生减少；②激活细胞内 Ca^{2+} 依赖性酶类，破坏神经元骨架；③激活磷脂酶 A_2 和磷脂酶 C 使膜磷脂降解，产生大量游离脂肪酸及其代谢产物，如花生四烯酸、血栓素和白三烯等，激活血小板，促进微血栓形成；④脑血管平滑肌 Ca^{2+} 超载，可使血管收缩、痉挛，血管阻力增加，延迟再灌流，从而扩大脑梗死灶；⑤内皮细胞内 Ca^{2+} 超载，可致内皮细胞收缩，内皮间隙扩大，血管通透性增高，造成脑水肿。

（4）谷氨酸的兴奋性毒性：谷氨酸（glutamate）是脑内含量最丰富的兴奋性神经递质，参与多种生理和病理生理过程。脑缺血时，细胞能量代谢障碍抑制细胞膜上 Na^+-K^+-ATP 酶活性，使谷氨酸释放增多和再摄取减少，导致突触间隙谷氨酸浓度异常升高，过度激活其受体引起突触后神经元过度兴奋，钙超载等异常变化，导致大量神经元损伤和死亡的病理过程，称为"兴奋性毒性（excitatory toxicity）"。脑缺血时，谷氨酸的兴奋性毒性作用可造成大量神经元损伤和死亡，从而损害学习记忆能力。

5. 炎性因子失衡 在脑缺血或神经退行性疾病时，可产生白细胞介素 -1（interleukin-1，IL-1）、白细胞介素 -6（interleukin-6, IL-6）、肿瘤坏死因子 -α（tumor necrosis factor-α，TNF-α）和转化生长因子 -β（transforming growth factor beta, TGF-β）等多种炎性细胞因子，直接或间接地造成神经元损伤。如阿尔茨海默病患者，脑内活化的小胶质细胞产生 IL-1、IL-6 等炎性因子，诱发脑内炎症反应或直接损伤神经元。研究发现，IL-6 在导致学习记忆功能障碍方面发挥重要作用。

6. 突触功能异常 突触是神经元之间的功能联系部位，突触可塑性（包括长时程增强和长时程抑制等）是神经元在外界刺激下结构和功能的适应性变化，在学习记忆中发挥重要作用。长时程增强（long-term potentiation, LTP）是指突触前神经元在短时间内受到快速重复的刺激后，在突触后神经元快速形成并且持续较长时间的突触传递效能增强的现象，表现为兴奋性突触后电位的幅度增高、斜率加大和潜伏期缩短（图 17-2）。长时程抑制（long-term depression, LTD）是指突触前神经元在受到持续低频刺激后，在突触后神经元形成的持续较长时间的突触传递效能降低的现象，表现为兴奋性突触后电位的波幅降低，潜伏期延长（图 17-2）。突触功能异常使神经元间记忆相关信息传递障碍，从而导致学习记忆能力降低。导致突触传递障碍的因素有突触前递质释放失衡、突触间隙递质清除异常和突触后异常。影响突触前膜递质释放量的关键因素是进入突触前膜的 Ca^{2+} 数量，如脑缺血缺氧时，Ca^{2+} 内流增加使兴奋性神经递质大量释放，其神经毒性作用使神经元损伤和坏死导致学习记忆障碍。突触间隙的神经递质清除的异常可干扰正常的信号通路，如胆碱酯酶活性增高时，可导致乙酰胆碱过度降解，使突触间隙的乙酰胆碱水平降低，这与阿尔茨海默病的学习记忆障碍有关。突触后异常包括树突棘数量和形态、膜受体的数量、受体与配体亲和力等改变。研究发现，成熟树突棘的数量与学习记忆能力成正相关。

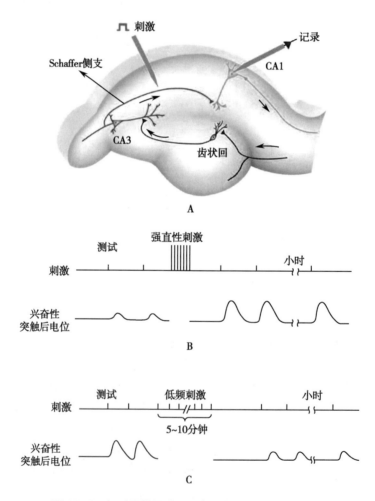

图 17-2　长时程增强（LTP）和长时程抑制（LTD）

A. 海马脑片示意图。B. 海马的长时程增强（LTP）。突触前神经元在短时间内受到快速重复的强直性刺激后，在突触后神经元快速形成持续较长时间的兴奋性突触后电位，表现为潜伏期缩短、幅度增高和斜率加大。C. 海马的长时程抑制（LTD）。突触前神经元在受到低频刺激后，在突触后神经元形成的持续较长时间的突触传递效能降低的现象，表现为兴奋性突触后电位的波幅降低，潜伏期延长。

7. 神经回路功能异常 实验表明，海马回路与学习记忆功能密切相关。海马位于颞叶内侧面的基底部，由 CA1、CA3 和齿状回所组成，是边缘系统的重要组成部分。1937 年 Papez 提出了边缘系统参与情绪反应的特异环路，其反射途径被称为 Papez 环路（图 17-3）。近年来，发现 Papez 环路更多的是与长期记忆有关。Papez 环路即海马结构 – 穹窿 – 下丘脑乳头体 – 乳头丘脑束 – 丘脑前核 – 内囊膝状体 – 扣带回 – 海马环路。如某事件引起皮质神经元兴奋，形成事件 – 皮质之间短时的信息联系，经 Papez 环路多次重复，使信息重构不断加强，最终形成不再依赖于海马的长期记忆。如双侧海马损伤使 Papez 环路信息传递减弱，可使新的长期记忆形成障碍，但不能抹去损伤前已经形成的记忆。海马的三突触环路和单突触环路参与空间记忆的形成。海马三突触环路为内嗅皮质 – 齿状回 – CA3 区 –CA1 区 – 内嗅皮质（图 17-3）；单突触环路为内嗅皮质 –CA1 区 – 内嗅皮质。这些环路的损害均可产生学习记忆障碍。

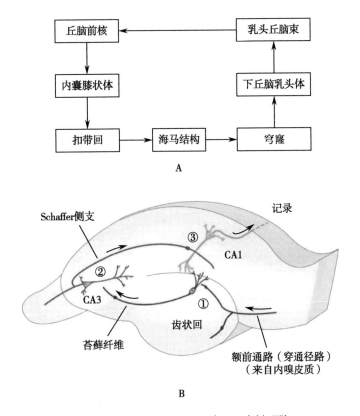

图 17-3 海马 PapeZ 环路和三突触环路

A. 海马 Papez 环路。Papez 环路即海马结构-穹窿-下丘脑乳头体-乳头丘脑束-丘脑前核-内囊膝状体-扣带回-海马环路。Papez 环路受损导致长时记忆障碍。B. 海马三突触环路。三突触环路始于内嗅皮质，此处的神经元轴突形成穿通径路，止于齿状回颗粒细胞树突，形成第一个突触联系；齿状回颗粒细胞轴突形成苔藓纤维与海马 CA3 锥体细胞树突形成第二个突触联系；CA3 区锥体细胞轴突发出侧支与 CA1 区锥体细胞发生第三个突触联系，再有 CA1 锥体细胞发出向内嗅皮质的联系。

四、认知障碍的防治原则

认知障碍的治疗要早期诊断、积极干预和早期治疗。进行病因学治疗、对症治疗、神经保护治疗、调节神经递质的药物治疗、手术治疗和认知康复训练等。

（一）病因学治疗

积极治疗认知障碍的原发性疾病。针对认知障碍的病因，应用不同神经元保护剂治疗，如脑循环改善剂、能量代谢激活剂、神经递质和神经生长因子保护剂等。Ca^{2+} 拮抗剂、谷氨酸盐受体拮抗剂、抗氧化剂、非甾体消炎药等对不同疾病引起的认知障碍均有治疗作用。

（二）对症治疗

维持水电解质平衡，纠正缺氧，防治感染及各种代谢障碍，加强营养，尽量消除能损害脑功能的任何原因。对有明显精神、神经症状的患者可根据病情进行抗抑郁、抗焦虑、镇静剂等抗精神病药物治疗，并进行心理治疗等。

（三）调节神经递质

循证医学证实，胆碱酯酶抑制剂和补充多巴胺的前体等有一定的治疗作用。如帕金森病患者，由于多巴胺能神经元受损，体内合成多巴胺能力降低，因此，各种提高多巴胺能神经功能的策略相继产生，包括药物补充其前体 L-多巴胺等。如阿尔茨海默病患者，由于胆碱能神经元退化，可利用胆碱酯酶抑制剂阻断神经元突触间隙乙酰胆碱的降解，以提高乙酰胆碱的含量，是目前临床用于阿尔茨海默病患者治疗的唯一有效策略。

（四）手术治疗

主要用于帕金森病的治疗，传统的手术疗法有苍白球切除术、丘脑切除术、立体定位埋植脑刺激器等。20世纪90年代以来，国外建立的一种以微电极定位、计算机控制为特点的新的立体定位损毁苍白球疗法，用于治疗晚期帕金森病患者，取得了巨大的成功。

（五）康复训练

认知障碍患者要积极开展认知康复训练，其训练内容有：记忆训练、智力训练和语言训练等。对伴有脑血管病的认知障碍患者，需要长时间反复训练、反复学习才能掌握和巩固正常的运动模式，肢体运动功能恢复得较慢。

第三节 意识障碍

意识（consciousness）指人们对自身状态和客观环境的主观认识能力，以及对外界刺激做出恰当反应的能力，是人脑反映客观现实的最高形式。意识包含觉醒状态和意识内容两方面。觉醒是指大脑皮质保持一定的兴奋状态，对自身状态和外界环境的感知能力，属皮质下中枢的功能；意识内容包括思想、记忆、定向、情感等，并通过视觉、语言、技巧性运动和复杂的机体反应与外界环境保持正常的联系，属大脑皮质的功能。觉醒是产生意识内容的基础。另外，意识和认知密切联系，认知功能的完成需要正常的意识状态，而意识的内容中也包括一些认知的成分，因此，意识的维持涉及大脑皮质及皮质下脑区的结构和功能完整。

临床上，意识障碍（conscious disorder）通常是指觉醒系统的不同部位受到损伤，产生觉醒度降低和意识内容的异常变化。意识障碍往往是急性脑功能不全的重要表现之一，是反映病情轻重的重要指标。

一、意识维持和意识障碍的脑结构基础

意识的形成和维持是脑干上行网状激动系统、丘脑和大脑皮质之间结构上相互密切联系和功能上互相影响的结果。

（一）脑干网状结构

脑干网状结构（brain stem reticular formation）是指脑干中轴两旁的广泛区域，由交织成网状的神经纤维和穿插其间的神经元组成，是维持觉醒、保持大脑皮质兴奋状态的结构基础。脑干网状激活系统包括网状上行激动系统（ascending reticular activating system, ARAS）和网状上行抑制系统（ascending reticular inhibiting system, ARIS），两者之间的动态平衡保证大脑的清醒状态。ARAS 的投射纤维终止于大脑皮质广泛区域的各层细胞，其主要作用是维持大脑皮质的兴奋性，以保持觉醒状态和产生意识活动；而 ARIS 神经元发出的上行纤维也向大脑皮质投射，其主要功能是抑制大脑皮质的兴奋性。

（二）丘脑

丘脑（thalamus）是感觉的高级中枢，是最重要的感觉传导中转站，由许多核团组成，根据核团功能可分为特异性丘脑核和非特异性丘脑核。特异性丘脑核组成丘脑特异性投射系统，向大脑皮质传递特异性感觉信息；非特异性丘脑核接受脑干网状结构上行纤维并向大脑皮质部位投射，终止于大脑皮质各叶和各层，构成非特异性投射系统，参与维持大脑皮质觉醒状态。动物实验证明，此系统被破坏时，动物可长期处于昏睡状态。

（三）大脑皮质

大脑皮质（cerebral cortex）是觉醒和意识内容的高级中枢，在脑干网状结构上行激动系统传入冲动的刺激下，保持机体觉醒和产生意识内容。大脑皮质的清醒意识还取决于大脑皮质的代谢状态，尤其是能量代谢状态。脑缺血、缺氧，生物氧化酶系受损等因素造成脑的能量代谢障碍，导致大脑皮质功能低下而发生意识障碍，甚至发生昏迷。

由上可知，意识的形成和维持是脑干上行网状激动系统–丘脑–大脑皮质之间结构上相互密切联系和功能上互相影响的结果，以上任何部位出现异常，均可导致意识障碍。动物实验表明：横行切断中脑后，动物的外表行为和脑电活动均与深睡时相同；去大脑皮质后的动物，知觉大部分丧失；破坏动物的中脑网状结构，虽然大脑皮质完整，但知觉完全丧失。

二、意识障碍的临床表现

意识障碍的表现包括觉醒度降低（量方面的异常）和意识内容的异常变化（质方面的异常）。有以觉醒度降低为主的表现，也可有以意识内容异常为主的表现，两者虽不平行，但却经常伴行。

（一）觉醒度降低

意识障碍的觉醒度降低，按从轻到重顺序，分为以下几种表现：

1. **恍惚（dizziness）** 对直接刺激可出现反应，能对答问话，但对周围事物漠不关心。

2. **嗜睡（somnolence）** 卧床即能入睡，呼之可醒，但觉醒的持续时间短暂。

3. **昏睡（sopor）** 较前者重，对觉醒刺激有短暂的反应，但很快又陷入深睡状态，但腱反射尚存。

4. **木僵（stupor）** 对周围的事物一般无反应，但强烈刺激或反复刺激能引起反应。

5. **昏迷（coma）** 指觉醒状态、意识内容、随意运动持续至少 6 小时完全丧失的最严重意识障碍，昏迷时患者出现病理反射，强烈的疼痛刺激可引出简单的防御性肢体运动，但不能使之觉醒。深度昏迷的患者对身体内外环境的一切刺激均无反应。

（二）意识内容异常

意识内容的异常变化，可出现以下几种表现：

1. **精神错乱（amentia）** 见于轻度意识障碍的情况下，表现为思维混乱，对周围事物不能理解和辨别。

2. **谵妄（delirium）** 见于轻度或中度意识障碍的情况下，可出现睡眠 – 觉醒周期紊乱，有错觉、幻觉和妄想，并有精神运动性兴奋，间或能正确地识别周围的事物。

3. **意识模糊（confusion）** 出现意识混浊、记忆障碍、注意力涣散，对周围事物漠不关心，对复杂事物难以识别和理解，时空间定向力丧失，运动出现协调障碍，呈无欲状。

4. **朦胧状态（twilight state）** 表现为错觉、梦幻觉，可突然出现无目的的行为，行为多接近于正常。

此外，在一些特殊的医学状态下，可出现意识内容和觉醒状态分离的现象，如大脑皮质广泛损伤后的植物状态（vegetative state）。ARAS 位置与脑干内许多脑神经核非常接近，所以，ARAS 结构损害引起意识障碍时，常伴有明显的局灶性神经病学体征等临床表现，如瞳孔对光反射异常等，而代谢紊乱和中毒引起的意识障碍时，不伴有局灶性神经病学体征。

案例分析 17-1
中毒性菌痢：意识障碍的表现是神志不清、昏迷。

三、意识障碍的病因

意识的形成和维持是脑干上行网状激动系统 – 丘脑 – 大脑皮质之间结构上相互密切联系和功能上互相影响的结果，能引起这些结构破坏或功能障碍的病因，都可引起意识障碍。

（一）颅内疾病

1. **颅内局限性病变** 常见于颅脑外伤（如脑挫裂伤和颅内血肿）、脑血液循环障碍（如脑出血和脑梗死）和颅内占位性病变（如肿瘤和脑脓肿）。

2. **脑弥漫性病变** 常见于颅内感染（如脑炎和脑膜炎）、蛛网膜下腔出血、脑水肿、脑退行性变性及脱髓鞘性病变。

3. **癫痫发作** 部分癫痫发作伴有不同程度的意识障碍。

（二）代谢紊乱和中毒

1. **营养物质缺乏** 常见于缺血，如各种心律失常、心力衰竭和休克导致心排血量减少等；缺氧，如肺部疾病、严重贫血、一氧化碳中毒等；低血糖，如胰岛细胞瘤、胰岛素注射过量和严重肝脏疾病等。

2. **水电解质与酸碱平衡紊乱** 常见于高渗性昏迷、低渗性昏迷、酸中毒、碱中毒、高钠血症、低钠血症、低钾血症等。

3. **内源性毒素积聚** 体内代谢性毒素（metabolic poisons），如肝性脑病、尿毒症性脑病、肺性脑病产生的大量代谢性毒素；或感染性毒素（infectious poisons），如急性肺部感染、中毒性痢疾、流行性出血热产生的大量感染性毒素等。

　　4. 外源性毒素积聚　常见于药物（苯二氮䓬类、巴比妥类药）、农药中毒（如有机磷农药）、工业毒物等。

　　5. 体温过高或过低　见于损伤中枢神经系统的某些病毒性疾病和安眠药中毒等。

四、意识障碍的发病机制

（一）脑干上行网状激动系统（ARAS）损伤

　　ARAS 是维持大脑皮质的兴奋性、保持觉醒状态和产生意识活动的主要结构。颅内疾病及长时间的代谢紊乱和毒素的积聚均可导致 ARAS 的结构的损伤而引起意识障碍（图 17-4）。

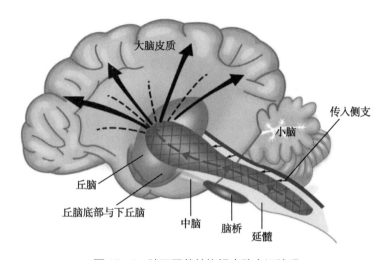

图 17-4　脑干网状结构损害致意识障碍

脑干上行网状激动系统的投射纤维终止于大脑皮质广泛区域，主要维持大脑皮质兴奋性，维持觉醒状态和产生意识活动。脑干内脑桥上端以上部位受损并累及脑干上行网状激动系统是导致意识障碍的主要机制。小点分布区域是引起意识障碍最常见的受损区域。

　　1. ARAS 的兴奋主要依靠三叉神经感觉主核以上水平（即脑桥上端以上的水平）的传入冲动来维持，当该部位受损后，由特异性上行传导系统的侧支传向 ARAS 的神经冲动被阻断，ARAS 的兴奋性下降而不能向上发放冲动以维持皮质的觉醒状态，从而导致意识障碍。

　　2. 中脑网状结构 - 丘脑 - 大脑皮质 - 中脑网状结构之间构成的正反馈环路遭到破坏。在正常情况下，感觉神经冲动经特异性上行投射系统传至大脑皮质后，皮质发放冲动沿皮质边缘网状激动系统下行至中脑 ARAS，在此汇集来自非特异性上行投射系统的传出冲动，经丘脑再投射至皮质。如此循环不已，并持久地维持皮质的兴奋。当此环路遭到破坏时，失去了维持皮质兴奋性的上行冲动，使皮质的兴奋性不能维持，出现意识障碍。

（二）丘脑损伤

　　丘脑的核团分为特异性和非特异性丘脑核，特异性丘脑核组成丘脑特异性投射系统，向大脑皮质传递各种特异性感觉信息。非特异性丘脑核接受脑干网状结构上行纤维并向大脑皮质广泛部位投射，终止于大脑皮质，构成非特异性投射系统，参与维持大脑皮质觉醒状态。实验表明，非特异性投射系统受损时，机体可长期处于昏睡状态。

（三）大脑皮质的广泛损伤及功能抑制

大脑皮质广泛损伤或功能抑制是产生意识障碍的重要机制，如脑内弥漫性损伤、脑缺血缺氧导致脑能量代谢障碍等可造成大脑皮质损伤或功能抑制，而发生意识障碍，甚至发生昏迷。但是，大脑皮质的局限性损伤或切除并不一定引起意识障碍。此外，在神经冲动传递过程中，大脑皮质的突触结构也是最易受药物、毒物影响的部位。

案例分析 17-1

患儿脑功能障碍的主要机制。

（1）痢疾杆菌内毒素导致脑皮质病变。

（2）低血容量性休克造成脑缺血、缺氧，进而导致严重酸中毒和脑水肿。

（3）缺血、缺氧导致脑细胞能量代谢障碍。

（4）缺血、缺氧导致脑内神经递质异常。

（5）炎性因子、氧自由基等引起血管内皮细胞损伤，加重脑水肿及神经细胞功能障碍。

五、意识障碍对机体的影响

意识障碍的病因造成脑干网状结构和大脑皮质的损害，累及各种生命中枢，导致机体各个系统功能障碍，直接威胁患者的生命。

（一）呼吸功能变化

呼吸功能障碍是出现较早且最常见的变化，主要表现如下。

1. **呼吸中枢受损**　颅内占位性病变、脑水肿、脑出血及其他弥漫性的脑损害常常导致颅内压升高，压迫脑干、延髓。如脑干受压，常引起呼吸节律和深度的改变，呼吸变浅、变慢，通气不足，导致缺氧和 CO_2 潴留，PaO_2 下降，$PaCO_2$ 升高；如延髓的呼吸中枢受压，导致呼吸节律失常，出现深大呼吸，甚至呼吸停止。

2. **肺部感染**　肺部感染是意识障碍患者常见的并发症。意识障碍患者多种神经活动均减弱，如吞咽反射减弱常使异物呛入气道，咳嗽反射减弱使气道的清除能力下降，有利于细菌的生长繁殖；昏迷患者气管插管、气管切开置管、吸痰管等各种气道侵入式医疗、护理操作，极易合并肺部感染。重症的肺部感染不但导致呼吸功能障碍，引起的高热、大量毒素的吸收、PaO_2 下降及 $PaCO_2$ 升高等，进一步加重意识障碍，是患者死亡的主要原因之一。

（二）循环功能变化

在意识障碍的发生发展过程中，许多由原发病因引起的继发性变化，如脑水肿、颅内压升高造成的脑循环障碍、血管活性因子失常导致的脑血管痉挛、继发性呼吸功能障碍引起的脑缺氧等，常常引起继发性脑灌流不足，导致脑功能的进一步损害，加重意识障碍。另外，延髓受压和缺血使心血管中枢受损，导致心功能不全和血压下降，甚至心跳停止。

（三）消化功能变化

脑干和下丘脑受压影响胃肠道功能，胃肠蠕动减弱，多种消化酶分泌减少，使消化功能降低。早期，由于神经-体液机制失调可出现应激性溃疡。意识丧失的患者，因不能主动进食，机体活动必需的营养物质不足，常在短期内出现营养缺乏。

（四）水电解质、酸碱平衡紊乱

意识障碍和昏迷患者失去了对自身需求的主观感觉和主动调节能力，如对口渴感、饥饿感的主动调节能力丧失，均可引起机体水电解质平衡、酸碱平衡紊乱。因治疗需要对昏迷患者使用脱水、利尿剂等，又可能进一步加重机体内环境紊乱。也常涉及机体的渗透压调节中枢、口渴中枢等，使患者内环境稳定的自我调控能力明显下降。

（五）其他

意识障碍和昏迷患者病变常常波及位于下丘脑的体温调节中枢，导致体温调节障碍，患者出现体温过高或过低。机体免疫机制障碍易诱发感染，如皮肤破损继发感染出现压疮等。

案例分析 17-1

患儿出现的主要病理过程有：①缺氧；②休克；③发热；④酸中毒；⑤心力衰竭；⑥脑水肿；⑦炎症。

六、意识障碍的防治原则

意识障碍的防治不但要针对原发病的病因治疗，同时采取紧急抢救措施、保护脑功能、加强生命指征和意识状态的实时监测、防止中枢神经系统受损的防治措施。

（一）病因学治疗

及时治疗病因是意识障碍的根本治疗措施。它不但可以减轻脑损伤，保护脑组织，而且有效地预防其他并发症的发生，挽救患者生命。如颅内出血、脑梗死患者，要及时给予内外科治疗；毒物和药物中毒患者，要及时洗胃、注射相应的拮抗药物等。多数中毒性病因和代谢紊乱引起的意识障碍，若能及时救治，预后通常较好。

（二）紧急抢救措施

要保持呼吸道的通畅，维持呼吸和循环功能，防止患者出现呼吸和循环衰竭。如颅内病变、弥漫性脑损伤导致颅内压增高、脑疝者，应尽快降低颅内压力，以遏制其他并发症的发生。如发生急性脑梗死患者时，尽早施行静脉溶栓（如阿替普酶）或动脉内机械取栓，恢复脑血流，是目前治疗急性脑梗死的有效方法。此外，严重感染时，常发生感染性休克，抗休克治疗是重要的救治措施，如抗感染、补液、改善微循环等。

📎 **知识链接 17-3**

机械取栓：卒中治疗迈进新时代

卒中就是人们常说的"中风"，具有发病率、致残率、死亡率高、复发率高等"四高"特点。《中国卒中报告 2019》显示，2018 年纳入卒中住院患者 301 万，缺血性卒中约占 82%。所有收治入院的缺血性卒中患者中，采用动脉内机械取栓术的比例为 28.1%。机械取栓是治疗急性缺血性卒中大血管闭塞的一个重要手段，是通过血管内介入治疗的方法，将取栓装置放置在颅内大血管闭塞处，并将闭塞处的血栓由导管取出，恢复闭塞部位的血流通畅。随着血管内治疗技术及材料的发展和成熟，机械取栓治疗获得革命性进展，治疗迈进了新时代。

（三）保护脑功能

脑保护在意识障碍治疗中十分重要。脑保护的措施有减轻脑水肿、降低颅内压、改善脑血流、改善脑代谢和控制抽搐等。

（四）加强生命指征和意识状态的实时监测

由于意识丧失、昏迷的患者的生命指征和意识状态随时都有可能出现变化。故必须对患者加强护理，实时监测患者的呼吸、血压、脉搏、瞳孔和体温等生命指征。意识状态的细致观察对于评估中枢神经系统的损伤程度、预后和治疗都有重要意义。

案例分析 17-1

治疗措施有以下几个方面：

（1）抗休克（静脉补液、扩血管、纠正酸中毒），静滴抗生素。

（2）减轻脑水肿（静滴甘露醇）。

（3）加用脑活素、胞磷胆碱、能量合剂等改善脑细胞蛋白质及 DNA 合成；促进受抑制的葡萄糖转化正常，改善细胞代谢。

（4）应用高压氧治疗可提高脑细胞含氧量，改善其能量代谢。

【本章小结】

该章主要阐述了脑功能不全、认知障碍、意识障碍的概念、病因和发病机制。

脑功能不全是指由于各种病因引起的脑对机体各器官系统功能活动的调节和感觉、运动异常，及语言文字、学习记忆、思维意识、认知情感等脑高级功能异常的临床综合征。

认知障碍指学习记忆及思维判断有关的大脑高级智能加工过程出现异常，从而引起严重的学习、记忆障碍，同时伴有失语、失用、失认等改变的病理过程。认知的脑结构基础是大脑皮质。任何直接或间接导致大脑皮质结构或功能损伤的因素均可引起认知障碍，特别是学习记忆障碍。

意识障碍是指觉醒系统的不同部位受到损伤，产生觉醒度降低和意识内容的异常变化。意识的脑结构基础是脑干上行网状激动系统、丘脑、大脑皮质。任何能造成这些结构破坏或功能障碍的病因，均可引起意识障碍。

【复习思考题】

1. 简述脑功能不全的概念及其主要特点。

2. 试述引起认知障碍的病因。

3. 简述认知障碍的临床表现。

4. 简述学习记忆障碍的发病机制。

5. 简述意识障碍的病因。

6. 试述意识障碍的发病机制。

（陈光平）

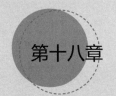

第十八章 多器官功能障碍综合征

【学习目标】

掌握： MODS、MOF、SIRS、CARS 及细菌移位的概念；MODS 的发生机制；肺、肝、肾、胃肠道功能障碍的发生机制和临床表现。

熟悉： MODS 的病因和分型；心脏、免疫系统、凝血系统及中枢神经系统功能变化。

了解： MODS 的防治原则。

【案例导入】

案例 18-1

患者，男性，43 岁，于 2012 年 9 月 11 日在一次车祸中造成严重多处创伤，患者昏迷、气急、脉搏微弱 105 次 /min，血压 80/40mmHg 等急诊入院，CT 发现患者颅骨骨折、脑挫伤；X 线片发现患者血气胸、空肠破裂、腹膜炎、双下肢胫腓骨粉碎性骨折。PaO_2 58mmHg，$PaCO_2$ 45mmHg。

问题：

1. 患者出现几个器官功能障碍？

2. 患者属于哪种类型 MODS？

案例 18-2

患者，男 25 岁，五天前田间工作时，被农机碾压造成右腿严重创伤，经过治疗病情缓解，症状改善，2 日前出现少尿，1 日前胸闷气促。急诊入院。既往健康。

体检：体温 39℃，呼吸 38 次 /min，心率 98 次 /min，血压 130/70mmHg。气急，唇紫，双肺大量痰鸣音。检查：血：白细胞 $17.8×10^9$/L，中性粒 94%，尿素氮 47.4mmol/L（正常 3.2～7.1），肌酐 655μmol/L（正常 88～177）。PaO_2 45mmHg，$PaCO_2$ 36mmHg，HCO_3^- 14mmol/L。X 胸片右下肺见絮状阴影。

问题：

1. 与病案 1 临床发病形式是否相同？

2. 右腿严重创伤如何引起肺、肾等器官功能障碍？

第一节　概述

一、概念

严重的致病因素，如创伤、烧伤、大手术、休克和感染等作用下，原无功能障碍的器官系统在短时间内同时或相继出现 2 个或 2 个以上的器官或系统损害以致衰竭，称为多器官功能障碍综合征（multiple organ dysfunction syndrome）。应当注意，原发于某些器官衰竭的慢性疾病患者继发性引起另一个器官衰竭（临床常见疾病如肺源性心脏病、肺性脑病、肝肾综合征等）者，均不属于 MODS。

20 世纪 60 年代末和 70 年代初，外科医生发现，严重创伤和失血性休克等进行大手术后的患者，原本健全的器官在手术后可相继发生衰竭，导致很高的死亡率。这一新的临床综合征引起医学界的广泛关注，并将该综合征分别称为"序贯性系统衰竭（sequential organ failure）"、"多器官衰竭（multiple organ failure, MOF）"、"多系统器官衰竭（multiple system organ failure, MSOF）"。20 世纪 90 年代初，随着危重病急救技术和医学理论研究的发展，人们认识到"多器官衰竭"是器官功能轻度异常到功能衰竭的动态发展过程的晚期，不能反映病情由轻到重的发展过程，至诊断确立时病情已十分严重，不利于及早防治。1991 年美国胸科医师学会（ACCP）与美国危重病急救医学学会（SCCM）建议将"多器官衰竭"改为"多器官功能障碍综合征（MODS）"。自此 MODS 及其相关术语在国际上广泛应用。

MODS 在概念上有以下几个特点：①原发致病因素为急性，继发受损的器官可远隔原发病部位，不能将慢性疾病器官退化失代偿阶段归属于 MODS；②致病因素与发生 MSOF 必须间隔一定时间（常＞ 24 小时），常呈序贯性器官受损；③机体原有器官功能基本健康，功能损害是可逆的，一旦阻断发病机制，及时救治，器官功能可望恢复。

二、病因

多器官功能障碍综合征的病因很多，可概括为感染性和非感染性两类。

（一）感染性因素

常见于严重感染、烧伤或创伤的创面严重感染。各种病原微生物包括细菌、病毒、真菌、立克次体、衣原体、支原体甚至原虫（疟原虫）的感染，尤其是病原微生物及其毒素入血，导致的毒血症、菌血症和败血症是引起 MODS 最主要的病因。70% 的 MODS 是由感染引起的。

有些 MODS 患者血中细菌培养阳性，有感染症状，但找不到感染灶，可能是肠屏障功能障碍时肠内细菌进入血液循环造成的肠源性感染。也有些 MODS 患者有全身感染表现，但未发现感染灶或血中细菌培养阴性，可能是肠源性内毒素或炎症介质引起的全身性炎症反应，称为非菌血症性临床败血症（non-bacteremic clinical sepsis）。

> **知识链接 18-1**
>
> 内毒素是革兰氏阴性细菌细胞壁中的一种成分，叫作脂多糖。脂多糖对宿主是有毒性的。内毒素只有当细菌死亡溶解或用人工方法破坏菌细胞后才释放出来，所

以叫作内毒素。

内毒素不是蛋白质，因此非常耐热。在100℃的高温下加热1小时也不会被破坏，只有在160℃的温度下加热2~4小时，或用强碱、强酸或强氧化剂加温煮沸30分钟才能破坏它的生物活性。与外毒素不同之处在于：内毒素不能被稀甲醛溶液脱去毒性成为类毒素；把内毒素注射到机体内虽可产生一定量的特异免疫产物（称为抗体），但这种抗体抵消内毒素毒性的作用微弱。

（二）非感染性因素

常见于严重的组织创伤（如多发性骨折、大面积烧伤、大手术等）、休克、急性胰腺炎、严重缺血缺氧、缺血再灌注损伤等，这些情况下可使炎症细胞活化，产生大量炎症介质，成为MODS发生的原因。

除此以外，机体免疫缺陷（如自身免疫性疾病）、恶病质状态（如晚期肿瘤患者）、治疗措施不当（如输液过多、吸氧浓度过高）及单核吞噬细胞系统功能明显降低等均可诱发或促进MODS的发生。

三、分类

根据临床发病形式，MODS一般可分为以下两种类型：

（一）速发单相型（rapid single-phase）

此型MODS由损伤因素直接引起，如多发性创伤直接引起两个以上的器官功能障碍，或原发损伤先引起一个器官功能障碍，随后又导致另一个器官功能障碍，如重度休克引起急性肾衰竭后又引起尿毒症性消化道功能障碍。该型病变由原始损伤因素引起，病情发展较快，只有一个时相，即只有一个器官功能障碍高峰，故又称其为"一次打击型"。

案例分析 18-1

创伤直接导致脑、肺及消化系统功能障碍，因此可诊断为MODS，属于速发单相型。

（二）迟发双相型（delayed two-phase）

在创伤、失血、严重感染和休克等原发病因作用（第一次打击）下出现第一个器官衰竭高峰后，经处理病情缓解一定时间，但随后因受到失控的全身性炎症反应的第二次打击（second hit），发生第二次器官衰竭高峰。第一次打击可以较轻，但第二次打击病情往往较重。此型病情发展呈双相，即病程中出现两个器官功能障碍高峰，故又称其为"二次打击型"。

案例分析 18-2

案例2与案例1的发病的临床形式不相同，属于迟发双相型。

第二节　发生机制

在不同的病因作用下，各重要生命器官同时或相继发生损伤和衰竭，提示有共同的发病环节。休克、创伤和感染等过程中出现的全身性炎症反应失控以及器官血液灌注障碍与再灌注损伤、肠道功能障碍与细菌移位、细胞代谢障碍等因素在 MODS 的发生中起重要作用。许多学者认为，器官血液灌注障碍、缺血再灌注损伤和肠源性感染等最终都通过引发机体的全身炎症反应而导致器官功能损伤乃至衰竭，因此，目前最为强调的机制是全身炎症反应失控导致的 MODS。现将 MODS 发生机制分别介绍如下：

一、全身性炎症反应失控

20 世纪 90 年代的研究则注意到非感染因素也能造成全身炎症反应而发生 MODS，明确了除感染、内毒素血症外，失血、休克、组织创伤、缺血再灌注损伤、坏死组织等都可引起全身炎症反应。即机体遭受感染或创伤打击时，炎症细胞激活和炎症介质过量释放，涌入血液循环产生持续的全身性炎症反应，随后体内又出现代偿性抗炎反应，造成全身性炎症反应失控，形成 MODS。

（一）全身炎症反应综合征

1. **概念**　众所周知，炎症的本质是活体组织对损伤的反应。一般来说，炎症是局限在局部组织中的，但如果炎症失控、炎症介质泛溢，可发展为全身炎症反应综合征（systemic inflammatory response syndrome, SIRS）。SIRS 是指感染或非感染因素作用于机体而引起的一种失控的全身性瀑布式炎症反应综合征。表现为播散性炎症细胞活化（disseminated activation of inflammatory cell）和炎症介质泛滥（inflammatory mediator spillover）到血液，并引起全身性炎症。感染性因素引起的 SIRS 又称为脓毒症（sepsis）。

SIRS 和 MODS 是同一病理过程的不同发展阶段，其发病的基本机制相同，源于全身炎症失控，进而导致多个器官损伤。本章详细讨论炎症与 MODS 的发生机制。

2. **诊断标准**　SIRS 主要的临床特征和病理生理变化是全身持续高代谢状态、高动力循环状态以及过度的炎症反应。持续高代谢呈现为高耗氧、高血糖、蛋白消耗大于合成（负氮平衡）和高乳酸等。高动力循环状态表现为高心排血量，低外周血管阻力。过度炎症反应是指促炎–抗炎的失衡。临床诊断标准见表 18-1。

表 18-1　ACCP 及 SCCM 1991 年制定的 SIRS 临床诊断标准

指标	标准
体温	> 38℃ 或 < 36℃
心率	> 90 次 /min
呼吸	> 20 次 /min 或 $PaCO_2$ < 32mmHg（4.3kPa）
外周血	WBC 计数 > 12×10^9/L 或 < 4×10^9/L

注：上述 4 项指标中，达到 2 项或 2 项以上者即可诊断为 SIRS。

ACCP. 美国胸科医师学会；SCCM. 美国危重病科急救医学学会；SIRS. 全身炎症反应综合征；WBC. 白细胞。

尽管上述诊断标准过于宽松，涵盖范围过广，临床实际指导意义有限。但对于 SIRS 理论被临床应用具有重要作用。

3. 发生机制 无论是感染性因素还是非感染性因素都可通过不同途径活化炎症细胞，释放多种促炎介质，参与机体的防御反应。然而，这些炎症介质又可进一步促进炎症细胞的激活，在体内形成"瀑布效应"（cascade effects），导致炎症介质的数量不断增加，炎症反应不断扩大。当这种促炎反应超出了抗炎的限制或控制时，机体内出现过度的、难以控制的炎症反应，引起广泛的组织细胞损伤，产生 SIRS。

（1）炎症细胞活化与播散：炎症细胞主要包括各种中性粒细胞、血中的单核细胞和组织的巨噬细胞（简称"单核巨噬细胞"）、血小板和内皮细胞。感染和非感染因素都可活化炎症细胞。感染因素除了外源性感染外，还包括来自肠屏障功能降低后肠道细菌转位（bacterial translocation from intestinal tract）。通常炎症细胞活化只出现在损伤局部，活化后产生炎症介质和氧自由基，分泌溶酶体酶和凝血物质以及表达黏附分子（adhesion molecule, AM），产生的炎症介质又可以进一步活化炎症细胞，引起炎症自我放大的级联反应和损伤。两者互为因果，形成炎症瀑布。而 SIRS 时炎症细胞的活化也可发生在远隔部位，称为播散性炎症细胞活化。

1）活化单核巨噬细胞：SIRS 时，机体单核吞噬细胞系统激活，产生的促炎介质主要有 TNF、IFN、IL-1、IL-6、IL-8、PAF、LTB_4、TXA_2、溶酶体酶、活性氧和组织因子（TF）等。这些炎症介质可吸引中性粒细胞到达炎症区域，后者释放自由基和蛋白酶类、前列腺素类等生物活性物质，增强机体的免疫能力及白细胞对病原微生物的杀灭清除能力，同时具有促进创面愈合、清除受损组织和异物等作用。这对机体是有利的，具有防御意义。但是如果炎症反应过度，就会造成组织器官损伤，保护作用变为损伤作用，自由基、各种水解酶类、血管活性物质的大量释放，一方面直接损伤邻近的组织、细胞，引起器官实质细胞的损害，另一方面炎症介质进入血循环损伤血管内皮细胞，引起微血栓形成，微血管通透性增加，并造成远隔器官损害。

2）活化中性粒细胞（PMN）：PMN 产生促炎介质如活性氧、溶酶体酶、LTC_4、LTD_4、LTE_4、TNF、PAF，表达黏附分子如 β_2 整合素（integrin）即 CD11/CD18 和 L- 选择素。

3）活化内皮细胞：内皮细胞主要产生 TNF、NO、PAF、TF 及 ICAM-1、P- 选择素、E- 选择素等。

4）活化血小板：血小板主要释放 PF_3、PF_4、ADP、TXA_2 和 P- 选择素。炎症细胞大量活化后，也可播散到远隔部位如肺和肝等，从而造成远隔部位的损伤。

炎症细胞被激活后是如何大量产生释放炎症介质的？炎症反应为什么调节失控？组织细胞通过什么机制受损？这些问题迄今仍未得到确切而肯定的解答。在 SIRS 发生过程中内毒素是一个非常重要的启动因子。近年来，对内毒素诱发 SIRS 的信号转导机制的研究取得了一些进展。

内毒素，即革兰氏阴性菌胞壁的脂多糖（LPS），在启动多种炎症细胞因子基因转录时，需要通过脂多糖结合蛋白（LBP）和细胞表面受体介导。LPS 与血液循环中的 LBP 及细胞表面（特别是单核吞噬细胞）的受体 mCD_{14} 分子结合（LBP/ CD_{14}），形成 LBP-LPS-CD_{14} 复合物，导致单核吞噬细胞的活化。LBP-LPS-CD_{14} 可通过 Toll 信号通路，激活 IκB（转录因子 NFκB 抑制因子）激酶，磷酸化激活的 IκB 被泛素 – 蛋白酶体系统（ubiquitin-proteasome system）降解，使与之结合的 NFκB 游离并暴露核定位信号，NFκB 迅速由胞质进入胞核，并结合于相关基因启动区域。NFκB 是多种细胞因子的转录因子，能启动 TNF、IL-1、IL-6 等炎症细胞因子基因的转录。另外，LPS 还可通过 STAT、MAPK 等信号通路导致 NF-IL6、AP-1、CREB 等转录因子活化，参与很多炎症介质的释放，产生炎症放大效应（图 18-1）。

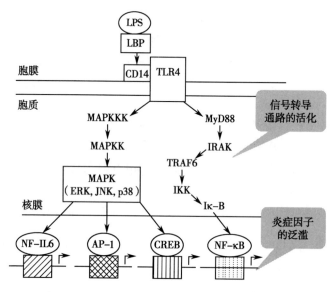

图 18-1　内毒素启动全身炎症反应的信号调控

LPS. 脂多糖；LBP. 脂多糖结合蛋白；MAPK. 丝裂原蛋白激酶；IKK. IκB 激酶；CREB. cAMP 反应元件结合蛋白。

（2）炎症介质泛滥：活化的炎症细胞突破了炎症细胞产生炎症介质的自限作用，通过自我持续放大的级联反应（cascade），产生大量的炎症介质。此外，组织损伤还可激活补体、激肽系统、凝血系统和纤溶系统等，释放 C3a、C5a、缓激肽、凝血酶、纤维蛋白降解产物等血浆源性炎症介质。细胞源性和血浆源性的炎症介质在体内泛滥，作用于全身各个组织、器官，引起功能障碍甚至衰竭。SIRS 时炎症介质泛滥是引起休克和多器官功能障碍的主要机制（表 18-2）。炎症介质越多，持续时间越长，MODS 的死亡率越高。

表 18-2　参与 SIRS 主要炎症介质及其作用

炎症介质	来源	主要作用
TNF-α	巨噬细胞、淋巴细胞	活化内皮细胞、PMN 及巨噬细胞、发热
IL-1	巨噬细胞	活化内皮细胞、活化巨噬细胞、发热
IL-2	淋巴细胞	活化 T 淋巴细胞、活化巨噬细胞
IL-6	巨噬细胞	活化内皮细胞、活化巨噬细胞
IL-8	巨噬细胞	PMN 趋化、释放整合素
IFN	巨噬细胞、淋巴细胞	活化巨噬细胞、抗病原微生物

续表

炎症介质	来源	主要作用
LTB$_4$	中性粒细胞	PMN 趋化
LTC$_4$、LTD$_4$、LTE$_4$	中性粒细胞	平滑肌收缩
PAF	白细胞、血小板、巨噬细胞、内皮细胞	活化血小板、PMN、巨噬细胞、内皮细胞
黏附分子	白细胞、内皮细胞、血小板	促进白细胞、血小板与内皮细胞黏附
活性氧	内皮细胞、PMN、吞噬细胞	损伤血管内皮细胞、杀灭病原微生物
溶酶体酶	PMN、吞噬细胞	损伤弹性纤维、胶原纤维
TF	内皮细胞、单核细胞、吞噬细胞	促进凝血
TXA$_2$	血小板、巨噬细胞	血小板聚集和活化、血管收缩
血浆源性介质	XII活化血浆前体物质	促进凝血、纤溶、激肽、补体活化

注：TNF-α. 肿瘤坏死因子 -α；IL. 白细胞介素；IFN. 干扰素；LTB$_4$. 白三烯 B$_4$；LTC$_4$. 白三烯 C$_4$；LTD$_4$. 白三烯 D$_4$；LTE$_4$. 白三烯 E$_4$；PAF. 血小板活化因子；TF. 组织因子；TXA$_2$. 血栓素 A$_2$。

（二）代偿性抗炎反应综合征

1. 概念 在 SIRS 发展过程中，随着促炎介质的增多，作为机体的一种代偿机制，体内内源性抗炎介质的产生也相应增多。当抗炎介质释放过量和 / 或促炎介质消耗增加，引起抗炎＞促炎，引起免疫功能的抑制及对感染的易感性增加，诱发或加重器官功能的损害，即为代偿性抗炎反应综合征（compensatory anti-inflammatory response syndrome，CARS）。

2. 发生机制 机体在发生炎症反应的同时，抗炎反应也在增强。机体的抗炎反应主要由两方面因素引起。

（1）内源性抗炎介质：炎症细胞既能产生炎症介质，也产生能具有抗炎作用的因子，两者在不同的环节上互相作用、互相拮抗，构成极其复杂的炎症调控网络。炎症细胞产生的内源性抗炎介质有 IL-4、IL-10、IL-11、TGF、NO 等。它们具有抑制炎症细胞释放炎症介质、拮抗或干扰炎症介质等作用（表 18-3），使炎症介质不至于产生过多、泛滥，并引起自限过程，有助于控制炎症，维持机体稳态。但如内源性抗炎介质释放过量，则可出现 CARS。

表 18-3 参与 CARS 的主要的内源性抗炎介质及其主要作用

抗炎介质	来源	主要作用
IL-4	巨噬细胞	抑制巨噬细胞产生细胞因子
IL-10	Th2、巨噬细胞	抑制巨噬细胞和中性粒细胞产生细胞因子
IL-13	Th2	抑制巨噬细胞产生细胞因子
PGI$_2$、PGE$_2$	内皮细胞	刺激 IL-10、对抗 TXA$_2$

续表

抗炎介质	来源	主要作用
Lipoxin	中性粒细胞	抑制 LBT_4
NO	内皮细胞、巨噬细胞	血管舒张
Annexin-1	细胞膜	抑制磷脂酶 A_2 活性、抑制巨噬细胞活化
sTNFαR	巨噬细胞	TNFα 受体解离入血，降低血 TNFα 水平
IL-1ra	巨噬细胞	与 IL-1 同源，无活性，干扰 IL-1 的作用

注：IL. 白细胞介素；PGI_2. 前列腺素 I_2；PGE_2. 前列腺素 E_2；Lipoxin. 脂氧素；NO. 一氧化氮；Annexin-1. 膜联蛋白 -1；sTNFαR. 可溶性肿瘤坏死因子 α 受体；IL-1ra. 白介素 1 受体拮抗剂。

（2）抗炎性内分泌激素：糖皮质激素和儿茶酚胺是参与 CARS 的主要抗炎内分泌激素。实质上，严重创伤、休克、感染等对机体而言均是强烈的应激原，作用于下丘脑 – 垂体 – 肾上腺皮质轴和交感 – 肾上腺髓质系统，促发上述应激激素大量释放。糖皮质激素有强烈的抗炎作用，可抑制炎症介质的释放，但对免疫系统抑制作用亦较强，其大量释放可能导致机体免疫功能下降及对感染易感性增加。

1996 年 Bone 提出了 SIRS 与 CARS 平衡失控的理论。他认为感染与非感染因素作用于机体，在局部既可产生促炎介质也可产生抗炎介质，正常时机体的促炎反应（pro-inflammatory response）和抗炎反应（anti-inflammatory response）是对立统一的，两者保持平衡，共同维持内环境稳定。促炎介质和抗炎介质出现失控性释放、在全身播散时，若促炎反应大于抗炎反应则表现为 SIRS，可导致休克、细胞凋亡和 MODS；反之，表现为 CARS，出现免疫功能的全面抑制，引发感染并扩散，同样也导致 MODS（图 18–2）。无论是 SIRS 还是 CARS，都是全身性炎症反应失控的表现。当两者同时并存并相互加强，则会导致炎症反应和免疫功能更为严重的紊乱，造成局部组织及远隔器官组织更强的损伤，称为混合性拮抗反应综合征（mixed antagonist response syndrome, MARS）。

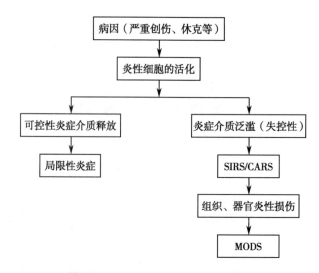

图 18-2　SIRS 引起 MODS 示意图

SIRS. 全身炎症反应综合征；CARS. 代偿性抗炎反应综合征；MODS. 多器官功能障碍综合征。

二、器官微循环灌流障碍和再灌注损伤

严重创伤、烧伤、休克、感染等因素可激活交感－肾上腺髓质系统、肾素－血管紧张素系统，使外周血管广泛收缩，造成各重要生命器官微循环灌流不足而发生持续缺血、缺氧。经复苏治疗后，组织、器官的供血得到改善，易发生缺血再灌注损伤，尤其是休克时间长、延迟复苏的患者更易发生。缺血再灌注过程中，通过产生的大量氧自由基和炎症介质、细胞内钙超载、黏附在微血管内的中性粒细胞与内皮细胞相互作用，引起组织器官受损。并且，持续的微循环灌流不足不但直接损伤细胞，其所造成的损伤还能激活炎症反应，参与引发 SIRS。因此，器官微循环灌流减少以及再灌注后损伤，也是引起 MODS 发生的重要机制。

三、肠屏障功能受损及肠道细菌移位

（一）肠道细菌移位的概念

正常情况下肠道黏膜及淋巴组织起重要屏障作用，可有效防止肠腔内细菌、内毒素进入血液循环。在某些情况下，肠道屏障功能或结构受损，肠内细菌透过受损的肠黏膜，进入肠淋巴管和肠系膜淋巴结，继而进入门静脉系统和体循环，引起全身性感染和内毒素血症，这种肠内细菌侵入肠外组织的过程称为细菌移位（bacterial translocation）。

（二）肠道细菌移位的机制

20 世纪 80 年代，Border 等发现在败血症和 MODS 的死亡患者中，至少 30% 没有明确的原发感染灶，而其外周血液却可检测到肠道细菌或内毒素，人们将这种现象称为肠源性感染（intestinal infection）。后来进一步指出，肠源性感染可能是 MODS 的启动器，肠腔内细菌和内毒素逸出肠壁，可引发肠源性的全身感染以及 SIRS，甚至 MODS。肠道细菌移位的机制主要有以下两方面：

1. **肠道屏障功能障碍** 在肠道屏障功能受损害的情况下，肠腔内细菌和内毒素很快逸出肠壁至肠外。实验大鼠失血性休克血压降至 4.0kPa（30mmHg），30 分钟时肠黏膜淋巴结内即发现大肠埃希菌，90 分钟时肝、脾内都有细菌进入。肠道屏障功能损害的原因主要有：

1）肠持续缺血和再灌注损伤：休克、创伤、感染等引起的应激反应中，肠系膜血管收缩，肠黏膜发生持续缺血，发生糜烂而受损。肠黏膜上皮细胞富含黄嘌呤脱氢酶，缺血时转变为黄嘌呤氧化酶，恢复灌流后催化分子氧产生大量氧自由基，造成再灌注损伤，肠上皮细胞出现凋亡。肠缺血还引起肠黏膜上皮细胞内钙超载，也导致细胞损伤。

2）肠营养障碍：肠黏膜上皮细胞生长更新快，需要大量能量。然而危重患者和大手术后，较长时间采用静脉营养，而不从胃肠道进食，常造成肠黏膜损伤和屏障功能衰减。目前认为肠腔内有食物刺激是肠黏膜生长最重要的条件，较长时间肠内无食物，就会造成肠黏膜萎缩，屏障功能减弱，肠内细菌和内毒素侵入机体。因此通过胃肠道进食，是保持肠黏膜正常屏障功能的一个重要因素。

2. **肝脏 Kupffer 细胞受损** 肠道细菌移位的发生与肝脏 Kupffer 细胞的活性密切相关。正常时肠道细菌和内毒素（尤其是内毒素）即使进入门静脉也会在肝脏被清除。但如 Kupffer 细胞功能受损，则不能阻止肠道来的内毒素进入体循环，同时其自身也分泌多种

激酶和炎症介质，加重全身炎症反应。因此，出现肝功能障碍的 MODS 患者，内毒素血症比菌血症发生早，并且可以单独存在（图 18-3）。

另外，危重患者或创伤患者因常使用大量广谱抗生素，易造成肠道正常菌群失衡、革兰氏阴性杆菌过度生长，加上危重患者常有免疫抑制，也促使肠内细菌极易通过受损的肠黏膜屏障到达肠外器官，甚至扩展为全身感染。

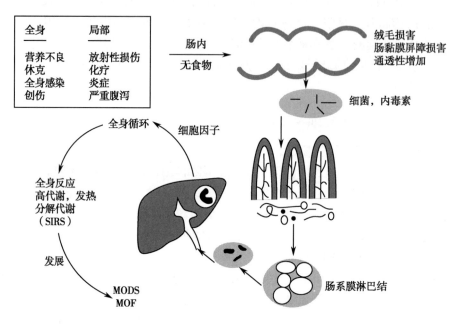

图 18-3　肠屏障功能受损及肠道细菌移位

四、细胞代谢障碍

器官功能不全和衰竭最根本的原因是细胞代谢障碍，特别是细胞的氧代谢障碍，主要表现为：

（一）组织的氧债增大

氧债是指机体所需的氧耗量与实测氧耗量之差。氧债增大反映组织缺氧。MODS 患者组织灌流不足、血液分布紊乱，组织缺氧，因而氧债增大。氧债程度越大，器官衰竭越严重，存活率越低。

（二）能量代谢障碍

组织灌流量减少和再灌注损伤都损害细胞线粒体的结构和功能，使生物氧化过程障碍，ATP 产生减少而发生器官功能损害。

（三）高代谢

机体在遭受严重创伤、大手术和全身性感染时多表现为高代谢状态，持续的高代谢状态，可促进器官衰竭的发生发展。

静息时全身氧耗量增高的情况称高代谢（hypermetabolism）。高代谢状态的标志包括机体耗氧量和静息能量消耗增加；糖类、脂肪和氨基酸利用增加，蛋白质分解增加，发生负氮平衡；心排血量增加而外周血管阻力下降，即高代谢状态常伴高动力循环。

高代谢本质上是一种应激时的防御反应，机体若遭受严重打击而代谢不增强，则死亡率极高。但高代谢持续过盛，能量物质消耗过多，导致器官营养不良，易于造成器官功能障碍。高代谢伴高动力循环时，还加重心、肺负担。

　　高代谢发生的原因和机制主要是：①严重创伤、大手术和感染等时，机体产生应激反应，儿茶酚胺、糖皮质激素、生长素、胰高血糖素、甲状腺激素等的分泌增多，这些应激激素使分解代谢增强、细胞耗氧量增加；② TNF、IL-1、IL-6 等细胞因子的作用，可引起发热、分解代谢明显增强，亦使耗氧量加大；③烧伤和创伤患者创面水分蒸发增多，带走大量体热，创面热量丧失。

案例分析 18-2

　　下肢损伤，引起 SIRS，随着炎性介质的泛滥，导致全身组织器官的炎性损伤、代谢紊乱等，进而引起器官功能障碍。

第三节　主要器官系统的功能障碍

　　MODS 发生过程中，每个重要的系统、器官几乎均可被累及，但因不同器官的代谢及代偿能力不同，机体各器官功能障碍发生时间的快慢和严重程度也不尽相同。现将几个最常发生功能障碍的器官、系统简述如下：

一、肺功能障碍

　　肺是 MODS 中最常和最先累及的器官，据统计其发生率高达 83% ~ 100%。损伤较轻者表现为急性肺损伤（acute lung injury, ALI），病情进一步发展可导致急性呼吸窘迫综合征（acute respiratory distress syndrome, ARDS）。

（一）发生机制

　　1. **肺脏的过滤作用**　肺是全身静脉血液的过滤器，来自全身各组织器官的许多代谢产物、活性物质、血中的异物和活化的炎症细胞都要经过肺血管并滤过，在肺内吞噬、灭活和转化。尤其是活化黏附的中性粒细胞和肺泡巨噬细胞，可释放活性氧和溶酶体酶及其他炎症介质，损伤血管内皮细胞，血管内皮细胞水肿、变性、坏死，形成微血栓，使血管通透性增高，出现间质性肺水肿，引起肺损伤。

　　2. **肺巨噬细胞的作用**　肺本身富含巨噬细胞，创伤或感染时产生的大量坏死组织、内毒素可激活肺巨噬细胞。巨噬细胞在促炎介质的作用下释放许多细胞因子，包括 TNF 和 IL-1，引起炎症级联放大（inflammatory cascade），导致肺损伤。

（二）主要病理变化

　　肺部急性炎症导致呼吸膜损伤，突出表现为小血管内 PMN 聚集、黏附，内皮细胞受损，肺毛细血管内可形成微血栓，活化 PMN 释放氧自由基、弹力蛋白酶和胶原酶，进一步损伤内皮细胞，使毛细血管通透性增加，出现间质性肺水肿，刺激毛细血管旁 J 感受器反射性引起呼吸急促（呼吸窘迫），可造成呼吸性碱中毒，这是急性肺损伤的特征性病变。当损伤进一步累及肺泡上皮（Ⅰ型上皮和Ⅱ型上皮）时，肺泡上皮的屏障功能降低，肺顺应性降低，引起肺泡型肺水肿，同时Ⅱ型上皮板层体数目减少，肺泡表面活性物质合成减少，出现肺泡微萎陷，血浆蛋白透过毛细血管沉着在肺泡腔，形成透明膜。肺泡微萎陷、透明膜形成、肺泡内毛细血管 DIC 和肺水肿形成是 ARDS 的四种主要病理变化特点。其结果是肺泡气体弥散障碍，通气 / 血流比值严重失调，肺顺应性下降，引起进行性低氧血症和发绀，患者需借助机械辅助通气。

（三）临床表现

表现为以进行性呼吸困难、进行性低氧血症、发绀、肺水肿和肺顺应性降低为特征的急性呼吸衰竭。

二、肝功能障碍

由于肝脏的解剖部位和组织学的特征，MODS 时肝功能障碍发生率也很高，据统计可高达 95% 左右。

（一）发生机制

1. 创伤、休克、全身感染等引起肝血流减少，内源性内毒素入血等因素均可直接损害肝脏　创伤、休克、全身感染等引起交感神经兴奋，引起胃肠血管收缩，一方面导致肠黏膜血流减少，肠黏膜的变性、坏死及通透性增高，导致肠道移位吸收入血的细菌和毒素，通过门脉循环后首先作用于肝脏，并损伤肝细胞。

2. 肝 Kupffer 细胞激活　肝脏的巨噬细胞（Kupffer 细胞）活化分泌 IL-8 引起 PMN 趋化和黏附，微血栓形成，导致微循环障碍，而且细胞活化分泌的 TNF、IL-1 和释放的氧自由基，可损伤相邻的肝细胞。

（二）主要病理变化

肝窦内 PMN 滞留且活化，肝细胞发生脂肪变性和空泡变性，肝线粒体氧化磷酸化功能障碍。

（三）临床表现

由于肝脏有强大的代偿功能，因此有时虽有肝的形态改变，生化指标仍可正常，患者往往在 5 天左右出现黄疸，血胆红素增加。肝性脑病的发生率并不高。

三、肾功能障碍

MODS 时肾脏最易发生急性肾功能障碍，其发生率仅次于肺和肝，为 40% ~ 50%。急性肾衰竭多发生在休克后 1 ~ 5 天内，属于速发单相型。而严重感染和败血症引起的急性肾衰竭常发生在感染 5 天以后，患者一般经临床治疗以后，败血症病情稳定，甚至有所好转，当再次出现时病情恶化，即属迟发双相型。有无肾衰竭往往决定病情的转归，有肾衰竭者多死亡，无肾衰竭者即使有 3 个器官衰竭也可能存活。

（一）发生机制与病理变化

1. 肾血液灌注不足　休克或感染等早期时，交感 – 肾上腺髓质系统兴奋，以及致密斑受到高钠刺激，引起肾素 – 血管紧张素过多释放，导致肾血液灌流不足，GFR 降低，以及肾小管重吸收功能降低，若及时恢复有效循环血量，肾血液灌流得以恢复，肾功能即可恢复，属于功能性肾衰竭（functional renal failure）。

2. 肾小管坏死　病情继续发展出现急性肾小管坏死（acute tubular necrosis, ATN），其机制既与肾持续缺血有关，又有肾毒素（包括毒物、血红蛋白、肌红蛋白）的作用，还与 PMN 活化后释放氧自由基以及肾微血栓形成有关。此期称器质性肾衰竭（parenchyma renal failure）。

（二）临床表现

表现为少尿或无尿，氮质血症，水、电解质和酸碱平衡紊乱，血清肌酐持续高于 177μmol/L，血尿素氮大于 18mmol/L，严重时需通过透析来维持生命。由于非少尿型急性肾衰竭在临床上的发生率有增多的趋势，因此，少尿并不是肾衰竭的关键表现。

四、胃肠功能障碍

MODS 时，胃肠血管收缩使黏膜缺血，常引起胃肠黏膜损伤和应激性溃疡。

（一）发生机制

1. 黏膜缺血和屏障功能降低　严重创伤、感染、休克、大手术等引起机体发生应激反应，腹腔内脏血管收缩，胃肠道血流量大大减少，引起胃肠道缺血，导致胃黏膜损伤，黏膜的屏障功能降低。

2. 胃酸及其他因素损伤　胃酸中的 H^+ 反向进入胃黏膜增多和碳酸氢盐减少，从而导致 H^+ 在黏膜内积聚而造成黏膜及其下胃组织损伤。其他因素，如糖皮质激素分泌增多、胆汁逆流、氧自由基等引起胃黏膜损伤。

（二）主要病理变化

主要变化为胃黏膜损伤，应激性溃疡和肠道缺血。溃疡形成与缺血、消化液反流引起自身消化以及缺血再灌注损伤有关。病变早期只有黏膜表层损伤称糜烂，如损伤穿透到黏膜下层甚至破坏血管，可引起溃疡和出血。

（三）临床表现

主要表现有腹痛、消化不良、呕血和黑便等。内镜证实有急性糜烂性胃炎、浅溃疡和深溃疡存在。

五、心功能障碍

MODS 时，心功能障碍发生率只有 10%～23%，因为除了心源性休克外，其他类型的休克早期心功能一般均正常，在晚期可发生心功能障碍。

（一）发生机制

1. 心肌血液供需矛盾　MODS 时心肌高代谢率、高耗氧率，在冠脉供血不足时会出现血液供需的矛盾。

2. 酸中毒和高血钾的作用　MODS 时机体发生酸中毒、高钾血症，导致心肌收缩功能降低。

3. 内毒素等直接损伤心肌　脂多糖、TNF 及 IL-1 等直接损害心肌细胞。

4. 心肌抑制因子（myocardial depressant factor, MDF）导致心肌收缩性减弱　MDF 主要由缺血的胰腺产生，除引起心肌收缩力下降、抑制单核巨噬细胞系统功能外，还引起肠系膜上动脉等内脏阻力血管收缩，进一步减少胰腺血流量，胰腺灌流减少又更加促进 MDF 形成。

（二）病理变化

心肌可发生局灶性坏死，心内膜下出血，心肌细胞内线粒体减少。

（三）临床表现及心功能变化

MODS 早期的血流动力学变化主要表现为"高排低阻"，患者心脏指数（cardiac index, CI）增加，外周阻力降低，组织摄取氧和利用氧障碍，可能与炎症介质和某些激酶的舒血管作用有关。后期因持续的缺血、缺氧、酸中毒、细菌、毒素及炎症介质等作用，发生急性心力衰竭，主要表现为心肌收缩力降低、心排血量减少、心脏指数 $< 1.5\text{L/min} \cdot \text{m}^2$，可突然发生低血压，对正性肌力药物缺乏反应，血清肌酸磷酸激酶和乳酸脱氢酶明显升高。

六、免疫系统功能抑制

SIRS 或 CARS 引起器官损伤，导致 MODS 的过程中，促炎－抗炎平衡系统处于紊乱状态，机体免疫防御功能降低。

（一）发生机制

1. 由于 IL-4、IL-10 和 IL-13 等抗炎介质的过度表达，使免疫系统处于全面抑制状态；

2. 中性粒细胞单核吞噬、杀菌功能低下；

3. 单核吞噬细胞系统功能抑制、外周血淋巴细胞数量减少、B 细胞产生和分泌抗体的能力降低，$CD4^+/CD8^+$ 比值降低。

（二）临床表现

1. **补体水平显著变化**　表现在：C3a、C4a 升高，而 C5a 降低。C5a 的降低与白细胞将其从血中清除有关，但在降低前其作用已经产生。

2. **补体激活在 MODS 中的作用**　创伤、感染等可引起补体系统激活，补体激活过程中产生的 C3a、C5a 即过敏毒素，以及 C5b-9 在 MODS 形成中具有重要作用：①激活白细胞，使血中白细胞贴壁、与内皮细胞黏附并淤滞，一方面使活性氧生成损伤血管内皮细胞；另一方面可释放溶酶体酶，如弹力酶、胶原酶、组织蛋白酶等入血，损伤组织器官。这些均可促成 MODS 形成；②激活巨噬细胞，C3a、C5a 等激活巨噬细胞，使巨噬细胞释放大量细胞因子，如 $TNF\alpha$、IL-1、PAF 等，损伤组织器官，也促进 MODS 形成。C5b-9 可通过 PGE_2、TXA_2、LTB_4 等作用，促进 MODS 形成。

3. **MODS 晚期**　患者免疫系统处于全面抑制状态，抵抗力明显降低，出现难以控制的感染，引起菌血症和败血症。

七、凝血系统功能障碍

MODS 患者也会出现凝血系统功能障碍，表现为血小板计数进行性下降，凝血时间、凝血酶原时间均延长至正常的 2 倍以上，纤维蛋白降解产物增多，凝血酶时间延长，出现 DIC 的临床表现，有出血倾向或出血。

八、脑功能障碍

MODS 时，由于血液重分配和脑循环的自身调节，脑功能障碍发生比较晚，随着病情的进展，严重创伤、烧伤、大手术、休克、感染等因素可引起动脉血压下降，当降低到 6.67kPa（50mmHg）以下时，脑的血液供应不足，出现中枢神经系统功能障碍。

（一）发生机制

1. 脑组织严重缺血、缺氧，能量衰竭，乳酸等有害代谢物积聚，细胞内、外离子转运紊乱，导致一系列神经功能损害。

2. 缺血、缺氧使脑血管壁通透性增高，引起脑水肿和颅内压升高。

（二）病理变化

发生脑缺血和脑细胞水肿。脑血管内可出现 DIC。

（三）临床表现

患者神志淡漠，反应迟钝，意识和定向力障碍，嗜睡甚至出现进行性昏迷，有颅内压升高表现，严重者形成脑疝，压迫延髓生命中枢，可导致死亡。

第四节　防治原则

MODS 一旦发生，救治十分困难，病死率可高达 60%，四个以上器官受损几乎 100% 死亡，是当前危重病医学中一个复杂棘手难题，因此应重在预防。目前临床上主要采用对症治疗和器官支持疗法。

一、消除病因

及早清除感染灶，如引流脓液、彻底清除血肿和坏死组织、正确使用抗生素等。骨折要早期固定以减少进一步的组织创伤及限制炎症反应。烧伤要尽早切痂植皮。注意防治肠源性感染和肠屏障功能损害，用新霉素、多黏菌素等抑制肠内革兰氏阴性菌的过度繁殖；静脉营养液中加入谷氨酰胺保护肠黏膜屏障功能，减少细菌移位。

二、防治休克及再灌注损伤

休克状态下，由于腹腔内脏血管普遍收缩，引起肝、肾、肠等器官血流量减少，经输液输血复苏后，血流灌注恢复，常发生再灌注损伤。因此应加强对休克、创伤、感染的早期治疗，对全身缺血如心搏骤停、休克等进行及时有效的复苏，尽量缩短缺血时间、纠正胃肠道的持续缺血缺氧，防止缺血再灌注损伤，可酌情使用抗氧化剂和细胞保护剂如别嘌醇、维生素 E、钙通道阻滞剂等，保护重要脏器的功能。维持循环和呼吸的稳定性，保护肾功能。

三、阻断炎症介质的有害作用

基于 MODS 的炎症反应失控学说，应用炎症介质的阻断剂或拮抗剂，阻断炎症因子的有害作用。

（一）糖皮质激素

大剂量的糖皮质激素具有明显的抗炎、抗毒作用，可阻断细胞 – 细胞间的反应；稳定溶酶体膜，减少组织损伤和减轻水肿。但因其同时也降低了机体的免疫功能，对创面细胞再生修复有抑制作用，因此临床应用尚存在争议。

（二）非类固醇抗炎药

环氧化酶抑制剂如布洛芬、吲哚美辛等能非特异性阻断炎症反应而又不抑制机体的防御能力，实验证明对 ARDS、脓毒血症、休克及改善创伤和感染时的肺损伤有一定作用。

（三）血浆交换法

鉴于炎症介质种类繁多，不便于使用各种拮抗剂和阻断剂，对于严重的全身性感染和 MSOF 患者，近年来使用血液滤过或血浆交换法，祛除体内的毒素和过多的炎症介质，有一定效果。

四、支持疗法

加强病情观察，特别是生命指征和脏器功能指征，如体温、脉搏、血压、呼吸、皮肤、意识、心电监测、尿量等的变化。针对 MODS 患者高代谢的特点，给予良好的代谢支持，应提高蛋白质或氨基酸尤其是支链氨基酸的摄入量，限制糖的摄入，确保热量平衡和正氮平衡。尽可能通过胃肠道摄入营养物质，必要时静脉给营养。

MODS 患者利用氧障碍，由于氧耗随氧供而变化，因此，治疗中应设法提高氧供以增加氧耗量。通过输液和给正性肌力作用药物以增加心排血量；通过输血提高血红蛋白水平，维持较高的氧含量以提高氧供；通过吸氧提高血氧饱和度，必要时进行呼气末正压呼吸。

【本章小结】

多器官功能障碍综合征（MODS）是在严重创伤、烧伤、休克和感染等过程中，原无功能障碍的器官系统同时或相继出现的 2 个或 2 个以上的器官或系统损害。MODS 是指器官从受损到功能衰竭的整个过程。MODS 的发病形式有两类，即速发单相型和迟发双相型。病因可通过不同途径激活炎症细胞，导致大量炎症介质释放，引起失控的全身性瀑布式炎症反应综合征（SIRS），造成组织器官损伤。随后体内出现代偿性内源性抗炎介质产生增多而引起代偿性抗炎反应综合征（CARS），机体免疫功能被抑制，易于感染。SIRS 和 CARS 都是全身性炎症反应失控的表现，引起组织器官的炎性损伤；还可通过器官血液灌注障碍与再灌注损伤、肠道功能障碍致细菌移位，以及细胞代谢障碍等机制，导致组织器官损伤，发生 MODS。MODS 时肺常最先受损，表现为进行性呼吸困难、低氧血症以及发绀等。肝功能障碍发生率很高，主要表现为黄疸、血胆红素增加等。肾也很早受累，发生急性肾衰竭，表现为少尿或无尿、氮质血症、高钾血症、代谢性酸中毒等。胃肠道功能障碍表现为胃肠黏膜损害、应激性溃疡、呕血、黑便等。MODS 病情危重、救治困难。

【复习思考题】

1. MODS 的定义及病因是什么？
2. MODS 的发病形式有哪几种？其各自的特点是什么？
3. 试以 SIRS 失衡解释 MODS 的发生机制。
4. 为什么肺是 MODS 发生时最先、最容易受损的器官？

（汪　洋）

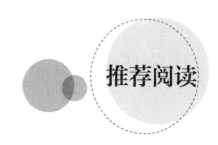

推荐阅读

［1］王建枝，钱睿哲. 病理生理学. 9 版. 北京：人民卫生出版社，2018.

［2］曾红兵. 肝肾综合征的临床表现及早期诊断. 临床肾病杂志，2011，11（5）：199-200.

［3］曾学寨，刘德平. 2016 年欧洲心脏病协会心力衰竭指南解读. 中国心血管杂志，2016，21（5）：355-358.

［4］姜志胜，王万铁. 病理生理学. 3 版. 北京：人民卫生出版社，2019.

［5］金可可. 病理生理学. 2 版. 北京：高等教育出版社，2021.

［6］卢健，余应年，吴其夏. 新编病理生理学. 3 版. 北京：中国协和医科大学出版社，2011.

［7］牛春雨，王万铁. 病理生理学. 北京：科学技术文献出版社，2018.

［8］商战平，卢彦珍. 病理生理学. 2 版. 南京：江苏凤凰科学技术出版社，2018.

［9］石增立，王万铁. 病理生理学案例版. 3 版. 北京：科学出版社，2020.

［10］俞卫锋，石学银，姚尚龙. 临床麻醉学理论与实践. 北京：人民卫生出版社，2017.

［11］AHMED T, GHAFOOR S. AQUAPORINS. Systemic, functional and therapeutic correlations in health and disease. J Pak Med Assoc, 2021,71(4): 1228-1233.

［12］CAO N, LIU Z, CHEN Z, et al. Ascorbic acid enhances the cardiac differentiation of induced pluripotent stem cells through promoting the proliferation of cardiac progenitor cells. Cell Res, 2012, 22 (1): 219-236.

［13］LAM CS, DONAL E, KRAIGHER-KRAINER E, et al. Epidemiology and clinical course of heart failure with preserved dejection fraction. Eur J Heart Fail, 2011, 13 (1): 18.

［14］MATSUURA K, HONDA A, NAGAI T, et al. Transplantation of cardiac progenitor cells ameliorates cardiac dysfunction after myocardial infarction in mice. J Clin Invest, 2009, 119 (8): 2204-2217.

［15］MINEGISHI S, LUFT FC, TITZE J, et al. Sodium Handling and Interaction in Numerous Organs. Am J Hypertens, 2020, 33(8): 687-694.

［16］PFEFFER MA, BRAUNWALD E, MOYÉ LA, et al. Effect of captopril on mortality and morbidity in patients with left ventricular dysfunction after myocardial infarction. N Engl J Med，1992, 327 (10): 669-677.

［17］RHOADES RA, BELL DR. Medical physiology: Principals for clinical medicine. 5th ed. Philadelphia: Lippincott Williams & Wilkins, 2017.

中英文名词对照索引

F

G

Y

Z